北京大学口腔医学教材

临床龋病学
Clinical Cariology
（第2版）

主　　编　高学军

副 主 编　董艳梅

编　　者（按姓名汉语拼音排序）

董艳梅（北京大学口腔医院）　　　沈　嵩（北京大学口腔医院）

高　岩（北京大学口腔医院）　　　司　燕（北京大学口腔医院）

高学军（北京大学口腔医院）　　　王伟健（北京大学口腔医院）

郭丽宏（北京大学口腔医院）　　　王晓灵（北京大学口腔医院）

罗海燕（北京大学口腔医院）　　　岳　林（北京大学口腔医院）

秦　满（北京大学口腔医院）　　　郑树国（北京大学口腔医院）

荣文笙（北京大学口腔医院）

编写秘书　王晓灵　庄　姮

U0257312

北京大学医学出版社

LINCHUANG QUBINGXUE

图书在版编目（CIP）数据

临床龋病学 / 高学军主编. —2 版. —北京：
北京大学医学出版社，2013. 9
ISBN 978-7-5659-0604-6

Ⅰ.①临… Ⅱ.①高… Ⅲ.①龋齿－诊疗－医学院校
－教材 Ⅳ.① R781.1

中国版本图书馆 CIP 数据核字（2013）第 146265 号

临床龋病学

主　　编：高学军
出版发行：北京大学医学出版社（电话：010-82802230）
地　　址：（100191）北京市海淀区学院路 38 号　北京大学医学部院内
网　　址：http://www.pumpress.com.cn
E-mail：booksale@bjmu.edu.cn
印　　刷：北京画中画印刷有限公司
经　　销：新华书店
责任编辑：李小云　　责任校对：金彤文　　责任印制：张京生
开　　本：850mm×1168mm　1/16　印张：16.75　字数：482 千字
版　　次：2013 年 9 月第 2 版　2013 年 9 月第 1 次印刷
书　　号：ISBN 978-7-5659-0604-6
定　　价：36.50 元

口腔医学长学制教材编委会名单

主 任 委 员　　徐　韬

副主任委员　　郭传瑸

秘　　　书　　江　泳

委　　　员　　（按姓名汉语拼音排序）

曹采方	陈霄迟	冯海兰	傅开元	傅民魁
高　岩	高学军	葛立宏	郭传瑸	华　红
江　泳	李铁军	林　红	林　野	林久祥
刘宏伟	栾庆先	马绪臣	孟焕新	秦　满
邱立新	王嘉德	谢秋菲	徐　军	徐　韬
徐恒昌	俞光岩	于世凤	岳　林	张　伟
张　益	张筱林	张震康	张祖燕	赵士杰
郑　刚	郑树国	周彦恒	周永胜	

第2版序

2001年教育部批准北京大学医学部开设口腔医学（八年制）专业，之后其他兄弟院校也开始培养八年制口腔专业学生。为配合口腔医学八年制学生的专业教学，2004年第一版北京大学口腔医学长学制教材面世，编写内容包括口腔医学的基本概念、基本理论和基本规律，以及当时口腔医学的最新研究成果。近10年来，第一版的14本教材均多次印刷，在现代中国口腔医学教育中发挥了重要作用，反响良好，应用范围广泛：兄弟院校的长学制教材、5年制学生的提高教材、考研学生的参考用书、研究生的学习用书，在口腔医学的诸多教材中具有一定的影响力。

社会的发展和科技的进步使口腔医学发生着日新月异的变化。第一版教材面世已近10年，去年我们组织百余名专家启动了第二版教材的编写工作，包括占编委总人数15%的院外乃至国外的专家，从一个崭新的视角重新审视长学制教材，并根据学科发展的特点，增加了新的口腔亚专业内容，使本套教材更加全面，保证了教材质量，增强了教材的先进性和适用性。

说完教材，我想再说些关于八年制教学，关于大学时光。同学们在高考填报志愿时肯定已对八年制有了一定了解，口腔医学专业八年制教学计划实行"八年一贯，本博融通"的原则，强调"加强基础，注重素质，整体优化，面向临床"的培养模式，目标是培养具有口腔医学博士专业学位的高层次、高素质的临床和科研人才。同学们以优异成绩考入北京大学医学部口腔医学八年制，一定是雄心勃勃、摩拳擦掌，力争顺利毕业获得博士学位，将来成为技艺精湛的口腔医生、桃李天下的口腔专业老师抑或前沿的口腔医学研究者。祝贺你们能有这样的目标和理想，这也正是八年制教育设立的初衷——培养中国乃至世界口腔医学界的精英，引领口腔医学的发展。希望你们能忠于自己的信念，克服困难，奋发向上，脚踏实地地实现自己的梦想，完善人生，升华人性，不虚度每一天，无愧于你们的青春岁月。

我以一个过来人的经历告诉你们，并且这也不是我一个人的想法：人生最美好的时光就是大学时代，二十岁上下的年纪，汗水、泪水都可以尽情挥洒，是充实自己的黄金时期。你们是幸运的，因为北京大学这所高等学府拥有一群充满责任感和正义感的老师，传道、授业、解惑。你们所要做的就是发挥自己的主观能动性，在老师的教导下，合理支配时间，学习、读书、参加社团活动、旅行……"读万卷书，行万里路"，做一切有意义的事，不被嘈杂的外界所干扰。少些浮躁，多干实事，建设内涵。时刻牢记自己的身份：你们是现在中国口腔界的希望，你们是未来中国口腔界的精英；时刻牢记自己的任务：扎实学好口腔医学知识，开拓视野，提高人文素养；时刻牢记自己的使命：为引领中国口腔的发展做好充足准备，为提高大众的口腔健康水平而努力。

从现在起，你们每个人的未来都与中国口腔医学息息相关，"厚积而薄发"，衷心祝愿大家在宝贵而美好的大学时光扎实学好口腔医学知识，为发展中国口腔医学事业打下坚实的基础。

这是一个为口腔事业奋斗几十年的过来人对初生牛犊的你们——未来中国口腔界的精英的肺腑之言，代为序。

徐 韬

二○一三年七月

第1版序

北京大学医学教材口腔医学系列教材编审委员会邀请我为14本8年制口腔医学专业的教材写一个总序。我想所以邀请我写总序，也许在参加这14本教材编写的百余名教师中我是年长者，也许在半个世纪口腔医学教学改革和教材建设中，我是身临其境的参与者和实践者。

1952年我作为学生进入北京大学医学院口腔医学系医预班。1953年北京大学医学院口腔医学系更名为北京医学院口腔医学系，1985年更名为北京医科大学口腔医学院，2000年更名为北京大学口腔医学院。历史的轮回律使已是老教授的我又回到北京大学。新中国成立后学制改动得频繁：1949年牙医学系为6年，1950年毕业生为5年半，1951年毕业生为5年并招收3年制，1952年改为4年制，1954年入学的为4年制，毕业时延长一年实为5年制，1955年又重新定为5年制，1962年变为6年制，1974年招生又决定3年制，1977年再次改为5年制，1980年又再次定为6年制，1988年首次定为7年制，2001年首次招收8年制口腔医学生。

20世纪50年代初期，没有全国统一的教科书，都是用的自编教材；到50年代末全国有三本统一的教科书，即口腔内科学、口腔颌面外科学和口腔矫形学；到70年代除了上述三本教科书外增加了口腔基础医学的两本全国统一教材，即口腔组织病理学和口腔解剖生理学；80年代除了上述五本教科书外又增加口腔正畸学、口腔材料学、口腔颌面X线诊断学和口腔预防·儿童牙医学，口腔矫形学更名为口腔修复学。至此口腔医学专业已有全国统一的九本教材；90年代把口腔内科学教材分为牙体牙髓病学、牙周病学、口腔黏膜病学三本，把口腔预防·儿童牙医学分为口腔预防学和儿童口腔病学，口腔颌面X线诊断学更名为口腔颌面医学影像诊断学，同期还增设有口腔临床药物学、口腔生物学和口腔医学实验教程。至此，全国已有14本统一编写的教材。到21世纪又加了一本殆学，共15本教材。以上学科名称的变更，学制的变换以及教材的改动，说明新中国成立后口腔医学教育在探索中前进，在曲折中前进，在改革中前进，在前进中不断完善。而这次为8年制编写14本教材是半个世纪口腔医学教育改革付出巨大辛劳后的丰硕收获。我相信，也许是在希望中相信我们的学制和课程不再有变动，而应该在教学质量上不断下功夫，应该在教材和质量上不断再提高。

书是知识的载体。口腔医学教材是口腔医学专业知识的载体。一套口腔医学专业的教材应该系统地、完整地包含口腔医学基本知识的总量，应该紧密对准培养目标所需要的知识框架和内涵去取舍和筛选。以严谨的词汇去阐述基本知识、基本概念、基本理论和基本规律。大学教材总是表达成熟的观点、多数学派和学者中公认的观点和主流派观点。也正因为是大学教材，适当反映有争议的观点、非主流派观点让大学生去思辨应该是有益的。口腔医学发展日新月异，知识的半衰期越来越短，教材在反映那些无可再更改的基本知识的同时，概括性介绍口腔医学的最新研究成果，也是必不可少的，使我们的大学生能够触摸到口腔医学科学前沿跳动的脉搏。创造性虽然是不可能教出来的，但是把教材中深邃的理论表达得深入浅出，引人入胜，激发兴趣，给予思考的空间，尽管写起来很难，却是可能的。这无疑有益于培养大学生的创造性思维能力。

本套教材共 14 本，是供 8 年制口腔医学专业的大学生用的。这 14 本教材为：《口腔组织学与病理学》《口腔颌面部解剖学》《牙体解剖与口腔生理学》《口腔生物学》《口腔材料学》《口腔颌面医学影像诊断学》《牙体牙髓病学》《临床牙周病学》《儿童口腔病学》《口腔颌面外科学》《口腔修复学》《口腔正畸学》《预防口腔医学》《口腔医学导论》。可以看出这 14 本教材既有口腔基础医学类的，也有临床口腔医学类的，还有介于两者之间的桥梁类科目教材。这是一套完整的、系统的口腔医学专业知识体系。这不仅仅是新中国成立后第一套系统教材，也是 1943 年成立北大牙医学系以来的首次，还是实行 8 年制口腔医学学制以来的首部。为了把这套教材写好，编辑委员会遴选了各学科资深的教授作为主编和副主编，百余名有丰富的教学经验并正在教学第一线工作的教授和副教授参加了编写工作。他们是尝试着按照上述的要求编写的。但是首次难免存在不足之处，好在道路已经通畅，目标已经明确，只要我们不断修订和完善，这套教材一定能成为北京大学口腔医学院的传世之作！

张震康

二〇〇四年五月

第2版前言

　　《临床龋病学》的编著，是乘当年教学改革的东风，是北京大学口腔医学院龋病融合课程科学研究的成果。如今，北大口腔医学院的龋病融合课程已经走过了十几年的历程，许多当年的年轻教师都已经成为了医院的学术顶梁柱，他们对龋病的认识有了更进一步的提高。本次再版仍然由这些教师执笔，对原有内容根据教学实践进行了少许调整，增加了必要的章节，减少了与临床联系不够紧密的章节。

　　龋病仍然是口腔中的常见病。随着经济文化的发展，人们会越来越意识到综合防治龋病的重要性。同时，有效防控龋病必须依赖全体口腔从业者的共同努力，而要使全体口腔从业者理解龋病的特殊性并自觉地担当龋病防治的重任，口腔医学教学中的龋病教学质量是至关重要的。愿第二版《临床龋病学》成为口腔医学教学和临床实践的良师益友。

高学军

2013 年 7 月

第1版前言

龋病是人类最常见的口腔疾病，特点是牙齿的慢性进行性破坏，而且一旦形成牙齿的缺损，必须靠人工的方法予以修复。龋病如果得不到及时控制，可能导致更多更严重的健康问题。对龋病病因和防治的研究涉及多学科，既有医学的学科，也有其他自然科学的学科，还涉及社会学、经济学、心理学等多方面的问题。自2002年以来，北京大学口腔医学院试行以龋病为中心的教学改革，将原来分散在不同教研室的与龋病有关的内容集中讲授，称为龋病融合课程。经过几年的实践，这种做法加强了学科之间的交流，提高了教师对龋病的整体认识，同时也取得了很好的教学效果。在这些工作的基础上，参加教学的老师联合口腔医学院的相关专家，完成了这本《临床龋病学》。与国内外相似类别的龋病专著不同，本书以临床防治为主线，力图突出相关的基本知识和临床防治方法。书中也适当介绍了国内外有关龋病病因、龋病防治相关的最新研究成果和研究动向。

本书分为三个部分，第一部分，重点介绍与龋病发生有关的基础知识、龋病的病因病理、发病过程、流行情况等；第二部分，重点介绍龋病的临床特点、分类，诊断方法和鉴别诊断、治疗原则、预防技术；第三部分，着重介绍龋病研究的一些前沿问题。对于龋病缺损的修复方法，一般在《牙体牙髓病学》和《口腔修复学》等专著中介绍，读者可以参见相关的书籍，本书不专门介绍。

本书是北京大学口腔医学长学制本科生龋病学融合课程的主要教材，也适合其他口腔医学专业本科生、研究生和临床口腔医师参考阅读。

本书的编者都是北京大学从事龋病临床教学的教师，在临床实践方面有丰富的经验，但就完成龋病学专著来说，在许多基础知识方面，仍然感到捉襟见肘。因此，对于书中可能出现的错误和不足，还请读者原谅，并不吝赐教，以便我们改正。

感谢王嘉德教授。北京大学口腔医学院的龋病融合课程由当时担任教学办公室主任的王教授提出、组织并推动，所有的成绩都凝聚着她的心血和努力。感谢口腔医学院的领导和教育处的同事，本书的完成离不开他们的帮助与支持。

高学军

2007年10月

目　录

第一章　概　论

Introduction

第一节　龋病学简介
Brief of cariology

一、龋病

龋病（dental caries），是以细菌为病原体，多种因素参与，发生在牙齿硬组织的慢性、进行性、破坏性疾病。患有龋病的患牙称为龋齿（decayed tooth），临床特征包括牙齿表面完整性被破坏并形成龋洞，继而可有遇冷热刺激时的敏感症状，病变继续发展可波及牙髓，引起更为严重的牙髓和根尖周围组织的病变。

现代的医学科学研究让人们认识到：龋病的发生和发展与存在于牙表面的牙菌斑中的微生物有关，因此将其定义为细菌"感染性疾病"（infectious disease）。更近代的研究表明，食物中的糖是龋病发病中另一个不可缺少的要素，因而有学者主张将龋病定义为与饮食相关的感染性疾病（a diet related infectious disease），以强调饮食在龋发生中的重要性。

然而，龋病的发病过程具有极其独特的规律，不等同于一般的细菌感染性疾病。首先，龋病发生在暴露的牙齿表面，发病过程中先有细菌借助已在牙面形成的唾液薄膜黏附到牙表面并形成牙菌斑生物膜，继而其中的细菌利用进入菌斑中的糖，经过酵解过程生成有机酸，后者使菌斑的液态环境变化为对于牙齿矿物不饱和的化学状态，导致固态的牙齿矿物溶解。牙齿中的有机物则在细菌分泌的相关酶的作用下降解破坏，受损的牙齿组织崩解后在牙面上形成龋洞。龋病的早期发病过程是一个脱矿与再矿化交替发生的动力学过程，并不立即形成龋洞。只是当脱矿过程大于再矿化，病变累积成为不可逆状态时，才导致龋洞发生。发生的龋洞不能靠机体的自身防御功能恢复，必须依赖人工的方法和外来的材料修复。龋病的发病过程，虽然有唾液的参与，但主要限于早期唾液薄膜的形成和对所生成有机酸的缓冲和转运，并不"惊动"整个机体的免疫系统。临床上可见，即使是口腔中有多个牙齿广泛的龋坏，如果没有严重的牙髓和根尖周并发症，也观察不到一般细菌感染性疾病常常引发的炎症或免疫反应。

龋病发病和临床表现的特殊性使得相关的研究极为复杂和困难。从病原学考虑，大量的龋病研究将龋病病原指向了口腔中的常驻微生物。如今，口腔微生物学已经成为研究龋病的必修课。研究表明，龋齿的病原是一些可以产酸、耐酸并可以生成多聚糖的口腔常驻菌，如变形链球菌、放线菌和乳杆菌。从对疾病过程的探索考虑，对龋病的研究需要化学、物理学、生物化学、免疫学、分子生物学等更多学科的知识。从疾病转归、预防和治疗考虑，口腔病理学、流行病学、口腔预防医学、口腔社会医学、口腔材料学、生物力学都应该成为涉猎的学科。

二、龋病学

"龋病学（cariology）"，顾名思义，是一门以研究龋病为目标的学问。尽管龋病是一种古老的疾病，但是"龋病学"的问世并不久远。1974 年德国学者 E.Sauerwein 出版了德文的"龋病学"（Kariologie）一书，对与龋病相关的基础理论和治疗技术作了系统介绍。1978 年，美国学者 Ernest Newbrun 编著的"龋病学"（Cariology）第一版出版，标志着龋病学在世界范围得到了认可。我国的龋病研究和教学在 20 世纪 50 年代已经初具规模，以当时的北京医学院郑麟蕃教授为代表的老一代学者为此打下了良好的基础。到 20 世纪 80 年代我国的龋病研究得到了广泛的重视和发展，先后有岳松龄教授主编的《现代龋病学》、樊明文教授主编的《龋病学》等专著出版发行。这些著作集中反映了我国学者多年的龋病研究成果，推动了我国的龋病学研究和教学的发展。

早期的"龋病学"着重于龋病病因学的阐述，著名的四环学说就是 Newbrun 在其书中所阐述的。目前，在美国的大部分口腔医学院校以及龋病研究和预防工作比较发达的北欧国家已经独立组织龋病学教学，并设有专门的教研室和研究机构。在欧洲一些龋病学研究基础较好的国家，更是将牙体修复学（operatived entistry）并入了龋病学中，形成更为广泛意义的龋病学。

龋病学研究发达的国家也是龋病预防工作较好的国家，如北欧和西欧一些国家。西欧龋病患病率曾经很高，但是龋病研究的成果得到了很好的应用，到了 20 世纪 90 年代，这个地区整体的龋病患病率降到了很低的水平。以荷兰为例，1965—1993 年间，12 岁儿童的龋均（龋失补牙数 DMFT）从 8 降到了 1，这其中主要的功劳应归于多种渠道氟化物的应用和广泛有效的防治体系。

我国的龋病学研究起始于 20 世纪 50 年代后期。那时，在几个主要的口腔医学院校，老一辈学者努力奋斗、刻苦钻研，在龋病病因、龋病病理和龋病预防多个方面开创了很好的学术局面。尽管期间由于文化大革命的干扰，龋病学的研究在国内中断了若干年，并且少有机会与国外同行交流，但是，老一辈学者对问题的思考和对国外研究的关注始终没有中断，他们所开创的龋病研究为后来的发展奠定了坚实的基础。到了 20 世纪 80 年代，我国龋病研究出现了前所未有的发展局面。华西医科大学、湖北医科大学、上海第二医科大学、第四军医大学和北京医科大学的一批学者的不懈努力为我国的龋病学研究取得了不少成果。1987 年，在武汉召开了我国第一次的龋病学术研讨会，迄今已经举办了 8 次。在世界范围，除了欧洲龋病研究组织每年的学术年会，我国的龋病学术研讨会可能是国际上惟一的全国性的龋病系列学术研究会。

然而，将龋病研究的成果用于龋病的预防和治疗工作中，在我国还有很长的路要走。我国口腔医学教育中龋病学的教学内容明显不足，尤其是存在知识点分散、教学力量不足等问题。在临床实践中普遍存在重龋损牙体修复（补牙）、轻综合防治等问题。除了几个重点口腔医学院校外，龋病学的教学明显滞后于其他临床学科的教学。为了扭转龋病学教学存在的内容分散等问题，2002 年开始，北京大学口腔医学院将分散于不同学科的龋病学内容集中讲授，形成了独特的龋病学融合课程，经过几年的实践，取得了良好的效果。

加强对龋病学知识的学习有利于对整个口腔医学的理解。龋病导致的牙体组织缺损是临床上最常见的口腔科问题，同时也是导致牙髓根尖周病的主要原因。临床口腔医师工作的重要部分是修复缺损，由此形成了专门的牙体修复学。但是如果医师只考虑对缺损的修复，而忽略或者不完全理解造成缺损的主要原因——龋病，不针对发生龋的原因进行系统的处理，则很可能是"补得了洞，但却没有治病"。尽管医师在补洞方面做了许多工作，但可能对患者没有起到真正的帮助作用，反而可能由于侵入性的处理使患者的牙齿情况变糟。所谓好心办坏事，在临床工作中时有发生。

三、龋病学涉及的领域

龋病的多因素发病特征，决定了对它的研究和防治需要涉及的领域的广泛性和多学科性。

微生物学和免疫学：对于研究龋病病因和通过控制致龋微生物预防龋齿的方法，微生物学和免疫学的知识是必不可少的。近代分子生物学的发展更是为龋病研究提供了有用的手段。我国龋病研究者在这方面已有广泛涉猎和较多著述。

生理学和病理学：龋病发生与口腔环境密切相关，对唾液分泌生理和牙齿硬组织的发育以及在口腔中的病理学变化过程的知识的掌握，有助于全面理解龋病发病机制。

化学、生物化学：牙齿的化学构成、晶体结构决定了其溶解特性，而菌斑代谢糖产酸则直接决定了牙齿的溶解。必要的化学知识有助于理解这些过程。

物理学、物理化学：牙齿是最硬的生物矿化组织，同时又是体内一旦被破坏而不能再生的组织。龋病的起始过程，是细菌在牙表面的附着。牙表面的物理化学特性决定了菌斑形成的过程，而牙面借助洁牙剂可以使表面的物理化学性质得到改变，从而减少菌斑的形成。

材料学、材料力学：龋损需要依靠人工材料进行修复，修复的牙齿需要承担与原有牙齿一样的咀嚼功能，材料学和材料力学的加盟自然是必不可少的。

流行病学、预防医学：没有任何个人对龋病是终生免疫的，因此及早掌握人群中龋病的发病信息，将群体预防做在前面，没有流行病学和预防医学的专家参与是不可能的。

社会学和社会心理学：龋病的广泛性和对社会生活影响的深刻性决定了对龋病的防治需要全社会的重视和参与。而如何开展这项工作，则需要对社会构成，特定社会环境下人的心理接受状态有所了解。

第二节　龋病的历史
History of the dental caries disease

一、人类历史上龋病的发病情况

由于牙是人体中最硬的组织，矿物含量高，不易腐烂及风化，从古人类化石中，可以了解人类社会在不同发展阶段的龋病发病情况。龋病在我国最早可追溯到旧石器时代晚期（15 000 年以前）。广西壮族自治区柳江县土博乡甘前山的岩洞内出土的晚期智人化石中，贵州省开阳县仫佬寨发现的属于晚期智人的五枚人牙化石中，都已发现龋齿痕迹。河南省安阳地区出土的殷商时期（公元前 13 世纪）人头骨中的龋牙数为牙总数的 4.3%，龋损部位多在近远中牙颈部。

古人的患龋情况不仅仅是现代口腔医生感兴趣的话题，更重要的是，在考古学与人类学研究中有很大的价值。由于食物中碳水化合物的含量是影响龋病发病率最重要的因素，处于农业型经济的古代居民的患龋率高于狩猎采集型经济的古代居民；从后者向前者转变的过程中龋发病率明显增加。因此，龋齿出现率被作为推测农业经济或狩猎采集型经济的一个参考指标。根据 Lukacs 的研究，中石器时代以狩猎、采集为生的居民中，龋齿患病率大概为 1.2%，青铜器时代为 1.4% ~ 6.8%，铁器时代为 4.4% ~ 7.7%。Turner 对全球范围古代居民龋齿与经济类型关系的研究表明，狩猎采集型居民的龋患病率为 0 ~ 5.3%（平均 1.3%），混合型经济居民为 0.4% ~ 10.3%（平均 4.8%），农业型居民为 2.1% ~ 26.9%（平均 8.6%）。尽管这些数据由于观察标准不同，统计数据变异范围较大，但古代居民的龋发病与经济类型密切相关的趋势非常明显。对当今一些仍处于原始经济状态的土著居民的研究也证实了这一点。

在古人类化石中，龋损多位于釉质牙骨质界处，一般认为这是因为古人牙的𬌗面磨损严重，破坏了正常的牙接触点，由于食物嵌塞造成的邻面龋。

对人牙化石的研究显示，欧洲从中世纪开始，龋病的发病率一直呈上升的趋势。但是，最显著的上升发生于 19 世纪后半叶，不但总体发病率上升，好发部位也从釉质牙骨质界处转移到𬌗面的沟裂和邻面的接触点区。这类龋损进展快，年轻人和儿童患者明显增加。到 20 世纪 60 年代，欧洲和北美一些国家的患龋率甚至达到 90% 以上。据认为这与同时期开始的大规模生产和销售食糖以及精制碳水化合物的摄入量增加有关。

二、人类对龋病的早期记载

在世界各地出现的人类早期文明中，均有关于牙病及口腔疾病的记载。其中最早的来自苏美尔（Sumer）文明。苏美尔文明主要位于美索不达米亚（Mesopotamia）的南部，是全世界最早产生的（约开始于公元前 4000 年）文明。根据古代苏美尔人的文字记载，牙痛是由于牙虫喝了牙内的血并且咬食牙根引起的。

中国对龋病的最早记录，出现在殷墟甲骨文（公元前 1324—1269 年）上。目前发掘的甲骨文多达 10 万余片，是我国最早的文字记录。殷商时期人们崇敬鬼神，遇事都要进行占卜，这批刻在龟甲兽骨上的文字，都是以"卜辞"的形式出现的，出自殷商王室。甲骨文上的"齿"字表示口腔里生了牙齿的形象（图 1-1，C）。甲骨文中还有"龋"（图 1-1，A）字，是象形文，其字形下部是口腔中牙齿排列的形象，上部是"虫"（图 1-1，B）在蛀蚀牙齿。

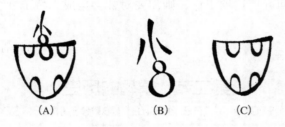

(A)　　　(B)　　　(C)

图 1-1　甲骨文中的"龋"（A）、"虫"（B）及"齿"（C）

汉字"龋"在《说文解字注》中的解释是"齿蠹也"，而"蠹"的解释是"木中虫（在木中食木者也。今俗谓之蛀）"。在古汉语中，"禹"的本意就是"虫"。因此，"龋"也就是虫牙或蛀牙的意思，这种虫牙学说曾一度在全世界范围内都很普遍。而英语中的"caries"来自拉丁语，指木头等材料的腐败，后来在中世纪的欧洲，医学上开始用这个词指骨和牙的腐坏。

三、龋病发病机制的早期学说

古人曾尝试用系统的理论解释疾病并进行治疗，如中医的阴阳五行学说和古希腊医生创造的体液学说。

阴阳五行学说是我国古代朴素的唯物主义自然观，运用到医学中就是根据五行的不同属性和彼此间相生、相克的关系来分析人的生理、病理现象。《黄帝内经》是我国现存最早的、比较系统和完整的医学著作，成书于战国时期，其中有对龋病的记载，如《素问缪刺论》中"齿龋，刺手阳明，不已，刺其脉入齿中，立已。"这是有关龋病的最早记录。当然，今天看来，古代关于龋病的治疗实际是针对龋的继发病症牙髓炎和根尖周炎的。

西方古代的体液学说认为人体有 4 种基本液体，即血液、痰液、黑胆汁和黄胆汁，对应着 4 种性情和健康状况：多血质、黏液质、忧郁质和胆汁质。根据希腊古代名医和哲学家 Galen 的意见，认为"龋病是由于辛辣和腐蚀性液体的作用而发生"，由于这些体液失调而造成疾病。医学之父希波克拉底（Hippocrates）赞成体液病因学说，但也注意到食物滞留的影响，认为全身和局部因素都与龋病的发生有关。古希腊的哲学家及科学家亚里斯多德（Aristotle）很善于观察，他注意到软而甜的无花果黏附到牙上，易发生腐烂并导致牙的损伤。至 18 世纪末，西方医生提出了活体学说（vital theory），认为牙是人体的完整组成部分之一，其结构受到人体健康的影响，而龋病和骨疡一样，由牙内部发生。当时龋的患病率增加很高，尤其是发生在殆面的点隙沟裂龋较多，一些学者在某些牙上观察到了潜行性龋洞，龋损已经侵入牙本质，甚至已经达到牙髓，而在牙表面的裂沟处仅能见到针头大小的入口，于是认为龋病是由牙的内部开始。直到 19 世纪中叶，这一学说仍在西方占主导地位。

古人对龋病的认识大多停留在表观和经验的层面。直到 19 世纪的后叶，由于科学和实验研究的发展，才逐渐形成了近代的逐渐接近事物本质的龋病发病学说。其中重要的进展包括：1881 年 Miller 第一次在系统实验的基础上阐明了龋病的发病过程，即口腔微生物发酵碳水化合物底物产生酸，酸导致牙矿物质的溶解；1955 年 Orland 等通过动物实验证实"没有细菌就没有龋"；糖作为细菌的代谢底物，在龋病发生中的作用得到了充分的证实；对细菌致龋的生态环境——牙菌斑进行了深入研究；1954 年 Keyes 等提出了"三联因素"学说，认为龋是由菌斑内的细菌、能发酵的碳水化合物和宿主三个主要因素相互作用产生的；20 世纪 70 年代，Newbrun 在三联因素学说的基础上增加了时间因素，提出了龋病病因的四联因素论。今天，有关龋病病因的研究还在不断深化，人类将进一步揭示这一疾病的本质，为更好地治疗和预防龋病打下基础。

四、古人对龋病治疗的尝试

古人对龋的治疗的记录主要是指针对由龋引起的牙髓病：司马迁撰写的《史记·扁鹊仓公列传》记载了我国第一例龋病病例报告。该文详细介绍了淳于意（曾任齐国太仓长，故被称为"仓公"）治疗过的 25 位病人的姓名、性别、疾病的诊断、治疗、预后等情况，包括内、外、妇、儿、五官各科疾病，这就是我国医学史上著名的"淳于意 25 例诊籍"。口腔疾病方面就是这例病例报告，文中记载："齐中大夫病龋齿，臣意灸其左太阳明脉，即为苦参汤，日漱三升，出入五六日，病已，得之风及卧开口，食而不漱。"淳于意首先对疾病作出正确的诊断，分析其致病的原因，指出"卧开口，食而不漱"是致龋的因素。然后，采用了多种治疗方法，首先灸左太阳明脉，后用药物苦参汤漱口，最后对病程及预后做了交代。这是我国口腔医学史中极其珍贵的资料。

《诸病源候论》是隋朝太医博士巢元方组织撰写的，是我国第一部系统论述病因证候的专著。该书最早对牙痛的病因作了全面的阐述，《牙齿痛候》记载："手阳明之支脉，入于齿，若髓气不足，阳明脉虚，不能荣于牙齿，为风冷所伤，故疼痛也。又有虫食于牙齿，则齿根有孔，虫居其间，又传受余齿，亦皆疼痛。"据作者分析，一方面，风冷客于经络，伤于骨髓，冷气入齿则引起齿病；另一方面，虫食于牙齿引起齿痛。这说明当时巢元方已经认识到龋病和牙周疾患是引起牙痛的两个主要原因。

砷剂治疗牙髓病：东汉末年，张仲景在《金匮要略》中记载："小儿疳虫蚀齿方：雄黄，葶苈、右二味，末之。取腊日猪脂溶，以槐枝绵裹头四五枚，点药烙之。"这是我国用砷剂治疗牙病的最早记录。唐《外台秘要》也记载了类似方法："必效杀齿虫方：雄黄末，以枣膏和为丸，塞牙孔中，以膏少许置齿，烧铁笼烙之，令彻热以差止"。明朝李时珍的《本草纲目》记载："砒霜半两，醋调如糊，碗内盛，待干刮下，用粟粒大，绵裹安齿缝，来日取出，有虫自死。久患者不过三日即愈。"

以上都是用砷剂治疗牙髓病的记录。其中提到的"粟粒大"的用量、"来日取出"的用法都是很科学的。现代药理学研究证实，雄黄的成分主要为二硫化二砷，燃烧后分解氧化为三氧化二砷，即砒霜，其毒性可增加几倍。

据文献记载，欧美各国应用砷剂失活牙髓是美国的斯普纳（Spooner）于 1936 年在其著作《健齿指针》（Guide to Sound Teeth）中叙述的，方法是在敷药后用赤热的烙铁插入根管中破坏牙髓，与张仲景使用的方法相同，但在时间上要晚近两千年。

充填修复：1972 年在我国长沙马王堆汉墓出土的帛书中的《五十二病方》中记载了以药物充填治疗龋齿的记录，即用榆皮、白芷、美桂敷在龋洞处，也就是充填牙的龋洞部分。据《中国药学大辞典》介绍"榆皮研末，以水调和，可用以粘物，胜于胶漆。"而白芷可以治疗口齿气臭及风热牙痛。

据记载，我国唐代医生已经开始使用银汞合金充填材料，当时称为"银膏"，最早是在《唐本草》一书中叙述的。该书早已遗失，但后世的药书对其多有引用，如宋代唐慎微所著《大观经史证类备急本草》记载："银膏味辛，其法以白锡和银箔及水银合成之，亦堪补牙齿缺落，又当凝硬如银，合炼有法。"明代的李时珍在《本草纲目》中对"银膏"的论述是："其法用白锡和银箔及水银合成之，凝硬如银，合炼有法，……亦补牙齿缺落。"说明我国远在 1300 年前的唐朝就开始使用由银、锡、汞配制成的"银膏"修补牙齿了。而直至 19 世纪上半叶，法国与英国才开始使用汞合金。

熏牙唐代著名的医药学家孙思邈著有《千金要方》和《千金翼方》，是我国现存最早的医学百科全书，其中记载了两种熏法治疗牙病的方法：《治疖虫蚀齿根方》："黑羖（公羊）羊脂，莨菪子，各等分，先烧铁锄，斧，銎，令赤，内其中，烟出，以布单覆头，令烟气入口熏之。"《治虫齿方》："莨菪子。如无葱子，韭子并得，以青钱烧令赤，取小口罂子令可口含得者，将钱内罂子中，取一撮莨菪子，安钱上，令炮烨声，仍与半合许水淋，令气止，从罂出，将口含罂口令气莫出，用熏齿，冷复更作……"这是最早的两种熏法治疗牙病的办法，使用了很长时间，直到清代才改用熏牙器，目前在北京的故宫博物院还保存有清代王室使用过的熏牙器。

印度和西方等国家也有使用熏牙方法的记录，如欧洲中世纪著名的医生 Guy de Cahuliac（1300—1368 年）主张用韭菜籽、洋葱子、黑莨菪的干叶烟熏治疗牙病。英国直到 19 世纪还在使用熏牙器。在使用的烟熏药物中，莨菪具有催眠、止痛镇静、松弛平滑肌的作用，可用以缓解牙痛。

龋病的预防：古人已经认识到口腔卫生与龋齿的发生有一定关系，如隋朝巢元方组织撰写的《诸病源候论》中有"食毕当漱口数过，不尔，使人病龋齿。"的论述。我国古人清洁牙的方法，在使用牙刷以前，除了用盐水、浓茶水漱口外，常用的是揩齿方法，即用手指或用布去揩齿。除文献记载外，在敦煌莫高窟中可见"揩齿图"和"漱口图"。另外，西安法门寺发掘的唐代皇室供奉佛指舍利的遗物中，有众多的揩齿布，说明当时人们对口腔卫生的重视。我国汉代从印度传入了嚼杨柳枝揩齿的方法，即将杨柳枝头咬软，呈刷状，蘸药揩齿，到了唐代已经相当普遍，而且在医书中开始介绍揩齿药方。

关于中国人使用牙刷的历史，据周大成教授报道，植毛牙刷的实物最早见于辽代墓葬中，说明在公元 9 世纪皇宫贵族已经开始使用植毛牙刷了。牙刷和刷牙情况的最早记录见于宋元时期，如元朝郭钰诗："南州牙刷寄来日，去垢涤烦一金值"。

五、现代龋病治疗及预防方法在西方国家的萌芽

19 世纪后半叶，由于饮食结构的改变，尤其是糖和精制碳水化合物摄入量的增加，龋病在西方世界（欧洲和北美）的发病率显著增加。当釉质龋刚开始流行时，人们认为这种病变是牙的坏疽，因此按处理身体其他部位坏疽的方法来处理，即手术去除坏疽部分（如截肢），对龋坏的牙来说，就是拔牙。专门从事拔牙的牙科医生这一职业由此发展起来。由于患龋者多为年轻人，牙周状况良好，又没有麻醉剂，所以在当时，拔牙是很痛苦的。除拔牙外，当时还有一种较简单的方法，即清除龋坏的部分，相当于清创术。很多医生提倡用小锉子磨去邻面包括早期龋在内的区域来治疗龋病，这样邻面就敞开了，可以接受唾液的冲刷，延缓了龋病的复发。但是，这种方法的缺点很明显：食物容易嵌塞于牙缝，且牙会逐渐移位。

也有医生尝试在清创后对牙洞进行充填。一般是使用手持器械如挖器或牙钻去除龋坏部分，因为去除得不彻底，早期的充填封闭性很差，常常几个月就脱落了。早期的充填材料是金属，如铅、锡、金。这类金属的延展性好，可以使用冲压或锤打的方法填入牙洞。其中使用纯金比较耐久，但是充填时难度较大，需将极薄的金箔用小型工具一片片送入洞内，再用小的槌棒锤打使其

焊接在一起。这时汞合金（即银和水银的混合物）也开始用于牙科，其中的银粉是用银币磨成的，刚混合时是软的，填入牙洞时不需很大的压力，以后由于化学作用而变硬。1855 年，美国医生 Hunter 和 Townsend 发表了汞合金配方，其中包括锡、银和汞。至 19 世纪末，汞合金成为普遍采用的牙科材料。同时，备洞器械也逐渐改善，开始时是用手持切割工具，如凿（chisels）、刮刀（hatchets）和锄（hoes），使用时很费力，后来发明了旋转切割工具－牙钻。1883 年，出现了电动钻牙机；1946 年，又发明了气涡轮机。然而，人类真正可以科学地防治龋病，则是近半个多世纪，随着对龋病病因认识的深入而发展的。

第三节　龋病的流行特征与临床特点
Epidemical and clinical characteristics of dental caries

一、龋病在人群中的流行特点

研究龋病的流行情况不仅可以使我们在更高更广的层面认识疾病、防治疾病，还可以从流行病学特点分析疾病的病因、找出应对的策略。但若仅靠横断面研究的结果，有时可能得出错误的结论。20 世纪中叶，流行病学研究表明龋病在西方发达国家的患病率显著高于不发达国家。于是有人断言，龋病是一种伴随经济发展的"现代文明病"。然而，多年的实践证明，龋病并非是与人种或地区人群有关的疾病，而更多的是与居住在该地区人们的饮食习惯、口腔卫生状况、口腔保健获得程度有关。下述信息有助于全面理解龋病的特征。

1．龋病的地域特征　很久以前人类就发现了龋病的存在。如上节所述，我国最早关于龋病的记载可以追溯到殷墟甲骨文时期。但近代龋病流行并显著影响人类生活而引起广泛注意，则主要是在欧美发达国家。西方人素有喜欢甜食的习惯，对糖的消耗量大于中国人。20 世纪初，随着食品的精化，西方国家的龋病发病率迅速增加，到了 20 世纪 40 年代，欧美国家的患龋率几乎达到 90%，严重影响了当时人民的身体健康和社会经济生活。由于那时高发病地区几乎全部集中在发达国家和发达地区，因而有学者将龋病的发生与经济发达联系起来，称之为"现代文明病"（modern civilized disease）。但是，用现在的知识回顾分析当时的情况，可以知道，这些地区当时之所以有那么高的龋发病率，是与其高糖饮食有关的。过多的摄入精制碳水化合物和不良的口腔卫生习惯是龋高发的原因。当时的西方国家政府也认识到龋病的严重性，曾投入了大量资金和人力对龋病进行研究。在初步认识到龋病的发病原因和发病特点的基础上，这些国家逐步建立了有效的口腔保健体系、采取了有效的口腔保健措施，特别是合理广泛地应用氟化物，从而使龋病的流行在近代基本得到了控制。到 20 世纪末，在一些口腔保健体系健全的发达国家和地区，无龋儿童的比例超过了 70%。西方有学者由此乐观地提出，到了 21 世纪会出现无龋的一代。然而事实并非如此。近年的实践表明，经济和教育状况越来越影响口腔保健和口腔健康的实施程度。即使在发达国家，在一些经济和教育情况欠佳的阶层，龋的发病率依然较高。在欠发达的地区和国家，由于经济和教育水平普遍较低，口腔保健知识普及率低，口腔保健措施得不到保障，龋病的发病率仍然保持在较高水平，并有继续上升的趋势。目前，世界范围内，龋病发病正在向低收入、低教育人群和地区转移。现在没有人再会认为龋病是"现代文明病"了。同时，由于龋病的病因尚不完全清楚，现在预言消灭龋齿，还为时太早。尽管如此，现代的口腔医学实践也告诉我们，利用现有的成功经验和有效手段，龋病是可以控制并能够预防的。龋病的地域特征还告诉我们，龋病在一个地区的患病情况并不是一成不变的，良好的口腔保健体系可以使较高的患病率降下来，而不重视口腔保健或缺乏良好的口腔保健体系，龋病的发病率会越来越高。龋病对地域性人民身体健康和社会经济的影响是不可忽略的。

2. 龋病的年龄特征 流行病学的研究表明，人类龋病的发病经历几个与年龄有关的发病高峰。这些与年龄有关的发病高峰，主要与牙齿的萌出和牙齿周围环境的变化有关。乳牙由于矿化程度和解剖上的特殊性（如窝沟多而深）、初萌的牙由于矿化尚未成熟，都更容易患龋。窝沟由于解剖复杂不易清洁多在萌出后的早期阶段发生龋。这样一些特点，使少年儿童期成为乳恒牙龋的发病高峰期。同时，龋的危害在这个阶段表现最为突出。儿童处于发育期，牙齿的病变影响食物摄入，进而影响全身的发育。而乳牙的早期破坏可以对恒牙列发育产生影响，使人终身受害。由于这一特点，有学者甚至认为，龋病主要是一种儿童病。然而，随着生活条件的改善，人类寿命延长，人们发现龋病的发生实际是贯穿人的一生的。尤其到了中年以后，由于生理的和病理的原因，牙根面暴露的机会增加，牙菌斑在根面聚集的机会增加，牙根面患龋的机会大大增加，因此形成了中老年根龋的发病峰期。这种与年龄有关的发病高峰可以通过大规模的流行病学调查发现，主要与牙齿的发育、萌出、根面暴露和口腔环境随年龄的改变有关。另外，中老年患者体内激素水平的变化还可能影响唾液的分泌，导致对龋易感性的增加。

3. 饮食习惯与龋病的流行 人的饮食习惯因民族和地区而异。然而，现代社会的发达使人类的交流越来越广泛。随着食品加工业的发展，不分地区和种族，人类越来越多地摄入经过精细加工的食品。西方人在饮食中摄入蔗糖的量和频率普遍较高。在以往缺少口腔保健的情况下，他们的龋患病率自然很高。而我国西藏和内蒙地区的少数民族，食物中的纤维成分多，蔗糖摄入少，人的咀嚼功能强，自洁力强，龋的患病率就低。然而人类饮食的结构并不是一成不变的。近代的西方国家由于认识到龋与饮食中碳水化合物尤其是蔗糖的关系，开始调整饮食结构和进食方法，加强预防，已经收到了十分显著的防龋效果。然而在发展中国家，随着经济的现代化，文化和饮食的精化和西化，人们对糖的消耗量增加，如果缺乏良好的口腔卫生教育和有效的口腔卫生保健措施及保健体系，龋齿的发病率定会显著增加，有可能重蹈西方国家的老路。

4. 教育和经济状况与龋的流行 经过百年的研究，人们对龋病的发病过程已经有了较为清晰的认识，已经具备了一系列有效的预防和控制手段。但这些知识的普及与人们受教育的程度和可以接受口腔保健措施的经济状况密切相关。在发达国家或发达地区，多数人口已经享受到了有效的口腔医学保健所带来的益处，所以整个人口的患龋率降低，龋的危害减少。但即使在这样的国家和地区仍有部分低收入人群和少数民族获益较少。世界范围内，患龋者正在向低收入和受教育程度低的人群转移，这已经成为较突出的社会问题。对于发展中国家来说，在经济发展的同时，必须注意相应健康知识的普及和保健预防体系的建立。我国改革开放以来，人们的生活水平有了大幅度提高。与此同时，口腔医学界在普及口腔医学知识、推广龋病预防方法方面做出了巨大努力，政府也给予了一定支持。最近完成的全国第三次口腔健康抽样调查结果表明，我国在过去十几年，龋病的发病率并没有随经济和生活的发展而增加，这无疑是一个令人振奋的消息，也说明了有效进行口腔卫生教育和保健的重要作用。然而，必须看到的是我国口腔知识普及程度远没有西方高。现阶段，即使在我国高收入高教育的阶层，口腔知识普及程度和口腔保健认知程度也远远低于西方发达国家。因此，仍需结合我国的实际制定防治策略。

二、社会发展对龋病流行特征的影响

西方发达国家过去几十年和我国近十年的经验表明：良好的口腔保健体系可以使龋病在地区和国家的范围内得到控制。这些措施包括：

1. 普及口腔保健知识 在政府、教育部门和企业的共同努力下，通过健康促进活动，利用媒体、书籍、讲座等形式，向群众普及口腔保健尤其是龋病预防的知识。我国在这方面创造了独特的经验。全国范围内，在国家卫生部的领导下，通过专业学会、大学口腔专业、大的口腔医疗机构统领牙病的防治工作。多年来，在国家、地方、专业学会和企业多方面的支持下，通过国家、地方的多种媒体，通过每年的"爱牙日"，口腔保健知识在我国得到了最大程度的普及。现在，口腔保健知识已经进入了小学生的保健课程。不到二十年的时间，在拥有 13 亿人口的大国，使口腔知识普及程度发生了前所未有的变化，应该说，这是我国当代口腔医学工作者对国家和人民作出的最大贡献。当然，人们对疾病的认识有一个过程，期间可能出现一些反复。口腔医务工作者掌握着科学的知识和先进的技术，应该锲而不舍，担负起普及群众口腔卫生知识，提高群众口腔健康水平，为群众的口腔健康服务的使命。

2．将龋病预防作为口腔医学课程和口腔医疗实践的重点　在口腔医学发达的国家，龋病教学始终是口腔医学教学的重点。这样做的结果是：所有的合格的口腔科医师都具备了足够的龋病学知识，懂得了在临床实践中正确处理龋病问题和预防龋病发生。当患者以治疗疼痛为主要诉求求诊时，一个合格的口腔医师要把患者整体的龋病防治放在与治疗当前病痛同样重要的位置。总体上，我国口腔医学教育在这方面尚有很大差距，我们的口腔科医师整体防治的观念普遍薄弱。无论是在口腔医学教育还是在临床实践中，重治疗、重修复，忽略龋病预防的事情时有发生。

3．良好的口腔保健网和口腔保健体制　发达国家的口腔医师数量充足、口腔保健网健全，同时，社会医疗保险为民众提供了早期口腔保健的方便并有保障的措施。为了督促以保健为中心的防治体系，有的国家甚至规定，如果不按规定定期看牙医而发生牙病，其次年医疗保险的费用将会相应的提高。与之相比，我国的口腔保健体系有待发展和健全。20 世纪的 50～60 年代开始，我国一些城市如上海、沈阳、北京、广州等地曾经建立了较为健全的社区口腔保健网。但是近些年，由于患者增加，医师缺少，许多本应从事社区口腔保健工作的机构或医师，实际上都改行做治疗了，使得我国原本就少的基层口腔保健体系并没有真正发挥作用。

4．加大对口腔保健事业的投入　口腔保健事业的发展需要政府、企业和个人多方面的投入。"预防胜于治疗"的道理尽管人人皆知，但是愿意投入在预防事业上的个人或单位，在现今的我国并不多见。正常情况下，经济的发展应该伴随的是对健康事业的投入相应增加，但是由于我国人口众多，地域间的发展很不平衡，很难企望政府在近期会对口腔医疗保健有大的投入。同时也由于我国文化的差异，群众自觉认识到早期防治和控制疾病的重要意义并自觉进入这样的体系，尚有待时日。由此可见，我国的龋病预防事业，任重而道远。

三、龋病的临床特点

1．早期无症状　龋齿早期由于症状不明显，常常不会引起注意。牙齿早期的龋损，仅表现为一定程度的矿物溶解，可以没有牙齿外形上的缺损，也没有临床症状，甚至在一般临床检查时也不易发现。只有当脱矿严重并形成窝洞时，才可能在临床上引起注意。若龋发生在牙的殆面或唇颊面，常规临床检查时可以见到局部脱矿的表现，如牙表面粗糙、呈白垩状色泽改变。若病变发生在牙的邻面，则较难通过肉眼观察发现。临床上要借助探针或其他辅助设备如 X 线照相，光纤投照等方法才可能发现发生在牙邻面的龋。龋引起患者注意时，多是牙齿变色或出现症状，如食物嵌塞、冷热敏感。若因疼痛就诊，则往往病变已接近牙髓或已有牙髓病变。

2．继发病症多危害大　尽管龋早期的症状不明显，它的危害仍然是很大的。这种危害在局部表现为影响人的美观和咀嚼功能，若治疗不及时或不得当，可以导致一系列继发病症，如牙髓炎、根尖周围组织炎等，在儿童还可以引起更为严重的颌面间隙感染。特别需要重视的是，由龋齿所引发的一系列口腔和全身问题，以及由此对人类社会和经济生活的长远影响，远远超过了疾病本身。这也是为什么世界卫生组织（WHO）将龋齿列在肿瘤和心血管疾病之后作为第三个重点防治的疾病的理由。

患了龋病并为患者本人所注意常是患牙有症状，或看见牙齿上出现缺损或色泽变化。轻微的症状包括食物嵌塞或遇冷遇热时的敏感症状。当主要症状是疼痛的感觉时，感染多是已经波及牙髓。多数患者是在牙髓发生炎症性疼痛，疼痛难忍，才不得不求医的。这时候已经不是单纯的龋病了，而可能是发生了牙髓或根尖周围组织的病变。

四、龋病对人类健康和社会生活的危害

1. 龋及与其相关的口腔疾病　在口腔科临床工作中，由龋病导致的牙髓炎和根尖周炎的患者在就诊患者中所占的比例，有人统计可达综合口腔科的 50% 以上，也有人报告这类患者可占因牙痛就诊的口腔急诊患者人数的 70% 以上。急性牙髓炎和根尖周炎可以给患者机体造成很大痛苦，除了常说的牙疼或牙敏感症状外，严重的根尖周组织感染若得不到及时控制，还可继发颜面部的严重感染，甚至危及生命。慢性的根尖周组织的感染实际上是一种存在于牙槽骨中的感染病灶，也可以成为诱发全身感染的病灶。龋齿得不到治疗，最终的结果必然是牙齿的丧失。儿童替牙期如果发生个别牙齿的过早丧失，可以影响整个牙列的正确排列，形成剩余牙齿的排列不齐或咬合的问题。因此对于缺牙应该及时修复。然而，在牙体修复、缺牙修复或正畸治疗时，口腔环境可能发生一些更加有利于龋齿发生的改变，不恰当的修复装置可能破坏正常的口腔微生态环境，进一步增加患者患龋和牙周病的危险性。所以说，龋病可能成为多种口腔疾病的启动因素，见图 1-2。图中显示了由龋所引发的口腔多种疾病，以及不适当的治疗可能造成新的龋病危险因素这样的系列循环关系。

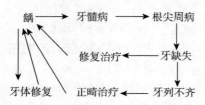

图 1-2　龋及其有关的口腔疾病

2. 龋对社会生活的影响　龋及其有关疾病对身体健康的影响是显而易见的，但对人类社会生活和经济生活的长远影响却往往被忽略。由于龋的慢性发病特征，早期常不被注意。一旦发生症状，常需要较复杂的治疗过程和较多的治疗费用。而且人有 28～32 颗牙齿，相关治疗的花费在任何时候、任何地点都是很大的。如果将社会和个人花在龋齿及其继发病症的治疗和预防的费用总量与任何一种单一全身疾病的费用相比较，人们就会发现，龋病是一个严重影响人类健康的问题。显然，对于龋病的最好、最经济的办法是早期预防、早期治疗、防治结合，这是所有口腔医学专业从业人员应该牢牢记住并为之奋斗的。

小　结

龋病，是以细菌为病原体，多种因素参与，发生在牙齿硬组织的慢性、进行性、破坏性疾病。龋病发病广泛，对人的健康与生活质量影响大。龋病发生后不能自愈，早期预防、早期治疗、防治结合是临床上控制龋病的最佳方法。

（高学军　罗海燕　高　岩）

第二章　牙的发育
Development of the teeth

牙的发育是一系列复杂的上皮与上皮下间充质相互作用的结果。胚胎第六周乳牙开始发育，然后是恒牙发育。恒牙发育完成在 20 岁左右。所以牙的发育是一个长期的过程，容易受到各种因素的影响形成发育的异常。

第一节　牙的早期发育
Early tooth development

胚胎约第六周时，在相当于未来牙槽嵴部位的原始口腔上皮开始增生、变厚，形成马蹄形的上皮带，称为原发性上皮板（primary epithelial band）。第七周时上皮板分为 2 部分：唇、颊侧的为前庭板（vestibular lamina），将形成口腔前庭；舌侧的上皮板称牙板（dental laminae），与牙发育相关。第八周时马蹄形上皮板的深部继续增生，形成膨大的上皮团，上、下颌各 10 个，共 20 个，称牙蕾（dental buds）。牙蕾及周围聚集的间充质组织是乳牙的始基。

在以后的发育中，从乳牙牙板的舌侧分化出恒牙牙蕾，称为继承性牙蕾（successional tooth buds）。恒磨牙的发育在乳磨牙的后方。乳牙板向后生长、形成恒牙板后，再形成恒磨牙牙蕾（图 2-1）。第一恒磨牙的牙蕾在胎儿第 4 个月时发生，第二、三恒磨牙牙蕾约分别出现于生后 6 个月和 4 ～ 5 年。牙发育的顺序是由前向后，在时间上，前牙的发育要稍早于后牙。

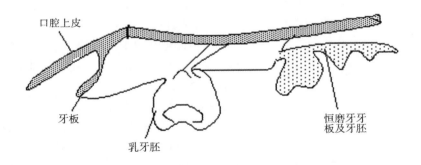

图 2-1　乳牙牙板和恒磨牙牙板示意图

一、牙发育早期的分期

牙蕾的发育是连续的，为叙述的方便，根据其上皮成分的形态和细胞分化的特点，将其分为蕾状期、帽状期和钟状期，以下所提及的时间为下颌乳中切牙的发育时间。

（一）蕾状期

牙板局部上皮增生，形成球形的上皮细胞团，状似花蕾，称牙蕾（dental buds），是最早期的成釉器（图 2-2），也称蕾状期（bud stage）。细胞团的细胞核质比例大、核深染、胞质

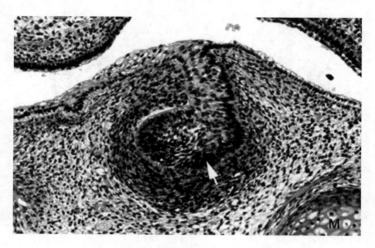

图 2-2　牙发育的蕾状期（箭头示牙蕾）

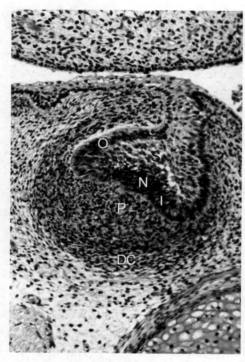

图 2-3　牙发育的帽状期
O：外釉上皮；I：内釉上皮；S：星网状层；
P：牙乳头；DC：牙囊；N：釉结

少，似原始口腔黏膜的基底细胞。上皮团与间充质之间有基板相隔。上皮团周围的间充质细胞增生、聚集，围绕牙蕾。

（二）帽状期

蕾状期的成釉器上皮生长、增大。约在第 11 周时，由于成釉器上皮外围的细胞生长较快，上皮团最深处细胞生长较慢，使细胞团中央近间充质部分向内凹陷。此时的成釉器形状似帽子，称成釉器的帽状期（cap stage）。约 12 周时，帽状期成釉器的细胞形态也发生变化。衬覆成釉器凹陷处的上皮呈柱状，称内釉上皮（inner enamel epithelium）；其余部分即外围的上皮细胞为立方状，称外釉上皮（outer enamel epithelium）；成釉器中央的上皮细胞开始为圆形，后来细胞间隙增大，细胞呈星形，称星网状层（stellate reticulum）。成釉器凹陷部分围绕的间充质组织称为牙乳头（dental papillae）。牙乳头和成釉器外围的间充质细胞也增生、包绕牙乳头和成釉器，称牙囊（dental sac or dental follicle）。此时外釉上皮借牙板与口腔上皮相连（图 2-3）。

成釉器、牙乳头和牙囊这 3 个结构合称牙胚（tooth germ）。因此，牙胚形成于帽状期，将形成牙及牙的支持组织。成釉器将形成釉质；牙乳头形成牙本质和牙髓；牙囊形成牙骨质、牙周韧带和邻近的牙槽骨。其中除釉质为上皮性来源外，牙及其支持组织均来自于外胚间充质。

（三）钟状期

随着成釉器和牙乳头不断增大，内釉上皮向成釉器方向的凹陷加深、牙乳头增大，使成釉器的外形似吊钟，故称钟状期（bell stage）（图 2-4）。

钟状期的牙胚有 2 个特征：1）内釉上皮和牙乳头交界处的外形确定了未来牙冠的形态；2）与牙乳头邻近的内釉上皮细胞变长，分化为成釉细胞。此期牙胚的成釉器由 4 层细胞构成（图 2-5）：

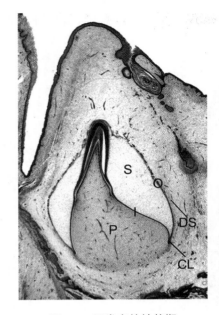

图 2-4　牙发育的钟状期
O：外釉上皮；S：星网状层；I：内釉上皮；
P：牙乳头；DS：牙囊；CL：颈环

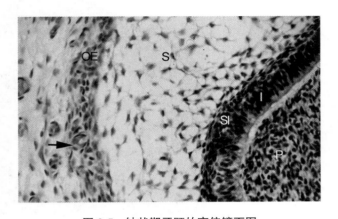

图 2-5　钟状期牙胚的高倍镜下图
P：牙乳头；I：内釉上皮；SI：中间层；S：星网状层；OE：外釉上皮，
箭头示血管

1．外釉上皮（the external enamel epithelium）　为成釉器凸面外层细胞，立方状。细胞含少量有蛋白合成功能的细胞器。细胞间有桥粒连接和缝隙连接。与牙囊组织之间有 1～2μm 的基板相隔。外釉上皮与内釉上皮的交界处称颈环（cervical loop），是未来的牙颈部区（图 2-4）。外釉上皮在钟状期晚期形成许多皱褶，其间可见含血管的牙囊组织。外釉上皮的主要功能是维护成釉器的外形，还具有物质交换功能，从牙囊的毛细血管网处吸取营养物质给成釉细胞等。

2．星网状层（the stellate reticulum）　星网状层细胞在钟状期发育充分，有许多胞质突起，细胞突起间借桥粒连接，形成网状。细胞排列疏松，间隙较大，充满液体成分（图 2-5），细胞几乎不含内质网和线粒体，高尔基体较成熟。细胞表面有微绒毛，提示该细胞可分泌细胞外物质。细胞内张力丝较多，细胞核明显，胞质含碱性磷酸酶，RNA 和糖原含量少。

星网状层的功能主要是机械性保护，防止发育中的牙冠变形。

3．中间层（the stratum intermedium）　钟状期时，内釉上皮和星网状层之间新增加 2～3 层扁平细胞，称为中间层（图 2-5）。细胞的长轴与内釉上皮细胞的长轴垂直。中间层细胞与内釉上皮的蛋白质合成、物质的转运和浓缩有关，也可能参与釉质的矿化。

4．内釉上皮（the internal enamel epithelium）　是衬覆在成釉器凹面的上皮细胞。细胞呈高柱状，借半桥粒与基板结合。从颈环处至未来的牙尖或切缘区，细胞分化的程度逐渐加强。与牙尖或切缘相对应的区域，内釉细胞的高度首先增加。至钟状期晚期，内釉细胞分化为成釉细胞（ameloblast），细胞高达 40μm，直径 4～5μm，与中间层细胞以桥粒相连。在分泌活动开始前，细胞核移向细胞的远端即远离基底膜；高尔基体分化充分，从细胞的远端向基底膜端移动；粗面内质网数量明显增加；线粒体集中在细胞的邻近中间层的一端，少数分散在细胞其他部位。在相邻的内釉细胞之间，有特化的细胞连接复合体，称终末网（terminal web），在细胞的两端包绕细胞，含有肌动蛋白的细丝由连接复合体进入细胞的胞质中。这种细胞连接复合体在釉质形成中起重要作用。这时的成釉器为釉质的形成做好了准备。

钟状期牙板发生破裂，牙胚失去与口腔上皮的联系，牙胚之间的牙板也发生变性，其残余可留在颌骨或牙槽黏膜中，内含角化物，称上皮珠。由于这些上皮类似于腺体，又称 Serre 腺或 Serre 上皮剩余，但不是真正的腺体。婴儿出生后不久，偶见牙槽黏膜上出现针头大小的白色突起，即为上皮珠，俗称马牙，可自行脱落。某些情况下，残留的牙板上皮可成为牙源性肿瘤或囊肿的起源（图2-6）。

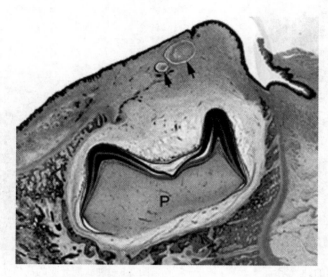

图2-6 钟状末期牙板断裂形成的角化珠（箭头所示）和发育中的牙髓（P）

牙囊位于成釉器、牙乳头和发育中的骨隐窝之间。此时的牙囊可分为3层：紧挨成釉器和牙乳头的富于血管的、致密排列的纤维层，有3～4列细胞；衬覆在发育中的牙槽窝的一层；以及上述2层之间的疏松的结缔组织，血管丰富。

钟状期的牙乳头体积增大，但细胞分化不如成釉器显著。一直到钟状期的晚期才有少许纤细的细胞外原纤维出现，细胞外含有较多的糖胺聚糖。约在第18周，牙胚的发育进入钟状期晚期。牙硬组织即将开始形成。

成釉器和牙乳头中各种细胞分化的过程即牙早期发育的形态发生（morphogenesis）过程，也有人称细胞分化（cytodifferentiation）。硬组织形成时，即是组织发生（histogenesis）的开始，也可以称组织分化（histodifferentiation）。

二、牙发育早期的临时性结构

（一）釉结

釉结（enamel knot）出现于成釉器的帽状期，是内釉上皮中心处的上皮细胞团，形成一个突起凸向牙乳头。最近的研究表明，釉结可能是牙发育中的一个重要的信号中心。协调牙尖的形态发生。釉结细胞与周围的细胞不同的是，它们本身不增生，产生与其他部位相关的信号分子，包括BMP2、BMP7、FGF、p21、Shh（sonic hedgehog）和转录因子如Msx-1。釉结在钟状期消失，可能与细胞凋亡有关（图2-3）。

（二）釉索

釉索（enamel cord）见于钟状期早期，是一个上皮条索，自中间层延伸入星网状层。发出的部位相当于未来的切缘或牙尖。釉索可能与成釉器从帽状期向钟状期转换有关，或者是形成星网状层细胞的中心。

（三）釉龛

釉龛（enamel niche）是牙板上皮片向内凹陷形成的腔隙，在切片上使牙胚看起来像有2个牙板。2个上皮索围绕的即釉龛，为包含在上皮中的漏斗形结缔组织。釉龛的意义尚不清楚。

三、牙发育的分子调控

控制牙发生和模式发育的连续性相互作用非常复杂，包括调控牙发育的启动、模式发生和形态发生有关的分子和信号通道目前尚未完全清楚。目前的研究结果主要来自动物实验（鼠）。

许多信号分子包括诱导性和形态发生刺激因子都在牙发育过程中表达，其中最主要的有 SHH（sonic hedgehog）、Wnt（vertebrate homolog of drosophila wingless）成员、FGF 和 TGF 家族。后者也包括 BMPs。目前该方面的研究热点有：

1. 牙发育是怎样启动的？当在小鼠前眼室植入第一鳃弓上皮与神经嵴结合体时，有牙形成。（将下颌上皮与神经褶处的神经嵴结合时，会形成牙；而将这些神经嵴与肢芽上皮结合时，则不会形成牙。将小鼠躯干水平的神经嵴与下颌上皮结合时，也有牙形成。）这些实验说明牙形成的起始因子位于下颌上皮即第一鳃弓上皮内。而其他上皮如第二鳃弓的上皮不能引发牙发育的过程。但是在胚胎第 12 天，第一鳃弓就失去了这种成牙潜能，这种能力转移至了外胚间充质。例如此时的第一鳃弓间充质与胚胎的足垫上皮再结合时，足垫上皮会改变分化方向而形成牙釉质；相反，如果成釉器上皮与皮肤的间充质再结合时，此成釉器会失去成牙能力而形成表皮。

2. 牙发育的第一步是什么信号激发的？目前所知的牙发育最早的间充质标志物是转录因子基因 Lhx（Lim-homeobox domain gene）-6 和 Lhx-7，表达在第一鳃弓口腔侧的间充质中。实验证明，如果第二鳃弓间充质与第一鳃弓上皮结合，间充质也会表达 Lhx-6 和 Lhx-7，但是如果表达 Lhx-6 和 Lhx-7 的第一鳃弓间充质与第二鳃弓上皮结合，Lhx-6 和 Lhx-7 的表达很快下调。说明 Lhx-6 和 Lhx-7 的表达源于第一鳃弓上皮的一个信号分子。这个分子的候选者是 Fgf-8（分泌性成纤维细胞生长因子）。Fgf-8 在固定的位置和时间表达在第一鳃弓上皮，在体外还可诱导 Lhx-6 和 Lhx-7 的表达。

3. 谁控制牙胚的位置和数量？基于实验的证据表明，信号仍然来自于口腔上皮。Fgf-8 在决定牙胚位置上也发挥作用。Pax-9 是最早表达的与牙胚位置相关的间充质基因。Pax-9 表达的位置即是牙胚形成的位置。Pax-9 的表达由 Fgf-8 诱导，受 BMP-2 和 BMP-4 的抑制。Pax-9 表达在有 Fgf-8 表达的区域，而不会表达在有 BMP-2 和 BMP-4 表达的区域。牙发育启动的候选信号还包括 Shh 和 Ldf-1。

4. 牙型是怎样决定的？在正确的位置上形成特定的牙型称为牙列的模式发育（patterning of the dentition）。关于牙型的确定有 2 个假说模型。区域模型（field model）提出与牙型相关的因子存在于外间充质，每种牙都有独特的等级和重叠的区域。每个区域都有不同的模式发育相关的同源异形盒基因的组合表达。克隆模型（clone model）提出每种牙都来自于一个独立的间充质细胞克隆，这个克隆在口腔上皮指令下形成特定的牙型。实验表明，外间充质表达同源异形盒基因的空间分布特点是对外胚层空间信号的反应。即模式发育的指令性信号（FGF8、BMP4）来自于外胚层即口腔上皮，但持续的时间很短，间充质一旦获得信号后即可独立决定牙型。

第二节 牙体组织的形成与矿化
Development and mineralization of dental tissues

一、牙本质发生

牙本质发生（dentinogenesis）即牙本质形成，开始于牙胚发育的钟状期晚期，此时成釉器和牙乳头得到充分分化，牙本质首先形成。牙本质形成是连续性过程，为了便于叙述，将其分为成牙本质细胞分化、牙本质基质形成和基质的矿化几个阶段。

（一）成牙本质细胞分化

牙本质形成前，位于近基底膜处牙乳头外围的细胞称前成牙本质细胞（图 2-7），最初无发达的细胞器，也没有特殊的方向性。它们向成牙本质细胞分化时，停止分裂，细胞增大，核位于基底部，即离内釉上皮最远处。分化中的成牙本质细胞有许多朝向内釉上皮基板的小突起。随着分化的进展，突起的数量减少，剩下一条最明显者（图 2-8）。

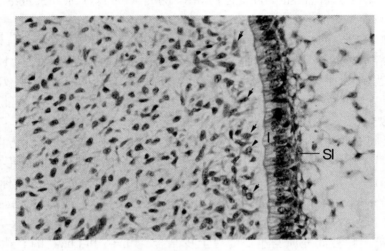

图 2-7　前成牙本质细胞（箭头所示）
I：内釉上皮；SI：中间层

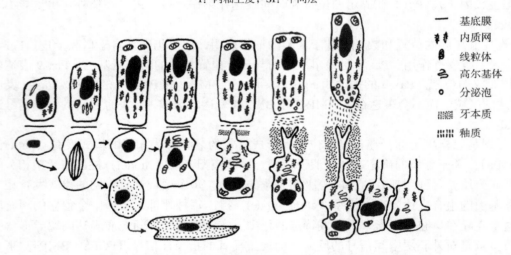

	基底膜
	内质网
	线粒体
	高尔基体
	分泌泡
	牙本质
	釉质

图 2-8　成釉细胞（上排）和成牙本质细胞（下排）分化示意图

成牙本质细胞的分化有特定的时间、空间模式，开始于未来的牙尖和切缘处，向根方不断扩展。内釉上皮的基板及内釉上皮表达的 TGF、IGF 和 BMP 可能对成牙本质细胞分化起作用。

（二）牙本质基质沉积

未来的牙尖和切缘处成牙本质细胞一旦完成分化，即开始形成牙本质基质，主要为 I 型胶原纤维，还分泌 III 型胶原。最初的牙本质形成的表现是出现明显的较大直径的胶原原纤维（直径 0.1 ~ 0.2μm），称为科尔夫纤维（Korff's fibers），由 III 型胶原构成，伴有纤维连接蛋白。这些纤维来自于成牙本质细胞的深面，穿过成牙本质细胞伸向内釉上皮，紧邻内釉上皮下方在无结构的基质中成扇面分布。随着成牙本质细胞的增大，它们也合成一些小的 I 型胶原纤维平行于未来的釉牙本质界排列。这种最初形成的牙本质称罩牙本质。随着牙本质基质的沉积，成牙本质细胞向后退缩，留下胞质突起在基质中。伸长的牙本质细胞突起周围的基质最终发生矿化，形成包绕胞质突起的牙本质小管。随成牙本质细胞后退、突起变长，突起的末端和侧方形成许多末端分支及侧支。以后形成的牙本质为髓周牙本质，其胶原纤维排列更随机。在牙根部最初形成的胶原纤维平行于牙长轴，因此无罩牙本质存在。

新的基质沉积与矿化的幅度相似，所以在牙本质的牙髓侧始终有一层未矿化的基质即前期牙本质。

成牙本质细胞分泌的牙本质磷蛋白（dentin phosphoprotein，DPP）和牙本质涎蛋白（dentin sialoprotein，DSP）在牙本质基质中是含量仅次于胶原的蛋白，为牙本质特异性蛋白。DPP 在牙本质矿化中有重要作用。

（三）牙本质的矿化

前期牙本质的矿化有两种方式：

（1）在牙本质胶原沉积的同时，成牙本质细胞与内釉上皮相对的细胞膜伸出钝性的突起进入正在形成的牙本质细胞外基质。偶尔这些突起穿过基板伸入内釉上皮细胞间而形成后来的釉梭。随着成牙本质细胞突的形成，这些细胞也以出芽的方式排除许多小的、称为基质泡（matrix vesicles）的膜被泡至基板附近。牙本质最初的矿化发生在基质泡内，为单个的晶体，可能形成自泡壁的磷脂。这些晶体迅速生长，穿破基质泡，扩展成晶体簇并且与邻近的晶体簇融合，形成连续的矿化基质层。矿化的形成晚于牙本质基质的形成，所以在矿化的牙本质和成牙本质细胞间总是有一层未矿化的有机基质，称为前期牙本质。最初的矿化发生后，成牙本质细胞合成的非胶原基质蛋白开始调节矿物质的沉积。这就是牙冠部的罩牙本质，为 15 ～ 20μm 厚。

（2）髓周牙本质矿化：是成牙本质细胞通过分泌调节矿物质沉积的蛋白来控制矿物质在矿化前沿的沉积。成牙本质细胞摄取血清钙，聚集在远端胞体和突起中，多数与细胞器结合（过多的钙有细胞毒性，但对成牙本质细胞不造成危害）。只有少许钙通过细胞外途径进入。细胞内途径转运可以主动控制矿化区钙的浓度。成牙本质细胞转运的钙在 I 型胶原的微孔内和表面形成晶体，矿物质首先沉积在胶原分子的有孔区。最初的钙化后，所有的晶体都位于胶原纤维内或纤维的表面，晶体沿胶原纤维的长轴排列。这些小的晶体不断生长，扩展至所有的前期牙本质，只有刚刚形成的前期牙本质是非矿化的。随着每天前期牙本质的增加，前一天形成的前期牙本质发生矿化成为牙本质。牙冠形成期及牙萌出后，前期牙本质持续形成并矿化，使牙髓的体积缩小。

牙冠发育和萌出期，牙本质每天形成的量约 4μm 厚。在牙达到咬合后，下降为每天 1μm，增生线的形成据认为是基质形成停顿和矿化改变所致。可能发生在每天代谢最低的时候。较大的代谢变化如出生或疾病可导致此线的增大。牙本质增生性的沉积开始于 EDJ 髓角的尖端处，呈锥形节律性沉积直至牙冠形成。牙冠形成后牙本质发生持续至牙萌出后很久。

在组织学切片上，始终可见发育中的牙本质的矿化带，其与前期牙本质的交界不规则，常呈球形（图 2-9），最后融合成完全矿化的牙本质。球形矿化是所有部位牙本质矿化的特点，此种方式的矿化可能是先形成矿化中心，然后矿化围绕此中心进行，再与邻近的矿化球融合，融合的失败将导致球间牙本质。

牙本质矿化机制较复杂，有多种因素参与，但主要受成牙本质细胞的控制。DPP 为阴离子蛋白质，可结合钙，使晶体生长。DPP 在前期牙本质中不存在，主要在矿化前沿聚集。总之，DPP 在矿化中的作用主要有：

①转运钙离子至矿化前沿；

②将成核定位于特定区域的胶原纤维；

③稳定已经形成的晶体。

除 DPP 外牙本质基质中还有一些蛋白质在体外具有矿化特性，但由于含量少，在牙本质矿化中的作用较难确定，它们有骨连接蛋白、骨桥蛋白、DSP、硫酸软骨素等。在罩牙本质中，成牙本质细胞分泌基质泡，内含各种酶包括碱性磷酸酶，使磷离子在泡中浓集，在泡内有矿物晶体发

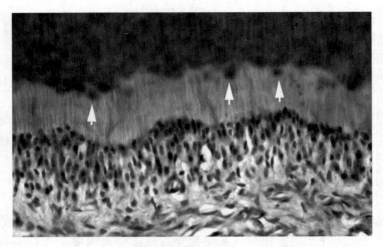

图 2-9   牙本质矿化前沿的钙球（箭头所示）

育，泡破裂后启动矿化。

二、牙釉质发生

牙釉质发生（amelogenesis）开始于牙胚的钟状期晚期、牙本质形成之后，由内釉上皮分化成的成釉细胞形成。釉质形成时，内釉上皮不同部位的细胞处于釉质形成的不同阶段，但是在釉质发育完成时，每个成釉细胞都经历了一个相似的生命周期。因此本节将根据成釉细胞生命周期的各个阶段来阐述釉质的形成。在不同的牙，釉质形成的时间、速度以及牙的形态有所不同。

（一）成釉细胞的生命周期

成釉细胞的发育一般可分为 5 个期：

1. 分泌前期（presecretory stage）   包括成釉细胞分泌釉基质前的所有活动，其中包括前成釉细胞分化、基板的形成和吸收。此时内釉上皮细胞停止分裂，从立方形变为柱状并发生极化，即细胞核从近基底膜处转向星网状层的方向。这些变长了的细胞称为前成釉细胞（preameloblast）（图 2-10）。

前成釉细胞与牙乳头之间有基板分隔。一旦成牙本质细胞分化完成，基板就会消失。基板降解后的短时间内，前成釉细胞和成牙本质细胞直接接触，相互诱导。随釉基质继续形成，进入成釉细胞间的成牙本质细胞突的尖端就被釉基质包围，结果形成釉梭。

当第一层牙本质基质形成后，前成釉细胞即成为有分泌功能的成釉细胞。

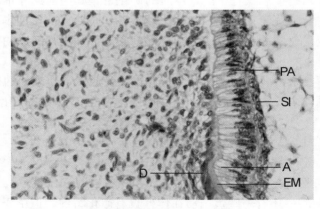

图 2-10   前成釉细胞

PA：前成釉细胞；SI：中间层；A：成釉细胞；D：新形成的牙本质；EM：新形成的釉基质

2．分泌期（secretory stage） 成熟的分泌期成釉细胞长 35 ~ 50μm，宽 5 ~ 10μm，核位于近中间层方向，核的近牙本质侧有许多成串的粗面内质网，平行于细胞长轴，之间有发达的高尔基体。在成釉细胞近成牙本质细胞突（托姆斯突，Tomes'process）基底部的细胞间有终末网，为环绕细胞的带状，有效地隔离开发育中的釉质和成釉器。釉基质的釉蛋白在内质网中组装，由转运泡携带至高尔基体进行糖化和硫酸化，然后包装至分泌颗粒中。分泌颗粒直径约 0.25μm，沿微管被转运至细胞的分泌端分泌出细胞。

最初的釉质形成在已分泌的牙本质表面，位于牙尖或切缘的部位，并以此为中心向外周成层扩展，层与层之间留下生长线（图 2-11）。分泌开始时，随着薄层釉基质的形成，成釉细胞后退，成釉细胞的分泌端变成锥体形，即所谓的成牙本质细胞突。最初形成的釉质无釉柱，称无釉柱釉质。在成釉细胞获得成牙本质细胞突后，釉柱开始出现。

成牙本质细胞突的形态与釉柱的结构有关。在不断生长延长的成牙本质细胞突之间，出现最初的釉基质，与成牙本质细胞突交错排列，这些首先形成的釉基质构成釉柱外围的壁（即釉柱的尾部），成牙本质细胞突占据釉基质的凹

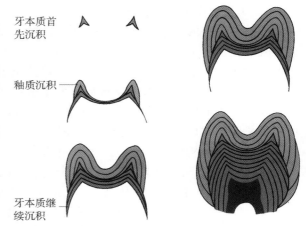

牙本质首先沉积

釉质沉积

牙本质继续沉积

图 2-11 釉质、牙本质形成方式

陷处，开始形成釉柱的核心部分（即釉柱的体部），所以成釉细胞有 2 个主要的分泌部位。切片上见成釉细胞在釉质中留下三角形形态。去除成牙本质细胞突后，暴露的釉质表面由许多坑（pits）构成。坑内容纳成牙本质细胞突。此坑有 3 个相对倾斜的壁和一个倾斜较小的底。坑的底代表釉柱，由成牙本质细胞突远端倾斜的形成面所形成。坑的壁代表由成牙本质细胞突的近端部分的面形成的柱间质。由于坑底是斜的，底部的釉质与柱间质相混。

从三维角度看，一个釉柱由一个以上的成釉细胞形成；每个成釉细胞与一个以上的釉柱发育有关。但在釉柱与成釉细胞数量的关系上是：一个釉柱，一个成釉细胞。一旦釉质基质达到成牙的厚度，分泌期即结束。成釉细胞在釉质表面形成一层无釉柱釉质。但此层不是绝对存在。

3．转化期（transition stage） 成釉细胞由分泌期向成熟期的转变的一段时间称转化期。此期开始于分泌期结束。有两个标志：

（1）成釉细胞形态学变化；

（2）成釉细胞凋亡。釉基质形成后，成釉细胞失去成牙本质细胞突，变短，细胞器减少，许多成釉细胞（25% ~ 50%）死亡。

4．成熟期（maturation stage） 釉质具备了成熟釉质的形态后，矿化只达30%，釉质由此时转化为釉质最终形式的过程即成熟。釉质成熟期的变化由成釉细胞完成。此期的标志是成釉细胞远端出现刷毛缘（ruffle-ended，RE），也称纹状缘（striated border）。此种形态与远端胞膜的平滑缘（smooth-ended，SE）交替，在整个成熟期交替 5 ~ 7 次。在刷毛缘时，细胞远端有紧密连接，将细胞连接在一起，使细胞间为非渗透性的，而细胞的近端无连接复合体。此时细胞的钙 ATP 酶活性增加、钙离子运动活跃，局部 pH 正常，有利于钙化。当局部 pH 呈微酸性时（低至 5.8），成釉细胞失去刷毛缘，变为平滑缘状，此变化很快，常导致细胞间大的间隙出现，近端的细胞连接变得疏松或消失，而基底部的细胞连接变得更紧密，可能有利于有机物和水的吸收。

成熟的另一个过程是釉基质蛋白酶降解釉质蛋白为小分子蛋白，此过程不受成釉细胞控制。主要的酶有釉质溶解素（enamelysin）和丝氨酸蛋白酶。

釉质成熟活动的结果是获得矿物含量（大部分为钙和磷），失去蛋白质和水。

5．成熟后期（post-maturation stage）釉质成熟后，成釉细胞即呈扁平状，偶见在釉质窝沟深部仍为柱状。在釉质和细胞间有 1μm 厚的无定形蛋白质层，称为原发性釉小皮（primary enamel cuticle），可能是釉质成熟期挤出的物质，或者是由蜕变的成釉细胞所分泌。成釉细胞本身借半桥粒和基板附着在牙面。成釉器的其他层也不明显，可能与牙囊融合。此时的成釉器上皮称缩余釉上皮（reduced enamel epithelium），在牙萌出时保护釉质。一旦牙萌出至口腔，其表层与唾液相互作用，使矿化程度增强，有人称之为萌出后成熟（post-eruptive maturation）。

（二）发育中釉质的蛋白质

成熟釉质中的蛋白质和肽类占釉质重量的 1% 以下，而在不成熟釉质中可占 25% ~ 30%。发育中釉基质几乎全部为蛋白质。釉基质蛋白可分为两类：釉原蛋白和非釉原蛋白。

釉原蛋白（amelogenins）是主要的釉基质蛋白，占发育中釉基质蛋白的 80% ~ 90%。人的釉原蛋白由 178 个氨基酸残基构成，分子量约 25kDa，其基因位于性染色体。由于其 RNA 的交替剪切，在釉质中有许多釉原蛋白的同型异构体，是成釉细胞特异性分泌产物。釉原蛋白在溶液中有聚集倾向并形成 20nm 直径的釉质纳米球（nanospheres）。每个纳米球由大约 100 个釉原蛋白分子聚集的团块构成。釉原蛋白进入釉基质后，分散于整个釉质中，使釉基质成为凝胶状，分子和离子在其中可迅速扩散。这个特点对于大晶体的形成非常重要。

非釉原蛋白主要有釉丛蛋白（tuftlin）、鞘蛋白（sheathlin，也称成釉蛋白 ameloblastin 或 amelin）和釉蛋白（enamelin）。釉丛蛋白似乎限于 EDJ 区附近，可能在诱导和启始矿化方面起作用，或者也作为釉质和牙本质之间的结合物。鞘蛋白最初分泌时见于釉柱和柱间质，但在釉质深部主要分布于柱鞘。因此发育中的釉质柱鞘区矿化低。成釉蛋白可能与釉柱外形确定有关，也可能有细胞信号作用（包括釉丛蛋白），蛋白裂解产物可能有控制分泌的作用。釉蛋白是一种酸性磷酸化及糖化蛋白，是最大的釉基质蛋白，主要分布于釉柱。它可能与晶体生长或成核有关，可能是限制晶体生长的因子。

Amelotin（AMTN，4q13.3）是新近鉴定的釉质蛋白，由成釉细胞在转化期分泌在基板表面，沿层黏连蛋白 5 分布，也见于结合上皮与牙连接处的基板。可能参与调节成釉细胞与釉质间的黏附，也可能与矿物质进出釉质有关。

釉基质蛋白在釉质发育中的确切作用尚未彻底阐明。目前提出的假说主要有：釉原蛋白和非釉原蛋白可结合矿化离子使之成为晶体，控制晶体生长，给生长中的晶体提供支持，在矿化期起保护作用。

（三）釉质的矿化

釉质的矿化在釉基质形成 50nm 时就开始了。至分泌期结束釉质的矿化达牙萌出时矿化程度的 30%。釉质发育的成熟期完成了绝大部分的矿化。随着蛋白质和水分的移除，釉质中无机成分（主要是羟磷灰石）增加使细小的晶体宽度、厚度增加，晶体间隙减小。

最早的釉质晶体来自于线状排列的点状矿化核心。这些点状核心的直径 2 ~ 4nm，它们的链状排列关系显然是由釉原蛋白控制的，使晶体形成呈长针状。这些晶体在釉原蛋白沉积处形成，呈小簇状。生物化学和电子探针研究提示，最初形成的矿化相是二维磷酸八钙（octacalcium-phosphate）前体，以后转化成羟磷灰石。最小的羟磷灰石单位形成的反应是：

$$10Ca^{2+}6PO_4^{3-}+2H_2O=Ca_{10}(PO_4)_6(OH)_2+2H^+$$

成熟期氢离子的产生导致基质酸性的增加，此酸性持续增加将使晶体溶解。在分泌期，釉基质蛋白或多肽降解形成的两性离子可发挥缓冲作用，防止 pH 值下降。在釉质成熟期，碳酸酐酶产生的重碳酸阴离子可能发挥缓冲作用。成熟期釉基质的 pH 值在刷毛缘下方下降，表明随着这些细胞向基质输送钙，其缓冲机制跟不上氢离子形成的速度。有人认为刷毛缘下釉质活跃的晶体生长导致的 pH 值下降可能使细胞转变为平滑面。刷毛缘细胞转变为平滑面细胞后，pH 值突然上升。pH 的再平衡的建立可能是平滑面细胞向刷毛缘细胞转化的信号机制之一。一旦釉质结构得以建立，晶体则主要是长度的增加。

分泌期和成熟期均有较多矿物例子进入釉质，特别是成熟期进入的量很大。来自于血管的钙通过成釉器进入釉质可能涉及细胞间和跨细胞 2 个途径。最近的研究结果提示钙的通道是成釉细胞的高储藏力相关的内质网（high-capacity stores associated with the endoplasmic reticulum），可以避免胞质内过高的钙造成的细胞毒作用。釉质晶体生长发生在矿化牙本质和成釉细胞远端的紧密连接之间的范围内。成釉细胞远端的紧密连接和 Tomes 突胞膜上的钙 ATP 酶活性说明成釉细胞可能控制着釉质沉积区的液体环境。成熟的成釉细胞远端胞质内也有钙 ATP 酶。人成釉细胞分泌期和成熟早期还存在 Ca^{2+} 泵蛋白，该蛋白在成釉细胞远端近矿化釉质处最多，提示成釉细胞有质膜钙泵结构。最近发现，在分泌期和成熟期成釉细胞的内质网有两种低亲和力、高能钙结合蛋白（calreticulin 和 endoplasmin），提示钙的转细胞作用可能涉及内质网和肌醇三磷酸调节的钙通道。内质网可作为高容量钙转运管道而不必改变正常的胞质钙浓度。这也可解释成熟期成釉细胞为什么有大量的内质网，而分泌蛋白合成量较少的现象。

分泌期成釉细胞有骨涎蛋白的高表达。骨涎蛋白是钙结合蛋白，其在釉质矿化中的作用有待于确定。有人认为，釉丛蛋白和骨涎蛋白能启动釉质晶体成核。

釉质矿化的特异性启动因子尚未得到确定。

（四）釉质形成缺陷

釉质形成缺陷常见。人群中 8% ~ 80% 至少有一个牙受累。目前有 100 种以上的釉质形成缺陷。釉质发育不全（amelogenesis imperfecta）为一组相当常见的遗传性病变，只累及釉质。发病情况在 1/14 至 1.4/1000 不等。根据所累及的釉质发育的阶段的不同，可分为三种：

（1）发育不全性（hypoplastic），表现为釉质薄，表面多沟、凹，但颜色正常；

（2）钙化不全性（hypocalcified），釉质矿化程度低下，色暗，容易碎裂；

（3）成熟不全性（hypomaturation），釉质色暗，表面斑点状，易碎裂。还有一些包括系统代谢异常的遗传性疾病，可见釉质薄，有凹陷，同时伴其他组织病变，而系统性外胚层或表皮病变（如大疱性表皮松解症）有许多亚型，都伴有釉质发育不全。

最重要的影响釉质发育的饮食因素是氟化物（> 5ppm），釉质有不同程度的表层下矿化不全。发热性疾病可影响釉质发生，导致形成不良的釉质条带。某些药物如四环素可影响釉质发生，掺入釉质，形成黄色区。Rh 因子不匹配时导致的胎儿成红细胞增多症，血红蛋白残基掺入发育中的釉质，使釉质有褐色色素沉着。

三、牙髓的发育

牙髓来自于牙乳头。当成釉器进入钟状期时，牙乳头外围的细胞在内釉上皮的诱导下，分化为成牙本质细胞，一些不成熟的树枝状抗原呈递细胞出现在成牙本质细胞周围。一旦成牙本质细胞开始形成牙本质，牙乳头就称为牙髓（图 2-8）。此时的牙髓中为密集的小而未分化的间充质细胞，呈星状，细胞间质少，细胞核相对较大。随牙髓的发育，这些中心处的细胞将分化为成纤维细胞，胞质增多，出现蛋白合成相关的细胞器，细胞产物释放至细胞外间隙，形成胶原，包埋在基质中。胶原束在牙发育成熟时才出现。早期阶段，基质中糖胺聚糖含量高并且一直增加，至萌出时下降，主要为硫酸软骨素。中央部分一些细胞维持不分化状态，为未分化的间充质细胞，保留其以后再分化的潜能。

随着牙本质的不断形成以及上皮根鞘的发生，最后确定了冠髓和根髓的形态。牙囊、上皮根鞘以及上皮根鞘以内的牙乳头间的相互作用导致牙骨质和根部牙本质的形成。一旦牙根的全长已经形成，牙齿达到与对颌牙的功能位置，牙髓的发育即完成。但牙本质的形成将持续终生。牙萌出时在成牙本质细胞层下方会形成多细胞区，原因是牙髓中心的细胞向此处迁移而不是细胞分裂所致。牙萌出时在冠髓会形成乏细胞区，但有人认为是人工假象。牙髓的干细胞一直维持分化成成牙本质细胞、形成修复性牙本质的潜能。

牙髓中的血管分布始于钟状期早期，为颌骨血管自牙乳头基底部进入的细小分支。这些小血管中的部分变为牙髓血管的主干，在牙髓中增大向牙尖部走行，在此处发出许多小分支，在成牙本质细胞层下和围绕成牙本质细胞形成静脉床、小动脉和毛细血管。牙本质持续形成时，成牙本质细胞层的血管增加，可能是成牙本质细胞向血管床迁移的结果。有些毛细血管与前期牙本质紧贴，偶有血管袢进入牙本质。牙髓中淋巴管发育的时间和发育特点不明。成熟牙髓含有巨噬细胞、血管周细胞和淋巴样细胞，可能来自于血管。

牙发育征象出现前，三叉神经分支即进入上颌突和下颌突并分布在牙形成区。牙发育的帽状期，牙囊中即有神经分布，但神经 轴突直到牙本质和釉质开始形成后才进入牙髓。所以牙髓的神经分布晚于邻近组织，可能与神经一致分子的存在相关。刺激神经生长的因子包括神经生长因子和脑源性神经营养因子表达在发育中牙髓的成牙本质细胞层，但在早期不发挥作用。最早进入牙髓的神经分布在血管附近，虽然这些神经在解剖学上为感觉神经，但可通过轴突反射控制血流。

自主神经进入牙髓较晚，主要限于根髓，分布在动脉的平滑肌。牙根形成前有许多神经进入牙髓，但最终的神经分布如成牙本质细胞下丛一直到牙根完全形成才完成。在牙冠，特别是在牙尖处，有些神经末梢分布在成牙本质细胞间和进入牙本质小管。这是一个主动过程，并非是继发性牙本质形成埋入的轴突。

四、牙根及牙周组织的发育

牙根的发育晚于牙冠。三种牙胚成分都参与牙根的发育。

（一）根部牙本质的形成

1. 发育过程　牙冠发育完成后，颈环游离端的内、外釉上皮细胞增生成双层细胞的上皮根鞘（Hertwig's root sheath）。上皮根鞘的游离端即最初的根尖孔。先形成的上皮根鞘向内弯曲45°形成盘状结构，此结构称上皮隔（图2-12）。上皮隔使最初的根尖口缩小，最后将成为根尖孔。上皮隔的大小在牙根发育期间维持不变，因为上皮根鞘的生长发生在上皮隔与上皮根鞘的夹角处而不是在上皮隔的尖端。新形成的垂直部分的上皮根鞘诱导邻近的牙乳头细胞分化为成牙本质细胞，形成牙本质。随着牙根的增长，牙冠开始从隐窝的底部移动。为牙根的继续生长提供空间，而上皮隔仍维持与隐窝底部的位置关系。因此，牙根变长与牙冠的颌向移动的速率相同（图2-13）。

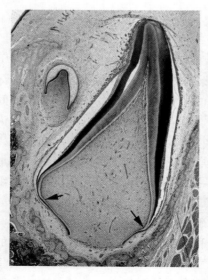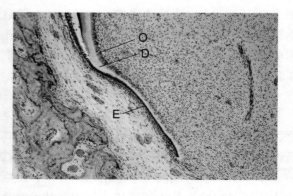

图2-12　上皮隔的结构

A:低倍镜下表现（箭头所示）；B:高倍镜下所见（"O"示根部成牙本质细胞，"D"示牙本质，"E"示上皮隔）

根部牙本质形成的过程基本与冠部相似。根部最初的牙本质胶原并不是沉积在上皮根鞘的基板处，而有一层由上皮根鞘分泌的、含釉质蛋白的无定形基质物质相隔。这些成分形成约 10μm 的透明层（hyaline layer）。

单根牙发育时，上皮根鞘似袖口或管子围绕牙髓细胞。根鞘内层细胞诱导牙乳头细胞分化为成牙本质细胞，形成牙本质。随第一层基质矿化，根鞘细胞与牙本质表面分离，其残余细胞留在发育中的牙周膜中为上皮剩余（epithelial rest）。上皮隔夹角处细胞增生，牙根不断延长，同时伴牙乳头及牙囊细胞的增生。牙的萌出运动为进一步的牙根发育提供空间。

多根的形成是由于上皮隔的不一致的生长。上皮隔出现舌状突起，一直生长至与对侧的一个或两个舌状突起联合，将原来的根干的一个开口变成 2 个或 3 个开口。上皮隔的细胞在每个开口处继续增生，形成新的上皮隔，随牙根的伸长，为多根牙的每个牙根的形态勾画出轮廓。舌状突起接触的区域在根分歧处形成上皮桥。上皮桥处内层细胞诱导形成成牙本质细胞，形成髓室底部连接各个牙根的牙本质。

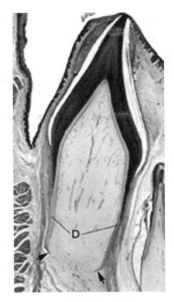

图 2-13 随根部牙本质形成牙根变长
D：根部牙本质，箭头示上皮隔

2. 发育异常 正常时上皮根鞘两层细胞间无星网状层和中间层分化，出现时可能与根面局部釉质形成有关。此时，内层的根鞘细胞可分化为有功能的成釉细胞并形成少许釉质，称釉珠（enamel pearls）。常见于恒磨牙的牙根间。

如果在牙本质形成之前上皮根鞘的连续性中断，如上皮细胞缺乏或缺陷，成牙本质细胞将不能分化，在上皮的缺陷处将不能形成牙本质，结果是形成与牙周韧带相通的侧支根管（accessory root canal），可发生于根的任何部位，特别是根尖区 1/3，也见于多根牙的根分歧区，这是由于上皮隔的舌状突起不完全融合所致，也形成侧支根管。

如果上皮根鞘不在适当的时间变性，仍附着于根部牙本质表面，牙囊的间充质细胞就不能与牙本质接触，此处就不会有成牙骨质细胞分化及牙骨质形成，因此根部出现无牙骨质附着区，导致牙本质暴露，可发生在根面任何区域，颈部多见。随增龄变化导致的牙龈退缩，可出现此区的颈部牙本质过敏。

如果在根部发生部分矿化后发生上皮根鞘异位，最终可导致其余部分牙根弯曲或扭曲，称弯曲牙或牙根变形（dilaceration or root distortion）。此情况多见于恒牙列。通常由对乳牙的外力打击，造成其下方部分矿化的恒牙根的异位引起。弯曲牙根可能妨碍牙的萌出，也可造成矫正和拔牙的困难。

（二）牙骨质发生

1. 无细胞牙骨质 无细胞牙骨质也称原发性牙骨质。一般无细胞性牙骨质覆盖牙根近牙颈部的一半，细胞性牙骨质见于根尖区的一半。

牙骨质的形成首先在牙颈部，逐步向根方扩展。根部牙本质开始形成后，上皮根鞘接触到刚形成的前期牙本质，便断裂失去其连续性。牙囊中的成纤维样细胞得以与最初的牙本质接触，然后分化为成牙骨质细胞（有人认为一些成牙骨质细胞来自于转化的上皮根鞘细胞）。成牙骨质细胞分泌胶原纤维和基质在牙本质表面（图 2-14），胶原纤维与牙本质的

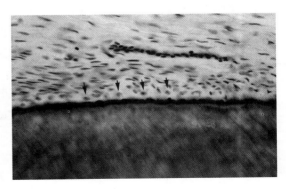

图 2-14 牙骨质形成
箭头所示为根面的成牙骨质细胞

胶原交错，形成高强度的结合。

在形成的牙骨质邻近，成纤维细胞形成胶原纤维，这些纤维被埋入牙骨质基质，使牙附着于牙槽骨。埋入牙骨质的牙周韧带纤维称为穿通纤维或 Sharpey's 纤维。这些是牙骨质外源性纤维，与根面呈直角。一旦牙周韧带纤维附着于牙骨质表面，此时的牙骨质即为无细胞外源性纤维牙骨质（acellular extrinsic fiber cementum）。此后，一生中都在缓慢增加，约 2.5μm/年。

牙骨质的矿化似乎不受细胞的控制。矿化时无基质泡。可能是邻近的牙本质中的磷灰石晶体启动了牙骨质矿化。牙骨质附近的呈碱性磷酸酶阳性的成纤维细胞可能也在牙骨质矿化中起作用。牙骨质矿化为线形，无钙球形成。牙骨质发生的活跃期和静止期交替存在，因此结构线明显。

2. 细胞牙骨质　细胞牙骨质也称继发性牙骨质。紧接无细胞牙骨质，形成于根尖区及后牙的根分歧处。在上皮根鞘连续性丧失后，从邻近牙囊中分化出大的嗜碱性细胞，在根部表面形成较明确的一层。这些细胞形成细胞性牙骨质基质和胶原，其纤维为内源性纤维，与牙根表面平行排列。细胞性牙骨质形成速度快，所以表面有一层未矿化的牙骨质即类牙骨质（cementoid）约 5μm 厚。成牙骨质细胞多极向分泌基质，导致细胞本身被埋在形成的基质中，转变为牙骨质细胞。继发性牙骨质也有增生线，由于形成速度快，增生线的间隔较无细胞牙骨质宽。

（三）牙周韧带及牙槽骨的发育

牙囊（dental follicle，dental sac）最初围绕成釉器和牙乳头，以后它围绕牙冠，最终包绕牙根。牙囊细胞启动牙支持组织的发育。牙囊的细胞将形成牙骨质、牙周韧带和牙槽骨。也可以说牙囊细胞控制未来牙周结构的形成，出现于成釉器的帽状期。牙囊在牙萌出中起重要作用，去除牙囊将导致萌出完全停止。

1. 牙周韧带的发育　当牙根开始形成时即有一些形成牙周韧带的细小纤维束出现。此时牙囊细胞增殖活性增强。邻近牙根的最内层细胞分化为成牙骨质细胞并沉积牙骨质。最外层细胞分化为成骨细胞形成牙槽窝的内层骨。中央的细胞分化为成纤维细胞，形成胶原纤维，分别埋入牙骨质和骨。最初，所有的牙周韧带纤维都斜行朝向牙冠。根尖区的成纤维细胞是干细胞，在此处增生并向牙颈部迁移，形成第一组胶原纤维。随着牙萌出的进行，纤维的斜度逐渐降低，位于牙槽骨嵴根尖方向的釉质牙骨质界的位置变成水平向，而后位于牙槽骨嵴的冠方。釉质牙骨质界和牙槽骨嵴之间关系的变化可能与其在牙萌出中的功能作用相关。这种关系的变化也使成熟牙周韧带中主纤维束的位置得到确定。

牙周韧带处于连续的重塑（remodeling）状态，不论是发育阶段还是在牙的一生中。该韧带持续地维持对牙功能性萌出的支持。

2. 牙槽骨的发育与牙发育相伴随，开始于胚胎的第八周。此时上、下颌骨正形成的牙槽骨发育成马蹄形的沟。骨沟（或管）的壁即上、下颌骨体的颊板和舌板，含有发育中的牙胚及牙槽血管和神经。最初，牙胚位于骨沟中，以后牙胚间逐渐有骨隔发育，最后每个牙都位于像蛋壳一样包绕每一个牙胚的隐窝中，称为牙隐窝（dental crypt）。牙槽突的实际发育是在牙萌出期间。随着牙根变长，牙槽骨与增长的牙根保持空间距离及位置关系。

胎儿期间的牙槽骨与其他骨骼一样，是薄片状的胚胎性骨，较成熟骨含更多的糖胺聚糖和糖蛋白。胚胎性骨是暂时性的，将逐渐被成熟骨或层板骨（密质骨或松质骨）取代。

有关牙的萌出及替换请见其他相关教材或书籍。

小　结

口腔中无论是何种类型的牙，其发育大概经历相似的过程。胚胎第五周乳牙即开始发育。早期发育（启动）中，最初是原发性上皮板、牙板的形成，然后在牙板的末端形成牙蕾，经过一系列的细胞增殖和分化，牙蕾经历了蕾状期、帽状期和钟状期的变化（形态发生）。其发育过程贯穿牙源性上皮和间充质的相互作用，其中的基因调控是目前研究的热点。帽状期时分化出牙胚，包括成釉器、牙乳头、牙囊。钟状期末，牙体组织开始形成（组织发生），最先是牙乳头分化出成牙本质细胞形成牙本质，紧随其后的是成釉器内釉上皮分化的成釉细胞形成釉质，牙乳头形成牙髓。牙冠形成后，颈环处的上皮形成上皮根鞘，诱发牙根形成，牙根形成的同时伴随着牙周组织的形成。牙根形成的过程还伴随牙萌出，一直至牙达到功能部位，牙的发育才完成。牙发育具有长期和复杂性，易受到各种因素的干扰，形成各种牙发育异常。

（高　岩）

第三章　牙的组织结构及理化特性

Histological structure，physical and chemical properties of teeth

第一节　牙的组织结构
Histology of the teeth

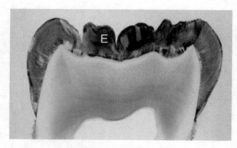

图 3-1　磨牙近远中向剖面的釉质
E：釉质

牙由牙釉质、牙本质、牙骨质和牙髓构成，通过牙周组织附着于颌骨而发挥功能。

一、牙釉质

牙釉质（enamel）也称釉质，为覆盖于牙冠的、高度矿化的硬组织（图 3-1），最先受龋的侵害，所以受到特殊的关注。釉质是全身惟一的无细胞性矿化组织，对咀嚼压力和摩擦力具有高度的耐受性。釉质的基本结构釉柱及其内部的晶体有序排列，使其脆性降低并且有一定的韧性；而釉质内的羟磷灰石结构中的微量元素替代可改变釉质对酸侵蚀的敏感性。

（一）釉质的基本结构单位

釉质的基本结构是釉柱（enamel rod or prism），是由上百万个羟磷灰石晶体组成的细长的柱状结构，直径 5 ~ 6μm（图 3-2）。釉柱自釉质牙本质界起，贯穿釉质全层而达釉质表面。此路线不是径直的，可以彼此横跨缠绕，其长度大于相应部位釉质的厚度。在窝沟处，釉柱由釉质牙本质界向窝沟底部集中，呈放射状；而在近牙颈部，釉柱排列几乎呈水平状（图 3-3）。由于釉质表面积比釉质牙本质界处宽大，因此，釉柱的直径在表面者较深部为大。釉柱的边界反映了晶体方向的突然变化，产生了与釉柱核心区不同的光学效果。

光镜下釉质纵断面可见釉柱和柱间质。釉柱的横剖面呈鱼鳞状，电镜下观察呈球拍样，有一个近乎圆形、较大的头部和一个较细长的尾部。相邻釉柱均以头尾相嵌形式排列（图 3-4）。釉柱的头部相当于纵断面的釉柱，尾部相当于柱间质。不同部位釉质的釉柱横断面可有不同的形态表现。

电镜观察可见釉柱由有一定排列方向的扁六棱柱形晶体所组成。釉质中的晶体是全身各种矿化组织晶体中最大的，宽 60 ~ 70nm，厚 25 ~ 30nm（图 3-6），目前一般认为晶体很长，

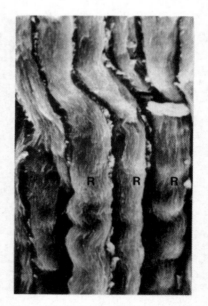

图 3-2　扫描电镜下所见釉柱的形态
R：釉柱

最长者可以贯穿整个釉质的厚度。相比之下，牙本质和骨中的晶体仅为 35nm 宽、10nm 厚。釉质晶体在釉柱的头部互相平行排列。它们的长轴（C 轴）平行于釉柱的长轴，而从颈部向尾部移行时，晶体长轴的取向逐渐与长轴成一角度，至尾部时已与釉柱长轴呈 65°~ 70°的倾斜。因此，在

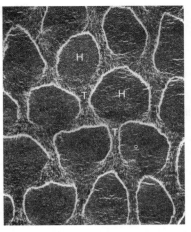

图 3-4　釉柱横断面的扫描电镜下所见
H：釉柱的头部；T：釉柱的尾部

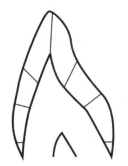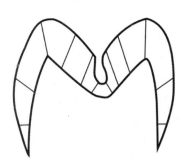

图 3-3　釉柱排列方向的示意图

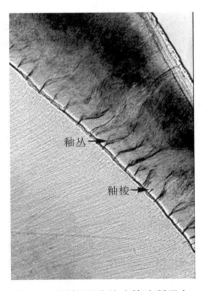

图 3-5　釉梭和釉丛（箭头所示）

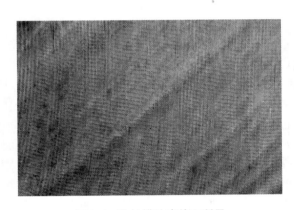

图 3-6　釉柱横纹磨片下所见

一个釉柱尾部与相邻釉柱头部的两组晶体相交处呈现参差不齐的增宽了的间隙，称为釉柱间隙，正是这类间隙构成了釉柱头部清晰的弧形边界，即釉柱鞘（enamel rod sheath）。

（二）无釉柱釉质

在近釉质牙本质界最先形成的釉质和多数乳牙表面（20 ~ 100μm）及恒牙表层（20 ~ 70μm）的釉质均看不到釉柱结构，电镜下可见晶体相互平行排列，称无釉柱釉质（aprismatic enamel），矿化程度较其他釉质高，因为不含有机物较多的釉柱边界。内层无釉柱釉质是成釉细胞在最初分泌釉质时，成骨本质细胞突尚未形成；而外层则可能是成釉细胞分泌活动停止以及成骨本质细胞突退缩所致。有人认为无釉柱釉质矿化程度高。

（三）釉质牙本质界及其相关的结构

釉质牙本质的交界面简称釉牙本质界（enamel-dentinal junction，EDJ），代表来自于上皮和外间充质两种不同矿化组织的交界面。其外形呈连续的贝壳状而不是一条直线。此种连接增大了釉质和牙本质的接触面，有利于两种组织更牢固地结合。扫描电镜见釉质牙本质界处的釉质形成许多弧形外突，与其相对的是牙本质表面的小凹（图 3-7），小凹间有突出的嵴。这些嵴在咬合力最大的冠部牙本质更突出。此种交界的形态和性质可以降低釉质行使功能时所受到的剪切力。电镜观察见釉牙本质界处的釉质晶体和牙本质晶体混杂排列。釉牙本质界区还有许多结构特点，从交界处向釉质延伸，包括釉梭、釉丛和釉板。

1. 釉梭（enamel spindle） 是细的圆形、有时为棒状的小管，起始于釉牙本质界伸向釉质。多数人认为在釉质发生的早期，成牙本质细胞的突起穿过基底膜，伸向前成釉细胞之间。釉质形成时此末端膨大的突起即留在釉质内形成了釉梭。也有人认为是牙本质胶原或者是死亡的成牙本质细胞的残留物。釉梭在牙尖及切缘部位最常见，因为此处在牙本质发生时，成牙本质细胞最拥挤。在干燥的牙磨片中，釉梭的有机物分解代之以空气，在透射光下，此空隙呈黑色。

2. 釉丛（enamel tufts） 在磨片上近釉牙本质界内 1/3 的釉质中，类似于草丛的结构称釉丛（图 3-5）。其走行方向与釉柱相同，在厚磨片上随成片的釉柱而起伏。釉丛可能属于釉质发育的缺陷，钙化程度低，在釉牙本质界的间隔约为 100μm。每个釉丛大概有数个釉柱宽。有猜测釉丛的出现是由于釉质钙化不良，导致釉柱间釉质基质蛋白残留所致。由于其排列的关系，在横断面上更容易观察。釉丛蛋白（tuftlin）为釉质非釉原蛋白成员之一，在釉丛中含量最高。

3. 釉板（enamel lamellae） 是片状、贯穿整个釉质厚度的结构缺陷，自釉质表面延伸至釉质不同的深度，可达釉牙本质界。在磨片中观察呈裂隙状结构。釉板钙化程度低、窄而细长，数量较釉丛少，在釉质横断面容易观察。常规磨片中，许多釉板样结构实际上是制片过程中的人为裂隙，这在磨片脱矿中可以得到证实，此时裂隙（非真正釉板）将消失。釉板的发生可能来自于一组釉柱的成熟不全，此情况下釉质蛋白的含量较高，或者是由于萌出后釉质因负重而产生的裂隙，其中含有来自唾液和口腔的有机物。

釉板内含有较多的有机物，可成为龋致病菌侵入的途径。特别是在窝沟底部及牙邻面的釉板，被认为是龋发展的有利通道。可以解释某些隐性龋的发生。但绝大多数釉板是无害的，而且也可以因唾液中矿物盐的沉积而发生再矿化。

（四）与釉质周期性沉积相关的结构

釉质的形成呈不断叠加的形式，活跃期和静止期相互交替，因此形成称为生长线的结构标志，包括短期的结构标志即横纹和长期结构标志即生长线。

1. 横纹（cross striations） 是釉柱上与釉柱的长轴相垂直的细线，透光性低。横纹在釉柱上呈规律性重复分布，间隔 2 ~ 6μm（平均 4μm）（图 3-6）。横纹的此种分布使釉柱看起来像梯子。横纹的形成与成釉细胞每天的周期性形成釉质有关，代表每天釉质形成的速度。它可能反映了釉柱中有机物、无机物在含量和密度上的变化。横纹也可能代表釉柱中晶体堆积方式的改变即晶体的紧密堆积间穿插着有机物聚集区。横纹处矿化程度稍低，故当牙轻度脱矿时横纹较明显。

2. 生长线（incremental lines） 釉质生长线又名芮氏线（lines of Retzius），低倍镜下观察釉质横断磨片时，此线呈深褐色同心环状排列，类似树的年轮。在纵向磨片中，生长线自釉质牙本质界向外，沿着釉质形成的方向，在牙尖和切缘呈环形，不达到釉质表面；近牙颈处渐呈斜行线，横跨过釉柱达釉牙本质界。

相邻两条生长线间有 7 ~ 10 条横纹，因此生长线的形成约为一个星期的间隔。因为横纹的间距约 4μm，所以生长线的间距为 25 ~ 35μm。牙颈部的釉质形成较慢，生长线的距离较近，可达 15 ~ 20μm。生长线的宽度和间距因发育状况变化而不等，发育不良牙的生长线更为明显。扫描电镜观察，该处晶体排列不规则，孔隙增多，有机物增加，故光镜下因折光率改变而呈褐色。生长线到达釉质表面时，形成横行的嵴状结构即牙面平行线（perikymata），因此平行线的距离相当于生长线的距离，近牙尖处间距可达 100μm，在牙颈部为 15 ~ 20μm。

在乳牙和第一恒磨牙的磨片上，常可见一条加重了的生长线。这是由于婴儿出生时，由于环境及营养的变化，该部位的釉质发育一度受到干扰，特称其为新生线（neonatal line）。电镜下可见该部位晶体的密度减低。生长线是研究釉质发育状况的一个标志。

（五）与釉柱排列方向相关的结构

1．绞釉（gnarled enamel）　釉柱自釉牙本质界至牙表面的行程并不完全呈直线，近表面 1/3 较直，而内 2/3 弯曲，在牙切缘及牙尖处绞绕弯曲更为明显，称为绞釉。绞釉可以增强釉质对咬合力的抵抗。

2．施雷格板（Schreger bands）　用落射光观察牙纵向磨片时，可见宽度不等的明暗相间带，分布在釉质厚度的内 4/5 处，改变入射光角度可使明暗带发生变化，这些明暗带称为施雷格线。这是由于规则性的釉柱排列方向改变而产生的折光现象，釉柱的横断区称暗带（diazone），纵断区称明带（parazone）。每个区有 10 ～ 13 层釉柱厚，50μm 宽。

（六）釉质结构的临床意义

釉质发育缺陷在人群中的比例很高，与环境或遗传相关。主要有形成不全和矿化不全（见第二章）。形成不全常见于儿童期的感染性疾病如麻疹，使与感染期相对应的牙发育部分留下缺陷，取决于感染的时间。矿化不全与釉质成熟期釉原蛋白的清除障碍有关，难产、营养缺乏也是常见原因。

临床上常用氟化物来预防釉质龋的发生。这是因为龋的始发往往和釉质磷灰石晶体的溶解破坏有关，而氟离子进入磷灰石晶体中，将与其 HCO_3^- 和 OH^- 等发生置换，使釉质的晶体结构变得更为稳定，从而可增强釉质的抗龋能力。但牙发育期间食物中氟含量过高会造成氟斑牙。

釉柱的排列方向在临床上也具有一定的意义。绞釉的排列方式可增强釉质的抗剪切强度，咀嚼时不易被劈裂。在手术时如需劈裂釉质，施力方向必须尽量与釉柱排列方向一致。在治疗龋齿制备洞型时，一般不宜保留失去牙本质支持的悬空釉柱，否则充填后，当牙受压力时，此种薄而悬空的釉质常易碎裂，使窝洞边缘产生裂缝，而易引起继发龋。

釉质表面酸蚀是临床进行树脂修复、点隙裂沟封闭或矫正时带环粘固前的重要步骤。其机制在于通过酸蚀使釉质无机磷灰石部分溶解而形成蜂窝状的粗糙表面，以增加固位力。脱矿的部位首先在碳磷灰石集中的晶体中心区。在晶体的横断面，最初的脱矿表现为"油炸圈"样（the appearance of doughnut）；在斜断的晶体为发卡样。而釉质表面的溶解往往与釉柱和晶体的排列方向有关。因此，在对无釉柱釉质，尤其是乳牙进行酸蚀处理时应适当延长酸蚀时间以清除无釉柱釉质，因为无釉柱釉质的晶体排列方向一致，酸蚀后釉质表面积变化不理想。

扫描电镜观察，用过氧化物漂白牙面可在牙面形成微孔，它们可以相当快地发生再矿化。在过度漂白的牙面，停留在微孔内的氧可能对某些复合材料产生影响，因此应用复合材料的修复工作应在漂白 2 周至 1 个月后进行。

二、牙本质

牙本质（dentin）是构成牙主体的矿化组织。牙本质硬而有弹性，由大量平行的小管和矿化的胶原性基质构成。小管内含成牙本质细胞的突起及少量细胞外液，而成牙本质细胞的胞体位于牙本质围成的牙髓中。牙本质和牙髓由其胚胎发生和功能上相互关系密切，故二者常合称为牙髓牙本质复合体（pulpo-dentinal complex）。牙本质和釉质的结合形成了稳固的、抗磨耗及抗折裂的结构，并且借根部的牙骨质附着于牙周组织。牙本质与釉质的主要区别是，牙本质具有敏感性，在一生中不断形成。

（一）牙本质的基本组织结构

牙本质主要由牙本质小管、成牙本质细胞突起和细胞间质所组成。

1．牙本质小管（dentinal tubule）　即牙本质中的细管，贯通牙本质全层。小管内为成牙本质细胞突起和组织液。牙本质小管自牙髓表面向牙釉质牙本质界呈放射状排列，在牙尖部及根尖部小管较直，而在牙颈部则弯曲呈"～"形，称为初级弯曲（primary curvature）近牙髓端的凸弯向着根尖方向。牙本质小管也有小幅度的方向的变化，称为次级弯曲（secondary curvatures）。小管近牙髓一端较粗,其直径约 2.5μm,越向表面越细,近表面处为 0.9～lμm,且排列稀疏。因此牙本质在近髓侧和近表面每单位面积内小管数目之比约为 2.5∶1。这个数字会因所测量的牙的不同和牙本质厚度的不同而有所变化。牙本质小管在横断切片上大致为圆形,形态取决于切片的平面。小管之间的牙本质称管间牙本质(intertubular dentin)。牙本质小管的直径在牙髓侧为 2.5μm,走行过程中逐渐变细,至外围为 1μm。这是由于形成牙本质小管的成牙本质细胞在向后移动时所占据的空间越来越小。因此在牙本质的外围,牙本质小管间的距离也变大。在牙髓侧,牙本质小管占牙本质横断面面积的 22%,而在釉牙本质界处只占 2.5%。牙本质小管的数量在不同的牙型、牙龄和牙本质厚度间会有不同。近牙本质表面处有 2 万 /mm^2,牙髓侧为 5 万 /mm^2,中间约为 4 万 / mm^2。

牙本质小管自牙髓端伸向牙本质表面,沿途分出许多侧支,在釉牙本质界处分支最多,可能反映了成牙本质细胞刚形成时的多突起特点(图 3-7)。许多小突起可与邻近小管的侧支互相吻合。牙根部牙本质小管的分支数目比冠部者多,并且常常形成袢状,可能与 Tomes 颗粒层形成有关。

2. 牙本质小管的内含物 牙本质小管中含有成牙本质细胞突起、某些部位含传入神经末梢及牙本质液。

(1) 成牙本质细胞突起(odontoblastic process):是成牙本质细胞的胞质突,其胞体位于髓腔近牙本质侧,它们的突起伸入牙本质小管内,在其行程中分出细的分支伸入小管的分支内,并与邻近的突起分支相联系。由于方法上的限制,关于成牙本质细胞突起在小管内的延伸长度,还未取得统一意见。

成牙本质细胞突在牙本质中不同的区域有不同的结构。在前期牙本质中的细胞器较多,而在矿化牙本质中几乎无细胞器。主要有微管(直径为 20～25nm)及微丝(直径为 5～7nm)。在前期牙本质处有时见线粒体,偶见内质网,各种大小的泡,泡的数量随突起的伸长而减少(图 3-8)。前期牙本质处和近前期牙本质处的矿化牙本质中,成牙本质细胞突起占据整个小管。

(2) 牙本质液(dentinal fluid):成牙本质细胞突起和牙本质小管之间有一小的空隙,称为成牙本质细胞突周间隙(periodontoblastic space),也有人称远端无成牙本质细胞突起的小管为成牙本质细胞后间隙。间隙内含所谓的牙本质液。牙本质液的确切成分不详。有些研究提示其成分不同于其他组织液,有相对较高的钾和较低的钠含量。这些离子的平衡可影响小管内的神经末梢和成牙本质细胞突膜的性质。如果牙本质折断,液体自小管溢出,在牙本质表面形成小滴。这提示牙本质小管有一个正压力,可能源于牙髓的组织压。这种向外的压力可帮助限制化学物质和毒性物质进入牙本质或自牙本质向牙髓靠近。

牙本质小管的内壁衬有一层薄的有机膜,称为限制板(lamina limitans),它含有较多的糖胺

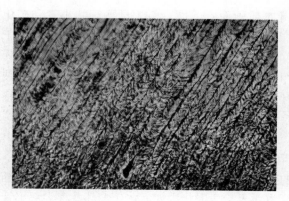

图 3-7 牙本质小管的分支

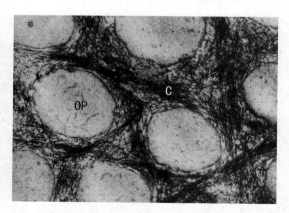

图 3-8 成牙本质细胞突("OP")中的细胞器很少

C:胶原纤维

聚糖（glycosaminoglycans），可能代表矿化低下的管内牙本质。容易与成牙本质细胞突相混。

（3）神经末梢（nerve endings）：前期牙本质小管中也见传入神经纤维的轴突，距成牙本质细胞突起很近。轴突中含一些线粒体。偶见小泡，但数量不像神经突触中的那样多。神经末梢伸入小管中的长度不详，在牙尖区相对应的牙本质中，80%的小管内都有其分布，而牙颈部和根部牙本质中分布少。神经末梢未见与成牙本质细胞间形成突触。

3．管周牙本质和管间牙本质

（1）管周牙本质（peritubular dentin）：牙本质的细胞间质为管周牙本质和管间牙本质。镜下观察牙本质的横剖磨片时，可清楚地见到围绕成牙本质细胞突起的间质与其余部分不同，呈环形的透明带，称为管周牙本质。髓腔侧刚形成的牙本质中，牙本质小管的壁由矿化的 I 型胶原纤维构成。随着这些牙本质的成熟，另一型牙本质沉积在先前形成的小管壁上，使小管腔变小，此即管周牙本质，因此更恰当的名称应是管内牙本质（intratubular dentin）。这种牙本质的沉积最终可使小管闭塞。它与其他部位的牙本质即管间牙本质的区别是不含胶原纤维，X线及电镜观察表现为高密度，矿化程度高于管间牙本质15%，主要为碳酸磷灰石。基质中蛋白质的分子量较高，不属于牙本质磷蛋白。在观察脱矿切片时，由于脱矿后该处结构消失，故在成牙本质细胞突起周围呈现一环形的空隙。在球间牙本质和近釉牙本质界处的牙本质中无管周牙本质。在外周的牙本质，管周牙本质占组织横断面面积的2/3，而在近髓腔的前期牙本质中仅占3%。它们的基质由成牙本质细胞合成，由其细胞骨架运送到突起并释放于小管的内侧。含有较多的糖胺聚糖。

在增龄过程中，特别是在根部牙本质，管周牙本质可完全封闭牙本质小管。此时小管的内含与管间牙本质的反射指数相似，将磨片置于水中时，管周牙本质阻塞小管的区域为透明区，而其他牙本质小管内有水进入则不透明。此种透明牙本质（translucent dentin）的量随年龄增多，并且不受牙的功能和外界刺激的影响。此特点已经被用于法医中鉴定齿龄。

（2）管间牙本质：位于管周牙本质之间的牙本质称管间牙本质（intertubular dentin），是牙发育期间成牙本质细胞最初分泌的，由密集的、直径50～200nm的 I 型胶原原纤维网构成，内有磷灰石晶体沉积。胶原原纤维的排列大概与小管垂直，其矿化较管周牙本质低。基质为矿化组织非胶原蛋白和一些血浆蛋白。

（二）牙本质结构和成分的区域差别

不同部位的牙本质在结构上具有不同的特点。牙冠部最先形成的牙本质称罩牙本质，相应的区域在根部称透明层，其来源尚存在争论。罩牙本质和前期牙本质之间的牙本质称髓周牙本质。靠近罩牙本质的髓周牙本质为矿化不全的、有特征性表现的球间牙本质。在最靠近牙髓腔处的未矿化牙本质称前期牙本质。另外，在牙根尖孔发育完成前形成的牙本质称原发性牙本质，此后形成的牙本质为继发性牙本质，与增龄有关。外界刺激引起的牙本质沉积限于刺激的局部，由新分化的成牙本质细胞样细胞形成，称第三期牙本质。

1．罩牙本质（mantle dentin）　是牙冠部最先形成的紧靠釉牙本质界的一层原发性牙本质，厚20～150μm（图3-9）。与髓周牙本质相比有以下特点：

① 矿化程度较低（5%）。

② 其基质胶原纤维排列与小管平行，与釉牙本质界垂直。

③ 牙本质小管分支多。

④ 通过基质泡发生矿化。

根部最外层的牙本质称透明层（hyaline

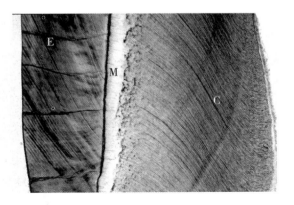

图3-9　牙本质分区

M：罩牙本质；E：牙釉质；I、C、S：髓周牙本质，其中"I"为球间牙本质、"S"为继发性牙本质

layer)。位于颗粒层外侧，约 20μm 宽，无小管，无结构样。可能有助于牙本质与牙骨质结合。

2．髓周牙本质（circumpulpal dentin）　指罩牙本质和前期牙本质之间的牙本质，占牙本质的大部分（图 3-9）。牙本质基本结构中描述的就是髓周牙本质，结构基本一致，但在其外周部分有球间牙本质近髓处有矿化前沿。随年龄的增长还出现继发性牙本质。

3．球间牙本质（interglobular dentin）　主要分布于牙冠部近牙釉质牙本质界处。牙本质的钙化主要是球形钙化，由很多钙质小球融合而成。在牙本质钙化不良时，钙质小球之间遗留些未被钙化的间质，此未钙化的区域称为球间牙本质，其中仍有牙本质小管通过，但没有管周牙本质结构。大小形态不规则，其边缘呈凹形，很像许多相接球体之间的空隙。氟牙症和维生素 D 缺乏时球间牙本质明显增多。

4．颗粒层（granular layer）又称托姆斯颗粒层（Tomes' granular layer），牙纵剖磨片中位于根部牙本质透明层的内侧，表现为一层暗色颗粒状未矿化区。关于其形成的原因，有人认为是成牙本质细胞突起末端的膨大，或为牙本质小管末端形成的袢；也有认为是小的球间牙本质，或者是真正的空隙，最近也有人认为是牙本质和牙骨质交界处胶原和非胶原基质的特殊排列所致。

5．前期牙本质（predentin）　常规脱矿切片中，可见牙本质的最内层为明显的浅染区。为刚形成、尚未矿化的牙本质，称前期牙本质。由于牙本质在一生中始终在形成，因此，在成牙本质细胞和矿化牙本质之间总是有一层前期牙本质，厚度为 10～40μm 不等，取决于牙本质的沉积速度。在邻近矿化前沿处可见牙本质的矿化小球。前期牙本质中的成牙本质细胞突主要分泌基质成分，而矿化牙本质中的细胞突参与基质的重塑及矿化。

6．生长线（incremental line）　生长线又称埃布纳（von Ebner）线。牙本质形成时，原发性牙本质基质的节律性沉积速率约为每天 4μm，在每天沉积的基质间，有用特殊染色方法证明的胶原纤维方向的改变，有人称之为短时生长线（short time incremental line），反映了牙本质每天的沉积量。牙本质中还有与该短时生长线相重叠的、约每隔 5 天的周期性生长线，其中的胶原纤维方向的改变更加明显。有人称之为长期生长线（long period incremental line）或 5 天生长线。上述 2 种生长线均与牙本质小管成直角，是牙本质节律性、线性朝向根方沉积的标志。5 天生长线容易在常规切片和磨片中观察，线与线之间的间隔约 20μm。在乳牙和第一恒磨牙，其牙本质也因部分形成于出生前，部分形成于出生后，两者之间有一条明显的生长线，即新生线。

（三）萌出后及与增龄相关的变化

牙发育完成、萌出后，牙本质发生许多与年龄相关的或与刺激相关的变化。生理性年龄变化有继发性牙本质和透明牙本质；对刺激的反应主要有第三期牙本质、硬化牙本质和死区。

1．继发性牙本质（secondary dentin）　牙根发育完成，与对颌牙建立咬合关系后形成的牙本质为继发性牙本质（图 3-9）。是牙本质最明显的增龄性变化，其结构相似于原发性牙本质，可根据小管方向的变化来区分。继发性牙本质小管方向稍呈水平，使其与牙发育期所形成的原发性牙本质之间常有明显的分界线。继发性牙本质与原发性牙本质小管是延续的，因为它们为同一成牙本质细胞形成。有报道指出埋伏牙也有继发性牙本质形成。

继发性牙本质形成的速度较慢，形成的速率与食物和牙所承受的咬合力有关，一般较原发性者低。较大摩擦性食物和大的咀嚼力对继发性牙本质的形成有较大的刺激性。在髓腔特别是髓室内侧，继发性牙本质呈不均匀分布，受刺激大的区域继发性牙本质形成的也多。原来与牙冠外形相对应的髓室形态由于继发性牙本质的不规则沉积也变得不规则。在磨牙和前磨牙中，髓腔顶和底部的继发性牙本质比侧壁的厚。随继发性牙本质的形成，牙髓腔变小，成牙本质细胞变得拥挤，有些可能消失，其小管发生硬化（透明牙本质，见管周牙本质）。

2．第三期牙本质（tertiary dentin）　各种外界刺激如龋、磨损、窝洞制备、修复体和创伤周围的微裂均可导致第三期牙本质的形成。刺激的类型、程度以及牙的发育或成熟状态均对第三期牙本质的形态和结构成分有相当大的影响。此类牙本质可以类似继发性牙本质，小管排列规则；也可以有较少的不规则的小管；或者小管很少。多数情况下，这部分牙本质的小管与原来的小管间无延续性。由于表现多种多样，所以有许多名称：不规则继发牙本质（irregular secondary dentin）、修复性牙本质（reparative dentin）、反应性牙本质（reactionary dentin or response dentin）、骨样牙本质（osteodentin）。将这些牙髓对刺激反应所形成的牙本质统称为第三期牙本质较合适。

牙髓对刺激的反应似乎不是增加继发性牙本质的沉积速度，而是诱导先前较静止的成牙本质细胞样细胞产生矿化组织。所以第三期牙本质与继发性牙本质的主要不同是，它由新分化的成牙本质细胞样细胞形成，而不是原来的成牙本质细胞形成的（最近的研究提示，至少在某些情况下，原来的成牙本质细胞可能参与第三期牙本质的形成）。新分化的细胞非常相似于成牙本质细胞，形成Ⅰ型胶原和牙本质特异蛋白——牙本质涎蛋白，但与原来的成牙本质细胞也有明显的不同，就是它不形成牙本质磷蛋白。牙本质磷蛋白对于原发性牙本质的形成是至关重要的，但似乎对于第三期牙本质来说并不重要。与第三期牙本质形成相关的信号分子可能是TGFβ和BMP。TGFβ可能存在于牙本质或前期牙本质中，细菌产生的酸性产物可能使其释放并诱导牙本质下层细胞分化。TGFβ似乎诱导形成有较多牙本质小管的组织，而BMP诱导的是骨样组织。无小管的第三期牙本质在进展较快的龋的髓腔侧更常见。

第三期牙本质中的反应性牙本质与修复性牙本质可能在含义上稍有不同。反应性牙本质指牙本质受到刺激后，成牙本质细胞受到伤害，一部分死亡，但其余的成牙本质细胞继续形成牙本质，根据刺激强度的不同可产生不同程度不规则的牙本质，小管较少。修复性牙本质指牙本质受到刺激后，成牙本质细胞死亡，由新分化的成牙本质细胞样细胞形成的牙本质。正常牙本质发育中上皮间充质相互作用非常重要，但修复性牙本质中的成牙本质细胞样细胞的分化无上皮的诱导。那么这种细胞的分化说明，最初正常发育时的相互作用已经使一些细胞处于向成牙本质细胞分化的过程中，遇到适当的刺激后，形成牙本质；但更可能的是，成牙本质细胞样细胞分化自一个干细胞群，与上皮无关，其分化需要生物活性分子如生长因子、细胞因子。许多因子在实验动物中可诱导修复性牙本质的形成，这些因子有原来的牙本质、脱矿的牙本质、牙本质的提取物、纤维粘连蛋白、BMP等。

由于刺激往往沿着牙本质小管传导，因此，修复性牙本质仅沉积在受刺激牙本质小管相对应的髓腔侧。修复性牙本质与原发性牙本质或继发性牙本质之间常由一条着色较深的线所分隔（图3-10）。

3. 硬化牙本质（sclerotic dentin） 管周牙本质不断形成造成的牙本质透明性改变为透明牙本质。牙本质对龋及磨耗等刺激的反应也可以是封闭小管，与透明牙本质的表现基本相同，但是由于病理刺激所引起，称硬化牙本质。小管中的沉积物不

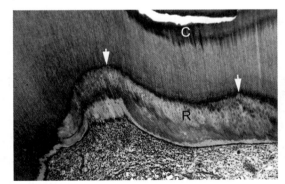

图 3-10 修复性牙本质与原来的牙本质之间有明显的分界（箭头所示）
C：龋坏区；R：修复性牙本质

明确，可能由成牙本质细胞产生的磷灰石晶体，其中有些可能来自唾液。

4. 死区（dead tracts） 是牙因磨损、酸蚀或龋等较重的刺激，使小管内的成牙本质细胞突起逐渐变性、分解，小管内充满空气所致。在透射光显微镜下观察时，这部分牙本质呈黑色，称为死区。此区的敏感度减低。这种改变常见于狭窄的髓角，因该处成牙本质细胞拥挤。死区的周缘常有透明牙本质围绕，其近髓端则可见修复性牙本质。在正常牙本质的干燥磨片中，由于成牙本质细胞突起的分解，空的小管被空气所充满，也可出现像死区一样的变化，但与其相对应的髓腔

壁上，没有修复性牙本质。

（四）牙本质的神经分布与感觉

由于研究方法的困难，关于牙本质内的神经分布，目前认识尚不一致。电镜观察显示在前期牙本质和靠近牙髓的矿化牙本质中的成牙本质细胞突周围间隙中有神经纤维。无髓鞘神经纤维偶尔出现在年轻牙近 EDJ 处。神经纤维常常部分环绕成牙本质细胞突起，但是神经纤维与成牙本质细胞突起之间无确定的连接如缝隙连接或突触连接。这些结构是否有突触连接的基本功能还不清楚。牙本质的神经分布在不同的部位其密度不同。许多研究已经表明，感觉神经的40%分布于冠部髓角处牙本质小管内，而牙釉质牙骨质界和牙根中部的小管内感觉神经的分布只分别占了0.2% ～ 1.0% 和 0.02% ～ 0.2%。交感神经的分布情况与感觉神经相类似。

牙本质无论对外界机械、温度和化学等刺激都有明显的反应，特别在牙釉质牙本质交界处和近髓处尤为敏感。这类反应所产生的惟一感觉就是"痛觉"，而且这类痛觉常难以有明确的定位。

（五）临床意义

1. 牙本质对外界刺激的反应　牙本质对外界刺激如龋、磨损等的反应可作为屏障，对牙髓具有保护作用。其反应发生在牙髓，表现在牙本质即第三期牙本质的形成，是阻止致龋菌及其毒素的屏障。继发性牙本质在一生中都在形成，虽然不是反应性的，但也可发挥屏障的作用。

2. 牙科材料与牙本质的黏附　釉质和牙本质粘接材料的发展带来了修复牙科学的进展。可允许更保守的窝洞制备，减少牙髓损伤并改善美学效果。牙本质中有机物含量高，使牙本质的粘接较釉质更复杂。用牙钻切割牙本质，在其表面由融化和再固化的牙本质形成研磨层，其中也可能埋入细菌。研磨的优点是封闭牙本质小管，缺点是保留细菌并形成难以粘接的界面。去除研磨层是应用粘接剂的前提。一般用强酸酸蚀去除，使牙本质表面有孔，以便粘接剂的充入。

三、牙骨质

牙骨质（cementum）是覆盖根部牙本质的薄层矿化组织。牙骨质在解剖学上属于牙体组织，在功能上属于牙周组织。

牙骨质在近牙颈部较薄，为 10 ～ 15μm，在根尖和磨牙根分叉处较厚，为 50 ～ 200μm，最厚的区域可超过 600μm。牙骨质外表面与牙周韧带相邻，其内面牢固地附着于牙本质。主要功能是附着牙周韧带的胶原纤维，建立牙和牙周组织的联系。

有关牙骨质的分类及结构等更详细的内容，读者可参阅口腔组织病理学专著。

牙骨质牙本质界　牙骨质牙本质界也可称牙本质牙骨质界（dentino-cemental junction），是在两种同时发育的、性质非常不同的矿化组织间形成的界面。在临床上修复病变根面，维持牙的功能方面，此界面显得十分重要。

釉质牙骨质界　釉质牙骨质界也称釉牙骨质界。釉质和牙骨质在牙颈部相接，其相接处有三种不同情况：约有60% 是牙骨质少许覆盖在釉质表面；约 30% 是釉质和牙骨质端端相接；还有 10% 左右是二者不相接（图 3-11），该处牙本质暴露，而为牙龈所覆盖。在后一种情况下，一旦牙龈萎缩，暴露的牙本质易发生过敏。

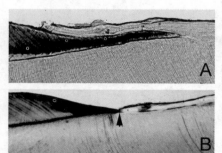
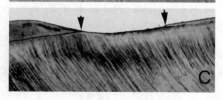

图 3-11　牙骨质与釉质的连接方式
A：牙骨质覆盖釉质；B：牙骨质与釉质端相接；
C：牙骨质与釉质分离

四、牙髓

牙髓（dental pulp）是位于牙髓腔内（髓室和根管）的疏松结缔组织，来源于外间充质，是形成牙本质的组织，并且对各种刺激作出有限的反应如形成修复性牙本质。

（一）牙髓的结构成分

牙髓是疏松结缔组织，由细胞和半液体状态的纤维性基质构成。其中水占重量的75%，有机成分占25%。因此基质较细胞更丰富。由细胞分泌的纤维、多糖和蛋白构成与细胞关系密切的复杂网架。基质不仅构成网架，在控制其中的细胞活性方面起重要作用，影响它们的发育、迁移、分裂、形态和功能。胶原是基质中主要的成分，占牙髓干重的25%～32%。

1. 牙髓的纤维　牙髓中的纤维以Ⅰ型胶原为主，在年轻牙中为细的原纤维，分散在牙髓中。它们结合成不同大小的纤维，排列不规则。在靠近牙髓的外围区，纤维大致与前期牙本质平行。在早期发育阶段，一些纤维束与前期牙本质成直角，参与形成外层牙本质中的von Korff纤维。牙髓中也有较多的Ⅲ型胶原。在牙髓胶原中，Ⅰ型胶原占56%，Ⅲ型占41%，如此多的Ⅲ型胶原含量的意义尚不清楚。在其他部位，Ⅲ型胶原与组织快速更新及控制胶原纤维的直径有关。此外牙髓中还有少许Ⅴ型和Ⅵ型胶原。所有胶原占牙髓湿重的3%～5%，较其他疏松结缔组织中胶原的含量低。

2. 牙髓中非纤维性基质　牙髓中的大分子细胞外基质有两类：糖胺聚糖和其他黏附分子。

糖胺聚糖（glycosaminoglycans，GAG）由重复的双糖构成多糖链。以共价键形式与蛋白质结合，形成蛋白多糖。牙髓中有所有4种结缔组织糖胺聚糖：硫酸软骨素、硫酸皮肤素、硫酸肝素和透明质酸。糖胺聚糖为亲水大分子，它们形成充填于细胞外间隙的胶样物，发生水化后可膨胀，可能与牙髓中较高的组织压有关。GAG可发挥机械支持作用，也使水溶性分子及细胞易于运动。透明质酸是惟一不结合蛋白的GAG，除机械特性外，还有利于细胞的迁移。成熟牙髓中60%的GAG为透明质酸，20%为硫酸皮肤素，12%为硫酸软骨素。在发育中的牙髓，硫酸软骨素是主要的GAG，而透明质酸的量较少。

牙髓中的蛋白多糖（proteoglycans）丰富，有不同大小的蛋白核心，周围围绕以GAG。蛋白多糖是一组具有广泛作用的分子。许多蛋白多糖如多功能蛋白聚糖（versican）与基质的组成有关，有些如多配体蛋白聚糖（syndecan）整合或附着于细胞膜作为黏附分子，或者可与信号分子如生长因子结合（表3-1）。

表3-1　牙髓中的蛋白多糖

蛋白多糖	可能的功能
核心蛋白聚糖（decorin）	结合Ⅰ型胶原和TGFβ
双糖链蛋白聚糖（biglycan）	对胶原纤维的发生起调节作用
多功能蛋白聚糖（versican）	参与大的亲水蛋白多糖聚合物的形成
多配体蛋白聚糖（syndecan）	将细胞黏附至胶原纤维或其他基质，结合生长因子
腱蛋白（tenascin）	启动或抑制细胞黏附，引导细胞运动

纤维粘连蛋白（fibronectin）为一种糖蛋白，可以将细胞黏附至细胞外基质，也可调节细胞与某些信号分子的结合。层粘连蛋白（laminin）是基底膜成分，只见于血管内皮和神经纤维施万细胞周围。虽然成牙本质细胞无基底膜，但它们的胞体及突起周围有层粘连蛋白的包绕。

3. 牙髓的细胞

（1）成牙本质细胞（odontoblast）：位于牙髓周围，呈柱状紧接前期牙本质排列成一层，其突起伸入牙本质小管内，是呈极性分布的终末分化细胞。成牙本质细胞排列成栅栏状，并且细胞彼此拥挤，细胞核并不在同一水平，在光学显微镜下，似由数层成牙本质细胞构成（图3-12）。在整个牙髓中，成牙本质细胞的形状并不完全一致，在年轻恒牙的冠部为较高的柱状细胞；在牙根中部逐

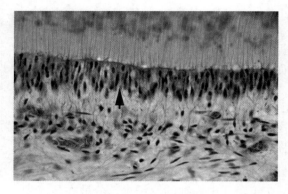

图 3-12　成牙本质细胞

渐变为立方形细胞；接近根尖部者为扁平状。在成牙本质细胞之间，有时可见毛细血管、神经纤维和树枝状细胞分布。

电镜下，成牙本质细胞胞体约长 50μm，宽 5～10μm。胞核位于近牙髓侧的胞质中，有长的细胞突起伸入牙本质小管。细胞核的上方有粗面内质网和高尔基复合体。胞质内线粒体和溶酶体散在分布，还可见其他成分如细胞骨架和分泌泡。在牙本质形成活跃期，细胞内高尔基复合体显著，粗面内质网丰富，线粒体遍布于整个胞质内。成牙本质细胞体之间有连接复合体，包括桥粒（desmosome）、缝隙连接（gap junction）、紧密连接（tight junction）和中间连接（intermediate junction）等结构。紧密连接和中间连接对维持成牙本质细胞层的完整性非常重要，同时可防止外来物质进入。

成牙本质细胞的主要功能是形成牙本质（包括牙本质中的纤维、基质和牙本质的生物矿化）。正常情况下只要牙髓保持活力，牙本质在牙的一生中都可形成。成牙本质细胞是终末分化细胞，对严重刺激如龋的反应能力有限，刺激或损伤常导致其死亡。此时成牙本质细胞层深层细胞可分化为成牙本质细胞，形成修复性牙本质。

成牙本质细胞合成和分泌的蛋白质主要是 I 型胶原，也有少数 V 型胶原，非胶原成分包括蛋白多糖、磷蛋白、糖蛋白、含 γ 羧基谷氨酸蛋白等。成牙本质细胞中也存在其他可溶性分子如 TGFβ、EGF、FGF，这些分子可能在创伤愈合中起重要作用。在成牙本质细胞内还有对牙本质矿化起重要作用的牙本质磷蛋白（DPP）和牙本质涎蛋白、牙本质基质蛋白、核心蛋白聚糖（decorin）和双糖链蛋白聚糖（biglycan）。这些分子都具有特殊的功能，如双糖链蛋白聚糖和 I 型胶原分泌在成牙本质细胞——前期牙本质界面，在此处双糖链蛋白聚糖连接胶原，在组成胶原纤维中起作用；核心蛋白聚糖和 DPP 分泌在矿化前沿即矿化牙本质和前期牙本质界面，在此处核心蛋白聚糖组织和搭配胶原纤维，以利于 DPP 与钙结合而启动牙本质矿化。其他在牙本质细胞外基质中的物质也由成牙本质细胞合成，如各种糖胺聚糖、胶原酶及其组织抑制物、糖蛋白如骨钙素、骨桥蛋白等。

（2）成纤维细胞（fibroblast）：是牙髓中数量最多的细胞，故又称为牙髓细胞，在牙髓中呈网状分布。细胞形态变化较大，一般为星状，突起与其他成纤维细胞或成牙本质细胞相连。细胞核染色深，胞质淡染、均匀。电镜下有丰富的粗面内质网和线粒体以及发达的高尔基复合体等，这说明它有活跃的合成胶原的功能。主要合成 III 型胶原和其他细胞外基质如蛋白多糖和糖胺聚糖，成纤维细胞也能降解细胞外基质。牙髓成纤维细胞的形态往往反映了牙髓组织的功能和活性。随着年龄的老化，牙髓成纤维细胞数量减少，形态呈扁梭形，细胞器减少，合成和分泌功能下降。

成纤维细胞在创伤修复机制中的作用非常重要。在适当的刺激下如暴露的前期牙本质或炎症细胞释放的生长因子、某些骨形成蛋白、细胞因子或炎症介质的刺激，成纤维细胞可增生、分化为新的成纤维细胞或成牙本质细胞。

（3）巨噬细胞（macrophages）和未分化间充质细胞（undifferentiated mesenchymal cells）：这些细胞通常位于小血管及毛细血管周围。巨噬细胞为较大的椭圆形或梭形，胞核染色深。在活体染色法中，可见其胞质内储有染料颗粒。电镜下胞质含溶酶体。在非活动时期很难与成纤维细胞相鉴别。巨噬细胞在牙髓成纤维细胞更新能吞噬死亡细胞，也在炎症时发挥作用。

以前，能形成第三期牙本质的细胞被冠以许多名称如未分化间充质细胞、多潜能间充质细胞、外间充质细胞。目前认为它们是牙髓干细胞，在适当刺激下，可分化为成牙本质细胞，形成牙本质。在体内它们属于组织特异性干细胞。牙髓干细胞的意义是显而易见的，可以用来启动或增强牙本质的修复过程。牙髓干细胞可能与所谓的在受到刺激时可分化成结缔组织中任何一种类型的细胞的未分化间充质细胞有关。

（4）树突状细胞（dendritic cells）：是近年来得到证实的牙髓中的细胞。此细胞见于整个牙髓，但主要分布在牙髓中央区的血管周围和牙髓的外周区如成牙本质细胞周围。此细胞常常有3个以上的胞质突起，长径可达50μm。树突状细胞表达HLA-DR抗原，在功能上属抗原呈递细胞，与牙髓中的淋巴细胞一起，构成牙髓免疫防御系统中重要的组成部分。成牙本质细胞与树突状细胞关系密切，其功能意义还不清楚。最近的研究表明，成牙本质细胞能产生针对细菌毒素的前炎症（proinflammantory）介质。

（5）淋巴细胞：以往认为正常无炎症牙髓组织中无淋巴细胞。但研究证明，T淋巴细胞是正常牙髓中的一种重要的细胞，包括CD4和CD8阳性细胞。它们是牙髓中主要免疫反应细胞。

牙髓中还有血管周细胞、血管内皮细胞和施万细胞等。

4．牙髓的血管　牙髓血管来自颌骨的牙槽动脉分支，直径约150μm。经根尖孔进入牙髓，也可通过一些副根管进入。血管在根髓中发出一些侧支，走行至冠髓时有更多的分支。毛细血管袢延伸至前期牙本质附近，在成牙本质细胞下方形成成牙本质细胞下毛细血管丛（the subodontoblastic capillary plexus）。毛细血管的直径在6～8μm。成牙本质细胞间、成牙本质细胞层下，以及成牙本质细胞与前期牙本质间均有毛细血管分布，但血管不进入牙本质小管。此种分布的毛细血管可携带氧、营养至牙本质形成的最需要处。约4%～5%的成牙本质细胞下毛细血管为有孔毛细血管，孔径60～80nm，有孔处只有基底膜，可使血管内物质更快地运出。

动静脉吻合在牙髓外周血管中较多见，是动、静脉不经过毛细血管直接交流的通道，可使牙髓血液灌注快速发生变化，被认为在牙髓炎症和损伤时调节血液循环的重要结构，可减轻炎症或损伤时的组织压力。

牙髓中的淋巴管难以区分，类似于身体他处的淋巴管，与毛细血管相像，内皮不完整，基底膜发育不完整。进入牙髓中的示踪物，可在区域淋巴结中查出，证明牙髓中淋巴管的存在。

牙髓中的神经末梢与动脉平滑肌有联系，其作用可能是收缩血管。牙髓外周广泛的神经分布对控制血流非常重要。这些神经中最重要的神经肽是降钙素基因相关肽（calcitonin gene-related peptide，CGRP），其主要功能是使血管扩张。其他的血管活性物质有P物质、神经肽Y和一氧化氮合酶。许多血管外围有表达MHCII的树突状细胞，其突起与内皮细胞接触。

牙髓中的血液灌注约20～60ml/分钟/100g组织。牙髓有较高的搏动性组织液压力。此压力有助于牙髓中的液体在牙本质小管开放处向外流动，可以减慢龋病进展过程中，刺激向牙髓的运动。

5．牙髓的神经　牙髓内神经分布密集。成熟前磨牙约有2500根轴突进入根管口。感觉神经和节后交感神经分别来自三叉神经和颈上神经节。伴同血管自根尖孔进入牙髓，并逐渐分成很多更细的分支。进入牙髓的两种感觉神经为有髓A-δ（直径1～6μm）、A-β（直径6～12μm）纤维和无髓C纤维。有髓纤维与各种伤害的感受有关；无髓纤维与节后交感神经有自主神经纤维和传入纤维。虽然牙髓神经进入牙髓时为束状，但很少有神经束膜或神经外膜。

牙髓神经进入根管后，沿中央伴血管走行，有的在根髓内发出分支，多数在冠髓及髓角处分支，终止于成牙本质细胞及成牙本质细胞下区，在成牙本质细胞下形成显著的神经丛，称为神经壁丛（parietal plexus of nerves）或Raschkow丛。神经丛的分支进入成牙本质细胞层并且在成牙本质细胞和前期牙本质之间形成边缘丛，其他分支继续走行进入牙本质小管，伴随成牙本质细胞突。成牙本质细胞下丛可能是牙髓感觉激活部位，许多轴突在此处失去施万细胞包绕，对外界环境的变化更敏感。此处轴突分支多，能增大激活面积，信号可在轴突间传导。牙髓内的神经大多数是有髓神经，传导痛觉，少数为无髓神经，系交感神经，可调节血管的收缩和舒张。

牙髓中有些C纤维为传出自主纤维，支配血管平滑肌。牙髓中只有数条动脉，所以此神经纤维较少，可能通过释放去甲肾上腺素和神经肽Y来调节血管的收缩。牙髓中副交感神经分布的证据较少,其主要的神经介质乙酰胆碱尚未在牙髓中发现。

位于牙本质小管内、牙髓-前期牙本质界以及成牙本质细胞间的神经纤维几乎都是去髓鞘神经,轴突直接暴露于外环境。细胞外液的变化、运动都会影响到这些末梢,导致轴突反射性神经肽的释放。牙髓中有多种神经肽,分布广泛,可能有重要作用的是 CGRP。CGRP 是强有力的血管扩张剂,可能是牙髓外周区主要控制局部血流的因子。它合成于三叉神经节处的胞体,由牙髓外周传导至神经节胞体的信息如神经生长因子可调节 CGRP 的形成。除调节牙髓血流外,CGRP 可能还参与启动和控制硬组织的形成。培养的牙髓细胞对 CGRP 的反应是增加 BMP2(与牙本质形成有关的信号分子)的形成。神经生长因子由成纤维细胞合成,在牙髓损伤时表达升高,可能对白细胞有趋化作用。

正常牙髓中还有一些其他的神经肽和神经递质,对它们的功能及相互作用了解很少(表 3-2)。

表3-2　牙髓中的神经肽和神经递质及其可能的作用

神经肽/小分子神经递质	可能的作用
降钙素基因相关肽(CGRP)	血管扩张,刺激牙髓成纤维细胞分裂
P物质	血管扩张?伤害感受递质,刺激成纤维细胞分裂
神经肽Y	自主性血管收缩
去甲肾上腺素	自主性血管收缩
脑啡肽	Silencer of nociceptors
生长激素抑制素	Silencer of nociceptors
内啡肽(endorphin)	Silencer of nociceptors
多巴胺	血管活性或者是肾上腺素前体
肾上腺素	使动脉平滑肌收缩
缩胆囊素,缩胆囊肽,肠促胰酶肽	不明
血管活性肠肽	? 副交感性
神经分泌素(secretoneurin)	轴突反射
神经激肽(neurokinin)	血管扩张?伤害感受递质,刺激成纤维细胞分裂
组氨酸异亮氨酸肽(peptide histidine isoleucine amide)	? 副交感性
? 乙酰胆碱	? 副交感性

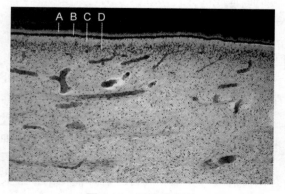

图 3-13　牙髓的分区
A:成牙本质细胞上区;B:成牙本质细胞层;C、D:成牙本质细胞下层;C 代表乏细胞层、D 为多细胞层。其余部分为固有牙髓

(二)牙髓的分区

牙髓的结构可以根据不同区域来描述(图 3-13)。

1. 成牙本质细胞上区(supraodototoblast region) 指成牙本质细胞体与前期牙本质之间的潜在区域。在多数组织学切片中可见此区有人工的裂隙。活体组织并无此裂隙。此区有两个重要结构

① 无髓鞘轴突的聚集处,有人称之为前期牙本质丛(predentinal plexus)。目前认为此区为非末梢区,可能多数进入并终止于牙本质小管。此区为感受小管及细胞外液体运动的理想部位,因为其下方的成牙本质细

胞层是阻碍液体变化运动达牙髓中央的屏障。

②树突状抗原呈递细胞。

因此此区为发现外界刺激的第一道防线。

2．成牙本质细胞层（odontoblast layer） 是牙髓的效应系统，牙髓中所有其他成分都起支持和保护这层细胞的作用。当这些细胞死亡时，由牙髓其他的细胞取而代之，可继续形成牙本质。

3．成牙本质细胞下层（subodontoblastic zone） 紧邻成牙本质细胞下方有一无细胞层（cell-free layer）或称 Weil 层。石蜡切片中此层无细胞，电镜下此区有许多成牙本质细胞、成纤维细胞突起，神经纤维和毛细血管穿越此区，因此更确切地说应是无核区。此区通常在萌出中的牙才有，在根髓往往不存在。形成的原因不清。无细胞层下方有一个多细胞层（cell-rich zone），为较密集分布的成纤维细胞，有较多的毛细血管即成牙本质细胞下毛细血管丛和神经轴突。

4．固有牙髓（pulp proper）或髓核（pulp core） 为成牙本质细胞下区至牙髓中央的牙髓大部分，相似于其他疏松结缔组织，含较多的血管和神经。

（三）牙髓的增龄性变化及牙髓组织结构的临床意义

牙髓是形成牙本质的器官，在发育期间形成牙本质的速度快，在成人形成慢。在对刺激反应时可突然加快形成速度。牙发育完成后，牙髓一生都在缓慢地形成继发性牙本质，使牙髓的体积变小。同时，牙髓中的血管减少，纤维成分增加，细胞成分逐渐减少。

成牙本质细胞由高柱状变为矮柱状或扁平，部分成牙本质细胞死亡，剩余的成牙本质细胞对刺激的反应缓慢。血管中可出现机体它处出现的胆固醇沉积，可使管壁黏附性增加并引起局部炎症反应。牙髓活力降低，出现退行性改变。

老年人牙的敏感性降低，可能是由于牙本质厚度的增加，或者是神经分布减少。

虽然牙髓位于髓腔内，但凭借成牙本质细胞突起与外界有着密切的联系。任何物理和化学的刺激加到牙本质表面时，与该部位相应的牙髓组织必然发生反应。若所受刺激是慢性的、较弱的，则可引起修复性牙本质形成，并可部分造成牙髓组织的各类退行性变；若所受的刺激强烈，则可发生炎症反应。当牙髓发生炎症时，由于牙髓内的血管管壁薄，易于扩张、充血及渗出，使髓腔内的压力增大，而四周又为坚硬的牙本质壁所包围，无法相应扩张以减轻压力，牙髓神经末梢受压而产生剧烈疼痛。

牙髓内的神经在受到外界刺激后，常反应为痛觉，而不能区分冷、热、压力及化学变化等不同感受。这可能是因为牙髓缺乏对这些刺激的感受器。当发生龋时，牙髓的反应相对早，当龋还限于釉质时，牙髓就可发生炎症。有时牙髓炎症的疼痛使患者产生终生难忘的感觉。来自牙髓的疼痛难以定位并且常反射至其他部位（其他的牙或部位），有时其他部位的疼痛反射至牙髓（甚至心绞痛也可以反映为牙痛）。

牙髓的修复再生能力有限。成牙本质细胞是终末分化细胞，无分裂能力。因此，在成牙本质细胞遭损伤后，相应部位牙髓内的未分化间叶细胞可分化为成牙本质样细胞而形成新的牙本质。当牙髓发生感染性炎症时，修复和再生几乎是不可能的。

第二节　牙体硬组织的物理化学特性
Physical and chemical properties of dental tissues

一、牙釉质

（一）牙釉质（enamel）的物理特性

釉质覆盖牙冠，在切牙的切缘处厚约 2mm，磨牙的牙尖处厚约 2.5mm（乳牙尖厚约 1.3mm），自切缘或牙尖处至牙颈部逐渐变薄，颈部呈刀刃状（图 3-1）。釉质是最硬的生物矿化组织，高度矿化，可以承受剪切力和撞击力，耐磨性强（这些特性很重要，因为釉质不能自身再生和修复）。釉质张力强度较小，易碎裂，但有较高的弹性系数，与其下方牙本质的柔韧性支持结合，可减小其折断的可能性。釉质的比重较高，约为 3。釉质的特性有部位的差别，其表面较硬，致密少孔，从表面至深部，从牙尖至牙颈部，其硬度和密度逐渐下降。由于釉质无机物含量、硬度都很高，是人体中最硬的组织，其硬度约为洛氏硬度值 296，相当于牙本质硬度（64KHN）的 5 倍，无法用常规组织学方法观察，一般采用磨片观察其组织学结构。

釉质由晶体物质构成，其晶体对不同方向的光的反射不同。年轻釉质为白色，虽然光易进入釉质，但几乎全部被内部反射，无波长吸收差别，因此为低透明度的白色。釉质的透明度随年龄升高，其深部牙本质的颜色反射出来后，使其呈现黄色。釉质的平均折射系数为 1.62。釉质的颜色与釉质的矿化程度有关，矿化程度越高，釉质越透明。乳牙釉质矿化程度比恒牙低，故乳牙呈白色。釉质的一些物理特性见表 3-3。

表3-3　釉质、牙本质的物理特性

	釉质	牙本质
比重	2.9	2.14
硬度（hardness，Knoop no）	296	64
劲度（stiffness，Young's modulus）	131GN m^{-2}	12 GN m^{-2}
耐压强度（compressive strength）	76MN m^{-2}	262 MN m^{-2}
抗张强度（tensile strength）	46 MN m^{-2}	33 MN m^{-2}

GN=giganewtons（N×10^9）；MN=meganewtons（N×10^6）

原子力显微镜（atomic force microscope）和纳米刻痕技术已经用来测定单个釉柱的硬度和弹性模量。釉柱边界的纳米硬度和弹性模量较釉柱核心分别低 75% 和 50%。

渗透性（permeability）

釉质中并不存在像牙本质中那样的孔，所以其渗透性很低。但釉质的晶体之间的确存在微小的缝隙，可能含有水分和有机物。同时，在釉丛、釉梭和釉质牙本质界等处有机物分布较多，这些结构形成了釉质营养的通道。包括钙、磷离子在内的营养物质可由牙髓和牙本质经这些通道输送。有学者用落射光观察新鲜离体牙，见到完整的釉质表面有成滴的釉液从釉质内部逸出。用放射性核素示踪实验证明，^{45}Ca、^{32}P 等均能由牙髓经牙本质或从唾液进入釉质，并且能很缓慢地移去。进入釉质中的核素量与机体的状况如年龄、营养状态等有关。临床上，随着年龄的增长，因有机物等进入釉质而使其颜色变深和通透性下降，釉质代谢减缓。当牙髓发生坏死，其釉质代谢将进一步受到影响，釉质失去正常的光泽，变为灰黑色，质变脆易裂。

表面釉质（surface enamel）

釉质的表面是临床上最重要的区域。此处与食物接触，是龋的始发部位。修复体的附着或邻接、正畸块的黏附、牙膏作用、漂白及再矿化物的应用等都涉及此层。

在物理、化学方面明显不同于深部釉质，表面釉质较硬、少孔、溶解性低，某些微量元素如氟化物的含量高，碳酸盐含量低。表面釉质有无釉柱釉质，牙面平行线、釉柱的终端，点隙与窝沟、微裂等。

未磨耗的外层釉质的大部分区域为无釉柱釉质，矿化程度高，抗龋性强。因此在酸蚀时，如果达不到有釉柱釉质，则较难增加黏附性。釉质表面虽然无釉柱，但生长线仍达到釉质表面，称为牙面平行线。表现为平行沟（perikymata grooves），呈同心圆状平行于釉牙骨质界。平行沟由波浪状的平行嵴（perikymata ridges）分隔。磨耗可使这些特点消失，但一般在牙颈部可持续存在。

釉质表面常见一些小的裂隙，是真正的结构还是人工假相还不清楚。在釉质的侧面可见一些小的突起（10～15μm 宽）称釉帽（enamel caps）和称为灶性孔的小的凹陷，前者可能是发育后期，釉质沉积于非矿化碎片顶端所致，后者是釉帽被磨耗后留下的痕迹。

在新萌出牙表面有一层有机薄膜称釉小皮（enamel cuticle），结构与上皮下的基板相似，可能是成釉细胞在形成釉质后所分泌的基板物质。一经咀嚼即易被磨去，但在牙颈部仍可见残留。

（二）釉质的化学组成

成熟釉质重量的 96%～97% 为无机物，其余的为有机物和水。按体积计，其无机物占总体积的 86%，有机物占 2%，水占 12%。

1．羟磷灰石（hydroxyapatite）　羟磷灰石 $[Ca_{10}(PO_4)_6(OH)_2]$ 是釉质中最主要的无机成分。羟磷灰石以晶体（也称微晶）形式存在，70nm 宽，25nm 厚，长度很大，有些可能达整个釉质的厚度（而牙本质、牙骨质和骨中的晶体要小得多，晶体的横断面多为六角形，有些因拥挤而变形。值得注意的是在釉质晶体形成时，最初形成的矿化物是碳磷灰石。而且釉质晶体的核心较外周区含有较多的碳酸盐和镁，晶体核心部位较多的碳磷灰石使晶体的中心较外围容易溶解。

晶体的分子单位排列为：中央有一个羟基，外围以 3 个等距离的钙离子，再外层有 3 个等距离磷离子，再外侧有 6 个钙离子以六角形包绕磷离子。晶体由上述排列成平面的离子不断重复排列成柱状。

釉质晶体的基本分子排列具有高度组织性，但也有变异。正常的离子可被不同的离子所代替。碳磷酸盐可出现在磷酸盐或六角形位置上（90% 在磷酸盐位），镁可能替代钙离子或其他晶格位置。氟可能替代羟基离子，提供较大的稳定性和抗溶解性。此外，氯化物、铅、锌、钠、锶和铝等也出现在磷灰石的晶格中。这些微量元素有的可使晶体具有耐龋潜能（cariostatic potential）如氟，其他具有耐龋潜能的元素有硼、钡、锂、镁、钼、锶和钒；另外的一些元素和分子可以使釉质对龋更敏感，它们包括碳酸盐、氯化镉、铁、铅、锰、硒、锌等。

2．水（water）　水约占釉质重量的 2%，相当于体积的 5%～10%。水的存在可能与釉质的多孔性有关。有些水可能位于晶体之间、有机物周围，有些位于晶体结构的缺陷中，其余的部分形成晶体的水化层。由于一些离子如氟通过水而运动，所以水的分布较有意义。

3．有机基质（organic matrix）　成熟釉质中的有机物仅占 1%～2%，主要由蛋白质和脂类所组成。在釉柱晶体排列规则区只有 0.05%，在不规则区高达 3%。釉质中有许多有机分子，从游离的氨基酸到大的蛋白复合体如釉原蛋白和非釉原蛋白（见釉质发生一节），其中 50%～90% 为小分子多肽和游离的氨基酸（大量的氨基乙酸和谷氨酸），大分子物质富含碳水化合物（80%～95% 的糖，5%～20% 的氨基酸）。釉原蛋白的基因定位于性染色体。是釉质发育期间最多的基质蛋白。在釉质发育中的晶体的成核及晶体的生长方向和速度调控上发挥着重要作用。釉原蛋白在成熟的釉质中则基本消失。釉原蛋白基因的异常可导致性连锁型釉质发育不全。

釉牙本质界的釉丛处含蛋白最多，在其他区也有少量分布，可能分布在釉柱周围。脂类在釉质中的含量与蛋白相当，约为 1%，可能是发育期的细胞膜的残留物。

釉基质蛋白酶包括釉质溶解蛋白（enamelysin）即基质金属蛋白酶 20（matrix metalloproteinases 20，MMP20）和丝氨酸蛋白酶（serine proteinases, kallikrein-4）。目前认为釉质溶解蛋白主要在成釉细胞的分泌期降解釉质蛋白，而丝氨酸蛋白酶则主要在釉质成熟期分解晶体之间的釉原蛋白等基质蛋白，有利于成釉细胞对它们的再吸收，为釉质晶体的进一步生长提供空间。

二、牙本质

（一）牙本质的物理特性

新鲜的牙本质呈淡黄色，能通过较透明的釉质使牙冠看起来亦为淡黄色。牙本质较骨及牙骨质硬，较釉质软，平均约为 68KHN（硬化牙本质为 80KHN，因龋脱矿的牙本质和死区约为 25KHN）。其较高的有机基质的含量和管状结构使其较釉质有较大的压缩性、弹性和延伸性，因而给硬而易碎的釉质提供了一个良好的缓冲环境。牙本质组织结构的多孔性使其具有渗透能力，组织液和牙局部微环境中的许多液体介质和离子可经过牙本质。渗透性取决于小管的大小和开放程度。

渗透性（permeability）

牙本质小管使牙本质具有渗透性。牙本质表面的物质可通过小管，达到牙髓并影响牙髓，此过程涉及许多因素：

①龋、磨损、磨耗或创伤所致的牙本质暴露。

②牙本质小管是否开放，生理性管周牙本质，外源性物质沉积可封闭小管，第三期牙本质也可以在髓腔侧形成，封闭小管。

③牙本质小管内的"牙本质液"能否将外来物质冲出管外。

④外来物质能否通过成牙本质细胞层。

能克服以上因素，沿小管行进的最重要的物质是龋病中的细菌，可能更重要的是其毒素。一些分子可能使一些牙髓感觉神经兴奋，产生疼痛。牙科材料和酸蚀剂可能通过小管杀死或损害牙髓，应引起足够重视。牙髓对某些修复材料的不良反应更可能是由于材料本身的边缘封闭性不佳，使牙本质表面存在微裂及细菌，其毒素进而影响到牙髓。在体外虽然一些牙科材料可通过牙本质，但在体内有时牙本质液的外流可阻止其进入。

牙本质是一种敏感的组织，特别是在牙根由于牙龈退缩，根部牙骨质的缺失或由于磨耗使牙本质暴露时，牙就特别敏感。修复材料或牙本质硬化可减轻牙本质的渗透性和敏感性。

（二）牙本质的化学组成

1．无机物　成熟牙本质重量的 70% 为无机物，有机物为 20%，水为 10%。如按体积计算，无机物、有机物和水分的含量约为 50%、30% 和 20%。牙本质的有机成分、矿物质含量及硬度在不同部位也不尽相同。无机物的存在形式也为磷灰石晶体，与纯的羟磷灰石晶体相比，钙少碳多。晶体比釉质中者小得多（长 60～70nm，宽 20～30nm，厚 3～4nm），与骨和牙骨质中的相似，分布于胶原原纤维之间及纤维的表面。微量元素有碳酸钙、氟化物、镁、锌、金属磷酸盐和硫酸盐。

2．有机物　牙本质中的有机基质相似于骨，由无定形基质及胶原纤维构成（表 3-4）。

（1）胶原（collagen）：有机物中胶原约占 18%，为所有有机物的 85%～90%。主要为 I 型胶原，还有少量 V 型和 VI 型胶原。在发育中的前期牙本质中可见 III 型胶原。牙本质中大部分胶原与髓腔表面平行。矿化牙本质中纤维的直径较大，达 100nm，较前期牙本质中的纤维排列紧密，但不形成束。

（2）非胶原蛋白（non-collagenous proteins）：牙本质中非胶原大分子物质有几大类：磷蛋白、含 γ 羧基谷氨酸蛋白（Gla）、混合性酸性糖蛋白、生长因子、血清源性蛋白、脂类和蛋白多糖。

牙本质磷蛋白（dentin phosphoproteins，DPP or phosphophoryn）　约占所有非胶原有机成分的 50%，为高度磷酸化蛋白。约 80% 的氨基酸残基携带阴性电荷磷酸基团和羟基，具有高度钙离子结合能力，在牙本质矿化前沿分布，与胶原纤维关系密切，而不存在于前期牙本质中。一般认为 DPP 定位于原胶原（tropocollagen）分子间，起矿化成核作用，与此功能有关的是 DPP 中高度重复的 Asp-Ser-Ser 模体。

牙本质涎蛋白（dentin sialoprotein，DSP）　是一种磷酸化的、含大量涎酸的高度糖基化蛋白，可能在上皮和间充质之间的相互作用、成牙本质细胞分化、牙本质形成和矿化中发挥作用。DPP 和 DSP 都是牙的特异性蛋白，由成牙本质细胞和前成釉细胞产生。近来的研究表明，DPP 和 DSP 是来源于同一个基因的产物，是同一蛋白即牙本质涎磷蛋白（dentin sialophosphoproteins）的不同部分。

含 γ 羧基谷氨酸蛋白（Gla） 因其含有独特的 γ 羧基谷氨酸而得名。此蛋白的羧基有结合钙的能力。牙本质中有两种 γ 羧基谷氨酸蛋白，骨 Gla 即骨钙素（osteocalcin）和基质 Gla。骨钙素型 Gla 见于成牙本质细胞突，可能在牙本质矿化中起作用。

蛋白多糖 也是牙本质非胶原蛋白的重要成分，也称蛋白聚糖（proteoglycans），含有硫酸软骨素 4 和 6、硫酸角质素及硫酸皮肤素。具有代表性的是分子量较小的核心蛋白聚糖（Decorin）和双糖链蛋白聚糖（biglycan），前者与胶原纤维关系密切，后者含有两个糖胺聚糖侧链。前期牙本质中的蛋白多糖往往比牙本质中的大。蛋白多糖可能在胶原纤维的发生中和基质矿化中起作用。

其他酸性蛋白 牙本质中还含有一些富含酸性基团和涎酸的酸性糖蛋白，主要的为骨连接素（osteonectin）和骨桥蛋白（osteopontin）。骨连接素见于牙本质和前期牙本质，与钙及羟基磷灰石表面结合能力强，可以抑制矿化。骨桥蛋白为磷酸化糖蛋白，含有精氨酸 - 氨基乙酸 - 天冬氨酸整合素受体结合序列。整合素是细胞表面的与细胞外基质结合的受体。骨连接素和骨桥蛋白也见于许多其他的矿化和非矿化组织中。

生长因子 牙本质中可分离出许多生长因子，可能吸收自循环的组织液。主要的生长因子有转化生长因子 β、胰岛素样生长因子和成纤维细胞生长因子。牙本质中还有一种由成纤维细胞形成的特殊的骨形成蛋白，有人称之为牙本质骨形成蛋白或牙本质基质蛋白。这些生长因子可能在诱导新的成牙本质细胞形成、创伤修复中起重要作用。

脂类 牙本质中脂类和血清源性蛋白含量很小，约占非胶原蛋白的 2%。主要分布在矿化前沿。脂类可能通过形成钙 - 磷脂复合体参与矿化。

表3-4 牙本质中的有机成分及其可能的功能

成分	说明	功能
胶原	牙本质主要有机成分（占 91% ~ 92%），以 I 型为主，有少量 V 型；III 型见于牙髓、牙本质形成早期	可能在牙本质矿化开始时起作用。提供牙本质结构支架、强度和弹性
磷蛋白	主要非胶原蛋白，分泌在矿化前沿，前期牙本质中无	在牙本质矿化中起重要作用
蛋白多糖	包括硫酸软骨素、硫酸皮肤素、硫酸角质素、核心蛋白聚糖和双糖链蛋白聚糖	可能控制矿化及胶原纤维合成。有些可抑制矿化
含 γ 羧基谷氨酸蛋白	羧基反应为维生素K依赖性	可结合钙，可能通过控制局部钙水平启动或控制矿化过程
酸性糖蛋白	骨桥蛋白，65kd/95kd糖蛋白	骨桥蛋白在成牙本质细胞与ECM之间起连接作用
生长因子	TGF-β、FGF、BMP、胰岛素样生长因子等	损伤和病理过程中控制新分化成牙本质细胞增生和分化，刺激修复
脂类	无特异性脂肪	磷脂可能参与矿化

三、牙骨质

（一）牙骨质的物理特性

牙骨质为淡黄色，表面钝圆。硬度较牙本质低。渗透性较牙本质强，有细胞牙骨质渗透性较无细胞牙骨质强。渗透性随年龄的增长而降低。由于牙骨质相对较软，并且在牙颈部较薄，容易被磨耗。当牙龈退缩时，易使根部牙本质暴露。

（二）牙骨质的化学组成

牙骨质所含无机盐约为干重的 45% ～ 50%，有机物和水为 50% ～ 55%。不同部位的矿化程度有所差别。一些无细胞牙骨质可能较牙本质的矿化程度还高。无机盐与牙釉质、牙本质中的一样，以钙、磷离子为主，并主要以磷灰石晶体的形式存在，但其中的钙也有其他存在方式。牙骨质中的磷灰石晶体为薄的板状，宽约 55nm，厚约 8nm，长度不一。此外，还含有多种微量元素，如氟的含量较其他矿化组织多。微量元素主要分布在外表面区。

牙骨质中的有机基质主要为胶原蛋白。最主要的为 I 型胶原，主要起结构和形态作用并为矿化晶体提供框架，占所有胶原的 90%。牙骨质中也有少许 III 型和 XII 型胶原，其功能主要为参与牙骨质的矿化。

小 结

牙体组织由釉质、牙本质、牙髓和牙骨质构成。釉质被覆在牙冠表面，是人体组织中最硬的组织，也是人体组织中惟一不含细胞的组织，主要是由羟磷灰石晶体构成的矿化组织。基本组织学结构为釉柱。釉柱的形成与晶体的排列方向有关。牙本质构成牙的主体，矿化成分中的晶体较釉质中的小。牙本质的基本结构是位于牙本质小管内的成牙本质细胞突、牙本质小管和矿化的细胞间质。存在结构的区域性差别和增龄性变化。牙髓位于牙本质中央的髓腔内，是疏松的结缔组织。最外围有形成牙本质功能的成牙本质细胞层。有长的细胞突起深入至牙本质小管中。牙骨质是覆盖在牙根表面的薄层矿化结缔组织，由矿化的牙骨质层板和牙骨质细胞构成。牙骨质中含有牙周韧带中伸入的穿通纤维，牙借此与牙周组织建立牢固的附着关系并行使功能。

（高 岩）

第四章　牙的口腔环境
The tooth and its oral environment

第一节　唾液
saliva

一、概述

唾液是由唾液腺分泌的液体，每天总量为 0.5 ~ 1.0 L，是口腔中主要的液体成分。全唾液（whole saliva），又称混合唾液（mixed saliva）或口腔液（oral fluid）主要包括各唾液腺的分泌液，以及少量龈沟液。从单一唾液腺采集的分泌液有别于其他唾液腺的分泌液，也有别于全唾液。

唾液被覆于口腔黏膜和牙齿的表面，直接构成口腔黏膜和牙齿的生物学环境，对维护其正常形态和功能起重要作用。

二、唾液腺及其功能

唾液腺是指分泌液出口位于口腔的腺体，包括腮腺、颌下腺和舌下腺三大唾液腺，以及腭腺、唇腺、颊腺和磨牙后腺等小唾液腺。唾液腺按其分泌液的性质可分为浆液腺、黏液腺和混合液腺。浆液腺，如腮腺的分泌液稀薄、水样、富含各种酶；黏液腺，如软腭上的小唾液腺的分泌液十分黏稠；混合液腺的分泌液性质主要取决于其腺体中浆液细胞和黏液细胞的比例，如颌下腺主要是以浆液细胞为主，而舌下腺则以黏液细胞为主。

腮腺是最大的唾液腺，每侧各重 20 ~ 30g，导管长约 5cm，开口于正对上颌第二磨牙牙冠的颊侧黏膜。颌下腺较腮腺小，其主导管长约 5cm，开口于舌系带旁的舌下乳头顶点。舌下腺由几个小腺体组成，导管开口接近于颌下腺导管。除了牙龈和上颌硬腭前部，口腔黏膜上均有小唾液腺，据所在部位称为唇腺、颊腺、腭腺、舌腺等。

唾液腺的功能是分泌唾液，分为静态分泌和刺激分泌。静态分泌是指无外界刺激状态下唾液腺的基础分泌，主要来源于小唾液腺的分泌。小唾液腺分泌量约占全唾液量的 10%，是形成口腔唾液薄膜的主要部分。刺激唾液是指在味觉或咀嚼刺激下唾液腺的分泌，又称动态分泌，主要由三对大唾液腺分泌，其分泌量反应的是唾液腺的储备功能，对进食吞咽起重要作用。

三、唾液生理

1．唾液分泌的生理　唾液腺受交感神经和副交感神经的支配，不同的刺激在两种类型的神经间产生不同的激活比例。如果副交感神经支配占优势，唾液腺分泌的唾液以水分为主；相反如果交感神经支配占优势，唾液中将含有大量的大分子物质，尤其是黏液素（musin）。唾液中大分子物质的分泌过程十分复杂，称作刺激分泌耦合（stimulus-secretion coupling），可导致蛋白质磷酸化分泌颗粒移动，最终产生细胞排粒（exocytosis）作用。

钠、钾和氯参与基底膜中水和电解质移动的调节机制，这一机制十分复杂，是影响致龋强弱的重要基础，常常受到疾病和药物的影响。

2. 唾液清除的生理 清除作用是唾液的重要功能之一，可使进入口内的物质稀释。唾液清除糖和氟的原理，也适用于口腔内其他物质，如氯己定（chlorhexidine）、氯（与银汞合金的腐蚀有关）、柠檬酸（与牙的酸蚀症有关）等。

咀嚼后唾液在口腔中残留量大约为 0.8ml，但个体间存在很大差异。糖进入口腔溶于唾液，将使唾液中糖的浓度远高于一般的含糖饮料。糖的味觉刺激将使唾液腺在几秒钟内发生反应，刺激唾液流率增加，直至达到最大量，约为 1.1ml（一次正常的吞咽为 0.3ml）。吞咽可帮助从口腔中清除一部分糖，唾液继续稀释剩余的糖直到唾液分泌达到最大量进行下一次吞咽。经过一段时间，糖的浓度和味道降低，对唾液腺的刺激减弱逐渐成为非刺激状态，非刺激唾液的流率使糖的清除过程减慢。清除过程所需要的时间被用于衡量清除的速度称作清除率。唾液的流率和吞咽前后唾液的量对清除率有重要影响。唾液流率高，唾液清除率就快；唾液流率低，唾液清除率就慢，患龋的危险性增高。

唾液清除率有个体性，不随时间而改变。但健康状态发生变化时，如引起唾液流率降低则清除率会迅速下降。需指明的是在口腔内不同的部位，由于液体流变学的原因，唾液的清除率不同。覆盖在口腔黏膜和牙上的唾液薄膜的移动速率是 0.8 ~ 8.0mm，在接近唾液腺导管开口的部位，唾液薄膜移动迅速，其唾液清除率高于唾液滞留区，如上前牙和下磨牙的颊侧。唾液薄膜中的糖易于扩散进入菌斑，通过唾液 – 菌斑界面糖的量依赖于唾液和菌斑间糖的浓度梯度。摄糖后的最初几分钟，浓度梯度大，因此清除过程对菌斑产酸有决定性。几分钟后菌斑中糖的浓度高于唾液，糖的移动方向发生逆转，但因为浓度梯度小，糖从菌斑向外扩散量不大。从临床情况看，这意味着摄糖后应立即用水漱口才能发挥作用。菌斑的 pH 变化与唾液对糖的清除率有密切的相关性，摄糖后唾液清除慢将延长 Stephan 曲线，反之菌斑 pH 将迅速回升（图 4-1）。

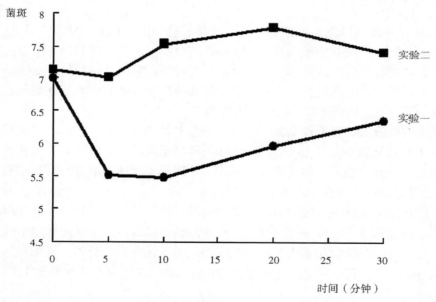

图 4-1 唾液清除率对菌斑 Stephan 曲线的影响
实验一为用 10% 蔗糖溶液含漱 1 分钟后菌斑 pH 的变化；
实验二为用 10% 蔗糖溶液含漱 1 分钟后立即刺激唾液分泌 1 分钟菌斑 pH 的变化

3. 唾液分泌量（quantity of salivary secretion） 唾液流率（salivary flow rate）以每分钟唾液分泌量（ml）表示，是影响龋易感性的最重要参数。在临床工作中测定唾液流率可作为：①龋患者的初诊检查。②评估龋齿治疗和预防措施对口腔健康的影响。③可疑唾液分泌低下征（hyposalivation）的患者（如舍格林综合征和头颈部放疗后）的诊断检查之一。在检查唾液流率的同时，也可检查唾液缓冲能力（salivary buffer capacity）、唾液变形链球菌和乳杆菌的水平。

为使唾液采集标准、可信，应严格规定唾液采集的标准，并详细告知患者。内容包括：①唾液采集前 1 小时患者禁食、禁饮（水除外）。②唾液采集前患者禁止吸烟以及剧烈的体力活动。③唾液采集前两周禁服抗生素。④推荐唾液采集前 1 分钟为采样前期，采样期的时间建议刺激唾液可为 5 分钟，非刺激唾液可为 10 分钟。⑤采集唾液时患者应自然放松地坐在椅子上（不是牙科椅），双肘置于膝上，头部微垂于双臂之间。⑥同一患者每次唾液采集的时间最好是一天中的同一时刻。⑦采集的唾液样本如果需进行化学分析，样本中不应带有血液。

刺激性唾液的收集方法：先嘱患者咀嚼石蜡（1g）1 分钟至石蜡变软，吞咽或吐出所分泌的唾液。继续咀嚼石蜡一段时间（5min），使所分泌的唾液自然流入一带有刻度的量筒。使用冰过的量筒或加入一滴辛醇可减少唾液的泡沫。

非刺激性唾液的收集方法：嘱患者静坐、低头、微张口，于下唇接一带有刻度的量筒，使唾液自然流入其中。收集在一定时间内（如 1 分钟）流出的全部唾液，应避免唇、颊、舌的任何运动，更不应将唾液吐出。

非刺激性唾液又称静态唾液，是指没有外源性刺激，如咀嚼和味觉刺激情况下唾液腺持续分泌的唾液。一般来讲健康成人的非刺激唾液流率应大于 0.1ml/min。对于可疑唾液分泌低下征的患者，非刺激唾液的采集时间应为 15 分钟，并分别表示以 ml/min 和 ml/15min 来表示唾液流率，以避免由于唾液分泌波动造成的偏倚。测定非刺激性唾液流率的变化在诊断唾液分泌低下征 / 口干时较刺激性唾液更加可靠。

一些研究测定了健康人的非刺激性唾液流率，平均约为 0.3ml/min，但发现其范围变化很大。一些受试者的唾液流率很低，却没有口干的症状。因此，除非患者自我主诉口干或几乎没有唾液分泌，临床上很难鉴别患者的唾液流率是否正常。

许多因素可影响非刺激性唾液的流率，如生理节律、体内水分、不同的刺激（机械、味觉和嗅觉）、身体的姿势、饮食和服药史，以及精神因素等。体内呈脱水状态时，对唾液流率影响最大。当机体脱水 8% 时（如一 70kg 成年人，体内含水约 50kg，脱水 8% 意味着失水 4L），唾液的流率几乎下降为零。唾液流率在一天中午后是高峰，睡眠时唾液几乎停止分泌。由于唾液流率降低，对口内物质的清除和转运能力下降，使得口腔残留食物残渣为牙菌斑致龋创造了极好的条件。因此，夜晚睡前清洁牙齿对预防龋的发生十分重要。非刺激唾液的流率对口轻舒适度的影响较大；刺激唾液的流率则对进食后口内残留的食物，以及细菌代谢碳水化合物产生的有机酸的清除速度起重要作用。

4．唾液分泌低下（hyposalivation） 由于唾液分泌量的正常值有较大的个体差异，很难确切地定义何为唾液分泌低下。目前广泛接受的是如果非刺激唾液的分泌量＜ 0.1ml/min，刺激唾液分泌量＜ 0.7ml/min 被视为唾液分泌低下征。需要明确的是口干（dry mouth）或口干综合征（xerostomia）只是患者的主观症状，并不等同于唾液分泌低下征。

诊断唾液分泌低下时必须考虑或检查的内容应包括：

（1）唾液的刺激流率。

（2）唾液的非刺激流率。

（3）既往病史资料：是否服用抑制唾液分泌的药物、是否说话困难、是否难以吞咽固体食物、口腔黏膜是否疼痛、是否难以摘戴活动义齿。

（4）口腔检查：黏膜或舌是否有炎症变化，扣诊或吞咽时唾液腺是否疼痛，颊黏膜是否黏口镜，龋发生在不好发牙面：如光滑面、切端或牙尖等。

如果在上述检查中多项呈阳性，非刺激唾液流率低，则可确诊，同时该患者应被视为龋高危个体。

许多全身疾病或其他因素影响唾液流率，造成唾液分泌异常，包括：①有抑制唾液分泌副作用的药物，包括抗抑郁药、利尿剂、抗组织胺药和麻醉剂。②头颈部放射性治疗。③一些自身免疫系统疾病，如风湿性关节炎、舍格林综合征等。④胰岛素依赖型（Ⅰ型）糖尿病。⑤厌食症、营养不良症、频繁禁食。⑥唾液腺结石。⑦绝经。

许多药物存在影响唾液分泌的副作用，出现时可与相关专业大夫磋商是否可改变剂量或换用其他药物，应注意不可只因为牙科的原因，随意改变系统病的治疗。

舍格林综合征（sjogren's sydrome，SS）是一种自身免疫性外分泌病，在50岁以上人群患病率高达3%，主要表现为眼干、口干和慢性结缔组织病，如风湿性关节炎、红斑性结缔组织病。90%的患者是女性，口腔症状出现年龄为40～60岁。由于缺乏有效的治疗方法，解除口腔症状主要是使用人工唾液，并给予口腔预防措施以控制龋齿发生。

唾液分泌与激素水平有关，许多研究显示停经后妇女的唾液分泌率低于育龄期妇女。个体表现不同，有些患者可出现口干或黏膜或舌烧灼感、唾液或说话困难、真菌感染等症状，但探查的唾液流率常无明显变化。

儿童最迟在14～16岁唾液分泌达到成人水平，很少出现唾液分泌过少或过多。年龄对健康人的刺激性全唾液流率没有显著影响，但研究显示老年人的小唾液腺和颌下腺刺激性唾液分泌较年轻人可下降50%。这可解释许多老年人自觉口干但临床检查刺激性全唾液分泌量却显示正常，舌下腺和颌下腺的功能是对口干的感觉影响较大。

头颈部肿瘤患者一般需要接受5～7周的放射线治疗，剂量在50～70Gy。如果唾液腺在放疗区内，常常会导致唾液流率的急剧下降。放疗剂量在<10Gy，一般仅引起唾液分泌短暂下降；10～15Gy即可引起唾液分泌低下征；15～40Gy常引起严重但可逆的唾液分泌减少；放疗剂量>40Gy将导致唾液腺不可逆性的、实质的损伤。放射线可引起唾液成分的改变，如唾液变得黏稠发白、变成黄或棕色、pH值下降、缓冲容量减小、还可发生电解质和蛋白质成分改变。放疗还使致龋微生物增加，临床上最显著的变化是变形链球菌、乳杆菌和酵母菌增加。放疗对唾液分泌量和成分的改变使患者出现各种口腔问题，如放射龋。放射龋除了发生和进展迅速，还常常累及牙齿在正常情况下相对抗龋的牙面。针对放疗导致的患者唾液分泌低下征，以及随后引起的患者龋易感性的大大增高，应给予相应的口腔保健措施，如口腔卫生指导、应用抗菌剂、刺激残留的唾液分泌功能或使用人工唾液等。

四、唾液成分

唾液是无色、无味的液体，较黏稠，比重1.002～1.008，pH范围可波动于6.2～7.6之间，平均为6.7。唾液成分中水占99%以上，固体成分占0.5%～0.6%，主要包括无机物、有机物，以及大分子物质如各种唾液蛋白质和酶等（见表4-1）。

表4-1 混合唾液成分平均值和血浆正常值比较

成分	唾液（mM）	血浆（mM）
无机物		
钙	1～2	2.5
镁	0.2～0.5	1.0
钠	6～26	140
钾	14～32	4
胺	1～7	0.03
无机磷	2～23	2
氯	17～29	103
碳酸根	2～30	27
氟	0.0005～0.005	0.001

续表

成分		唾液（mM）	血浆（mM）
有机物			
	尿素	2~6	5
	氨基酸	1~2	2
	葡萄糖	0.05	5
	乳酸盐	0.1	1
	脂肪酸（mg/L）	10	3000
大分子物质（mg/L）			
	蛋白质	1400~2000	70000
	糖蛋白	110~300	1400
	淀粉酶	380	—
	溶菌酶	109	—
	过氧化酶	3	—
	IgA	194	1300
	IgG	14	13000
	IgM	2	1000
	脂类	20~30	5500

引自：W.M.Edgar. Saliva and Oral Health.2nd. Thanet Press Limited，1996.

（一）无机成分

钙 唾液中钙和蛋白质的浓度均受唾液流率的影响。颌下腺和舌下腺分泌液中钙浓度大约是腮腺分泌液的两倍，由于腮腺分泌液占全唾液的比例随刺激的增加而增加，唾液中的钙浓度与唾液的流量呈线性关系。唾液分泌的昼夜节律对唾液钙的浓度影响也很大，中午高峰时可达最低时的两倍。唾液钙浓度不受饮食影响。一些药物会影响唾液钙水平，如治疗心脏病的药物异搏定，是钙的拮抗剂，可抑制钙离子的跨膜流动，使唾液钙浓度可增加50%。毛果芸香碱也可增加钙浓度，常被作为唾液刺激剂用于实验。

唾液钙依赖于pH的不同可分为离子钙和结合钙。离子钙可直接参与牙硬组织与周围环境的钙磷平衡，对龋的发生起重要作用。当唾液pH接近中性，离子钙大约占总钙的50%；唾液pH下降，离子钙增加；当唾液pH低于4时唾液中钙大部分为离子形式。结合钙可与无机离子如无机磷酸盐、重碳酸盐结合，也可与有机离子如柠檬酸盐以及与大分子蛋白结合。大分子蛋白如富酪蛋白、富组蛋白、富脯蛋白，均与唾液钙有高度的亲和性，能抑制钙磷的沉积。钙还与淀粉酶有紧密结合，作为酶起作用的辅助因子。

钙通过获得性膜或菌斑参与牙齿硬组织与唾液之间的钙磷平衡。菌斑中的钙浓度由于钙在菌斑中高浓度的结合位点和钙盐的沉积，稍高或有时远高于唾液。唾液和菌斑的总钙和离子钙之间有很强的相关关系，离子钙在二者的界面之间存在着扩散梯度。当菌斑受到糖攻击时，pH下降，结合钙解离，唾液菌斑界面的扩散梯度增大；当菌斑pH缓慢上升，唾液和菌斑中的离子钙浓度也将缓慢达到平衡。

另外唾液中带有两个正电荷的钙离子和一些带有两个负电荷的酸，如水果或果汁中的柠檬酸等，可紧密结合，产生螯合作用，形成螯合环。正常时唾液中柠檬酸浓度在0.1 ~ 0.2mmol/L，仅结合少量钙离子。当口腔中柠檬酸浓度增高，如进食柑橘类水果或果汁时，唾液中钙离子将被大量螯合，浓度急剧下降，使得牙齿表面的钙磷结构产生溶解动力。随后柠檬酸逐渐被唾液清除，其结合和溶解钙的作用渐弱，口腔情况逐渐恢复正常，唾液中钙磷重新呈现超饱和状态，脱矿的牙齿表面结构可再矿化。但如果酸的螯合作用不断重复，频率过高，牙齿表面的矿物质将出现实质性丧失，称为釉质的酸蚀症（erosion）。

无机磷　唾液中无机磷酸酸盐由 H_3PO_4、$H_2PO_4^-$、HPO_4^{2-}、PO_4^{3-} 组成，唾液 pH 决定着各离子的浓度。唾液 pH 低，则 PO_4^{3-} 较少，羟磷灰石的离子产物降低，引起牙齿脱矿。像钙一样，唾液中无机磷也是牙齿矿物质在口腔环境中稳定的前提条件。

总无机磷的浓度随唾液流率的增加而降低，其在非刺激性混合唾液中浓度大约是 5mmol/L，但各报告存在差异；受到刺激后这一浓度可下降到 2 ~ 3mmol/L 或更低。像钙一样，不同唾液腺的分泌液中无机磷的浓度在存在差异，颌下腺中的浓度仅为腮腺的三分之一，但却是小唾液腺的 6 倍。无机磷浓度变化的节律性不像钙那么明显，峰值常常可比最低值高出 50%。依赖于 pH变化，大约 10% ~ 25% 无机磷以复合形式存在，如与钙或蛋白质结合；不到 10% 是焦磷酸盐（pyrophosphate，$H_4P_2O_7$），它是钙磷酸盐沉积的抑制因子，影响牙石的形成。

从龋病学的角度来说，唾液无机磷的生物学功能包括：（1）唾液中钙磷酸盐的溶解和沉积维持了牙齿正常结构；（2）对唾液缓冲能力有一定作用；（3）为口腔微生物提供营养（是糖酵解代谢的必需物质）。

氟　唾液氟浓度受饮水氟浓度、应用防龋产品如含氟牙膏等外环境的影响。在饮水低氟区（饮水氟浓度低于 10μmol/L），全唾液中基础氟浓度一般低于 1μmol/L，在饮水高氟区唾液氟浓度则要高得多。人体摄氟后血液中氟浓度增加，大约 0.5 ~ 1 小时达到高峰。通过腺泡细胞膜氟从血液扩散进入唾液，使唾液中氟浓度上升。唾液导管中氟浓度比血浆中低大约 30% ~ 40%，而全唾液中只有大约 0.1% ~ 0.2% 氟是由唾液腺分泌。龈沟液中氟浓度大约与血浆相似。

唾液中氟的重要来源是通过口腔摄入的食物和局部应用防龋含氟制品。由于口腔中静止唾液量少，氟化物进入后使唾液中氟浓度迅速升高。唾液氟浓度较高时，唾液薄膜与牙菌斑间产生浓度梯度，唾液中氟可向菌斑中扩散，使菌斑液中氟浓度升高。唾液和菌斑液中氟与钙形成 CaF_2矿物盐沉积，它的作用是可缓慢释放氟离子。氟还可扩散进入细菌胞浆体内，通过与镁结合形成复合物，阻止烯醇酶参加糖酵解途径。由于唾液的清除作用，局部用氟后唾液中的氟浓度迅速下降，像糖一样其清除率主要取决于唾液流率，而后者由味觉刺激的强弱决定。因此，太强口味的局部含氟制剂将会刺激唾液分泌，反而会使氟被快速清除。氟的清除与糖有所不同，因为唾液中本身含有基础水平的氟，这使得氟的清除呈渐进式逐渐恢复至基线。一些因素可导致这一过程延缓，包括：①吞咽的氟可有部分重新进入唾液，但这一作用对唾液氟浓度的影响很小。②由于唾液的清除作用，几分钟后唾液氟浓度下降，使得唾液和菌斑之间的浓度梯度逆转，菌斑氟浓度高于唾液，菌斑氟开始向唾液扩散，降低了唾液的清除率。③当菌斑中氟浓度下降使得菌斑液中氟浓度相对于氟化钙呈不饱和状态时，氟化钙开始缓慢溶解，增加氟离子浓度。这一过程十分复杂，主要依赖于菌斑 pH 的变化。当 pH 在正常范围时，不溶性磷酸蛋白可抑制氟化钙的溶解；pH 接近 5 时，氟化钙完全溶解。

氢离子　唾液的氢离子常被表达为 pH 单位，即氢离子浓度的负对数。其来源于腺体分泌或微生物产生的有机酸和无机酸，也可由食物或饮料带入口腔。口腔中的酸碱平衡十分复杂，漱糖后口腔中不同部位的氢离子浓度可相差 100 倍。唾液 pH 变化影响着口腔中的化学反应，如牙体硬组织中钙磷和其周围液相的平衡。

唾液 pH 与唾液中的重碳酸盐关系密切，血浆中重碳酸盐的浓度是 24mM，而在非刺激性唾液中仅为 1mM，说明重碳酸盐离子可被重吸收。受到刺激唾液流率加快，唾液中的重碳酸盐浓度接近血浆。非刺激唾液 pH 可以低于 6，而唾液流率高时 pH 可以接近 8。菌斑的酸性产物也影响唾液 pH 的变化。如菌斑酵解糖后产生乳酸可扩散入唾液，可使唾液 pH 降低。唾液素（sialin）是唾液中的小分子多肽（glycine-glycine-lysine-arginine），由腮腺分泌，可使唾液 pH 升高，被称为升 pH 因子。唾液素可刺激细菌产生碱性产物，及早终止糖酵解时快速上升的 pH。另外，尿素酶可将二氧化碳和氨转化为尿素，也有升高 pH 作用。

唾液缓冲能力 图 4-2 是用强酸滴定唾液得到的唾液的缓冲曲线，反映的是唾液 pH 的变化。不同时间采集的唾液样本、不同个体这一曲线均有不同。图 4-2 中曲线的第一部分的斜率低，表明其抗酸性，其缓冲力主要来自唾液中无机正磷酸盐和碳酸 / 重碳酸盐系统。磷酸盐系统在刺激性唾液中浓度低，但在非刺激唾液浓度相对较高，峰值可达 10mmol/L。在 pH6 ~ 8 时 HPO_4^{2-} 可结合 H^+ 形成 $H_2PO_4^-$，由于这一酸碱对的 pK_a 值为 6.8 ~ 7.2，因此磷酸盐系统的最大缓冲容量在此 pH 范围。唾液中最重要的缓冲系统是碳酸 / 重碳酸盐系统，重碳酸盐的浓度在非刺激唾液中不到 1mmol/L，但当刺激唾液分泌到最高唾液流率时，重碳酸盐的浓度可达 60mmol/L。非刺激唾液中含有 10% ~ 20% 的二氧化碳，强刺激后唾液中二氧化碳的量可增加几倍。其平衡式如下：

$$CO + H_2O \rightarrow H_2CO_3 \rightarrow HCO_3^- + H^+$$

当持续向唾液中加入酸，唾液中的重碳酸盐和无机磷酸盐被耗尽，pH 开始迅速下降（图 4-2 中第二部分）。当 pH 下降到 4 时，唾液中的大分子物质发挥缓冲作用，唾液的缓冲能量增加（图 4-2 中第三部分）。参与缓冲作用的大分子带有 H^+ 的结合位点，如羧酸根和氨基酸等，但其在唾液中浓度较低，因此对唾液的缓冲容量贡献不大。但在一些部位如黏膜和牙齿表面这些大分子物质的浓度相对较高，而重碳酸盐和磷酸盐的浓度较低，大分子物质可能是这些部位的主要的缓冲物质。

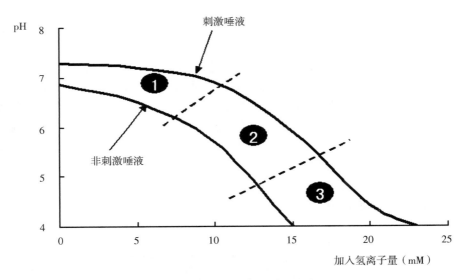

图 4-2 唾液对强酸的缓冲曲线

唾液的缓冲容量曾被用于"龋活跃性实验"，但由于许多临床研究发现二者之间相关性不强，其作用被质疑。龋发生于菌斑下方的牙釉质表面，这一部位的缓冲机制与唾液十分不同，唾液的缓冲物质可能并不能显著影响菌斑深层和牙齿硬组织表面 pH 的变化。

（二）有机成分

黏蛋白（mucins）和其他糖蛋白（glycoproteins） 唾液中含有多种蛋白质，其中大多数为糖蛋白。糖蛋白是一组含糖的结合蛋白，是糖链和蛋白质组成的共价复合物。糖蛋白常以其细胞来源分类，进而以其生化性质分成亚类。如果糖蛋白的氨基己糖含量如超过 4%，称为黏蛋白（mucins），在 4% 以下，称为糖蛋白。

糖蛋白是构成唾液蛋白的主要部分，覆盖在整个口腔黏膜和牙齿表面，参与获得性薄膜的形成；糖蛋白对微生物在口腔表面的黏附，定居、清除、细菌间的共集与集聚，还有牙结石形成牙齿再矿化化等均有重要的作用。

黏蛋白是腺泡细胞来源的、具有黏滑性质的一组含碳水化合物的蛋白，由颌下腺、舌下腺和小唾液腺分泌。尽管小唾液腺分泌的唾液量只是唾液的 10%，但 70% 的黏蛋白是由小唾液腺分泌的。人唾液中有两种黏蛋白：MG_1 和 MG_2，分别被称为高分子黏蛋白和低分子黏蛋白。MG_1 由颌下腺和舌下腺的黏液细胞分泌，有多个由二硫化物连接的亚单位，分子量大于 1000kDa，蛋白质占其分子总重不足 15%。唾液腺的黏液细胞和浆液细胞均可分泌 MG_2（腮腺浆液细胞除外），其分子量为 200 ～ 250kDa，由一单肽链组成，占分子总重大约为 30%。MG_1 和 MG_2 的分子结构是不对称的、开放的，其碳水化合物副链常以带负电荷的基团（如唾液酸 sialic acid）结尾。

黏蛋白是亲水的（hydrophilic）、有抗脱水作用，因此可维持口腔黏膜表面湿润，有润滑作用，保护口腔组织。黏蛋白还可促进口腔细菌凝集，有利于细菌从口腔中清除。黏蛋白的一些寡糖（低级多糖，oligosaccharide）可通过阻断细菌表面的反应基团，黏接素抑制细菌在软组织的黏附，有助于保护黏膜不受感染。黏蛋白还与牙齿硬组织相互作用，调节特异性细菌对牙齿表面的黏附。

淀粉酶（amylase）　α- 淀粉酶是唾液腺分泌的主要的酶，占唾液腺分泌蛋白的 40% ～ 50%，其中 80% 由腮腺和颌下腺分泌。其分子量在 54 ～ 57kDa。淀粉酶的主要作用是对食物淀粉的分解消化，将其变为低分子量的糖。后者可以被口腔细菌利用，参与致龋过程。

富脯蛋白（proline-rich proteins，PRPs）　是唾液中最大的一族蛋白质，约占唾液总蛋白质的 70%，由腮腺和颌下腺分泌。富脯蛋白有三类，分别为酸性、碱性和糖激化型，糖性富脯蛋白具有润滑功能，碱性富脯蛋白功能尚不明了，酸性富脯蛋白在口腔中有多种功能，其特点如下：①占唾液总蛋白的 25% ～ 30%，分子结构呈高度不对称性。②可抑制钙磷酸盐的沉积。③参与获得性膜的形成。④促进细菌在羟基磷灰石表面的黏附。

富酪蛋白（statherin）　由颌下腺和腮腺的腺泡细胞分泌，是富含酪氨酸和脯氨酸的磷蛋白。富酪蛋白含 43 个氨基酸，结构不对称。富酪蛋白可抑制钙磷酸盐的沉积和晶体的生长，还能促进放线菌在牙面的黏附，从而减弱变形链球菌在牙面的黏附，抑制龋的发生。由于唾液中磷酸钙盐是过饱和的，富脯蛋白和富酪蛋白均可抑制其发生连续沉积，维持其稳定和过饱和的状态，为维护牙齿的完整性提供保护和修复环境。

唾液中具有抗微生物功能的蛋白质　唾液中多种蛋白成分被证明具有抵抗微生物对机体侵袭的作用，表 4-2 是其中的典型部分。

表4-2　人类全唾液中主要的抗微生物蛋白成分

蛋白质	主要功能
非免疫球蛋白	
溶菌酶（lysozyme）	抗革兰阳性菌和念珠菌
乳铁蛋白（lactoferrin）	抗革兰阳性和阴性菌
唾液过氧化酶（salivary peroxidase）	抗微生物，降解过氧化氢
凝集素（黏蛋白、腮腺糖蛋白等） （agglutinins mucins，parotid glycoproteins）	促进微生物凝集、聚集
富组蛋白（histatins）	抗细菌、真菌
副半胱蛋白（cystatins）	抗病毒
免疫球蛋白	
分泌型IgA	抑制细菌黏附
IgG	增强细胞吞噬
IgM	增强细胞吞噬

摘自 Tenovuo（1998）

（三）影响唾液成分的因素

唾液中各种成分的比例相对比较稳定，影响唾液成分的主要因素是唾液的流率。当唾液流率增加，唾液中总蛋白、钠、钙、氯和重碳酸盐的浓度不同程度的升高；同时无机磷酸盐和镁的浓度降低。

影响唾液成分的另一因素是采集唾液的刺激时间。随着刺激时间的延长，钙和蛋白质的浓度升高。

唾液分泌的生理节律（circadian rhythm）对唾液的成分也有影响。许多物质在一天中都有一定的变化，其峰值可是最低值的几倍。这种生理节律的变化并不依赖于唾液流率的变化。

由于以上多种因素可影响唾液成分，因此在采集唾液样本时需要严格标准化。否则较大的变异将会影响结果的准确性和有效性。

五、唾液功能

唾液具有多种生物学功能，主要包括：

1．消化和营养功能

（1）咀嚼可刺激唾液的分泌，为食物的咀嚼和吞咽提供液体，使食物变成食糜，从而协助食物的咀嚼和吞咽。

（2）唾液中的一些消化酶，如唾液淀粉酶、唾液脂酶和蛋白酶可直接参与食物的消化作用。

（3）唾液作为食物的溶剂，可使食物与味蕾充分接触，影响味觉的感受性，协助味觉作用。

（4）唾液还有水平衡作用，当机体脱水时，唾液流量下降，口干的信号通过渗透压感受器传递，使人增加饮水。

2．润滑作用　唾液覆盖在口腔黏膜表面，唾液中的黏蛋白起润滑剂的作用，有助于呼吸、语言、咀嚼和吞咽等运动，保护口腔黏膜。

3．清除作用　唾液的流动、冲刷作用可清除食物残渣，转运一些代谢产物，保持口腔清洁，免受侵蚀。

4．对酸的缓冲功能　唾液可部分中和进食后牙菌斑产生的有机酸，使菌斑 pH 迅速回升，缩短牙齿脱矿的时间，降低患龋的危险性。

5．抗微生物作用　唾液中的黏蛋白、糖蛋白具有强大的促进细菌凝集作用，聚集的细菌在蛋白的包绕下共同形成大的团块，然后通过吞咽动作进入肠道，变为对人体无害的物质。溶菌酶、过氧化酶还可进一步加强抗菌的作用，共同形成口腔抵御致病微生物入侵的主要防线，维持口腔的生态平衡。唾液中特异的免疫球蛋白也可能参与到机体对特种微生物的抵抗，但是其单一的作用还没有得到广泛的证明。

6．离子库作用　唾液中的无机离子含量高，有的与蛋白结合，有的呈游离态，使唾液对于牙齿矿物组织始终呈过饱和状态，有利于维持矿物平衡并且可促进牙齿的再矿化。

7．诊断功能　唾液含有与血清类似的成分，在一定程度上可反映人体的健康和对疾病或外来攻击的防御状况。全唾液还可以反映口腔微生物的情况。因其来源丰富，取样简便、无创，许多学者期望利用唾液检测早期诊断或利用唾液检测粗筛某些疾病。此类研究方兴未艾。

目前已经在以下几方面研究开展利用唾液进行或协助诊断，包括：

（1）诊断口腔疾病，如在涎腺疾病诊断、筛选龋易感人群方面。

（2）诊断全身疾病，如舍格林综合征、糖尿病、甲型和乙型肝炎，以及艾滋病等。利用唾液检测 HIV 抗体准确性较高，有些国家已经实际开展，已有商品的试剂盒出现。

（3）利用唾液进行药物监测，如酒精、咖啡因、苯丙胺类、鸦片类毒品等。其中唾液中酒精含量较血液略高且相对稳定，是反应机体酒精含量的良好指标，实际工作中已采用唾液检测机体酒精。

（4）利用唾液测定人体的激素水平，已显示有良好的重复性，与血浆结合合游离激素有高度相关性。总的来看，目前利用唾液诊断疾病仍处于研究探索阶段，还未达到临床实际应用水平。

六、唾液与龋病

1．**唾液参与获得性膜的形成**　唾液中的蛋白是形成牙表面获得性膜的基础，细菌只有借助获得性膜才可以在牙面附着、聚集、生长、代谢并形成菌斑。菌斑中的多种成分还可以为细菌生长代谢提供必要的营养物质。

2．**唾液的量与龋**　唾液的冲刷作用是保证口腔微生态平衡的重要因素。患者因各种原因形成的唾液量减少，会使唾液的清除功能降低，进一步糖的清除、有机酸的清除受到影响，增加龋的危险性。有研究表明，当未刺激唾液的流率在 0.16ml/min 以下时，牙齿脱矿进展速度明显增加。未刺激唾液流率常被用作对龋易感性检测的指标。

3．**唾液的质与龋**　尽管已有的知识告诉我们，唾液中的钙、磷和 pH 在维持矿物平衡中十分重要，但是这些成分的变化大部依赖于唾液量的变化。唾液主要的缓冲体系为 HCO_3^-，其浓度更是强烈地依赖于唾液的分泌率。当唾液的分泌率降低时，其缓冲能力也随之降低。

唾液中抗菌物质有利于对微生物的清除。对于唾液量分泌低下患者进行，有人推荐使用含有过氧化酶、溶菌酶、乳铁蛋白制剂的牙膏，以帮助患者抵抗微生物的侵袭。不过，其效果尚需要更多的临床资料证明。

第二节　牙菌斑和牙菌斑液
Dental plaque and dental plaque fluid

牙菌斑是黏附于牙面和修复体上的细菌团块，由细胞和非细胞成分组成，其中 80% 为水分，20% 为固体。牙菌斑不能用水冲洗的方式去除，它与唾液、龈沟液共同构成牙齿的微生态环境，成为口腔常见疾病龋病和牙周病的主要病因。

一、生物膜与牙菌斑

自然界里的绝大多数微生物都需要附着于其所在环境中的某个表面才能生存，真正以浮游状态存在的微生物很少。附着在某个表面的微生物群落叫作生物膜（biofilm）。生物膜中的微生物包裹于具有一定的三维空间结构的基质中，这一基质的成分来源于微生物生成的细胞外产物和微生物所生活的环境。

附着于牙齿表面的口腔微生物群落叫作牙菌斑（dental plaque）。牙菌斑是生物膜在口腔中的表现，其中的微生物包裹于由微生物生成的细胞外多糖和来源于唾液、龈沟液以及饮食等物质构成的基质中，钙化的牙菌斑则变成牙石（dental calculus）。

牙菌斑大多形成于牙齿的滞留区。一方面，牙菌斑构成宿主防御机制中的重要一环，它对外来致病微生物形成定植阻力，从而对宿主起到保护作用。另一方面，牙菌斑又与龋病和牙周病这两大口腔疾病的发生密切相关，牙面上牙菌斑长期堆积使菌斑微生物的构成发生改变，菌斑下方牙面的微环境会向有利于发生龋坏的方向变化，牙龈缘附近和龈沟内的牙菌斑和牙石则是造成牙周组织炎症的重要原因。

菌斑微生物所表现出来的特性，既不同于浮游状态下微生物的特性，也不仅仅是菌斑内各个微生物的特性的简单累加。研究显示，菌斑微生物抵抗抗生素的能力大大高于浮游微生物，其主要机制是：首先，黏稠的菌斑基质可以阻止抗生素向菌斑内部渗透；其次，菌斑成分可以中和并失活抗生素；再次，菌斑微生物的生长速度下降，使其对抗生素的敏感性降低；最后，附着在牙面上的细菌的基因表达发生改变，细菌具有了新的表现型，使其对抗生素的抵抗力增强。对菌斑内部结构的研究还发现，菌斑的空间结构并非均匀致密的，而是有很多疏松孔隙，特别是其中存在水通道，这有利于营养物质、水和氧气等微生物生长所需的物质进入菌斑深部。另外，影响菌斑微生物生长的关键因素（如：pH 值、氧化还原电位、氧气浓度、电解质浓度等）在菌斑内部呈梯度分布，使菌斑微生物在菌斑的不同深度和菌斑形成过程中的不同时期都表现出多态性，而且，因为形成了菌斑内部微环境的多样性，使那些对生长条件要求十分苛刻的微生物，也能够在原本看上去不适合其生长的环境中生存。菌斑微生物不同于浮游微生物的独特表现具有重要的临床意义。

二、牙菌斑的构成

刚刚清洁过的牙面很快被获得性膜覆盖，流经获得性膜的唾液携带大量的微生物，而唾液中含量高的微生物更容易定植在获得性膜上。在菌斑形成的最初 2 小时内定植的先驱菌多为球菌，包括奈瑟球菌和链球菌（主要是缓症链球菌族链球菌，如血链球菌、口腔链球菌和缓症链球菌），2 小时后出现放线菌和嗜血菌，而专性厌氧菌在这一阶段则很少见。定植的先驱菌迅速生长繁殖，在获得性膜上形成微菌落，并将自己包裹在合成的细胞外多糖以及唾液蛋白形成的基质中，最终形成一层由各种先驱微生物混合的薄膜。

随着先驱微生物的代谢，薄膜内局部微环境变得更加复杂，有利于那些对生存环境要求较高的后继微生物的进一步定植。薄膜中的氧被需氧菌和兼性厌氧菌消耗，其终末产物是二氧化碳以及其他气体。薄膜中的氧化还原电位逐渐降低，形成适合专性厌氧菌生长的微环境。伴随先驱菌代谢还产生额外的营养物质，支持更多类型微生物的生存。菌斑中微生物的种类和数量都大大增加。

如果菌斑的生长不被干扰，菌斑中的微生物构成会逐渐发生改变。7 天后，链球菌仍是优势菌，到了 14 天，链球菌在总菌丛中所占的比例只有 15%，而厌氧杆菌和丝状菌则成为优势菌。发展到顶级群落时，口腔不同部位菌斑的微生物构成也各不相同。

牙齿表面聚集的菌斑量是附着在牙面、生长繁殖的和被清除掉的三方面微生物之间动态平衡的结果。在到达临界值之前，菌斑量可以持续增加，一旦到达了临界值，菌斑受到的剪切力会对菌斑的增加起到限制作用，菌斑的体积将不再增大，但菌斑内部结构还会继续改建。在电镜下观察菌斑的结构，可以见到呈栅栏状互相平行排列的丝状菌和球菌垂直地黏附于釉质表面生长，也可以见到附着于牙面的微菌落以及细菌之间由细胞外多糖构成的基质。在成熟菌斑中，能见到球菌沿丝状菌长轴方向排列形成的"玉米棒（corn-cob）"或"试管刷（test tube brush）"样的特殊结构，还可以观察到获得性膜被酶破坏后细菌与牙面直接接触的现象。使用无创的共聚焦扫描激光显微镜（confocal scanning laser microscope）观察菌斑的内部结构，发现菌斑的空间结构是开放的，在菌斑内部有很多通道存在，这些通道允许外界环境中的水和其他营养物质进入菌斑内部。

随着菌斑内微生物的生长繁殖，菌斑逐渐增厚，菌斑内部的物理和化学因子在菌斑中呈垂直向和水平向梯度分布，菌斑内的微环境呈现多样化。因此，菌斑中不同的位点虽然相距很近，但其中的营养物质、氧气的浓度、pH 值、氧化还原电位以及微生物代谢产物的浓度等影响菌斑微生物生长的理化因子可能有着巨大的差异，丰富多样的微环境为更多种类微生物在菌斑中定植创造了条件，进而菌斑中微生物的种类和数量也呈现出更加丰富的生物多样性。对于整个菌斑来说，虽然表面上看其中的微生物都生活在一个相同的菌斑大环境中，但菌斑中不同的微生物所处的微环境却可能完全不同，因此，这些微生物也可能表现出完全不同的表现型。

三、牙菌斑形成的机制

当一个细菌接近牙面时，细菌和牙齿表面之间会发生一系列特异性和非特异性的相互作用，这些相互作用决定了细菌能否附着在牙面上并定植成功。菌斑的形成是一个完整而连续的过程，但是为了描述的方便，将菌斑形成过程人为地划分成下列 7 个阶段：

1. 获得性膜形成　刚刚清洁过的牙面接触唾液后，唾液中的糖蛋白以及龈沟液和细菌产物很快就会选择性地附着在牙面上，形成薄薄的获得性膜。细菌一般无法直接定植在清洁的牙面上，当获得性膜形成后，细菌才能与膜上某些特殊分子发生相互作用。

2. 细菌随流动的唾液到达牙面　细菌随着唾液的流动到达覆盖着获得性膜的牙齿表面，口腔微生物中除少数几种能动菌以外，绝大多数口腔微生物都是被动地随着唾液的流动被带到牙齿表面的，细菌靠近牙面后，定植的过程随后开始。

3. 细菌和牙面间的可逆性黏附　细菌与牙面之间最初的黏附是松散的和可逆的。带有负电荷的细菌细胞表面和同样带有负电荷的获得性膜上的酸性蛋白之间会产生范德华引力和静电排斥力，使二者维持一种松散的黏附状态。

4. 细菌和牙面间的不可逆性黏附　细菌和牙面之间特异性的、紧密的黏附，是通过细菌细胞表面的黏附素和牙面附着的获得性膜上的受体之间的结合实现的。通过黏附素 – 受体对的紧密结合，细菌能够抵抗唾液的冲刷，牢固地附着在牙面上。

研究发现的口腔细菌与获得性膜表面之间的黏附素 – 受体对包括：链球菌抗原 I / II、B、P1 和 Pac 与唾液凝集素，链球菌的脂磷壁酸与血型反应糖蛋白，变形链球菌族链球菌的葡聚糖结合蛋白与葡聚糖，副血链球菌的 35 kDa 脂蛋白与纤维蛋白，内氏放线菌的 I 型菌毛与富脯氨酸蛋白，牙龈卟啉单胞菌的 150 kDa 蛋白与纤维蛋白原，洛氏普雷沃菌的 70 kDa 凝集素与半乳糖。

细菌与宿主之间其他的特异性结合还包括：戈氏链球菌黏附素与 α- 淀粉酶，内氏放线菌、具核梭杆菌与富酪蛋白（statherin），变形链球菌、牙龈卟啉单胞菌、洛氏普雷沃菌、产黑色素普雷沃菌与富脯氨酸蛋白包裹的羟基磷灰石，血链球菌与唾液糖蛋白上的唾液酸残端。

5. 细菌间的共集聚作用　最先附着在牙面上先驱菌通过类似黏附素 – 受体对的方式与其他后继微生物结合，称为共集聚作用（co-aggregation）。那些没有特定黏附素、因而无法与牙齿表面获得性膜上受体直接结合的细菌，通过共集聚作用与已经黏附在获得性膜表面的先驱菌结合并定植下来，其结果是菌斑内的微生物成分变得更加丰富多样。

发生在不同种细菌细胞与细胞之间互相结合产生的凝聚现象叫作共集聚作用，而发生在同种细菌细胞与细胞之间互相结合产生的凝聚现象叫作自集聚作用（auto-aggregation）。在菌斑形成的早期阶段，可以观察到链球菌和放线菌两个菌属之间的共集聚作用，以及各自菌属中不同菌种间的共集聚作用同时存在。随着菌斑的逐渐成熟，涉及到更多的先驱菌与后继菌之间的共集聚作用。细菌间共集聚的机制是碳水化合物结合蛋白与含有碳水化合物的受体之间在分子水平上的结合，加入碳水化合物可以阻断碳水化合物受体与碳水化合物结合蛋白之间的反应，从而使共集聚作用逆转。

6. 定植细菌的增殖和代谢　先驱菌一旦成功地附着在牙面上便开始增殖，发酵食物中的碳水化合物并向菌斑及其周围环境释放代谢产物。如缓症链球菌族链球菌中的血链球菌和口腔链球菌有 IgA_1 蛋白酶，使其能够分解 IgA 而避免被免疫系统攻击。这些细菌还有糖苷酶，可分解唾液中的唾液糖蛋白用于代谢。上述特性有利于先驱菌在菌斑形成的早期阶段存活并繁殖。随着菌斑的成熟，菌斑中细菌的生长速度逐渐降低，菌斑中的微生物对抗生素的敏感性也大大下降。

菌斑形成中的另一个重要阶段是细胞外多糖的合成。特别是变形链球菌含有葡糖基转移酶，能够合成水溶性和水不溶性的葡聚糖，菌斑中的葡聚糖对维持菌斑的内部结构有重要的意义。最终，牙面上的细菌、细菌的细胞外产物以及宿主的唾液成分混合，形成一个具有复杂空间结构和功能、有着丰富的微生物成分的生物膜，即牙菌斑。

7. 成熟菌斑表面细菌的脱落 成熟菌斑表面的细菌可以脱落，重新成为浮游态，并随唾液的流动被带到新的部位，重复以上过程，形成新的菌斑。

四、牙菌斑液

20世纪60年代中期，随着对牙菌斑研究的深入，Jenkins提出了菌斑液的概念，指出菌斑液（dental plaque fluid）是菌斑微生态体系中物质转运和生化反应的场所。牙菌斑液是菌斑的细胞外液，是直接与牙齿表面接触的牙菌斑的液体成分。由于特殊的微生态体环境，牙菌斑液的成分与唾液并不相同，它含有细菌代谢的产物，也反映着牙菌斑与唾液之间物质交换的结果。牙齿的脱矿与再矿化、结石的形成与溶解，都与牙菌斑中的液体成分有关。

1. 菌斑液的成分 菌斑液的成分主要有无机离子、有机酸和蛋白质。

无机离子：菌斑液中的无机离子浓度一般高于唾液（表4-3），主要含有钙、无机磷酸、钠、钾、镁、铵、氯、氟等。

有机酸：主要有甲酸、乙酸、丙酸、丁酸、乳酸、琥珀酸和丙酮酸。各种有机酸促使牙体硬组织脱矿的能力不同，根据有机酸的解离常数（pKa）可分为高 pKa 酸和低 pKa 酸。乳酸、甲酸和丙酮酸为低 pKa 酸，易使牙齿脱矿，致龋力强；乙酸、丙酸、丁酸和琥珀酸为高 pKa，可吸收低 pKa 酸解离出的氢离子，缓冲低 pKa 酸的产物。

蛋白质：主要为白蛋白，另外还含有免疫球蛋白 IgG、IgA、IgM 和补体 C_3、乳铁蛋白，与糖代谢有关的各种酶，以及多种氨基酸，包括谷氨酸、天冬氨酸、缬氨酸、亮氨酸、丙氨酸、甘氨酸、脯氨酸。有报告菌斑细胞外液中氨基酸是细胞内的 4 倍，较高浓度的氨基酸对菌斑代谢起积极的作用。

表4-3 唾液和牙菌斑液成分的比较（mmol/L）

成分	唾液	牙菌斑液
钠	13	35
钾	20	62
钙	1.5	6.5
镁	0.3	3.7
氨	4	30
无机磷	5	14
乳酸		
饥饿	0.1	60～150
漱糖后5分钟	—	350～900
葡萄糖	0.06	13.9
蛋白（g/L）	2.8	14.9

引自：周学东主编. 口腔生物化学. 四川大学出版社，2002.

2. 菌斑 pH 在糖代谢中的变化及其与龋的关系 菌斑代谢糖后，其 pH 常迅速下降，而后缓慢回升。将菌斑 pH 随时间变化绘成曲线称为 Stephan 曲线。如菌斑 pH 下降至临界 pH 5.5 以下则釉质溶解，形成龋齿。

3. 牙菌斑液有机酸在糖代谢中的变化及其与龋的关系 菌斑内的细菌利用食物中的蔗糖产生有机酸并堆积在菌斑和釉质界面，导致釉质溶解，龋齿发生。

　　研究发现静止菌斑的菌斑液中的有机酸主要以乙酸等高 pKa 为主，受到糖攻击后牙菌斑液中的有机酸水平升高，构成发生变化，以乳酸为主的低 pKa 水平迅速上升，乳酸的变化可能是引起 pH 变化的主要原因。有机酸在牙面堆积的同时也可以向外扩散，唾液的流量和缓冲力在有机酸的转运中起重要作用。若唾液对酸的缓冲转运能力减弱，则菌斑代谢糖产生的有机酸在牙面滞留时间延长，釉质脱矿的可能性将增加。

　　4. 菌斑内矿物质的交换　牙菌斑液内的矿物质转换，主要是牙齿表面釉质与菌斑液之间钙磷氟的交换。菌斑液作为菌斑的液体成分，一方面与菌斑的固相平衡，另一方面与牙齿的矿物质平衡。牙菌斑液内的矿物质含量在不同 pH 下的变化，与牙齿的脱矿、再矿化以及牙石的形成有密切关系。

　　一般情况下，菌斑液中的矿物离子对牙面来说是过饱和的，菌斑液中的钙磷氟离子有向牙面沉积的倾向（再矿化）。

　　糖代谢后，菌斑液的 pH 迅速下降，菌斑液中的矿物离子对牙面来说是不饱和的，这使得牙齿中的矿物盐溶解，钙磷氟离子进入菌斑液，釉质脱矿。

　　牙菌斑液内的矿物质含量与 pH 的变化有密切关系。有研究表明，给糖后菌斑液中的钙磷含量随 pH 下降而上升，随后随 pH 回升而逐渐下降。

　　牙菌斑可摄取并蓄积外源性氟，菌斑被认为是口腔内氟的重要储库。菌斑的氟水平受饮水、食物、外源性给氟等因素的影响。目前的研究已经证实氟可通过抑制细菌代谢和增加釉质抗酸性，达到防龋的目的。

小　结

　　唾液和牙菌斑组成牙在口腔中的微生态环境。唾液的成分及分泌影响着牙的脱矿与再矿化，影响着龋的发生。唾液参与获得性膜的形成，细菌在获得性膜上定植和黏附，经过集聚、增殖、代谢以及成熟脱落等阶段，构成一个完整而连续的牙菌斑循环过程。菌斑微生物的独特表现具有重要的临床意义。牙菌斑是龋的主要致病因素。

（董艳梅　沈　嵩）

第五章 口腔生态系统
Oral ecosystem

第一节 口腔微环境
Oral micro-environment

人体常驻微生物（resident microflora）能够定植在人体特定的部位，这是人类和寄生在人体的微生物在漫长的进化过程中自然选择的结果。这一定植过程从人一出生就开始出现，而能够成功定植的常驻微生物来源于环境以及与人类密切接触的其他个体。人体内外表面物理和生物学特性的不同，定植其上的常驻微生物的种类也不同，一个特定的表面只能定植特定类型的微生物。有研究显示牙菌斑中能够分离出超过 500 种不同的微生物。有学者也曾提出如果使用灵敏的分子生物学检测手段，人类口腔中能够分离出约 2000 种不同的微生物（其中包括很多无法通过体外培养方法分离鉴定的微生物）。虽然这些口腔微生物不断地随着饮食过程被吞咽进入肠道，但在肠道中只能分离出其中的二十几种，其他的则无法在肠道特定的环境中定植。

在正常情况下，定植微生物与宿主保持着和谐相处的平衡关系。但是，在生存的环境受到外界干扰的情况下，常驻微生物和宿主间的平衡关系会被打破，疾病也随之发生。

口腔环境受到外界干扰的情况尤其常见。一方面，原来处于稳定状态的微生物群落遭到外源性或内源性因素的干扰，如使用抗生素、进食碳水化合物、宿主的防御机制发生缺陷，等等。另一方面，某些微生物也可能出现在通常无法进入的环境中，如拔牙或创伤造成口腔细菌进入血流，细菌随血流在全身远行播散。

在上述两种生态平衡被破坏的情况下具有致病潜能的微生物称作机会病原微生物（opportunistic pathogens），口腔中很多的常驻细菌是机会致病菌。事实上，我们大多数人会在一生中的某段时间里，因为常驻口腔微生物群落中各种微生物的比例失衡而罹患某种口腔疾病，如龋病和牙周疾病。虽然龋病和牙周疾病不是致命的疾病，但因其在人群中的发病率高且对人的经济社会生活的影响而广受重视。

一、口腔作为微生物栖息地的独特性

口腔中不同部位有不同的微生态系统（micro-ecosystem），使得生物特性各不相同的多种微生物得以定植在不同的部位。在人的一生中，口腔生态环境的特性会发生改变，新生婴儿口腔中只有黏膜表面可供微生物定植，牙齿萌出后的表面为微生物提供了大量可供定植的硬表面。口腔的微生态环境在恒牙替换乳牙、牙齿拔除或脱落、安装义齿或种植体以及接受牙科治疗后都会发生相应的改变，因而定植的微生物群落也会相应发生变化。摄入饮食的种类、唾液流量以及抗生素会使口腔微生态发生一过性的波动，对定植的口腔常驻微生物也会产生影响。

口腔微环境所独有的不同于身体其他部位的特性主要与牙齿、口腔黏膜、唾液和龈沟液等生态环境有关。

（一）牙齿

牙齿是人体中惟一暴露于外环境的矿化硬组织，其表面特性为口腔微生物的定植提供了适当

的场所。口腔微生物（大部分是细菌）及其胞外产物混合部分宿主产物在牙齿表面堆积形成生物膜（biofilm），亦即牙菌斑（dental plaque）。虽然正常人群的口腔中也会有牙菌斑的形成，但龋病和牙周病患者牙菌斑的特性与疾病的发生和发展有着更加紧密的联系。在疾病状态下，牙菌斑中微生物群落的构成会发生变化，在健康状态下占优势的那些微生物的比例减少，而原来只占很小比例的某些微生物的比例会增加，从而引起相应的病理变化。

口腔微生态环境会随着牙齿的萌出、乳恒牙的替换、牙齿的脱落以及义齿的安装等变化而发生改变，在口腔中定植的常驻口腔微生物的数量和种类也会相应地发生变化。口腔中的不同牙齿以及每个牙齿的不同牙面，因其不同的物理性质和生物特点，会有各不相同的常驻口腔微生物定植。牙齿的窝沟、邻面以及牙龈沟等不易清洁的部位（亦称滞留区，stagnant site），可使定植其中的微生物受到一定的保护而不易被清除。而且，上述滞留区的局部微环境常常处于一种厌氧状态，有利于原来只占很少比例的厌氧微生物的生长，因此，定植在滞留区的微生物较其他部位菌斑中的微生物更加多样化。

虽然口腔微环境的物理和生物特性决定了在某一特定部位只有特定的微生物能够定植，但口腔微生物也可以对其定植的局部微环境产生影响。微生物群落的代谢过程能够使其周围微环境的物理和化学特性发生改变，使得牙齿表面的微环境在正常状态下和疾病状态下各有不同的表现。例如，在龋病的发展过程中，龋病的病损一旦发展到矿化程度较低、有机成分含量较高的牙本质层，细菌的营养来源会变得丰富，病损处的微环境随着细菌代谢产物的堆积也会变得更加偏向酸性和更加偏向厌氧状态；相应地，那些适应这种环境变化的细菌（如变形链球菌和乳杆菌）的比例就会增加，从而使局部牙齿表面更容易发生脱矿等一系列病理改变。

（二）口腔黏膜

口腔黏膜作为消化道黏膜的一部分为口腔微生物提供了定植场所，而同时口腔黏膜还具有其他消化道黏膜没有的某些特殊表面，为定植的口腔微生物群落的生物多样性提供了有利条件。例如，舌背黏膜的乳头结构为大量口腔微生物提供了庇护所，使这些微生物能免于被咀嚼动作和唾液冲刷清除掉。舌黏膜上某些部位的氧化还原电位（redox potential，Eh）较低，使得厌氧菌能够在其上生长。口腔中的角化和非角化的鳞状上皮的分布也会对口腔微生物在口腔中的分布产生影响。

（三）唾液

唾液使口腔保持湿润，同时也起到润滑的作用。唾液中含有多种无机离子，包括钠、钾、钙、氯、碳酸根和磷酸根等，有些无机离子为唾液提供了缓冲能力，使其能在一定程度上中和细菌代谢碳水化合物生成的酸性代谢产物。碳酸氢盐是唾液中最重要的缓冲体系，唾液中的磷酸盐、蛋白成分以及菌斑中的固相细菌成分也有一定的缓冲作用。唾液的缓冲力和 pH 值会因唾液流量而有所变化，但唾液的平均 pH 值一般保持在 7.00 左右。

唾液中的有机成分主要是多肽和糖蛋白，这些成分也会对口腔微生物产生影响。唾液中的蛋白成分能首先附着在刚刚清洁过的牙面上形成获得性膜（acquired pellicle），随后，口腔微生物会相继附着在获得性膜上，菌斑形成的过程由此开始，这些蛋白成分同时为口腔微生物提供养分。口腔微生物也能被唾液中的蛋白成分包裹聚集，被包裹的微生物随着咀嚼和吞咽过程得到清除。某些唾液蛋白成分能够抑制外来微生物的生长，起到保护作用。

唾液中的含氮化合物主要是尿素和各种氨基酸。唾液中的氨基酸是唾液蛋白成分被口腔微生物的蛋白酶和肽酶降解后的产物。唾液糖蛋白经过口腔微生物中糖苷酶的降解释放出的少量碳水化合物是唾液中碳水化合物的主要来源。氨基酸、多肽、蛋白质和尿素的代谢终末产物是碱，而这些碱能够提高菌斑中因细菌摄入碳水化合物后代谢产酸所降低的 pH 值。

唾液中的溶菌酶、乳铁蛋白和唾液过氧化物酶系统是唾液中的抗菌因子，他们在控制细菌和真菌在口腔中的定植方面起着很重要的作用。在唾液中还能够检测到抗体，其中分泌型的 IgA 是主要的免疫球蛋白，IgG 和 IgM 则较少。具有抗菌活性的多肽（如富组胺酸多肽）也能在唾液中检出。

（四）龈沟液

龈沟液的成分与血清相似，由龈沟或牙周袋的结合上皮处分泌并最终进入口腔。健康状态下，龈沟液的分泌量很低，在牙龈炎症状态下分泌量会升高。龈沟液是口腔微生物的另一个营养来源。龈沟液也有宿主的防御成分，和唾液相比，龈沟液中 IgG 的含量较高，而 IgM 和 IgA 较少。龈沟液中还含有白细胞，主要是中性粒细胞，起到一定的防御作用。

二、影响口腔微生物生长的因素

（一）温度

口腔温度一般恒定在 35 ～ 37℃，适合多种微生物的生长和繁殖。口腔温度的变化会对口腔中定植的微生物产生影响，温度的改变也会影响微生物所寄生的生境的 pH 值、离子活度、大分子聚集程度以及气体溶解度等一系列重要参数，从而对生境中定植的微生物产生影响。

（二）氧化还原电位

口腔是人体与外界环境交流的重要场所，虽然空气中氧的浓度在 20% 以上，但是口腔中只有极少的绝对需氧菌定植。在口腔中定植的绝大部分微生物具有兼性厌氧和专性厌氧的特性。此外，还有一些嗜二氧化碳的以及微需氧的微生物在口腔中定植。

氧气是口腔微环境中最常见的氧化剂，口腔微环境中氧的浓度是影响专性厌氧菌能否生长的主要因素。氧气的存在使其所在的微环境处于氧化状态。但是，厌氧菌只能在处于还原状态的环境中才能维持其正常的代谢活动，因此，微环境中氧化还原电位的高低决定了厌氧菌能否生存，口腔中某一特定部位厌氧菌的分布与该处的氧化还原电位相关。个别情况下，在有氧生境中某些厌氧菌可以紧邻需氧菌生长，需氧菌消耗了生境中的氧气使其局部环境处于厌氧状态，因而紧邻的厌氧菌得以存活。另一方面，专性厌氧菌也具有特定的分子防御机制，使其能够在一些氧含量不太高的环境中顽强生存。

口腔中各部位的氧含量有差异，舌前部黏膜的含氧量较舌后部黏膜的高，而上下颌颊侧黏膜的含氧量则极低。伴随着菌斑的形成，菌斑中氧化还原电位逐渐降低。刚刚清洁的牙面处于有氧状态，氧化还原电位较高（超过 200mV），适合需氧菌和兼性厌氧菌生长，随着菌斑逐渐成熟，菌斑中的氧化还原电位降低。菌斑生长 7 天后，厚厚的菌斑处于高度厌氧状态，其氧化还原电位很低（低于 –100mV），非常适合厌氧菌生长。

（三）pH 值

大部分口腔微生物适合在 pH 中性的环境中生长和繁殖，对酸性和碱性环境都很敏感。口腔中各部位表面的 pH 值主要受到唾液的调节，因而，被唾液湿润的口腔各部位的 pH 值非常适合口腔微生物的生长。

菌斑中的微生物群落的组成会随口腔环境 pH 的改变而变化。进食蔗糖后，因为菌斑内的细菌能够摄取蔗糖代谢产生有机酸（大部分是乳酸），菌斑内的 pH 值迅速下降到 5 以下，随后，菌斑内的 pH 值会慢慢恢复到基线水平。摄入蔗糖的频率越高，菌斑微生物代谢产酸所形成的低 pH 值环境维持的时间就越长。

在正常牙面菌斑中占优势的细菌只能耐受短暂和轻微的低 pH 状态，频繁的低 pH 值状态或持续的酸性环境会抑制甚至杀死这些细菌，这种频繁的低 pH 值状态常见于两餐之间频繁进食含糖零食和饮料的人的口腔。菌斑持续处于低 pH 值状态促进了耐酸菌（aciduric bacteria）的定植和生长。变形链球菌族链球菌（mutans streptococci）和乳杆菌（Lactobacillus spp.）在正常部位的牙菌斑中几乎不存在或只占很小的比例，但在低 pH 值牙菌斑中是最常见的耐酸菌。低 pH 值菌斑中的变形链球菌族链球菌和乳杆菌水平升高，而对酸性环境敏感的菌株，如血链球菌

（Streptococcus sanguinis）和戈登链球菌（Streptococcus gordonii），则相应减少，上述菌斑中细菌组成的变化使这种低 pH 值牙菌斑所附着的牙面更容易龋坏。

（四）营养

某一微生物是否能在一个生境中生存决定于这一生境是否能够提供这种微生物生长繁殖所必需的营养成分。人类口腔能够提供多种营养物质（包括内源性营养物质和外源性营养物质），使得具有丰富多样性的微生物得以定植其中。

口腔常驻微生物能够在口腔环境中长期定植并呈现出生物多样性主要是因为其代谢过程利用了口腔中提供的内源性营养物质，而非主要依靠外源性的营养物质（如饮食）。口腔内源性营养物质的主要来源是唾液，唾液含有氨基酸、多肽、蛋白质、糖蛋白（也是糖的一个来源）、维生素和一些气体。菌斑微生物中有些细菌有糖苷酶，有些则有蛋白酶。糖苷酶的作用是从唾液黏蛋白的寡糖侧链中释放出碳水化合物，而蛋白酶的作用则是将蛋白质降解为氨基酸。因为没有一种细菌具有代谢口腔内源性营养物质所需的全套酶系统，细菌之间利用各自的酶系统发挥协同作用降解这些内源性营养物质用于代谢过程。

除了口腔中的内源性营养物质外，饮食提供了更加丰富的外源性营养物质。外源性营养物质中的可酵解的碳水化合物是对口腔生态环境影响最大的一类化合物，可以被细菌降解产酸。某些细菌（如变形链球菌族链球菌）具有葡糖基转移酶（glucosyltransferase，GTF）和果糖基转移酶（fructosyltransferase，FTF），在这两种酶的作用下，细菌可将蔗糖转变成多聚糖（葡聚糖和果聚糖），这种多聚糖既可以帮助细菌牢固地黏附于牙面，也可以作为细菌的细胞外能量储备。

乳制品（如牛奶、奶酪）的摄入也会对口腔的生态环境产生一定影响，乳蛋白（酪蛋白）及其派生产物还能够吸附于牙面，替换获得性膜中的白蛋白，改变获得性膜的结构，从而减少变形链球菌族链球菌的附着。乳蛋白还能够释放磷酸钙促进再矿化。

蔗糖代用品作为一种替代的甜味剂常常用来代替蔗糖加入糖果和食物，它们是一类不能被口腔细菌酵解产酸的甜味化合物。木糖醇是应用较广泛的一种蔗糖代用品，实验显示，木糖醇可以抑制变形链球菌（Streptococcus mutans）的生长，经常摄入含木糖醇食物的人的菌斑和唾液中含有较少的变形链球菌。

（五）黏附和凝集

咀嚼运动和唾液流动可以使口腔表面附着不牢固的微生物脱离附着表面进入唾液，每毫升唾液中含有 $10^8 \sim 10^9$ 个微生物，这些微生物主要来源于牙面和黏膜表面，最主要是牙面菌斑和舌黏膜。唾液中的一些成分能够凝集某些细菌以便于通过吞咽将其清除出口腔。黏液素（mucin）是其中一种具有凝集细菌作用的分子，它是大分子量的糖蛋白，含有 40% 以上的碳水化合物成分，它的蛋白质骨架上有不同长度和不同组分的寡糖侧链，某些侧链还有分支，侧链末端的糖多为唾液酸（sialic acid）和岩藻糖（fucose）。在人类口腔中可以分离出两种化学结构不同的黏液素，分别叫作黏液素糖蛋白 1 和黏液素糖蛋白 2。这些黏蛋白不仅可以凝集口腔细菌，而且还可以凝集外源性致病菌，如金黄色葡萄球菌（Staphylococcus aureus）和病毒，如流感病毒（influenza virus）。其他具有凝集作用的大分子还有富岩藻糖糖蛋白、β-2 微球蛋白以及溶菌酶。

（六）抗菌剂

抗菌剂可以杀死细菌或抑制细菌的生长，而抗菌斑剂则是去除牙面上附着的细菌或防止新的细菌再附着到牙面上，抗菌剂和抗菌斑剂经常被加入到牙膏中使用。

口服或静脉注射的抗生素会经过唾液和龈沟液进入口腔并影响口腔微生物群落的稳定。预防性地给予高剂量青霉素几个小时后，唾液中的常驻菌受到抑制，而耐药菌株则浮现出来，而且这些耐药细菌会维持较高的水平并持续存在几周的时间，然后才恢复到用药前的低水平。因此，如果需要接受多个疗程的抗生素治疗时，在每一疗程结束后都应该更换抗生素，而且，疗程间的间隔不应超过一个月，这样可以防止耐药菌株的大量繁殖。

（七）宿主的防御机制

口腔黏膜和牙齿硬组织作为物理屏障可以防止微生物的侵入，人体具有的非特异性和特异性防御机制对维持口腔黏膜和牙齿硬组织的完整性具有重要作用。

口腔具有多种非特异性防御机制。首先，咀嚼运动、凝集作用、唾液冲刷以及吞咽对细菌进行机械清除是一项重要的非特异性防御机制。其次，唾液中的溶菌酶不但能够结合并凝集口腔细菌，而且还具有水解细菌细胞壁上的肽聚糖的潜能。在酸性环境下，单价阴离子（如碳酸氢根、氟离子、氯离子和硫氰酸根）以及唾液中的蛋白酶可以促进溶菌酶的溶胞作用。溶菌酶对口腔常驻微生物的作用不明显，其主要作用是抑制外源性微生物的生长。再次，口腔分泌物中的另一项非特异性防御机制是乳铁蛋白，它是一种高亲和力的铁结合糖蛋白。乳铁蛋白通过结合口腔环境中的铁使细菌的生长受到限制从而对人体起到保护作用。最后，唾液过氧化物酶系统能够利用 H_2O_2 在中性 pH 值条件下生成次硫氰酸盐、在低 pH 值条件下生成次硫氰酸，两者均可以抑制菌斑中细菌的糖酵解作用，而 H_2O_2 则由某些口腔常驻菌，如血链球菌和轻链球菌（*Streptococcus mitis*），在代谢过程中生成。另外，唾液中分泌的抗菌肽可以抑制真菌在口腔中生长、调节再矿化过程以及抑制某些外源性细菌的生长。

口腔的特异性防御机制包括黏膜中的内皮淋巴细胞和朗格罕细胞、IgG 以及 IgA，它们作为黏膜的屏障防止外界致病微生物的侵入。正常人口腔中的免疫球蛋白主要是分泌型 IgA，具有凝集口腔细菌、调节酶活性以及抑制口腔微生物对口腔表面的黏附等作用，是口腔防御体系的第一道防线。菌斑中的细菌作为抗原能够在龈缘部位和口腔黏膜处刺激机体产生特异性抗体，从而对相应抗原微生物发挥作用，而且，对相关抗体的检测可以用来辅助诊断或用于筛查高危人群。

上述非特异性和特异性防御机制并不是单独发挥作用的，两种防御机制常常会产生协同效应，比如溶菌酶和分泌型 IgA 能够与唾液中的黏液素产生反应，从而可以直接对附着于某一表面的细菌细胞发挥作用。另外，黏液素或分泌型 IgA 也可以与唾液中的过氧化物酶联合发挥作用。

第二节　口腔常驻微生物
The resident oral microflora

口腔常驻微生物（resident oral microflora）是指在人体正常状态下，定植在口腔中的微生物，有成百上千种，包括病毒、支原体、细菌、真菌等，在某些情况下甚至还会出现原虫。口腔微生物具有这种生物多样性是因为人类口腔中存在多种不同的生境，并能够为各种微生物提供其生长和繁殖所需的营养物质。另外，在牙菌斑形成过程中，影响口腔微生物生长的各项生态参数（如 pH 值、氧化还原电位以及营养等）会随着菌斑的增厚在菌斑中形成梯度分布，使菌斑中的不同部位具有不同的生态参数，从而为各种不同的微生物提供适合其生存的生态环境。菌斑中的微生物是一个复杂的混合体，其中的各种微生物在代谢营养物质过程中能够发挥协同作用，使那些对生长环境要求十分苛刻、无法单独在此环境中生存的微生物（如某些专性厌氧菌），能够利用其他微生物在代谢过程中形成的适当生态条件成功定植和生存。

一、革兰阳性球菌

口腔中常驻的革兰阳性球菌（Gram-positive cocci）包括：链球菌、消化球菌、肠球菌、葡萄球菌、微球菌和口腔球菌。

1. 链球菌　链球菌 (*Streptococcus* spp.) 在口腔常驻微生物中占有很大的比例，根据 DNA 同源性、全细胞蛋白组以及糖苷酶活性，口链球菌可以分为四个菌族（表5-1）。

表5-1　口腔中分离到的链球菌

变形链球菌族	变形链球菌 (*S. mutans*)，血清型c, e, f
(*S. mutans*-group)	远缘链球菌 (*S. sobrinus*)，血清型d, g
	仓鼠链球菌 (*S. cricetus*)，血清型a
	大鼠链球菌 (*S. rattus*)，血清型b
	野鼠链球菌 (*S. ferus*)
	猕猴链球菌 (*S. macacae*)
	道恩链球菌 (*S. downei*)，血清型h
唾液链球菌族	唾液链球菌 (*S. salivarius*)
(*S. salivarius*-group)	前庭链球菌 (*S. vestibularis*)
咽峡炎链球菌族	星座链球菌 (*S. constellatus*)
(*S. anginosus*-group)	中间链球菌 (*S. intermedius*)
	咽峡炎链球菌 (*S. anginosus*)
轻链球菌族	血链球菌 (*S. sanguinis*)
(*S. mitis*-group)	戈登链球菌 (*S. gordonii*)
	副血链球菌 (*S. parasanguinis*)
	口链球菌 (*S. oralis*)
	轻链球菌 (*S. mitis*)
	嵴链球菌 (*S. crista*)

变形链球菌族链球菌是与龋病发生有着密切关系的一类口链球菌，因而受到格外的重视。变形链球菌最早由英国人 J. K. Clarke 于 1924 年从人的龋坏牙中分离，因其在体外培养时细菌细胞形态多变而得名。最初，根据该菌细胞壁上碳水化合物抗原的血清特异性，将其分为 8 个血清型（血清型 *a ~ h*），随后发现分离到的变形链球菌有很大的差异，又将其分为 7 个不同的种（表5-1）。对于该菌在龋病发生中的作用将在后面的相关章节中介绍。

唾液链球菌族链球菌包括唾液链球菌和前庭链球菌。唾液链球菌主要定植于舌背黏膜，可以利用蔗糖产生细胞外果聚糖和葡聚糖，但唾液链球菌不是一个重要的致龋菌。前庭链球菌主要分布于人类口腔前庭区黏膜，它不能合成细胞外多糖，但具有尿素酶能生成氨，使局部微环境 pH 升高，而且它还可以生成 H_2O_2，参与唾液过氧化物酶系统并能够抑制其他细菌的生长。

咽峡炎链球菌族链球菌包括星座链球菌、中间链球菌和咽峡炎链球菌，主要分布于牙菌斑中和口腔黏膜表面。这一族的链球菌与全身多个部位内脏器官的化脓性感染有关。

轻链球菌族链球菌包括血链球菌、戈登链球菌、副血链球菌、口链球菌、嵴链球菌以及轻链球菌。血链球菌和戈登链球菌均可以利用蔗糖产生细胞外多糖，血链球菌可以产生蛋白酶裂解分泌型 IgA，而戈登链球菌能与 α- 淀粉酶结合并裂解淀粉，而且细菌结合了淀粉酶后能够遮蔽细菌抗原，从而避免被宿主的防御系统所识别。口链球菌可以生成唾液酸苷酶和 IgA 蛋白酶，但不能结合 α- 淀粉酶，有些口链球菌能够合成细胞外多糖。

2. 消化链球菌　消化链球菌 (*Peptostreptococcus* spp.) 是一类专性厌氧、革兰染色阳性的球菌，主要分布于龋坏的牙本质、感染的牙髓腔和根管、深牙周袋、牙槽脓肿以及身体其他部位的深部脓肿之中。消化链球菌常常存在于混合感染病灶中，与其他微生物共生。口腔中可以分离到的消化链球菌主要有：微小消化链球菌（*P. micros*）、大消化链球菌（*P. magnus*）和厌氧消化链球菌（*P. anaerobius*）。微小消化链球菌具有很强的蛋白水解能力，厌氧消化链球菌能够产生β-内酰胺酶，消化链球菌的这些特性与其造成深部感染的能力有关。

3．肠球菌 关于健康人群口腔中肠球菌（*Enterococcus* spp.）分布的报道较少，该菌能够在口腔的某些部位分离到，最常见的菌株是粪肠球菌（*E. faecalis*）。粪肠球菌常出现于免疫缺陷患者口腔中，感染根管和牙周袋中常常能分离到该菌。

4．葡萄球菌、微球菌和口腔球菌 口腔中只有少量的葡萄球菌（*Staphylococcus* spp.）和微球菌（*Micrococcus* spp.），葡萄球菌常见于戴用义齿患者的菌斑中，也可见于免疫缺陷患者和口腔感染患者的口腔中。另外，在某些患有根面龋的患者口腔中的一些位点可以分离到该菌。这些细菌不是口腔常驻菌，主要分布于皮肤表面和鼻黏膜表面并成为优势菌，只是短暂地出现在口腔中。黏滑口腔球菌（*Stomatococcus mucilagenosus*）是一种触酶实验阳性、革兰染色阳性的球菌，几乎只分布于舌黏膜上，该菌可以分泌一种黏液，与该菌只在舌黏膜定植有关。

二、革兰阳性杆菌和丝状菌

革兰阳性杆菌和丝状菌经常可以从牙菌斑中分离到，口腔常驻的革兰阳性杆菌和丝状菌主要有：放线菌、真细菌、乳杆菌、丙酸菌等。

1．放线菌（*Actinomyces* spp.） 是口腔牙菌斑菌丛中的主要成分，特别是在牙齿的邻面位点和龈沟中有广泛分布。放线菌与根面龋的形成密切相关。放线菌细胞一般呈短棒状，但其形态常常呈现多态性，有些细胞有分支，有些则呈丝状。放线菌细胞大多是光滑的，但有些放线菌细胞有菌毛。放线菌可以酵解蔗糖并生成独特的有机酸代谢终末产物（琥珀酸、乙酸和乳酸）。口腔常驻放线菌列于表5-2。

表5-2 口腔中分离到的放线菌

乔格放线菌（*A. georgiae*）
戈氏放线菌（*A. gerencseriae*）
衣氏放线菌（*A. israelii*）
梅氏放线菌（*A. meyeri*）
内氏放线菌（*A. naeslundii*）
内氏放线菌基因种1（*A. naeslundii* genospecies 1）
内氏放线菌基因种2（*A. naeslundii* genospecies 2）
溶牙放线菌（*A. odontolyticus*）

内氏放线菌是口腔中最重要的放线菌。内氏放线菌有两个基因种，它们可以在基因水平上加以区分，但在表形上没有差别。有些内氏放线菌菌株可以利用蔗糖生成细胞外黏液和果聚糖，有些菌株则可以产生尿素酶生成氨，起到调节菌斑pH值的作用。在内氏放线菌细胞表面上有两种菌毛，这些菌毛对内氏放线菌与其他细菌细胞间共集聚作用（co-aggregation）以及内氏放线菌与其附着的表面间相互作用方面有着重要意义。内氏放线菌被认为与根面龋的形成有关。

衣氏放线菌是一种专性厌氧的机会致病菌，可以引起慢性感染（称作放线菌病），这种感染常发生于头颈部，但能够播散到身体其他部位形成深部感染。衣氏放线菌能够形成独特的"颗粒"，这些颗粒使衣氏放线菌得到保护，使其具有抵抗宿主防御机制和抗生素的能力，并具有向全身其他部位播散的能力。

　　溶牙放线菌与早期的釉质脱矿相关，也和小龋损的进展相关。约一半的溶牙放线菌菌落会产生特有的棕红色色素，可以起到鉴别的作用。梅氏放线菌偶尔可从龈沟中分离到且所占比例较小。戈氏放线菌是一种在健康龈沟中常见的、占比例很小的专性厌氧菌，有时也可从脓肿病灶中分离到。乔格放线菌是一种兼性厌氧菌，偶尔能从健康龈沟中分离到。

　　2．真杆菌（*Eubacterium* spp.）　是一类专性厌氧的、革兰染色可变的丝状细菌，可以从头颈部感染病灶中、龋坏牙本质中和坏死的牙髓中分离到，但常常难以进行体外培养。不解糖的真杆菌，如短真杆菌（*E. brachy*）、胆怯真杆菌（*E. timidum*）、缠结真杆菌（*E. nodatum*）和隐藏真杆菌（*E. saphenum*），与牙周疾病密切相关。它们不产生蛋白酶，但具有磷酸酶、酯酶和氨基肽酶活性。解糖的真杆菌，如砂真杆菌（*E. saburreum*）和尤氏真杆菌（*E. yurii*）也可以在健康人和牙周病人的龈下菌斑中分离到。尤氏真杆菌与牙菌斑中"玉米棒（corn-cob）"结构和"试管刷（test-tube brush）"结构形成有关。

　　3．乳杆菌（*Lactobacillus* spp.）　在口腔中很常见，但它们只在全部菌丛中占很小的比例（小于1%），随着龋损的进展，乳杆菌在菌丛中的比例和分离率也升高。口腔常驻乳杆菌列于表5-3。

表5-3　口腔中分离到的乳杆菌

嗜酸乳杆菌（*L. acidophilus*）
布氏乳杆菌（*L. buchneri*）
干酪乳杆菌（*L. casei*）
纤维二糖乳杆菌（*L. cellobiosus*）
卷曲乳杆菌（*L. crispatus*）
发酵乳杆菌（*L. fermentum*）
加氏乳杆菌（*L. gasseri*）
口乳杆菌（*L. oris*）
类干酪乳杆菌（*L. paracasei*）
植物乳杆菌（*L. plantarum*）
鼠李糖乳杆菌（*L. rhamnosus*）
唾液乳杆菌（*L. salivarius*）
齿龈乳杆菌（*L. uli*）

　　对于乳杆菌在健康口腔中的分布尚不十分清楚。乳杆菌具有较强的产酸和耐酸能力，它们与龋坏牙本质以及进展中的龋损有密切的关系。

　　4．丙酸杆菌　牙菌斑中可以分离到丙酸杆菌（*Propionibacterium* spp.），是一类专性厌氧的、革兰染色阳性的杆菌。最常见的丙酸杆菌是丙酸丙酸杆菌（*P. propionicus*），丙酸丙酸杆菌在形态学上不易与衣氏放线菌相区别，但丙酸丙酸杆菌具有利用蔗糖生成丙酸的特性，可与衣氏放线菌相鉴别。丙酸丙酸杆菌可从根面龋菌斑中分离到，作为机会致病菌，还能在放线菌病和泪管炎病例中分离到。

　　5．其他革兰阳性杆菌　马氏棒杆菌（*Corynebacterium matruchotii*）有独特的细胞形态，在一个短粗的棒状细胞上长有一个长丝，因此被叫作"鞭柄（whip-handle）"细胞。马氏棒杆菌只在口腔中分布，并且是口腔中惟一的呈棒状的细菌。龋齿罗斯菌（*Rothia dentocariosa*）可在牙菌斑中发现，偶尔能在感染性心内膜炎患者身上分离到。齿双歧杆菌（*Bifidobacterium dentium*）经常出现在牙菌斑中。口腔中偶尔也可以分离到分支杆菌（*Mycobacterium spp.*）。干燥棒杆菌

（*Corynebacterium xerosis*）、某些芽孢杆菌（*Bacillus* spp.）以及梭菌（*Clostridium* spp.）也会出现在口腔中，但这些细菌可能是暂时出现的过路菌。

三、革兰阴性球菌

口腔常驻的革兰染色阴性球菌（Gram-negative cocci）主要有奈瑟菌、莫拉菌和韦荣菌。

1．奈瑟菌（*Neisseria* spp.）　在口腔中的很多部位都能分离到，但数量较少，是牙面上菌斑形成过程中的先驱菌。奈瑟菌通常是解糖的，在有氧环境中生长良好，二氧化碳能刺激奈瑟菌的生长，而厌氧环境会抑制其生长。最常见的奈瑟菌是微黄奈瑟菌（*N. subflava*），它能够解糖并生成多聚糖。干燥奈瑟菌（*N. sicca*）与微黄奈瑟菌相似，也可以解糖并生成多聚糖。黏膜奈瑟菌（*N. mucosa*）分布于鼻咽部，某些菌株有荚膜。其他的奈瑟菌都可解糖，但不生成多聚糖。

在牙面菌斑形成的最初阶段，奈瑟菌能够消耗菌斑局部的氧，使局部微环境有利于兼性厌氧菌和专性厌氧菌的生长。还有一些奈瑟菌可以代谢乳酸，使局部环境的 pH 值升高。一般来说，奈瑟菌不是口腔致病菌。

2．莫拉菌（*Moraxella* spp.）　是需氧的、不解糖、不生成多聚糖、不产色素的革兰阴性球菌。卡他莫拉菌（*M. catarrhalis*）是上呼吸道的常驻菌，也是一个机会致病菌。很多卡他莫拉菌菌株可以产生 β- 内酰胺酶，对抗生素的疗效产生影响。

3．韦荣菌（*Veillonella* spp.）　是专性厌氧的、革兰染色阴性球菌，能够在口腔中大部分部位分离到，在菌斑中的数量最多。韦荣菌缺少葡糖激酶和果糖激酶，因此不能酵解碳水化合物。它可以利用其他细菌代谢过程中的中间产物（如乳酸盐）作为能量来源，因此对菌斑的微生态和龋病的发生发挥着重要作用。菌斑微生物代谢产生的酸主要是乳酸，乳酸与釉质的脱矿密切相关。韦荣菌可以消耗乳酸并将其转化为较弱的酸（主要是丙酸），从而减轻菌斑局部乳酸堆积所造成的危害。

四、革兰阴性杆菌

1．兼性厌氧革兰阴性杆菌　口腔中的兼性厌氧、革兰阴性杆菌（Gram-negative rods）主要是嗜血杆菌（*Haemophilus* spp.），主要分布于唾液、上皮表面和牙菌斑中，包括：副流感嗜血杆菌（*H. parainfluenzae*）（包括生物型Ⅰ、Ⅱ、Ⅲ）、惰性嗜血杆菌（*H. segnis*）、副嗜沫嗜血杆菌（*H. paraphrophilus*）、嗜沫嗜血杆菌（*H. aphrophilus*）以及溶血嗜血杆菌（*H. haemolyticus*）。一般来说，嗜血杆菌的致病性较低。

其他的兼性厌氧、革兰阴性杆菌还包括侵蚀艾肯菌（*Eikenella corrodens*）、二氧化碳噬纤维菌（*Capnocytophaga* spp.）、放线共生聚生杆菌（*Aggregatibacter actinomycetemcomitans*）以及西蒙斯菌（*Simonsiella* spp.）。侵蚀艾肯菌可在各种口腔感染灶和脓肿中分离到，与牙周疾病相关。二氧化碳噬纤维菌的生长需要二氧化碳，在培养基上呈滑动生长，可在龈下菌斑中分离到，在牙龈炎症状态下数量增加。二氧化碳噬纤维菌是机会致病菌，可在免疫缺陷病人的感染灶中分离到。伴放线菌嗜血杆菌与青少年快速进展型牙周炎相关，同时也是机会致病菌，可从感染性心内膜炎、脑及皮下脓肿、骨髓炎以及牙周病损中分离到。西蒙斯菌可以滑动生长，分布于口腔黏膜上皮表面。

2．专性厌氧革兰阴性杆菌　专性厌氧、革兰阴性杆菌在菌斑菌丛中占了很大的比例。口腔常驻的专性厌氧、革兰阴性杆菌列于表 5-4。

表5-4　口腔中分离到的专性厌氧革兰阴性杆菌

拟杆菌属（*Bacteroides* spp.）	普雷沃菌属（*Prevotella* spp.）
多毛拟杆菌（*B. capillosus*）	颊普雷沃菌（*P. buccae*）
脆弱拟杆菌（*B. fragilis*）	口腔普雷沃菌（*P. buccalis*）
弯曲杆菌属（*Campylobacter* spp.）	人体普雷沃菌（*P. corporis*）
简明弯曲杆菌（*C. concisus*）	牙普雷沃菌（*P. dentalis*）
屈曲弯曲杆菌（*C. curvus*）	栖牙普雷沃菌（*P. denticola*）
纤细弯曲杆菌（*C. gracilis*）	栖居普雷沃菌（*P. enoeca*）
直肠弯曲杆菌（*C. rectus*）	中间普雷沃菌（*P. intermedia*）
昭和弯曲杆菌（*C. showae*）	洛氏普雷沃菌（*P. loescheii*）
唾液弯曲杆菌（*C. sputorum*）	产黑色素普雷沃菌（*P. melaninogenica*）
卡托菌属（*Catonella* spp.）	变黑普雷沃菌（*P. nigrescens*）
疾病卡托菌（*C. morbi*）	口腔普雷沃菌（*P. oralis*）
蜈蚣状菌属（*Centipeda* spp.）	口普雷沃菌（*P. oris*）
牙周蜈蚣状菌（*C. periodontii*）	龈炎普雷沃菌（*P. oulora*）
脱硫菌属（*Desulfobacter* spp.）	苍白普雷沃菌（*P. pallens*）
脱硫弧菌属（*Desulfovibrio* spp.）	谭氏普雷沃菌（*P. tannerae*）
梭杆菌属（*Fusobacterium* spp.）	真口腔普雷沃菌（*P. veroralis*）
龈沟梭杆菌（*F. alocis*）	动胶普雷沃菌（*P. zoogleoformans*）
具核梭杆菌（*F. nucleatum*）	月形单胞菌属（*Selenomonas* spp.）
牙周梭杆菌（*F. periodonticum*）	月女神月形单胞菌（*S. artemidis*）
沟迹梭杆菌（*F. sulci*）	戴安娜月形单胞菌（*S. dianae*）
约翰森菌属（*Johnsonii* spp.）	福氏月形单胞菌（*S. flueggei*）
懒惰约翰森菌（*J. ignava*）	牙周病月形单胞菌（*S. infelix*）
纤毛菌属（*Leptotrichia* spp.）	有害月形单胞菌（*S. noxia*）
口腔纤毛菌（*L. buccalis*）	生痰月形单胞菌（*S. sputigena*）
卟啉单胞菌属（*Porphyromonas* spp.）	坦纳菌属（*Tannerella* spp.）
卡托卟啉单胞菌（*P. catoniae*）	福赛坦纳菌（*T. forsythia*）
牙髓卟啉单胞菌（*P. endodontalis*）	密螺旋体属（*Treponema* spp.）
牙龈卟啉单胞菌（*P. gingivalis*）	嗜淀粉密螺旋体（*T. amylovorum*）
	齿垢密螺旋体（*T. denticola*）
	巨齿密螺旋体（*T. macrodentium*）
	嗜麦芽密螺旋体（*T. maltophilum*）
	口密螺旋体（*T. oralis*）
	索氏密螺旋体（*T. socranskii*）
	文氏密螺旋体（*T. vincentii*）
	沃林菌属（*Wolinella* spp.）
	产琥珀酸沃林菌（*W. succinogenes*）

　　最初大部分的专性厌氧革兰阴性杆菌都归于拟杆菌属（*Bacteroides* spp.），最新的分类中，拟杆菌属中只保留了脆弱拟杆菌族拟杆菌（*Bacteroides fragilis*-group bacteroides），其余细菌则根据其酵解糖的能力分别归入卟啉单胞菌属（*Porphyromonas* spp.）和普雷沃菌属（*Prevotella* spp.），

不解糖的归入前者，解糖的归入后者。牙龈卟啉单胞菌（*P. gingivalis*）大多可从龈下菌斑中分离到，舌和扁桃腺也偶能分离到。该菌在动物实验感染研究中显示具有极高的致病性，是牙周疾病的重要致病菌。牙髓卟啉单胞菌（*P. endodontalis*）主要从感染的根管内分离到。牙龈卟啉单胞菌和牙髓卟啉单胞菌均极少在健康口腔的菌斑中出现。普雷沃菌（*Prevotella* spp.）具有中等的解糖能力，可以利用蔗糖产生乙酸、琥珀酸和其他有机酸，可能参与牙齿硬组织的脱矿。另外，某些普雷沃菌则与牙周疾病和脓肿病灶相关。

另一大类专性厌氧革兰阴性杆菌是梭杆菌（*Fusobacterium* spp.）。最常见的梭杆菌是具核梭杆菌（*F. nucleatum*）。在健康龈沟中常分离到具核梭杆菌的 *polymorphum* 亚种、龈沟梭杆菌（*F. alocis*）和小畦梭杆菌（*F. sulci*），而在牙周袋中则常分离到具核梭杆菌的 *nucleatum* 亚种和牙周梭杆菌（*F. periodonticum*）。梭杆菌能够与其他的口腔细菌互相集聚，在菌斑形成过程中起着先驱菌和后继菌之间的桥梁作用。

其他的革兰阴性厌氧菌和微需氧菌还包括：口腔纤毛菌（*Leptotrichia buccalis*）、产琥珀酸沃林菌（*Wolinella succinogenes*）、弯曲杆菌（*Campylobacter* spp.）、月形单胞菌（*Selenomonas* spp.）、蜈蚣状菌（*Centipeda* spp.）、疾病卡托菌（*Catonella morbi*）以及懒惰约翰森菌（*Johnsonii ignava*）。使用暗视野显微镜或电子显微镜还可以在龈下菌斑中检出螺旋体。上述细菌均与牙周疾病相关，与龋病的关系未见报道。

五、真菌

口腔中常见的真菌（Fungi）是念珠菌（*Candida* spp.），尤以白色念珠菌（*Candida albicans*）最常见，也能分离到其他几种念珠菌（表 5-5）。

表5-5　口腔中分离到的真菌

念珠菌属（*Candida* spp.）
白色念珠菌（*C. albicans*）
平滑念珠菌（*C. glabrata*）
吉氏念珠菌（*C. guilliermondi*）
克鲁斯念珠菌（*C. krusei*）
近平滑念珠菌（*C. parapsilosis*）
热带念珠菌（*C. tropicalis*）
红酵母属（*Rhodotorula* spp.）
酵母属（*Saccharomyces* spp.）

关于成人口腔中念珠菌分离率的报道差别很大，因采用的检测方法的不同，报道的分离率介于 2%～71% 之间。重病患者和使用广谱抗生素患者的念珠菌分离率会升高，有时甚至可以达到 100%。口腔中戴入活动义齿或正畸装置后，念珠菌的分离率会升高。念珠菌与树脂基托组织面的黏附非常紧密。

念珠菌在口腔中各部位广泛分布，但最多见于舌背黏膜。菌斑中也可分离出一定比例的念珠菌，但其在龋病和牙周病发生和发展中所起的作用尚不十分清楚。念珠菌在口腔菌丛中占的比例在人的一生中也会有变化，但其原因不详。

六、支原体

支原体（*Mycoplasma* spp.）是一类多形性的、没有坚固外膜的微生物，可以在含有丰富蛋白质的培养基中、含二氧化碳的条件下生长，也可以在组织培养条件下生长。支原体可以从唾液（主要是唾液支原体（*M. salivarium*）、肺炎支原体（*M. pneumoniae*）和人支原体（*M. Hominis*））、口腔黏膜（主要是颊支原体（*M. buccale*）、口腔支原体（*M. Orale*）和肺炎支原体）以及牙菌斑（主要是肺炎支原体、颊支原体和口腔支原体）中分离到，但这些支原体在所定植部位所起的作用尚不清楚。

七、病毒

口腔中可以检测出的病毒（viruses）列于表5-6中，这些病毒与口腔及全身的病毒性感染有关。

表5-6　口腔中检测到的病毒

科萨奇病毒（coxsackie viruses）
巨细胞病毒（cytomegalovirus）
肝炎病毒（*hepatitis viruses*）
单纯疱疹病毒1型（*Herpes simplex* type 1）
单纯疱疹病毒2型（*Herpes simplex* type 2）
人免疫缺陷病毒（human immunodeficiency virus，HIV）
麻疹病毒（measles virus）
流行性腮腺炎病毒（mumps virus）
乳头瘤病毒（papilloma viruses）

八、原虫

对口腔原虫（Protozoa）的检测仍有赖于标本染色后的镜检，也可以用分子生物学的手段进行准确的鉴定。牙龈肠阿米巴（*Entamoeba gingivalis*）是口腔中最多见的原虫，可以从放疗患者和长期服用甲硝唑患者的牙周组织中分离到，但其在牙周组织所起的作用尚有待进一步研究。在口腔中能检测到的其他原虫还有顽固毛滴虫（*Trichomonas tenax*）和肠兰伯鞭毛虫（*Giardia lamblia*），它们在口腔中的作用尚不清楚。

第三节　口腔微生物群落的生态特性
Ecological properties of oral microbial community

一、口腔微生物的获得和微生物群落的演替

口腔微生物最初的获得（acquisition）是通过婴儿的母亲、食物、奶、水以及与婴儿密切接触的人的唾液被动地向婴儿口腔中传送。有研究显示，变形链球菌族链球菌、唾液链球菌以及其他一些细菌可以通过唾液在母婴间垂直传播。有时，孩子口腔中获得的细菌是来自母亲以外的其他家庭成员。应用DNA指纹技术检测家庭成员细菌的基因型发现，同一家庭的人具有相同的基因

型，而不同的家庭具有不同的细菌基因型。也有个别情况下，孩子口腔细菌的基因型完全不同于其他家庭成员口腔细菌的基因型。某些口腔细菌对儿童的传播可能存在着某种特定的时机。研究显示，能够在儿童口腔中的检出变形链球菌族链球菌的时间介于 19 ～ 31 个月龄之间，似乎提示可能存在一个变形链球菌族链球菌的感染窗口期，因此，针对这个年龄的儿童可以采取一些预防措施以减少变形链球菌族链球菌定植的机会。

人类口腔对于微生物具有高度的选择性，只有极少数的微生物可以在婴儿口腔中定植，即使是那些在成人口腔中很常见的微生物有时也很难定植于婴儿口腔中，外界环境中存在的大量微生物中，能够定植于婴儿口腔的则更少。最先定植于婴儿口腔的微生物称作先驱种（pioneer species），先驱微生物生长繁殖形成先驱微生物群落（pioneer microbial community）。在口腔生态环境允许的条件下，先驱种会在口腔中持续生长和定植。另一方面，口腔中也有限制微生物生长的因素作为防御屏障，这些因素包括：上皮细胞的脱落、咀嚼运动、唾液的冲刷、营养物质的供应、氧化还原电位、pH 值以及唾液的抗微生物特性等。

在先驱微生物群落形成过程中，往往只有一个属或种的微生物成为优势微生物。在口腔的先驱微生物群落中链球菌是优势菌，最常见的链球菌有唾液链球菌、轻链球菌和口链球菌。口腔中很多先驱种具有 IgA 蛋白酶活性，能够裂解口腔中的分泌型 IgA，使细菌能够避开机体的这一重要免疫防御机制而能够在口腔中定植下来。新生儿的口腔中通常只有口腔黏膜的上皮细胞可供微生物定植，适应这一环境的先驱微生物群落主要由需氧和兼性厌氧的微生物构成。

由于微生物群落的生长繁殖，其所定植的微生态系统发生渐进的和有序的变化和发展，进而使微生物群落发生变化和发展的过程称为微生物群落的演替（succession）。随着先驱微生物群落的生长，微生物的代谢活动改变了其定植部位的微生态环境，有利于后继微生物的定植和微生物群落的演替。这些改变包括：改变局部的氧化还原电位和 pH 值、改变或暴露新的受体便于后继微生物的附着、代谢过程中的一些中间产物可以作为新的营养物质被其他微生物摄取利用。先驱微生物群落通过这种方式对微生物演替的方式产生影响，微生物群落中微生物种类逐渐增加，最终形成一种动态平衡的、具有丰富生物多样性的微生物群落，称作顶级群落（climax community）。

婴儿出生几个月后，除了原有的需氧和兼性厌氧的微生物之外，逐渐会有革兰染色阴性的厌氧菌出现在微生物群落中，微生物群落显示出更加丰富的生物多样性。孩子的乳牙萌出之后，可以分离到更多的革兰阴性厌氧菌。另外，奈瑟菌、韦荣菌、放线菌、乳杆菌和罗斯菌也常常可以分离到。

二、增龄变化对口腔微生物群落的影响

口腔微生物群落的演替随着年龄的增长持续进行。牙齿萌出后，口腔中分离到螺旋体和产黑色素厌氧菌的几率大大增加。研究显示，5 岁儿童口腔中检出产黑色素厌氧菌的比例是 18% ～ 40%，而在 13 ～ 16 岁年龄组中这一比例高达 90% 以上，这可能与青春期激素分泌增加有关。怀孕妇女和口服避孕药的妇女因激素分泌的改变，其牙菌斑中中间普雷沃菌和产黑色素厌氧菌的比例也增高。

成人口腔的常驻微生物群落能够保持相对的稳定，并且能与宿主维持一种和谐相处的关系。这种关系的维持并非因为口腔微生物能被动地适应口腔环境，而是因为群落中的各种微生物之间、微生物与宿主之间能够相互作用从而导致一种动态平衡的状态。

老年人口腔中微生物群落会发生变化，主要由与增龄直接或间接相关的一些因素所引发。研究显示，70 岁以上的健康老年人唾液中乳杆菌和葡萄球菌的比例明显升高，80 岁以上的健康老年人唾液中的白色念珠菌明显增加。老年人的免疫机能降低，对致病菌的易感性增加。老年人罹患肿瘤的危险性升高，接受化疗的老年肿瘤患者的口腔中能够分离到较多的白色念珠菌和一些非口腔来源的机会致病菌。随着年龄增长，戴用义齿的老年人增加，白色念珠菌检出率也会相应地增加。很多老年人需要经常服用药物，某些药物会抑制唾液的分泌，唾液减少使口腔微环境发生改变，常驻微生物间的动态平衡关系也会被打破。

三、口腔常驻微生物的分布

口腔常驻微生物群落中的各种微生物在口腔各部位间不是均匀分布的，口腔中的不同部位有着不同的优势微生物。

1. 口唇和上腭黏膜　口唇是体表皮肤和口腔黏膜的分界线，体表皮肤上定植的优势微生物包括葡萄球菌、微球菌和一些革兰阳性杆菌，而口腔黏膜上则有较多的链球菌和革兰阴性厌氧菌定植。口唇菌丛中链球菌占了很大的比例。前庭链球菌主要分布于前庭沟处，此处偶尔也可以分离到产黑色素厌氧菌和梭杆菌。韦荣菌和奈瑟菌也能在口唇分离到，但只占很小的比例。在口角炎病损处可以分离到白色念珠菌。上腭黏膜的优势菌主要是链球菌和放线菌。嗜血杆菌、韦荣菌和革兰阴性厌氧菌也常常分离到，但所占的比例均较低。戴用上颌义齿后，在上腭黏膜检出白色念珠菌的几率会升高。

2. 颊黏膜　颊黏膜上的优势菌是链球菌，其中主要是轻链球菌族链球菌。颊黏膜上也有数量较多的嗜血杆菌（主要是副流感嗜血杆菌）。专性厌氧菌有时能够分离到，但所占的比例较小。偶尔还可以观察到螺旋体和其他能动微生物在颊黏膜上附着。西蒙斯菌主要分布于颊黏膜的上皮细胞上。

3. 舌黏膜　舌黏膜上因为存在着大量的舌乳头结构使其表面积大大增加，因此定植其上的微生物的密度很高（每个上皮细胞附着约 100 个细菌），而且微生物的种类也多。链球菌是舌黏膜上的优势菌，其中唾液链球菌族和轻链球菌族链球菌所占比例较大。专性厌氧的消化链球菌也可以分离到，而黏滑口腔球菌则几乎只分布于舌黏膜上。能够分离到的主要细菌还有韦荣菌、革兰阳性杆菌（主要是内氏放线菌和溶牙放线菌）以及嗜血杆菌。其他能分离到的微生物所占比例较小，包括：乳杆菌、真菌、梭杆菌、螺旋体和其他能动菌。另外，婴儿的舌黏膜上有较高比例的奈瑟菌。

舌黏膜还被认为是一些牙周细菌的储存库，这些牙周细菌包括产黑色素的中间普雷沃菌和产黑色素普雷沃菌，以及一些不产黑色素的厌氧菌。舌黏膜上革兰阴性杆菌（如卟啉单胞菌、普雷沃菌和梭杆菌）的数量增加可能是口臭的一个重要原因。

4. 唾液　虽然唾液中含有大量的口腔微生物，但唾液中并不存在一个常驻微生物群落，因为唾液会经常被吞咽，其中的微生物无法通过在唾液中繁殖而留在口腔中。唾液中携带的微生物来自牙齿和口腔各部位的黏膜，其中主要来自舌黏膜。检测唾液中变形链球菌族链球菌和 / 或乳杆菌的水平，可以用来评估一个人的患龋危险性。两种细菌在唾液中含量较多的人被认为是龋病高危者，需要对其采取相应的防龋措施。

5. 牙齿　牙齿上的微生物群落以生物膜的形式存在，又叫牙菌斑，其构成因所在部位局部微环境的不同而各不相同。因此对牙菌斑的描述也根据其所在的部位不同分为平滑面菌斑、邻面菌斑、窝沟菌斑，以及龈上菌斑和龈下菌斑等。牙齿上菌斑最易堆积的部位是不易受到唾液冲刷和咀嚼运动影响的滞留区（如点隙、窝沟、牙齿邻接面、龈沟、修复体突下方、正畸托槽边缘等部位），牙菌斑中含有大量的、种类繁多的微生物，这一微生物群落在质和量两个方面均有别于口腔其他部位的微生物群落。

牙面菌斑中革兰阳性杆菌（主要是放线菌）所占的比例最大，变形链球菌族、轻链球菌族和咽峡炎链球菌族的链球菌的数量也很大。这些细菌对硬组织表面有特殊的亲和力，常常在牙齿萌出后才在口腔中出现。血链球菌主要分布于牙齿表面，而很少出现在黏膜表面。唾液链球菌在菌斑中只占很小的比例。牙面菌斑中还可以分离到一定数量的嗜血杆菌。专性厌氧杆菌在龈沟菌斑中的含量很高，螺旋体则只存在于龈沟菌斑中。

关于牙菌斑的形成与功能将在后面的章节专门介绍。

四、影响口腔常驻微生物分布的因素

影响口腔常驻微生物分布的因素包括：定植部位的氧化还原电位、营养物质的供应以及对定植表面的黏附能力。

口腔常驻微生物特异性地黏附于特定宿主的特定组织表面。黏附的最初阶段是发生在微生物与宿主表面之间的吸引和排斥作用，随后，微生物与宿主表面各自的特殊分子间相互作用使二者紧密结合在一起。微生物表面的特殊分子叫作黏附素（adhesin），被黏附的宿主表面的特殊分子叫作受体（receptor）。微生物表面可以有多种黏附素表达，而宿主表面也会有多种受体存在。某些微生物的表面也有受体结构的表达，使其他微生物表面的黏附素能与之结合，产生微生物细胞与微生物细胞间的黏附作用，这一特性使那些原来不能与宿主表面直接黏附的微生物也能够间接地黏附在宿主表面，从而增加了特定宿主表面微生物群落的生物多样性。

上皮细胞（特别是颊黏膜上皮细胞）表面的受体唾液酸能够被细菌（如轻链球菌）表面的黏附素结合，而一旦唾液酸被唾液酸苷酶清除，另一个受体半乳糖基将会暴露，放线菌和某些革兰阴性细菌（如具核梭杆菌、中间普雷沃菌、侵蚀艾肯菌）表面的结构可以与之结合。结缔组织的主要成分胶原纤维能够作为受体被某些变形链球菌族链球菌（如仓鼠链球菌、大鼠链球菌）以及牙龈卟啉单胞菌黏附。

覆盖于口腔黏膜和牙齿表面的唾液为口腔微生物的黏附提供了大量的受体，刚刚清洁过的口腔表面很快就会有一层薄膜覆盖，这层不到1μm厚的薄膜叫做获得性膜，由来源于唾液、龈沟液和细菌产物的成分构成，而且这些成分能够选择性地吸附在口腔各部位，使不同部位表面（如牙釉质、牙骨质、口腔黏膜等）的获得性膜有着不同的构成成分，随着口腔微生物在获得性膜上的黏附，获得性膜的成分和结构也会随之发生变化。釉质表面的获得性膜含有酸性的富脯氨酸蛋白和富酪蛋白，可以促进内氏放线菌、变形链球菌和产黑色素厌氧杆菌的黏附。获得性膜中还可以检出淀粉酶、溶菌酶、白蛋白、免疫球蛋白以及一些细菌产物（如葡糖基转移酶和葡聚糖），它们都可以成为细菌黏附的受体。

细菌表面的黏附素主要是外源凝集素（lectin，碳水化合物结合蛋白），可以与口腔表面的碳水化合物受体结合。细菌表面的黏附素与细菌的纤毛和菌毛结构有关，细菌的纤毛和菌毛在细菌与细菌的共集聚作用中发挥重要的作用。另一种重要的黏附素是口链球菌表面的多肽抗原，这种线形排列的多肽是空间结构复杂的多功能黏附素，具有多个受体结合位点。这条多肽链上多个不连续的位点可以分别于唾液糖蛋白、钙以及其他细菌的表面受体结构相结合。细菌表面的其他黏附素还包括葡糖基转移酶、葡聚糖结合蛋白和脂磷壁酸，葡糖基转移酶和脂磷壁酸能与获得性膜中的血型反应蛋白结合，葡糖基转移酶和葡聚糖结合蛋白能与葡聚糖结合。此外，细菌表面抗原成分能与获得性膜中的抗体结合，细菌表面的蛋白受体能与获得性膜中的溶菌酶结合，起到类似黏附素的作用。

五、定植阻力

定植在口腔表面的常驻微生物能够阻止其他外来微生物在口腔内定植，称作定植阻力（colonization resistance）。因为外来微生物常常是对宿主有害的，阻止外来微生物的定植可以对宿主起到保护作用。口腔常驻微生物通过竞争口腔表面的黏附受体、竞争外来微生物生长必需的营养物质、创造不利于外来微生物生长的微环境以及生成抑制外来微生物生长的产物等作用来达到阻止外来微生物定植的目的。

生成抑制外来微生物生长的产物是定植阻力的一项重要机制，这些抑制产物包括：轻链球菌

族链球菌生成的过氧化氢；多数革兰阳性细菌（特别是链球菌）生成的细菌素（bacteriocin），以及常驻微生物代谢产生的酸性终末产物。

宿主的免疫因素及固有的防御机制也在阻止外来微生物定植中发挥作用。对宿主防御机制的破坏以及对常驻微生物的干扰因素会相应地削弱定植阻力的作用。

六、口腔常驻微生物的代谢

口腔常驻微生物的在口腔中的定植决定于其获取营养物质和繁殖的能力。口腔微生物生长所需的营养物质主要是来源于宿主内源性的唾液和龈沟液代谢产物，少部分是来源于宿主通过饮食摄入的外源性营养物质。对口腔微生物生长繁殖最重要的是碳水化合物和酪蛋白。

1. 碳水化合物的代谢　因为饮食中蔗糖的摄入量与龋病的发生之间有着密切的关联，因此对口腔微生物的碳水化合物的代谢进行了大量的研究。饮食中的淀粉（包括直链淀粉和支链淀粉）能够被唾液来源的和细菌来源的淀粉酶分解成单糖。某些链球菌（如戈登链球菌和轻链球菌）可以结合淀粉酶，使其能够利用淀粉作为能量来源进行代谢活动。变形链球菌拥有多种能降解淀粉的酶，其中包括细胞外普鲁兰酶（pullulanase）和淀粉酶，可以降解普鲁多糖（pullulan）和支链淀粉，还包括细胞外内葡聚糖酶（endo-dextranase）以及细胞内外葡聚糖酶（exo-dextranase）。

蔗糖在口腔细菌代谢中占有重要的地位。蔗糖可以被口腔细菌的细胞外转化酶（α-葡糖苷酶）降解，生成能够被细菌直接摄取的葡萄糖和果糖。蔗糖也可以二糖或磷酸二糖的形式被直接

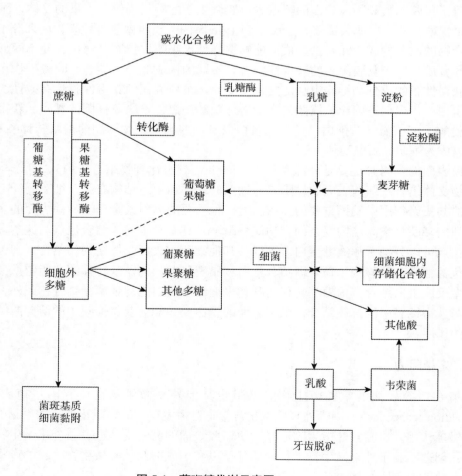

图 5-1　菌斑糖代谢示意图

（引自 Marsh P and Martin M. Oral *microbiology*. 4th Ed. 1999, Oxford: Wright.）

转运到细菌细胞内，在细菌细胞内被细胞内转化酶或蔗糖磷酸水解酶裂解成单糖。蔗糖还能够被细菌通过糖基转移酶在细胞外加以利用，一是通过葡糖基转移酶生成水溶性和水不溶性的葡聚糖（同时释放果糖），参与构成菌斑基质；二是通过果糖基转移酶生成果聚糖（同时释放葡萄糖），成为其他菌斑微生物的营养来源。

2．氮的代谢　某些口腔细菌可以利用口腔中的含氮化合物作为主要的营养来源。食物中能够被细菌加以利用的含氮化合物主要是酪蛋白，酪蛋白可以结合在菌斑内并被菌斑内的细菌降解。血链球菌具有内肽酶和外肽酶活性，能将酪蛋白等蛋白质裂解成不同长度的肽链。外肽酶活性主要在高 pH 值状态下在细菌细胞内被正调节，而内肽酶活性则在中性 pH 环境下在细胞外发挥作用。血链球菌能够快速地从肽链的 C 末端释放精氨酸，并通过精氨酸脱氨酶途径将精氨酸转化为能量和氨甲酰磷酸。变形链球菌能优先利用半胱氨酸，而内氏放线菌则优先利用天冬氨酸。

唾液中有较高的尿素浓度（200mg/L），某些口腔细菌（如内氏放线菌和唾液链球菌）具有尿素酶活性，能将唾液中的尿素转化成二氧化碳和氨。在酸性环境下，氨基酸的脱羧作用可产生二氧化碳和胺，而在高 pH 环境下，脱氨基作用可以生成氨和酮酸，酮酸可进一步转化为乙酸、丙酸、丁酸或异丁酸。菌斑细菌代谢氨基酸产氨对菌斑 pH 值的调控具有重要意义。

唾液中的多肽还能够调节口腔细菌的代谢活动。唾液酸转运蛋白（sialin）含有甘氨酸 - 甘氨酸 - 赖氨酸结构，能够促进菌斑细菌的糖酵解活动，使口腔中的糖能够被快速地清除掉，代谢产生的碱将酸中和并使菌斑 pH 值升高，从而使患龋的危险性降低。

3．氧的代谢　口腔是一个开放的有氧环境，但是，口腔中栖息的细菌（特别是菌斑中的细菌）却大多是兼性厌氧菌和专性厌氧菌。最先在口腔中定植的先驱菌对氧代谢过程中的毒性产物（如过氧化氢和次硫氰酸）有较强的耐受性，而后继定植的细菌则依靠菌斑生物膜结构中细菌之间代谢的相互作用来抵抗氧和自由基的杀伤作用。

菌斑中的微生物，无论是需氧菌、兼性厌氧菌还是专性厌氧菌，都能够不同程度地代谢氧。某些需氧菌（如奈瑟菌）能利用含细胞色素的电子转运链将氧还原并生成 ATP，兼性厌氧菌的产乳酸菌拥有一套含黄素的还原型辅酶氧化酶和还原型辅酶过氧化酶，而某些专性厌氧菌（如高度厌氧的齿垢密螺旋体）也拥有还原型辅酶氧化酶和还原型辅酶过氧化酶系统，使其能够清除周围微环境中低浓度的氧。为抵抗或减少氧代谢产物的杀伤作用，口腔细菌拥有一套分子防御机制，其中包括过氧化氢酶、过氧化酶和超氧化物歧化酶等。代谢方式不同的细菌都能具有相似的保护性酶系统，如变形链球菌族链球菌可以产生超氧化物歧化酶、还原型辅酶过氧化酶以及谷胱甘肽还原酶，牙龈卟啉单胞菌也生成超氧化物歧化酶，而且其产生的铁卟啉黑色素也可以结合并还原低浓度的氧。

小　结

在口腔生态系统中，牙齿硬组织和黏膜等软组织表面具有复杂的物理和生物学特性，决定了定植在口腔各表面的微生物群落也呈现出丰富的生物多样性。影响口腔微生物生长的因素有温度、氧化还原电位、pH 值、宿主摄入的饮食、抗生素以及宿主免疫防御机制。正常人群的口腔中常驻的微生物的种类多样，主要由革兰阳性和阴性的球菌和杆菌构成，也可能有少量真菌、支原体、病毒，甚至原虫。口腔微生物群落和口腔微环境之间相互作用，双方均发生渐进和有序的变化，完成演替过程。牙菌斑是口腔中最典型的微生物群落，其结构呈疏松孔隙状，内部存在水通道以利于营养物质、水和氧气等物质进入菌斑深部，从而使影响菌斑微生物生长的关键因素在菌斑内部呈梯度分布，菌斑微生物在菌斑的不同深度和菌斑形成过程中的不同时期呈现出多态性。

（沈　嵩）

第六章 龋病的流行病学
Epidemiology of dental caries

龋病是人类最常见的口腔疾病之一，它不同程度地影响着几乎所有的人。龋病可以累及一个人的一颗牙，也能够使一个人的多个或全口牙同时受累。龋损可以小到难以发现，也可以大到破坏整个牙冠，甚至累及牙根。为了更方便地反映龋病的流行情况，常使用规定的指数来测定龋病的严重程度。

第一节 龋病的测量
Measuring dental caries

指数（index）是一组逐渐变化的数值，有上限和下限，不同的数值代表一定意思或标准。龋病的指数是用一组数值说明龋病在个体或群体中的临床表现，用数量等级和标准方法来阐明和比较疾病的范围和严重程度。一个理想的指数应该：

1. 真实性和可靠性好：指数必须能测量到真正想测量的东西并可重复。
2. 简单：检查者容易掌握，省时，仅需简单器械。
3. 清楚和客观：容易理解，不会含糊、混乱，不同类别应该互相区别。
4. 便于统计分析。
5. 敏感：能区分细小的变化。
6. 能被检查对象接受：无痛、不会令受检者难堪。

现实上，尚没有一个完美的指数。设置或选择什么指数，主要依据研究目的和希望回答的问题。

一、龋病的指数

简单的龋病测量可采用二分法，即有或没有；也可以按照龋病的程度采用等级计分法；还可以用计量方法，计算龋坏（或包括因龋充填或因龋缺失）的牙数目。

常用的测量龋病的指数（caries index）有龋失补指数（decay, missing, filled index, DMF）和根面龋指数（root caries index, RCI）。

（一）龋、失、补指数

龋、失、补指数是由 Klein, Palmer, Knutson 于 1938 年研究龋病分布时提出的，其主要依据是牙体硬组织已形成的龋坏病损不可能恢复为正常状态，而永远留下某种程度的历史记录。此后，龋、失、补指数在全球范围内广为接受，成为最常用的一项口腔健康指数。

龋、失、补指数有龋、失、补牙数（DMFT）或龋、失、补牙面数（DMFS）两种表示方法。"龋"（decayed）即未充填的龋；"失"（missing）指因龋丧失的牙；"补"（filled）为因龋已做填充的牙。作为个体统计，DMF 指数是指龋、失、补牙数或牙面数之和；而在评价群体龋病患病程度时，多使用这个群体的平均 DMF 牙数或牙面数，通常称之为龋均（mean DMFT）或龋面均

（mean DMFS）。

龋失补指数用于恒牙记录为 DMFT（S），用于乳牙记录为 dmft（s）。DMFT 取值从 0 到 32。有的调查对成年人只检查 28 颗牙，这时个体的 DMFT 取值为 0 ~ 28。

成年人因牙周病而失牙的几率较高，因而统计成年人龋失补牙数时有可能将牙周病丧失的牙也计算在内。因此，按照世界卫生组织的记录方法，检查 30 岁及以上者，不再区分是龋病还是牙周病导致的失牙，其失牙数按口腔内实际失牙数计。

乳牙 dmft 取值从 0 到 20。计算因龋丧失的乳牙数须与生理性脱落的乳牙区分，不应以患儿或家长的回忆为依据。世界卫生组织计算失牙的标准是：9 岁以下的儿童，丧失了不该脱落的乳牙，如乳磨牙或乳尖牙，即为龋失。或用龋拔补牙数（deft）或龋拔补牙面数（defs）作为乳牙龋指数。"拔"指因重度龋坏，临床无法治疗已拔除的乳牙。也可用龋补牙数（dft）或龋补牙面数（dfs）说明人群中乳牙的患龋情况。表 6-1 列出了龋、失、补牙数和牙面数的计算方法。

DMF 指数自使用之后很少受到质疑，其原因可能是它在龋病研究中被证明用途广泛。然而，没有一种指数是完美的，对 DMF 指数的缺点或局限也应受到关注。

DMF 指数的主要缺点或局限包括：①在年龄较大的人群，尤其是老年人群中，除了龋病外，其他原因引起的失牙也有许多，DMF 中的 M 不能有效反映因龋引起的失牙。②对于预防性充填和牙科服务较好的地区，DMF 值会过高估计龋病的患病程度。调查中难以区分预防性充填或因龋充填。③一些非龋引起的充填会高估 DMF 值，如因釉质发育缺陷、隐裂、外伤、重度磨损等原因所做的充填和它们所致牙髓炎后的充填治疗可能会被计入 DMF 牙数。

表6-1　龋失补牙数和牙面数计算方法

患龋情况	DMFT/dmft	DMFS/dmfs
一颗近中殆面患龋的牙	DT（dt）=1	DS（ds）=2
一个牙面有充填体另一牙面有原发龋的牙	DT（dt）=1	DS（ds）=1
		FS（fs）=1
一个牙面上既有原发龋又有充填体的牙	DT（dt）=1	DS（ds）=1
一颗牙的两个牙面有充填体	FT（ft）=1	FS（fs）=2
可疑龋	不记分	不记分
一颗因龋而失的牙	MT（mt）=1	后牙龋失M（m）=5 前牙龋失M（m）=4

（二）根龋指数

龋病的流行病学调查中常将根面发生的龋坏与牙冠发生的龋坏分别进行描述。但是，不同的调查常采用不同的测量指标来描述根面龋。1980 年 Katz 提出了根龋指数。

$$RCI = \frac{龋补根面数}{有附着丧失的牙根面总数} \times 100\%$$

RCI 取值为 0 ~ 100。每颗牙有 4 个根面，用冠修复的根面不能计为充填根面，而应分开记录，不应包括在上述公式中。牙龈退缩后根面暴露于口腔环境，口腔细菌能直接到达这样的根面，修复冠达牙龈的根面不记为有牙龈退缩的根面。

RCI 的优点是容易理解；容易表达患上根面龋的危险几率；能够以牙或牙面为单位报告结果；可以通过标准流行病学技术进行相对危险度等的分析；能够以每人为单位或以牙为单位报告其危险性。

RCI 的缺点包括费时和可能低估根面龋的患病程度。从定义上来说，RCI 是基于牙龈退缩的，如果在检查时没有牙龈退缩，也就没有根面龋。因此，在以下两种情况RCI将会低估根面龋的患病程度：①根面龋可发生于原来有牙周附着丧失而随后牙龈增生的牙齿；②根面龋可发生于有附着丧失的牙周袋而没有牙龈退缩的牙。大约10%或更多的根面龋属于这些情况，因此，RCI也会低估根面龋的患病情况。

二、龋病的测量

测量个体的龋病患病程度通常是计算个体的龋、失、补牙数（DMFT）或牙面数（DMFS）之和；而在评价群体龋病患病程度时，多使用这个群体的平均DMF牙数或牙面数，通常称之为龋均（mean DMFT）或龋面均（mean DMFS）。描述龋病在群体中的分布情况常用龋病患病率或患龋率、无龋率。

（一）龋均和龋面均

龋均（mean DMFT）指受检查人群中每人口腔中平均龋、失、补牙数。龋面均（mean DMFS）指受检查人群中每人口腔中平均龋、失、补牙面数。龋均和龋面均反映群体龋病的患病程度，其计算公式如下：

$$龋均 = \frac{龋、失、补牙数之和}{受检人数}$$

$$龋面均 = \frac{龋、失、补牙面数之和}{受检人数}$$

虽然龋均和龋面均都反映受检查人群龋病的严重程度，但两者的敏感性不同。相比之下，龋面均较为敏感。一颗牙如有3个牙面患龋，用龋均计分则为1，而用龋面均计分则是3，客观上放大了计分值。

（二）龋充填构成比

龋充填构成比是指一组人群的龋失补牙（面）中已充填的牙（面）所占的比重，常用百分数表示。如果已充填牙存在继发龋，此牙仍算作龋，不计为已充填的牙。龋充填构成比可用于反映地区口腔卫生服务水平，也可反映充填这些龋齿所需要的工作量。其计算公式为：

$$龋充填构成比 = \frac{已充填的牙（面）数}{受检人群龋、失、补牙（面）数之和} \times 100\%$$

（三）患龋率

患龋率（prevalence of caries experience）指在调查期间某一人群中患龋病的频率，人口基数以百人计算，故常以百分数表示。患龋率描述龋病在群体中的分布情况，主要用于龋病的流行病学研究，如比较和描述龋病的分布，探讨龋病的病因和流行因素等。计算公式如下：

$$患龋率 = \frac{患龋人数}{受检人数} \times 100\%$$

（四）龋病发病率

龋病发病率（caries incidence rate）通常是指至少一年的规定时间内，某人群新发生龋病的频率。与患龋率不同的是仅指在这个特定时期内，新龋发生的频率。计算公式如下：

$$龋病发病率 = \frac{发生新龋人数}{受检人数} \times 100\%$$

（五）无龋率

无龋率（caries-free rate）指全口牙列均无龋的人数占全部受检人数的百分率。这里的无龋人数指根据明确的诊断标准，这些人口腔中没有发生龋坏的牙，没有因龋而拔除以及没有因龋而充填的牙。如果一个群体的患龋率是 66%，无龋率则为 34%。无龋率主要用来表示一个人群中某些年龄组的口腔健康水平和预防措施的成果，如 5 ~ 6 岁儿童乳牙无龋率。计算公式如下：

$$无龋率 = \frac{全口无龋人数}{受检人数} \times 100\%$$

例：2010 年检查某班 12 岁学生 50 人，其中患龋病者 15 人，龋失补牙数为：D=20，M=2，F=8，龋失补牙面数为：D=60，M=10，F=16；2 年后再对这 50 名学生检查，发现其中 10 名学生有新的龋损，患新龋的牙数为 15，牙面数为 18，计算这班学生在 2010 年的龋均、龋面均、患龋率和 2 年内龋病发病率如下：

2010 年：

龋均 =（20+2+8）/50=0.60

龋面均 =（60+10+16）/50=1.72

患龋率 =15/50×100%=30%

2010 年—2012 年 2 年龋病的发病率 =10/50×100%=20%

第二节　龋病的诊断标准
The criteria for diagnosis of dental caries

龋病流行病学调查时，需要有一个标准来确定一颗牙是否患龋。健康的牙和明显的龋洞都容易诊断，然而，当处于两者之间的状况时，则需要有一个明确定义的标准，且检查者在整个检查过程中能一直执行这一标准。对同一人群采用不同的诊断标准进行诊断会取得迥异的结果。如中小学生窝沟点隙的可疑龋和早期龋较多，采用 WHO（1987）标准用尖锐的探针进行检查诊断和用 WHO（1997）标准用 CPI 探针进行检查诊断得出的结果会有较大的不同。

一、口腔健康调查基本方法

世界卫生组织（World Health Organization，WHO）在 1971 年出版了第一版《口腔健康调查基本方法》，明确了口腔健康调查中龋齿的诊断标准和代码。随后在 1977 年、1987 年以及 1997 年分别再版，在这四版中，龋齿的诊断标准和诊断方法也发生了变化。

1977 年 WHO 出版的第二版《口腔健康调查基本方法》中龋齿的诊断标准是：当牙的点隙、窝沟或平滑面出现损害，检查到软的洞底，釉质破坏，软的洞壁，或者牙有暂时充填物时，诊断为龋齿。邻面损害时探针尖必须能确切穿入病损才诊断为龋齿。如存在任何疑问，不应记为龋。龋齿的早期阶段，不能明确诊断时应排除在外。在缺乏其他阳性症状时，以下一些缺损不应记为龋：白色或白垩色斑点；着色或粗糙的斑点；釉质上能卡住探针的点隙或窝沟，但没有软化的洞底、釉质破坏或软的洞壁。

1987 年 WHO 出版的第三版《口腔健康调查基本方法》中对龋齿的诊断标准与第二版一样。对不应记为龋的牙齿缺陷的描述增加了一种情况：牙齿上暗黑、光亮、质硬、坑凹的牙釉质，表现为中至中度氟牙症症状者。

1997 年 WHO 出版的第四版《口腔健康调查基本方法》对龋齿的诊断标准作了修改，定义为：点隙窝沟或平滑面有明确的龋洞、釉质下破坏、或可探到软化的洞底或洞壁。该定义的特点是

"有明确的龋洞"，并在检查时使用末端为球形的 CPI 探针代替尖探针。其出发点是认为早期龋可以再矿化，而使用尖探针检查会破坏早期龋的修复。"有明确的龋洞"这一龋齿诊断标准也可提高检查者之间的一致性。

二、我国口腔健康流行病学调查中采用的龋齿诊断标准

（一）早期龋齿诊断标准

1957 年国家卫生部医学科学研究委员会龋病、牙周病全国性统计调查委员会制定了我国的龋病调查标准，龋病按病损程度分为五度，对不易确定者列为可疑龋。标准如下：

1. 可疑龋　色、形、质有改变，但证据不确实，不能确定为 I 度龋者。①色：窝沟暗黑，但缺乏墨浸状及白垩状。②形：窝沟妨碍探针滑动，但似釉质皱襞而不能确定为沟裂缺损者。③质：有粗糙感，但与沉积物等不能区分。

2. I 度浅龋　釉质龋，凡有色、形、质改变者，诊断为龋齿。色：墨浸状，白垩状；形：表面缺损，卡住探针；质：粗糙，松软。

3. II 度中龋　牙本质浅龋，洞底在牙本质浅层。

4. III 度深龋　牙本质深龋，洞底在牙本质深层，但未引起牙髓病变者。

5. IV 度牙髓感染　洞底在牙本质深层或已穿髓，已引起牙髓及根尖病变者。

6. V 度残根　因龋所致牙冠全部或绝大部分破坏者，非龋所致的残根不包括在内。

7. 失　因龋丧失的牙。

8. 补　因龋充填的牙。

在龋病调查中，我国一些调查者直到 20 世纪 80 年代都使用这一标准。

（二）第一次全国口腔健康流行病学抽样调查中采用的龋齿诊断标准

1983 年全国学生龋病、牙周疾病流行病学抽样调查中龋齿的诊断标准主要采用了 WHO《口腔健康调查基本方法》（第二版）。具体描述为：牙齿的点隙、裂沟或平滑面有色、形、质三方面改变的，即可诊断为龋齿。釉质脱矿、崩解以致成洞为"形"的改变，当探针插入时感到洞壁或洞底有软化现象为"质"的改变，形和质是诊断的主要依据。如发现釉质上有白垩色斑点或有着色、粗糙的斑点，釉质上的点隙或窝沟能卡住探针，但沟底或洞壁无软化现象，此时均不诊断为龋齿。

龋齿的诊断标准：

1. 无龋牙　无充填体，也不需要充填治疗的完整牙，可记为无龋牙。

2. 龋　当牙的窝沟或平滑面有损害时，其损害的特征为查到了软化的洞底，釉质有破坏和洞壁软化或牙上有暂封物均列入此范围。邻面损害必须探针尖能确切插入损害处，才认为是龋，有任何可疑均不能记为龋。牙的缺陷在缺乏其他阳性症状时，不作为龋齿计算，如①白色或白垩色斑点；②着色或粗糙的斑点；③釉质上有能卡住探针的窝沟并有色素沉着，但沟底无软化，釉质无损害或洞壁无软化现象。

3. 已充填牙无龋　牙上有一个或多个充填体，无继发龋及其他部位的原发龋者。因龋而做的冠修复也在此范围内。

4. 有原发龋的已充填牙　牙上有一个或多个充填体，同时在其他牙面又有龋坏，而龋坏与充填体无联系者。

5. 有继发龋的已充填牙　牙上有一个或多个充填体及继发龋。如果牙上有充填体又有继发龋及原发龋者，也在此范围内。

6. 因龋丧失的乳牙　在不该换牙时因龋失去的乳牙（只限 9 岁以下）。

7. 因龋丧失的恒牙　该项只适用于 30 岁以下人的恒牙，因为 30 岁以下很少因为牙周病而拔牙。故所有在 30 岁以下被拔除的牙都认为是因龋拔除的。

8．非龋丧失的恒牙　该项用于先天缺失的恒牙或因正畸拔除的恒牙。

9．任何原因丧失的恒牙　该项也只适用于恒牙。因为成年人很难确定其牙是由于龋还是由于牙周病而拔除的（指 30 岁和 30 岁以上）。

10．未萌出牙　只限用于乳牙已脱落而恒牙尚未萌出者。但需和龋失恒牙相区别。

11．除外牙　凡因外伤、美观、桥基牙等原因，而不是因龋所做的乳、恒牙修复均在此范围内。

（三）第二次全国口腔健康流行病学调查中采用的龋齿诊断标准

1995 年第二次全国口腔健康流行病学抽样调查时，龋齿的诊断标准主要采用了 WHO《口腔健康调查基本方法》（第三版）。

1．牙冠龋的诊断标准

（1）无龋牙：未曾因龋作过充填，也无迹象患龋即为无龋牙。以下情况不诊断为龋：①白斑；②着色的不平坦区；③探针可插入的着色窝沟，但底部不发软；④中到重度氟牙症所造成釉质上硬的、色暗的凹状缺损；⑤可疑龋按无龋牙计。

（2）龋齿：牙的窝沟或平滑面的病损有底部软化，釉质潜在的损害或洞壁软化时，诊断为龋。为说明儿童窝沟龋的患病情况，检查 12 岁年龄组时，将龋齿分为窝沟龋和平滑面龋，凡临床能确定的窝沟部龋，记为 01；牙的平滑面患龋为平滑面龋，记为 02；其他年龄所患的龋病均按平滑面龋计。乳恒牙上暂时充填物按龋计，如氧化锌暂封物。但根据需要用玻璃离子水门汀或复合充填材料者均按已充填牙计。

（3）已充填牙有龋：有永久充填物的牙，同时又有一个或以上牙面龋坏为已充填牙有龋，不需分原发龋或继发龋。

（4）已充填牙无龋：有永久充填物的牙且无原发龋或继发龋者。因龋做的全冠按已充填牙无龋计。

（5）龋失牙：45 岁以下如有因龋已拔除的恒牙作为龋失，无法用生理性替换解释的乳牙丢失亦作为龋失。在某些年龄组分辨未萌出牙和已拔除牙是困难的，应根据丢失牙的牙槽嵴情况及同名对侧牙情况和口腔内其他牙齿患龋情况帮助区分。45 岁以下不是因龋丧失的牙不应记"龋失牙"。

（6）因其他原因丧失恒牙：如先天缺失，因牙周病、外伤、正畸等原因丧失的恒牙属此类。45 岁及 45 岁以上者失牙包括龋失和其他原因失牙。

（7）窝沟封闭：𬌗面已作窝沟封闭的牙属此类。已封闭的牙有龋按龋齿计。

（8）桥基牙或冠：桥基牙是固定桥的一部分，桥基牙和非因龋做的全冠或瓷面记为此类，桥体是修复已失牙，记"龋失牙"或"因其他原因丧失恒牙"。

（9）未萌出牙：无乳牙存在情况下，未萌出恒牙属于此类。恒牙先天缺失也属此类。需分辨未萌出牙与已拔除牙。

（10）除外牙：任何不能作检查的牙均除外。例如前牙外伤后牙冠折断 1/2 以上，无法做冠龋检查者。

2．牙根龋的诊断标准　牙龈退缩情况下可发生牙根部龋。根部龋的好发部位为牙邻面和颊面。

根部龋可始自釉牙骨质界或釉牙骨质界下面，早期为小而圆的龋坏，可沿牙颈部向两侧扩展，与相邻龋坏相连形成沟或成为牙颈部的一个龋环，牙颈部的冠龋向根面发展包括釉牙骨质界然后发展到牙根也可形成根部龋。牙根部龋在活动期为黄色或橘色，活动性差时颜色可发暗或呈黑色。

（1）牙根龋诊断标准：在釉牙骨质界处或下方有以下改变者：

形：牙骨质有破坏，由圆形沿水平方向扩展至根部形成沟或龋环。

色：黄、橘、黑、褐色的改变。

质：用探针探根面发软，龋坏组织呈皮革样有韧性，探针尖易探入龋坏部位。

（2）代码：

0= 牙龈无退缩无根面龋

1= 牙龈有退缩（指游离龈退缩到釉牙骨质界以下），但根面无龋

2= 牙龈有退缩，有根面龋

3= 牙根面龋已充填，有龋

4= 牙根面龋已充填，无龋

（四）第三次全国口腔健康流行病学调查中采用的龋齿诊断标准

2005 年第三次全国口腔健康流行病学调查时，龋齿的诊断标准采用了 WHO《口腔健康调查基本方法》(第四版)。具体标准是：

1．牙冠龋的诊断标准　牙的窝沟或平滑面有底部发软的病损，釉质有潜在损害或沟壁软化者即诊断为龋。对于釉质上的白斑、着色的不平坦区、探针可插入的着色窝沟但底部不发软及中到重度氟牙症所造成的釉质上硬的凹陷，均不诊断为龋。

2．冠龋的诊断标准和代码（代码中字母代表乳牙，数字代表恒牙）

（1）无龋牙（A，0）：牙冠健康，无因龋所做的充填物，也无龋坏迹象的完整牙冠记为无龋牙。龋洞形成前阶段及其类似的早期龋情况，因诊断不可靠，故都不作为龋坏记录。以下情况不诊断为龋齿：①白垩色的斑点；②牙冠上变色或粗糙的斑点，用 CPI 探针探测未感觉组织软化；③釉质表面点隙裂沟染色，但无肉眼可见的釉质下潜行破坏，CPI 探针也没有探到洞底或沟壁有软化；④中到重度氟牙症所造成釉质上硬的、色暗的凹状缺损；⑤牙釉质表面的磨损；⑥没有发生龋损的楔状缺损。

（2）龋（B，1）：牙的窝沟点隙或平滑面有明显的龋洞、或明显的釉质下破坏、或明确的可探及的软化洞底或洞壁记为龋齿。牙上有暂时充填物按龋齿计，窝沟封闭同时伴有龋者也按龋计。要使用 CPI 探针来证实咬合面、颊舌面视诊所判断的龋坏。若有任何疑问，不能记为龋齿。

（3）已充填有龋（C，2）：牙冠上有一个或多个永久充填物且伴一个或多个部位龋坏者记为已充填有龋。无须区分原发龋或继发龋（即不管龋损是否与充填体有关均使用同一代码）。

（4）已充填无龋（D，3）：牙冠有一个或多个永久充填体且无任何部位龋坏，记为已充填无龋。因龋而做冠修复的牙齿也记这个记分。（因非龋原因如桥基牙进行的冠修复记为 G，7）。

（5）因龋缺失（E，4）：因龋而拔除的恒牙或乳牙。对于 5 岁年龄组儿童乳牙的丧失，该记分仅用于不能以正常替牙来解释的乳牙缺失。12 岁年龄组须区分牙齿缺失的原因。因龋丧失的记录为 4，因其他原因丧失的记录为 5。

（6）因其他原因缺失（X，5）：因先天缺失，或因正畸、牙周病、外伤等丧失的乳恒牙。另外，35 ~ 44 岁和 65 ~ 74 岁年龄组，不管任何原因只要牙齿不存在，均记录为 5，包括第三磨牙。

（7）窝沟封闭（F，6）：牙冠的咬合面已做窝沟封闭或𬌗面窝沟用圆钻或"梨形"钻扩开并放置复合树脂材料。如果已做窝沟封闭的牙齿有龋，用代码 B 或 1 表示。

（8）桥基牙、特殊冠或贴面（G，7）：牙齿成为固定桥的组成部分，即桥基牙。此记分也用于那些非龋原因而进行的冠修复、覆盖牙齿唇面的贴面，这些牙齿无龋或充填物存在。种植牙做的桥基牙也用此记分。桥体用于修复已失牙，牙冠应记为"4"或"5"，牙根记为"9"。

（9）未萌牙（X，8）：这一记分仅用于恒牙未萌且没有乳牙存在的缺牙区。这项记分不参与与龋病相关的计算。未萌牙不包括先天缺失或因外伤等造成的牙齿缺失（后面二种情况应被记录为 X 或 5）。

（10）外伤（T，T）：牙冠因外伤而使部分牙面缺失且无龋坏的证据。

（11）不作记录（-，9）：这一记分用于任何原因（如正畸带环、严重发育不良等）造成的已

萌出的牙无法被检查。

3．牙根龋的诊断标准和代码

只在 35 ～ 44 岁组和 65 ～ 74 岁组人群中检查根龋。根龋的检查随冠龋检查同时进行，检查方法和顺序与冠龋相同。根龋只有在牙根面暴露的情况下才可能发生，因此在进行根龋检查时首先要判断牙根是否暴露，其标志是釉牙骨质界（CEJ）暴露。根龋可始自釉牙骨质界或釉牙骨质界下面，早期为小而圆的龋坏，可沿牙颈部向两侧扩展，与相邻龋坏相连形成沟或成为牙颈部的一个龋环，牙颈部的冠龋向根面发展超过釉牙骨质界后累及牙根也可形成根龋。牙根龋在活动期为黄色或橘色，活动性差时颜色可发暗或呈黑色。牙根龋的诊断标准是用 CPI 探针在牙根面探及软的或皮革样的损害即为根龋。

（1）无龋牙根（0）：牙根已暴露，无龋坏，也无充填物的牙根记为无龋牙根（牙根未暴露记录为8）。

（2）根龋（1）：用 CPI 探针探及根面有软或皮革样感觉的病损记为根龋。一个龋损同时累及冠部和根面则分别记录为冠龋和根龋。对根龋的诊断可依据以下症状：

在釉牙骨质界处或下方有：

形：牙骨质的破坏，由圆形沿水平方向扩展，甚至在根部形成沟或牙颈部环状龋。

色：黄、橘、黑、褐色的改变。

质：用探针探及根面发软，龋坏组织呈皮革样有韧性。

（3）已充填牙根有龋（2）：一个牙根有一个或多个永久充填物且有一个或多个部位龋坏者记为已充填有龋。不区分原发龋和继发龋。

（4）已充填牙根无龋（3）：根面有一个或多个永久充填物而无任何部位龋坏者记为已充填牙根无龋。

（5）残根（6）：牙冠已被破坏，牙齿所有面的釉牙骨质界都不可见即诊断为残根，记录为"6"。

（6）种植牙（7）：种植体作为基牙记录为"7"。

（7）未暴露牙根（8）：牙根面没有暴露即牙龈缘未退缩到釉牙骨质界以下。

（8）不作记录（9）：牙缺失或牙石太多不能进行根部检查时，记为"9"。

4．有关说明

（1）恒牙列检查 32 颗牙，多生牙不计在内，融合牙按 2 颗牙记录。

（2）可疑龋按无龋计。除非牙面视诊发现明确龋洞或借助 CPI 探针发现明确龋洞或明显釉质下破坏，否则不记录为龋。不能明确诊断的早期龋不记录为龋。

（3）静止龋按龋齿计，楔状缺损和釉质发育不全基础上发生的龋按龋齿计。

（4）牙上的永久充填物包括银汞合金、玻璃离子、复合树脂、复合体等。氧化锌、磷酸锌水门汀等为暂时充填物。

（5）不是因龋做的牙体修复不按龋齿计。

（6）已充填的牙，充填体折断，如无继发龋，则按已充填牙无龋计。

（7）12 岁年龄组口腔中的桥体要区分失牙的原因。35 岁及以上年龄组用于修复已失牙的桥体记录为5。

（8）因正畸原因拔除的前磨牙，一律定为第一前磨牙。

（9）牙萌出的标准是：只要在口腔内见到牙的任何一部分，就应该认为这颗牙已经萌出。若一颗恒牙和乳牙同时占据一个牙位间隙，仅记录恒牙情况。如果恒牙先天缺失或未萌出，只有乳牙存在时，则记录乳牙。

（10）死髓牙记分方法与活髓牙相同。

（11）戴固定矫治器时，如牙齿可见部位占牙冠1/2以上，则作冠龋检查，牙冠可见部位占

1/2 以下则记为"9"（不作记录）。

（12）在某些年龄组，难以区分未萌牙（8）和缺失牙（4 或 5）。可借助牙齿萌出规律、缺牙区牙槽嵴外观、口内其他牙齿的龋坏情况予以鉴别。35 ~ 44 岁和 65 ~ 74 岁年龄组第三磨牙不论为未萌牙或缺失牙，只要不存在均记录为"5"。

（13）为方便起见，全口无牙的情况下，可以在牙列两端的格内填入"5"，用直线连接，直线两端的代码必须相同。

（14）健康牙根是指已暴露无龋坏也无充填物的牙根。根面有牙菌斑时，需擦去牙菌斑后再检查。

（15）釉牙骨质界以上的龋为冠龋，若冠及根部均有龋则分别记录冠龋和根龋。即凡牙根面上有龋者都记录为根面龋，不考虑龋的来源。

（16）任何原因的牙齿缺失或用桥体代替缺失牙，牙冠记录为"4"或"5"，牙根记录为"9"。牙冠已龋坏仅留牙根者，冠龋记"1"，根龋记"6"。

（17）根龋的诊断必须依据釉牙骨质界，在检查时须先寻找釉牙骨质界，后者位于牙釉质和牙骨质的连接处，探诊时有时有"粗糙"的感觉。

表 6-2 为第三次全国口腔健康流行病学调查中所应用的龋齿诊断标准和代码。

表6-2　乳恒牙列冠部和根部有关龋的代码

| 代码 | | | 诊断结果 |
| 乳牙 | 恒牙 | | |
冠	冠	根	
A	0	0	无龋
B	1	1	有龋
C	2	2	已充填有龋
D	3	3	已充填无龋
E	4	4	因龋丧失
—	5		因其他原因丧失
F	6		窝沟封闭
G	7	7	桥基牙，特殊冠或贴面
—	8	8	未萌或未暴露牙根
T	T		外伤（折断）
—	9	9	不记录

综上所述，应根据调查目的确定和使用龋病的指数和诊断标准。标准不一致可导致所收集的资料缺乏可比性，因此在调查设计中首先要根据目的确定调查标准。

第三节　龋病的流行状况和流行趋势
The epidemic characteristics and trends of dental caries

龋病是一种很古老的疾病，人类从开始农耕时就有这种疾病。对古代英国人头盖骨的研究发现直到中世纪（公元 1100—1500 年），龋病的患病模式几乎没有改变。年轻人就有牙的磨耗发生且磨耗很普遍。年轻人有窝沟龋的迹象但却没有继续发展，可能是殆面磨耗速度快于龋病发展速度的缘故。大多数的龋病为发生在牙颈部和根面的龋坏，冠龋相对少见。直到 16 世纪还没有证据发现在工业化国家有现代龋病发生的模式——龋病首先发生于窝沟点隙，随后发生于邻面。

17 世纪，饮食习惯的改变，食物更加精细，食糖的摄入量增加，被认为是现代龋病患病模式发生改变的主要原因。到 19 世纪末，龋病已经成为大多数工业化国家的流行病。

一、全球龋病的流行状况和趋势

20 世纪 60 年代以前，由于各国龋病患病水平差别悬殊，各地龋病流行病学资料又因调查标准和方法不尽相同而难以比较。1969 年世界卫生组织开始建立全球口腔健康数据库并在 1971 年出版了《口腔健康调查基本方法》（第一版）。从此，世界各国有了统一的龋病调查标准和方法，调查的结果用于衡量和比较各国或各地区不同人群的龋病患病状况和流行趋势。

世界卫生组织规定龋病的患病状况以 12 岁年龄组的龋均（DMFT）作为衡量指标，并将龋均从很低到很高分为 5 个比较等级（表 6-3），以绿色、蓝色、黄色、红色以及褐色分别代表这 5 个等级绘制了全球龋病患病状况地图。1969 年 WHO 绘制了第一张全球龋病流行状况地图，从中可以看出，全球龋病的流行状况呈现强烈的对比：工业化国家龋病的患病程度都为很高、高、或至少是中等水平，而发展中国家通常是很低、低、少有中等水平。从 WHO 绘制的 1993 年和 2003 年全球龋病流行状况地图，可以看出，在这三十年间，几乎所有的工业化国家龋病的患病程度都呈现下降的趋势，有的甚至是显著下降；而在发展中国家，除了那些已经开展了预防措施的国家，总的趋势是上升的。从 1980 年开始，每年 WHO 口腔卫生处都计算全球 12 岁儿童的龋均，并加权人口。结果按照工业化国家、发展中国家以及全球状况绘制成曲线图（图 6-1，见书后彩图）。

表6-3　WHO龋病流行程度的评价指标（12岁）

龋均（DMFT）	等级	标记色
0~1.1	很低	绿色
1.2~2.6	低	蓝色
2.7~4.4	中等	黄色
4.5~6.5	高	红色
≥6.6	很高	褐色

根据世界卫生组织全球口腔健康数据库所公布的资料，1980 年，107 个国家和地区中，12 岁年龄组龋均超过 3 的占 49%。2000 年，189 个国家和地区中，12 岁年龄组龋均处于低和很低水平（DMFT < 2.7）的有 119 个国家和地区，占 63%。20 年间龋病流行状况发生了明显变化。全球龋均达到了世界卫生组织提出的 2000 年口腔健康目标即 12 岁年龄组儿童龋均不超过 3。2005 年，205 个国家和地区中，12 岁年龄组龋均处于高或很高水平的仅有美洲、欧洲、非洲和西太平洋的 10 多个国家和地区。2011 年，12 岁年龄组全球加权人口的龋均为 1.67（189 个国家），78% 的国家和地区龋均不超过 3。从 1980 年到 2011 年，全球龋均呈现下降的趋势（表 6-4）。表 6-5 显示了 WHO 各区 12 岁年龄组加权龋均的变化情况。

表6-4 全球12岁年龄组龋均的变化

龋均（DMFT）	作者和时间	报告的年份
2.43	Leclercq et al，1987	1980
2.78	Leclercq et al，1987	1985
1.74	CAPP（www.mah.se/capp）	2001
1.61	Bratthall，2005	2004
1.67	Natarajan，2011	2011

表6-5 WHO各区12岁年龄组龋均的变化

WHO各区	龋均（DMFT）	
	2004年	2011年
AFRO	1.15	1.19
AMRO	2.76	2.35
EMRO	1.58	1.63
EURO	2.57	1.95
SEARO	1.12	1.87
WPRO	1.48	1.39
全球	1.61	1.67

对于成年人的龋病患病状况，WHO以35～44岁年龄组人群的龋均为指标也分为4个等级（表6-6）。根据WHO绘制的2003年全球成年人龋病流行状况地图，我国、部分非洲国家成人龋病患病状况处于很低的水平，一些非洲国家、印度、越南、泰国等处于低水平，美国、俄罗斯、日本、部分东欧国家等处于中等水平，西欧大部分国家、南美洲多个国家、加拿大、澳大利亚等处于高水平。由于DMFT是终身不断累积的，虽然龋病在许多工业化国家中已大幅度下降，但龋均数在年龄较大的人群中大幅下降的趋势还不会那么快显示出来。

表6-6 WHO龋病流行程度的评价指标（35～44岁）

龋均（DMFT）	等级	标记色
0～4.9	很低	绿色
5.0～8.9	低	蓝色
9.0～13.9	中等	黄色
≥14.0	高	红色

从全球范围看，龋病流行趋势基本有三种类型。①非洲、我国、南美中东等个别地区，这些地区农村人口糖消耗量较低，人们很少因口腔问题就诊，龋病患病程度农村低于城市，总体人口加权龋均自20世纪70年代以来一直处于很低水平。②亚洲一些发展较快的发展中国家和新的工业化国家或地区，儿童和成年人龋病患病程度呈现上升趋势，被认为与城市化、精制碳水化合物和糖的消耗增长有关，这些国家的口腔卫生服务仍然落后。如印度、智利、泰国、墨西哥等。但从全球范围来看，发展中国家龋病患病程度上升的趋势是缓慢的。③欧洲、美洲、澳大利亚、日本等国家儿童和成人的龋病患病程度都在下降，中老年人存留牙数目增多。许多发达国家龋病患

病程度呈现下降趋势，这是采取一些口腔公共卫生措施的结果，与生活条件、生活方式的改变和个人口腔保健行为的改善等因素有关。

二、我国龋病的流行状况和趋势

由于我国幅员辽阔，地理环境和气候条件等存在着很大差异，各地区经济、教育发展不平衡和人民生活水平、卫生行为习惯各不相同，所以不同地区的龋病流行状况相差较大。20世纪80年代以前，我国只有各地区零星的龋病调查报告，调查所采用的多是卫生部1957年公布的龋病标准，与WHO的标准有很大差异而且调查方法不尽相同，无法与世界各国龋病的流行状况和流行趋势进行比较和分析。

1983年以来的三次全国口腔健康调查均采用了WHO的标准和方法，使我国研究龋病的流行状况和流行趋势有了准确而翔实的资料，也可与世界各国进行比较和分析。

1983年第一次全国学生龋病、牙周疾病流行病学抽样调查是以当时的29个省、市、自治区7、9、12、15、17岁学生为调查对象，调查结果显示，当时我国12岁学生人口加权龋均为0.67，在世界上处于很低水平。

1995年第二次全国口腔健康流行病学抽样调查以11个省、市的5、12、15、18、35～44、65～74岁人群为调查对象，调查结果显示，12岁年龄组人口加权龋均为0.88，在世界上仍处于很低水平。

2005年第三次全国口腔健康流行病学调查以30个省、市、自治区的5、12、35～44、65～74岁人群为调查对象，调查结果显示，12岁年龄组人口加权龋均为0.5。在世界上仍然处于很低水平。

表6-7列出我国三次全国口腔健康调查各年龄组人群的龋均和患龋率。从中可以看出，在20世纪的后20年间，我国儿童和成人恒牙龋病的患病程度变化趋势并不明显，12岁年龄组儿童龋均虽然在数值上略有变化，但这种变化更可能与调查标准的变化有关。

表6-7　我国三次全国口腔健康调查各年龄组人群的龋病患病状况

年龄组	1983年（加权人口）		1995年（调查人群）		2005年（加权人口）	
	龋均	患龋率（%）	龋均	患龋率（%）	龋均	患龋率（%）
5岁	-	-	4.48	76.55	3.5	67.0
7岁	0.25	15.90	-	-	-	-
9岁	0.40	23.14	-	-	-	-
12岁	0.67	32.11	1.03	45.81	0.5	27.8
15岁	0.96	40.36	1.42	52.43	-	-
17岁	1.02	40.65	-	-	-	-
18岁	-	-	1.60	55.32	-	-
35～44岁	-	-	2.11	63.01	4.3	87.0
65～74岁	-	-	2.49（DF）	64.75（DF）	15.3	98.6

（一）地区分布

龋病在不同地区的分布与该地区的水氟含量和经济情况有一定的关系。水氟含量适当的地区，患龋率较低。经济发展对我国居民的龋病流行情况产生显著的影响，在以往龋病流行病学调查中所显示的地区差别已经缩小，这也是经济发展到一定水平以后，碳水化合物在龋病病因中所占的比重减小的原因。当一个地区经济水平较低的时候，对龋病流行起较大作用的是碳水化合物，此时糖消耗量越高，龋病患病率越高。当经济水平提高到一定程度时，影响龋病流行的主要因素是口腔卫生，此时碳水化合物的作用明显减弱。我国第三次口腔健康流行病学调查的结果证明了这一点。将第三次全国口腔健康流行病学调查的 30 个省、市、自治区分为东、中和西三个部分，东、中、西部 12 岁年龄组儿童龋均分别为 0.6、0.5 和 0.6，地区间的差异并不明显。

（二）城乡分布

我国是城乡二元结构社会，改革开放前，城乡间差异明显，随着经济发展和城市化进程，城乡间差异逐渐在缩小。1983 年第一次全国学生龋病、牙周疾病流行病学抽样调查结果显示，所有 7、9、12、15、17 岁 5 个年龄组学生中，城市学生的恒牙龋均都高于农村学生，患龋率也是如此。1995 年第二次全国口腔健康流行病学抽样调查的结果显示，除 65～74 岁年龄组外，12、15、18、35～44 岁 4 个年龄组城市人群龋均高于农村。2005 年第三次全国口腔健康流行病学调查结果显示，各年龄组龋均在城乡间差异已经不明显了（表6-8）。

表6-8　2005年第三次全国流调各年龄组人群城乡龋均比较

年龄组（岁）	城市		乡村	
	龋均	患龋率（%）	龋均	患龋率（%）
5（dmft）	3.1	62.0	3.9	70.2
12	0.5	29.3	0.5	28.6
35～44	4.6	89.1	4.5	87.1
65～74	13.3	98.2	16.0	98.7

（三）人群分布

1. 年龄　龋病患病情况随年龄而变化，在人的一生之中，乳牙、年轻恒牙和老年人牙龈退缩后的恒牙根面易患龋病。

学龄前儿童易患龋，乳牙萌出后不久即可患龋病，以后患龋率逐渐增高，在 3 岁左右患龋率上升较快，至 5～8 岁乳牙患龋率达到高峰（图6-2），6 岁左右恒牙开始萌出，乳牙逐渐脱落，乳牙患龋率逐渐下降。

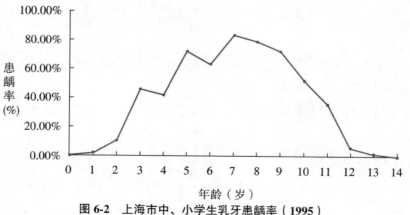

图6-2　上海市中、小学生乳牙患龋率（1995）

处于年轻期的恒牙尚未矿化完全，易患龋病，如第一恒磨牙，又称六龄齿，易患龋。恒牙龋齿从第一恒磨牙萌出后开始出现，6～15 岁是恒牙龋病的易感时期，因此患龋率开始上升，此时加强年轻恒牙的防龋措施十分重要。25 岁以后由于牙釉质的再矿化，增强了牙对龋的抵抗力，使患龋情况趋向稳定。进入中老年时期后，由于牙龈退缩，牙根暴露，加之个人口腔卫生较差，根面上常有牙菌斑堆积，容易引起根面龋。此时患龋率可能再次上升，所以50岁以后老年人的患龋情况比较严重，是继牙周病之后造成老年人失牙的又一个重要原因。

2．性别 关于性别与龋病的关系，目前尚无明确的定论，大多数调查显示乳牙患龋率男性略高于女性，而恒牙患龋率女性略高于男性。1995年和2005年的全国口腔健康流行病学调查结果显示，我国5岁儿童乳牙患龋率男性与女性十分接近，男性儿童与女性儿童分别为76.42%和76.68%（1995年资料），66.4%和65.6%（2005年资料）。而恒牙患龋率则女性明显高于男性。主要原因可能是由于女性在生理上发育早于男性，故女性的乳牙脱落和恒牙萌出均早于男性，即女性恒牙接触口腔环境的时间以及受到龋病侵蚀的可能均早于男性之故（表6-9）。

表6-9 2005年我国三个年龄组人群不同性别恒牙龋病患病状况

年龄组（岁）	性别	龋均	患龋率（%）
12	男	0.5	25.4
	女	0.6	32.6
35～44	男	1.9	44.7
	女	2.9	66.1
65～74	男	11.0	68.6
	女	12.1	75.1

3．民族 在一个国家内，不同民族间患龋情况也不同，这是由于饮食习惯、人文、地理环境等不同所致。据1983年全国中、小学生龋病、牙周病调查资料说明，我国少数民族中患龋率最高的是彝族（患龋率56.0%，龋均1.52），最低的是回族（患龋率18.2%，龋均0.3）。在同一省内，汉族与少数民族龋均对比，汉族高于回、维、哈萨克族，而朝鲜、苗、彝族的龋均都高于汉族。

三、乳牙龋病的流行状况

乳牙龋病患病状况的资料比恒牙的资料要少得多。20世纪90年代报告的资料中，来自工业化国家的报告显示乳牙龋病患病程度与70年代相比有下降的趋势。多个工业化国家恒牙龋病患病程度在过去30年间大幅度下降，而乳牙龋病的患病程度下降却没有那么明显。其中的原因尚不十分清楚，可能是乳牙的保健和防治没有得到与恒牙一样的重视，以及针对乳牙采取的预防项目和措施较少或较难实施。即使在美国，乳牙龋接受治疗的比例也远低于恒牙龋。欧洲许多全国性调查在20世纪90年代报告的5岁儿童乳牙患龋率约28%～40%，龋均为1.4～1.5。表6-10列出WHO汇总的20世纪90年代以后部分乳牙龋病患病状况的调查结果。我国5岁儿童乳牙龋病的患病率和患病程度都处于较高的水平。

表6-10 WHO汇总的各区乳牙龋病患病状况

WHO分区	国家	报告人	年份	年龄（岁）	患龋率（%）	龋均
西太平洋	中国	全国牙防组	1995	5	76.6	4.6
	澳大利亚	Spencer AJ	1992	6	-	2.0
欧洲	芬兰	Vonder Fehr FR	1991	5	40	1.4
	丹麦	Vonder Fehr FR	1992	5	39	1.5
	瑞典	Vonder Fehr FR	1992	5	28	-

续表

WHO分区	国家	报告人	年份	年龄（岁）	患龋率（%）	龋均
	挪威	Vonder Fehr FR	1992	5	37	1.4
	英国	Downer MC	1993	5	-	1.8
	荷兰	Truin GJ	1993	5～7	45	1.3～2.1
	比利时	Carvalho JC	1998	5	48	-
东南亚	印度	Tewari S	2001	6	38.2	0.91
中东-地中海	沙特阿拉伯	Wyne AH	2002	4～5	62.7	2.92
	阿曼	Al-Ismaily M	1997	6	84.5	4.61
美洲	墨西哥	Burt BA	1990	6	-	6.4（deft）
	巴西	Leite IC	2000	2～6	49.4	2.03
非洲	肯尼亚	Ngatia EM	2001	3～5	63.5	2.95
	尼日利亚	Sofola OO	2004	4～6	-	0.33（dft）

四、根面龋病的流行状况

根面龋是指发生在釉牙骨质界以下，根面牙骨质上的龋坏。因此，只有当发生了牙周附着丧失，根面暴露于口腔环境，并在暴露的根面有牙菌斑堆积才会发生根面龋。根面龋的菌斑细菌组成与冠龋略有不同，根面龋的牙菌斑细菌种类更多，而糖和碳水化合物则是冠龋发生的病因。

20世纪80年代初，流行病学资料显示工业化国家在老年人口腔存留牙不断增加的情况下，根面龋的患病率呈上升趋势。1988—1991年，美国的调查结果显示18岁以上成年人的根面龋为25.1%。男性65岁以上和女性75岁以上根面龋患病率均在50%以上。在加拿大的安大略省，71%的50岁以上老年人患有根面龋。在斯堪地纳维亚国家，几乎100%的60岁以上老年人患有根面龋。

我国中老年根面龋的流行状况根据1995年第二次全国口腔健康调查的结果，35～44岁组和65～74岁组根面龋均分别为0.07和0.39；有牙人中根面龋均分别为0.07和0.43；牙龈退缩者中根面龋均分别为0.08和0.45；男女性别之间差别不大，65～74岁组城市根面龋均略高于农村。

2005年第三次全国口腔健康调查结果显示，35～44岁组和65～74岁组根面龋均分别为0.70和2.68；根面龋患病率分别为32.1%和62.9%，与1995年的调查结果相比有明显上升。但需要说明的是，本次调查加上了第三磨牙，而第二次调查没有包括第三磨牙，这可能是影响结果的一个重要因素。

第四节　影响龋病流行的因素
Factors related to the distribution of dental caries

龋病的流行状况和分布特征常受到多种因素的影响，尤其表现在社会经济状况对龋病流行情况的影响，近几十年来世界各国社会经济的巨大变化，导致这些国家居民龋病患病情况发生很大改变。另外，人体氟摄入量与饮食习惯对龋病患病情况也有密切关系。

一、社会经济状况

个体的社会经济状况（socioecnomic status）是一个广泛的测量指标，可以包括受教育程度、收入、职业、态度及价值观等。在英国社会经济状况的指标是社会阶层，常用于健康相关的研究。社会经济状况因其复杂性而很难获得一个有效的测量指标。在美国，通常用年收入或受教育年限作为社会经济状况的评价指标。

Klein 和 Palmer 在 20 世纪 30、40 年代的研究发现，在美国，社会经济状况不同的人群间整体龋均没有差异，而龋齿的治疗状况则不同。社会经济状况低的人群有更多的龋坏和因龋失牙；而社会经济状况较高的人群则有更多的因龋充填牙。随着工业化国家龋病患病程度的大幅度下降，社会经济状况较高的人群龋病患病程度下降更明显。在工业化国家目前龋病患病程度较低的情况下，龋病可以被看做是一个贫穷的疾病。

在社会层面，社会经济因素决定了为大众提供公共保健服务的程度，包括口腔公共保健服务。在家庭层面，社会经济因素会影响家庭的经济情况、父母的受教育程度、父母的健康观念以及卫生习惯等。在个体层面，前面的这些因素又影响了个体对社会所提供的口腔保健服务的利用，影响他们利用氟化物，影响他们糖摄入的量，还影响他们个人的口腔卫生习惯。这些因素的变化会改变口腔环境，最终决定是否发生龋病。现在的观点认为，社会经济因素是龋病流行的重要影响因素之一。

二、氟化物的摄入

人体氟的主要来源是饮水，患龋率一般与水氟浓度呈负相关。我国 1983 年全国中、小学生龋病、牙周病调查结果显示，无论在南方或北方，水氟浓度在 0.6 ~ 0.8mg/L 时，龋均及患龋率最低，氟牙症率在 10% 左右，无中度氟牙症发生；当水氟浓度高于 0.8mg/L 时，氟牙症率直线上升；低于此浓度时，龋均、患龋率上升。由此说明，我国水氟浓度 0.6 ~ 0.8mg/L 较适宜。在氟污染地区，人体氟的来源不同于非氟污染区，除水源性氟污染外，其他如燃煤引起的气源性氟污染，虽然当地的饮水氟浓度低，但龋均和患龋率却不高，居民总氟摄入主要通过呼吸及消化道，可超过最大安全限量的几倍至十几倍，重病区居民氟牙症患病率可达 90% 以上，我国有少数地区属于这种情况。

三、饮食习惯

流行病学研究表明，糖的摄入量、摄入频率及糖加工的形式与龋病患病程度有密切关系。最典型的例子为日本、挪威和英国在第二次世界大战中及战前、战后的调查资料显示糖的消耗量和患龋率的相互关系。战前日本平均每人每年糖的消耗量为 15kg，6 ~ 9 岁儿童患龋率为 90%。大战期间，每人每年糖的消耗量减少到 1kg 以下，患龋率下降到 50% ~ 75%，1962 年每人每年糖的消耗量增加到 12 ~ 15kg，患龋率回升。Toverud 研究挪威的患龋情况，6 ~ 12 岁儿童每人每年糖的消耗量由战前 15kg 减少到 10kg，5 年内 7 岁儿童患龋率从 65% 降低到 35%。同时还发现，吃糖的频率和糖加工形式的不同，与患龋率有关，如加工成黏性的蜜饯食品等更易致龋。

四、家族和遗传

许多研究都发现了龋病有家族倾向，然而，这种家族倾向是缘于遗传的基础还是缘于致龋菌的传播、家族成员相似的饮食习惯或行为习惯尚不清楚。家族成员间致龋菌的传播，尤其是致龋菌母婴间的传播被认为是致龋菌在婴儿口腔内定植的主要原因。在双生子中进行的研究发现对于龋病的发生来说，环境因素的影响要强于遗传因素。

遗传因素对龋病发生的影响体现在一些与龋病发生密切相关的因素，如唾液流速和组成，致龋菌等可能受遗传因素影响。

研究进展与趋势

　　龋病是人类最常见的口腔疾病之一，口腔内只要有牙齿存在便面临发生龋病的风险。龋病的流行病学研究从传统的监测龋病的流行趋势和影响因素逐步转向针对重点人群和龋病高危人群的影响因素评估和防控措施评价，尤其是社会经济因素对龋病流行状况的影响，以及龋病在人群中分布的不均衡性研究。

小　结

　　龋病是口腔健康流行病学调查的主要内容。广为接受的龋病测量指数是龋失补指数，用于评价一个人群龋病患病状况的指标包括龋均或龋面均、龋病的患病率。龋均或龋面均反映一个人群龋病的患病程度，而龋病的患病率反映疾病在人群中的分布范围。全球范围内，20世纪，大部分工业化国家人群的龋病患病状况经历了一个龋病患病率和患病程度显著下降的阶段，而这种下降趋势目前已不明显。另一方面，在发展中国家，龋病的患病程度基本平稳或略有升高的趋势。我国儿童恒牙龋病的患病状况属于很低的水平，而乳牙龋病的患病程度则较高，同时，我国人群绝大多数的龋病都没有得到有效的治疗。影响龋病流行状况的因素包括社会经济状况、氟化物的摄入、饮食习惯、家族和遗传因素等。

　　龋病是人的一生都有患病风险的慢性病，是一种与饮食相关的细菌感染性疾病。龋病导致疼痛、治疗费用高。20世纪，一些国家龋病的患病率和患病程度显著下降，但人们的口腔内只要有牙齿存在就面临着越来越高的患龋风险。这种龋病患病风险的增加发生在儿童，成人；乳牙，恒牙；牙冠以及牙根。这已成为一个公共卫生问题。如果不开展有针对性的龋病预防项目，龋病将会使全球范围内的疾病负担进一步加重。

（荣文笙　王伟健）

第七章 龋病病因学
Etiology of dental caries

第一节 化学细菌学说
Chemico-bacterial theory

一、化学细菌学说的萌芽

1867年，法国医生 Magitot 在体外实验中发现，糖发酵能导致牙矿物质的溶解。同年，德国医生 Leber 和 Rottenstein 在龋坏牙的牙本质小管内发现了口腔颊纤毛菌（Leptotrichia buccalis），认为它可以造成牙本质小管的扩大，为酸的快速渗透提供条件；并进一步提出龋病是由酸和这种特异性细菌的寄生造成的。

1881年，Underwood 和 Miles 在龋坏牙本质的组织学切片上观察到了微球菌、椭圆形和圆形细菌，认为龋病的发生必须有细菌存在，细菌产生的酸造成牙的脱矿；龋病和单纯脱矿的差别在于：在龋病中起破坏作用的酸是由细菌产生的。

二、Miller 确立化学细菌学说

龋病病因学研究中最值得纪念的是美国人 Willoughby D Miller（1853—1907年）。Miller 是著名微生物学家 Koch 的学生。他对口腔微生物及其与龋病关系的研究，受到 Koch 以及当时其他科学家的影响。在著名的 Robert Koch 研究室工作期间，他首次将酸脱矿的理论与细菌学说结合起来，对龋病的病因进行了系统的实验研究。1883年，Miller 发表了他的实验结果，并于1889年出版了德文版的《人类口腔微生物》。后人普遍认为，这标志着现代龋病病因学的基础——化学细菌学说（chemico-bacterial theory）的诞生。这一学说也被称为化学寄生学说（chemico-parastic theory）或酸原学说（acidogenic theory）。

Miller 的实验工作为化学细菌学说的产生打下了坚实的基础，其工作归纳如下：

（1）使用石蕊试纸测试酸碱度，显示在龋病变的深层有酸存在；

（2）将离体牙、不同的食物（如面包、糖）与唾液混合，然后在37℃下孵育，可造成整个牙冠的脱矿；而肉或脂肪在同样条件下不能使牙脱矿；将唾液煮沸后再进行孵育，也不能使牙脱矿；

（3）在碳水化合物与唾液孵育后的混合物中，能检测出乳酸产物；

（4）从唾液和龋坏部位分离出了30多种细菌，其中多数是能发酵碳水化合物的产酸菌，少数是能溶解蛋白质的细菌；

（5）在龋坏的牙本质中观察到多种微生物，包括丝状菌、长杆菌、短杆菌、微球菌等。

Miller 对龋病的发病机制作了如下阐述：口腔中的微生物通过酵解碳水化合物而产生有机酸；附着在牙面和嵌在牙之间的碳水化合物是产酸的底物来源；发酵产生的酸使釉质脱矿，随后，咀嚼力的机械作用使釉质的完整性受到破坏；釉质被破坏后，微生物沿牙本质小管进入，由于蛋白溶解酶的作用，牙本质有机基质溶解，最终牙本质崩解，形成龋洞。

关于致龋菌，Miller 认为单一菌种不能导致龋病产生，龋病与多种能产酸和溶解蛋白的微生

物的活动有关。

对于不同人对龋的易感性，即在相同条件下，有的人容易患龋，有的人却不患龋，Miller 认为这与牙对酸的抵抗力和牙所处的环境有关。

1905 年，Miller 进一步提出龋病的破坏过程分为两个阶段：一是酸使硬组织脱矿，二是脱了矿的有机物被细菌的蛋白酶所溶解。在釉质内，因为有机基质非常少，脱矿本身即可造成釉质的全部破坏，所以在釉质龋发生时，只有脱矿过程，而几乎没有有机物的溶解过程。

归结起来，化学细菌学说的中心思想是：龋病是由口腔中的产酸菌与碳水化合物作用产生酸，酸使牙中的无机物溶解而开始的，随后蛋白水解酶将残留的有机物溶解而使牙崩解。

化学细菌学说的意义在于第一次在系统实验的基础上阐明了口腔微生物、食物、酸与龋发生的关系，总结了龋病过程的 3 项重要因素：口腔微生物在产生酸和溶解蛋白质方面的作用、微生物发酵碳水化合物底物、酸导致牙矿物质的溶解。这一学说主导了过去一百年的龋病病因学的研究。到 20 世纪 60 年代，随着实验动物学和微生物学的发展，大量的研究从不同的角度完善了这一学说，形成了现代的病因学理论。

三、化学细菌学说的局限性

Miller 没有认识到牙菌斑对致龋的关键作用，他认为产酸的细菌主要生活在唾液中。因此化学细菌学说无法解释龋损为何在牙面的局部形成、龋病为何好发于某些特异性部位、龋病为何能从牙平滑面开始，也不能解释静止龋现象。

Koch 提出了确定感染性疾病病原菌的基本原则，然而 Miller 在研究中将牙、碳水化合物与唾液混合培养，未分离出引起龋病的特异性细菌，他认为口腔内产酸和溶解蛋白质的细菌都可造成龋损，即龋病是非特异性细菌所引起的。

后来的研究者对化学细菌学说做了许多重要补充。1897 年 Williams 在釉质表面观察到了牙菌斑，他认为菌斑使得细菌产生的酸能够局限在一定区域内并始终与牙面保持接触，而且能够部分地抵抗唾液对酸的稀释作用和中和作用。G. V. Black，现代牙科临床医学的奠基人之一，在其 1908 年出版的教科书《牙硬组织的病理学》（Pathology of the hard tissue of the teeth）中，也支持 Miller 的化学细菌学说，他对龋病发病的解释是：龋是由乳酸造成的牙硬组织内钙盐溶解的过程，随后发生牙本质中有机基质的降解；而在釉质中，由于有机物含量极少，单纯的钙盐溶解过程即可形成龋洞；这一溶解过程总是从牙表面发生，而不会从牙内部开始，因此龋的致病因子来自外界，而不是来自牙的内部。他还提出了滞留区（stagnant site）的概念，认为牙面上某些部位有利于细菌定居或黏附，在这些区域，细菌能够躲避外界的清除作用，保持持续的生长繁殖，这就解释了龋病为何总是从牙面上某些特定部位开始发生。G. V. Black 还对菌斑进行了描述，称之为"胶样斑"（gelatinoid plaque）。1937 年，Fosdick 等人证明细菌对糖的发酵过程主要发生在牙菌斑内，只有在这一特定的环境内，细菌产生的酸才能维持一定的时间并保持一定的浓度，从而将牙破坏。1940 年，Bunting 提出，所有早期龋都是由于黏附在牙面上的菌斑内的糖类发酵产酸达到一定量时，使牙面脱矿而造成的。这些研究都使得化学细菌学说逐步完善，并发展为现代的三联因素学说。

第二节　其他学说
Other theories of the development of dental caries

一、蛋白溶解学说

由于牙表面覆盖物和沟裂中存在较多有机物，而且釉质本身在釉板、釉梭、釉柱鞘等处也含有有机物质，这些观察使很多学者从另一角度考虑细菌致龋的机制，即细菌是否首先攻击这些有机成分。1878年，Boedecker提出，釉质内的有机物与龋病的发生密切相关，釉板可贯穿釉质全层，可作为微生物进入釉质的通道。20世纪初，Baumgartner和Fleischmann证明微生物可侵入釉质的釉板，在其中产酸，将釉质中的无机物溶解。

20世纪中期，Gottlieb（1944年）、Frisbie（1944年）和Pincus（1949年）等人对龋病的发生提出了一种新的解释，即蛋白溶解学说。

该学说的主要依据来自对龋病的组织形态学观察，如Gottlieb（1944年）和Applebaum（1944年，1946年）对早期釉质龋的磨片进行硝酸银染色，发现在有机物较多的部位有明显的改变；他们提出了许多组织学证据，强调龋病的初期变化发生在有机物集中的部位。Gottlieb认为，龋的发生首先是由于口腔内细菌产生蛋白溶解酶，破坏釉板、釉柱鞘、釉梭和牙本质小管壁等有机物含量丰富的部位，这一过程是在偏碱性的pH环境中发生的，继而产酸性细菌产酸，使无机物晶体发生溶解，于是发生了龋。

Frisbie（1944年）和Nuckolls（1947年）等在研究早期龋时发现，在表层完整的龋损下有细菌存在，他们认为早期龋是由于细菌的蛋白分解作用，釉质内的有机基质发生降解和液化，之后，溶解性差的无机盐才从"有机键"中释放出来，同时，产酸菌从蛋白溶解后扩大的通道中侵入，才发生矿物质的溶解。

Pincus（1949年）对蛋白溶解学说进行了更详细的阐述，他认为具有蛋白溶解能力的细菌首先攻击牙面上的有机薄膜中的蛋白成分，然后破坏釉柱鞘，变疏松的釉柱因机械性能下降而崩解。Pincus还认为，牙硬组织中含有硫酸黏蛋白，口腔内的革兰阴性杆菌产生的硫酸酯酶可水解釉质中的硫酸黏液素或牙本质中的硫酸软骨素，并产生硫酸。被释放的硫酸可以与矿物相中的钙结合成硫酸钙，引起牙硬组织的溶解。

蛋白溶解学说的中心思想是：龋病的早期损害首先发生在牙硬组织中有机物存在的部位，即釉质内的釉板、釉柱鞘、釉丛和牙本质小管。牙面微生物产生的蛋白水解酶使这些区域的有机物分解，从而打开了细菌侵入的通道，并使矿物质晶体暴露出来，被细菌产生的酸溶解。

蛋白溶解学说似乎为釉质表层下脱矿和早期龋时有机物相对集中的部位破坏较明显这些形态学改变提供了解释。但是，这一理论缺乏实验依据，也不能解释以下现象：

第一，将未脱矿的牙本质放在蛋白水解酶溶液中，牙本质的有机胶原成分并未被破坏；但是，如果先用酸将牙本质脱矿，再用蛋白水解酶处理，胶原则被溶解。这说明牙本质内的钙盐有保护胶原的作用。可以推断，在釉质中也是这种情况。

第二，动物实验证实，给无菌动物接种有蛋白溶解能力的细菌，不会产生龋；而接种一种无蛋白溶解能力的链球菌后则产生龋。

第三，此学说的主要结论是在组织学观察的基础上作出的，但是，如果缺乏细菌学和生物化学的实验依据，仅从形态学改变来推断病变的过程是不可靠的。至今，尚无人在生理条件下成功地证实通过蛋白溶解作用使釉质组织丧失，也没有人能证明龋病是从釉板开始的。另外，在口腔中尚未发现可以破坏釉质中的蛋白质的酶，而且釉质是一种结构完整的组织，在牙脱矿之前，酶对釉质中有机物的作用受到限制，在生理情况下，釉质只有在酸、螯合剂作用下脱矿时才会发生溶解。

二、蛋白溶解—螯合学说

"螯合"（chela）一词来自希腊文，意思是"抓"（claw）。化学中的螯合作用是络合的一种特殊形式，即金属离子，如钙、铁、锌等通过配位键与具有两个或两个以上键合原子的配位体结合，形成具有环状结构的稳定的络合物。结构中的环叫螯环，此络合物叫螯合物，螯合物是非离子性的，通常也是可溶性的。能形成螯环的配位体叫螯合剂。螯合过程可在中性、甚至碱性环境中发生。口腔中有大量的螯合剂，如乳酸、枸橼酸、氨基酸等。

　　菌斑代谢的主要产物乳酸能溶解釉质中的羟磷灰石，并且即使被中和后，也能作为一种螯合剂。由于螯合作用可能在中性或碱性环境中发生脱钙，从这一点出发，可以认为螯合现象可能在龋病过程中起到一定作用。

　　基于以上对螯合作用的认识，Schatz 和 Martin 等人于 1955 年提出了蛋白溶解—螯合学说。他们认为，龋病的发生是由于牙面的蛋白溶解性细菌产生的蛋白酶将釉质的蛋白质和其他有机成分分解，其产物包括各种酸根阴离子、胺基、氨基酸、肽等，具有螯合特性，在牙局部形成高浓度的螯合剂，它们与牙中的钙螯合，形成可溶性的螯合物，造成牙硬组织的脱矿溶解。这种脱矿的过程不一定在酸性环境中才能发生，在中性甚至碱性环境也能发生。

　　对于龋病是从釉质的无机物溶解开始，还是从有机物的破坏开始这个问题，蛋白溶解—螯合学说认为两者同时存在：细菌将釉质的蛋白质破坏，而蛋白分解产生的螯合剂又与釉质的无机物螯合，形成可溶性螯合物，致使牙脱矿。此学说试图解释龋病发生中矿物质与蛋白质破坏的机制，但遗憾的是，缺乏有力的实验依据。螯合现象在龋病病因学方面所起的真正作用还无法证实。

三、其他学说

　　1．复合物和磷酸化学说（complexing and phosphorylating theory）　Luoma（1967 年）通过对磷进行放射性标记，观察到菌斑中的细菌在代谢碳水化合物的有氧氧化、无氧酵解以及合成聚磷酸盐期间，有摄入磷酸盐的行为。在糖的磷酸化过程以及合成高能量的聚磷酸盐过程中，都需要磷。从这一现象出发，Luoma 提出了一种新的龋病病因学说，即磷酸化学说。他认为在唾液的磷酸盐和釉质中矿物相的无机磷之间存在一个平衡。当细菌摄取磷后，釉质中的无机磷就会释放出来。菌斑中的细菌过度利用磷酸盐，导致菌斑中磷酸盐平衡紊乱，此时细菌可能转而利用釉质中的磷酸盐，造成釉质中无机磷酸盐丧失，形成龋病损害。但是，唾液可为细菌提供丰富的磷酸盐，要通过口腔细菌代谢耗尽菌斑中的磷酸盐，再导致釉质中磷酸盐析出是不大可能的，这种学说没有很强的说服力。

　　2．磷酸酶学说（phosphatase theory）　这一学说是 Eggers-Lura 等于 1949 年提出的。他们在研究中发现，血液中的一些重要酶，如磷酸酶、蛋白酶等在唾液、牙本质和釉质内均存在，这些酶对牙的钙、磷代谢很重要。Eggers-Lura 认为整个牙有血浆通过，血浆从牙髓经牙本质到釉质，并与唾液相通。血液—牙—唾液中的钙、磷必须保持平衡，当唾液中有足够的磷酸盐时，牙就不发生病变。如果唾液中的磷酸盐缺乏，釉质就是磷酸盐的惟一来源，此时牙体组织中的酶的作用就是使不溶性的钙变成可溶性的钙。Eggers-Lura 把龋病看成是生理性钙化的相反过程，即不溶性钙转变为可溶性钙。

　　Eggers-Lura 认为龋病的发生是牙局部代谢障碍的结果。但他的结论没有组织学的支持。因为釉质内的有机物通道并不是细胞结构，由牙髓经牙本质进入釉质的体液循环是否存在还值得进一步研究。此外，此学说也不能解释龋病病变总是由外向内发展及在牙萌出后才发生等现象。

　　3．结构论　结构论由 Mummery 等人提出。他们认为龋病的发生是由于牙结构上的缺陷所造成的。事实上，当营养不良或矿物质代谢发生紊乱时，均可使牙结构发生缺陷，但这种缺陷本身并不是龋病，只不过可能为龋病的发生提供了条件。

　　4．糖原学说（glycogen theory）　1959 年由 Egyedi 提出。他认为龋病的发生是由于进食过多的糖类时，体内，包括牙体组织中的糖原含量增加所致。进入牙内的糖原不易被带走，导致牙对外界刺激的抵抗力降低，容易患龋。Stack（1956）的研究也发现釉质的有机基质中，含有多种糖类，这可为龋病发生提供物质基础，因而在营养不良时，龋病就减少。

　　以上这些学说都因为没有抓住龋病的本质、缺乏说服力而没有得到进一步的发展。

　　5．电化学腐蚀理论　我国有学者观察到口腔和牙不同部位具有高低不同的表面电位，因此考虑龋齿的发生类似于原电池两端的氧化还原反应，是一种电化学现象。作者通过体外实验在釉质表面和髓腔内侧加直流电流，在酸存在的情况下获得了类似龋的病损，从而提出了电化学腐蚀理论。这一学说混淆了物质表面电位形成原理与原电池两极由于氧化还原反应导致电位差所形成的电子流之间的本质区别，在理论上是不成立的。

第三节　现代龋病病因学理论
Contemporary theories of the development of dental caries

现代龋病病因学理论建立在传统的化学细菌学说的基础上，通过大量实验研究得到科学的阐述。20 世纪 50、60 年代，微生物实验技术的发展，为致龋微生物的研究提供了很大的空间。同时免疫学、生物化学等相关学科的发展也为龋病病因学研究创造了条件。在这期间，通过对变形链球菌族（mutans streptococci）和牙菌斑（dental plaque）的深入而广泛的研究、对龋病病变超微结构的观察，人们对龋病病因的认识越来越清晰。其中有四个方面的重要发现，成为龋病病因学研究史上的重要里程碑：

第一，细菌在龋病发生中的重要作用得到了肯定。1955 年 Orland 等使用无菌鼠进行诱龋实验，证明了没有细菌的参加，即使饲以高糖致龋饲料也不会发生龋病。

第二，可酵解的糖在龋病发生中的必要作用得到了充分的证实。用含糖多的致龋饲料饲养动物，产生的龋比含糖低的饲料产生的龋多。

第三，对牙菌斑的深入研究揭示了菌斑的性质、结构和其中的物质代谢活动。这对阐明龋病的发生机制起了很大作用。

第四，建立了人工龋模型。模拟自然龋产生的条件造成类似自然龋的人为病变，促进了人们对龋病病变过程的认识。

在此之前的化学细菌学说、蛋白溶解学说和蛋白溶解螯合学说都无法具体地解释龋发生和发展的全过程。而上述研究的成果，使人们可以对龋的进展过程有更清晰的认识。在此基础上，Keyes 等于 1954 年提出了"三联因素"学说（three principle factors theory or three prerequisites for caries），又称三环学说。其基本论点是：龋是由菌斑内的细菌、能发酵的碳水化合物和宿主（牙的结构、身体素质等）三个主要因素相互作用产生的，即精制的食物和 / 或蔗糖进入口腔后，经过细菌作用产生酸，酸在牙抗龋力降低时，可使牙脱矿而形成龋。这一学说中包含了龋的现代病因学理论的基本要素。目前一般认为龋是由复杂的多因素所引起的感染性疾病，但上述细菌、食物和宿主（牙）三大因素是必不可少的。

任何疾病的发生、发展过程都含有时间的因素，但时间因素在龋病的发病过程中具有特殊意义，因为龋病的进展需要很长的时间，在这期间上述三个因素发生了任何变化，都可能导致龋病病变过程的改变。因此，Newbrun 于 20 世纪 70 年代，在三联因素论的基础上增加了时间因素，提出了龋病病因的四联因素论。其基本论点是：龋病是含糖食物（特别是蔗糖）进入口腔后，在牙菌斑内经致龋菌的作用，发酵产酸，这些酸（主要是乳酸）从牙面结构薄弱的地方侵入，溶解、破坏牙的无机物而产生的。在这个过程中必须具备以下重要条件：① 致龋菌；② 细菌进行代谢活动和形成牙菌斑的物质基础 - 糖类；③ 细菌在牙面代谢和致病的生态环境 - 牙菌斑，牙菌斑使细菌发酵糖产生的酸能在牙面达到一定的浓度（在临界 pH 以下）并维持相当长的时间；④ 易感的牙。（图 7-1）

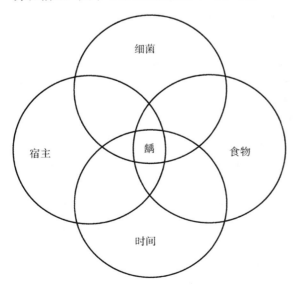

图 7-1　龋的四联因素学说示意图

一、细菌和菌斑

1．细菌是龋的病原　关于细菌在龋病发生中的作用，人们已经达成共识：致龋菌是龋的病原，没有细菌的参与就不会发生龋，因此，龋病是一种细菌感染性疾病。临床和早期的证据有：

未萌牙不患龋，只有牙萌出到口腔环境并与细菌接触后才会发生龋；

埋伏牙、畸胎瘤中的牙硬组织不发生龋；

龋都是从牙表面开始的；

口腔细菌能在离体条件下使釉质和牙本质脱矿，造成龋样损害。

真正确立上述理论的是 Orland 的无菌与定菌动物实验。1954 年 Orland 等所进行的著名的诱龋实验显示，在无菌环境中使用无菌的高糖致龋饲料喂养大鼠，不发生龋；同样的动物在普通环境中饲养，口腔中存在自然菌群时，高糖致龋饲料可造成动物磨牙上的龋损；Orland 的实验结果表明没有细菌就不会发生龋病。

1960 年，Keyes 证实龋是一种细菌感染性疾病，具有可传播性。他在研究中发现：无龋动物与患有活跃性龋的动物相比，前者口腔中缺乏某些特殊微生物；如果将这两种动物置于同一鼠笼中喂养，这些特殊微生物就可在动物中传播。

1961 年，Keyes 等对龋损部位的细菌进行了分离培养和鉴定，将不同种类的细菌接种于实验动物（鼠、猴等），发现某些特异性细菌能使动物发生龋，证实了致龋菌的存在。

此后，针对特异性致龋微生物进行了大量实验，在龋病预防的实验性研究中发现，抗生素和疫苗可以有效减少动物菌斑中的细菌量和龋的发生，也为致龋菌的作用提供了证据。

2．致龋菌　致龋菌（cariogenic bacteria）主要是指在牙面菌斑内生长，能促进龋发生和发展的细菌。

1960 年以前，人们普遍认为乳杆菌是主要的致龋菌。1961 年，Fitzgerald 和 Keyes 等从实验动物中分离到与龋病发病相关的微生物，接着利用仓鼠模型对各种细菌的致龋能力进行了研究，证实某些链球菌能在动物的牙上造成龋损。其后，对变形链球菌进行了大量研究，逐渐发现其具有不同的血清型、遗传型和生物型，于是对变形链球菌进行了重新分类，目前将变形链球菌视为一族，称为"变形链球菌族"（mutans streptococci），并进一步分为若干菌种。其中变形链球菌（S.mutans）和远缘链球菌（S.sobrinus）两种细菌与人类龋病密切相关。

一般来说，在确定某一种细菌能否致龋时，有一些重要的参考指标，如：在龋患者口腔中的数量较无龋者多；能造成动物的实验性龋；能牢固黏附于牙面上；能高效利用蔗糖，快速产酸；能在低 pH 值和底物缺乏时持续进行糖代谢；能合成细胞内多糖和细胞外多糖等。有关致龋菌的研究，本书后续章节有详细介绍。

严格地说，目前公认的几种致龋菌并不符合确认病原体的科赫法则（Koch's postulates），比如一些研究发现，健康牙面上可以存在大量变形链球菌，但牙无明显脱矿；另一方面，在一些龋损中分离不出变形链球菌。目前倾向认为致龋菌是人体内的共生菌，在正常条件下不会致病，只有在菌斑生态系统失衡，细菌代谢产酸过于旺盛，才导致患龋的危险性增高。因此龋是由内源性感染（endogenous infection）或机会性感染（opportunistic infection）造成的。前文所列致龋菌的特性不能等同于病原菌的毒力因子，各个特性的重要性随病变的活动性和发展的不同阶段而变化。

3．牙菌斑　牙菌斑（dental plaque）是附着于牙表面的致密的薄膜状物，由细菌、细菌产生的细胞外多糖和唾液糖蛋白等基质构成。菌斑是细菌的生态环境，为细菌的致龋作用提供了条件，在龋病的发生中非常重要。

临床观察，牙菌斑呈亚光的透明膜，使原本光滑闪亮的釉质表面失去光泽。菌斑紧紧附着于牙面，能抵抗食物摩擦，但可以被刷牙去除。牙菌斑属于一种生物膜，即在物体表面生长的微生物群落。与液态的唾液相比，菌斑为黏稠的半流体，分子在其中的自由运动减弱，可以浓缩和保持酸。同时，菌斑不同区域中细菌的代谢可有较大差别，一些关键因子（氧、营养、氢离子、细菌酶等）形成了短距离内的浓度梯度，对其渗透性产生明显影响。菌斑不是细菌杂乱随意的组合，而是有序的生物群落，可以看作一个统一的生命体。菌斑中的细菌相互作用，其特性与在培养基中单独生长的细菌明显不同，比如菌斑耐受抗生素和机体免疫防御的能力都比单独细菌强。

口腔中的牙列为细菌栖息提供了特别的环境，牙不像黏膜上皮那样表面不断脱落更新，细菌可以长期附着其上，形成大规模的细菌群落，这在牙面滞留区尤其明显。牙菌斑的形成和成熟为更多类型的细菌提供了合适的环境，所以很多生长条件严苛的口腔细菌是身体中独有的。比如变形链球菌，只有在牙萌出后，才会出现在口腔中。不同的牙面构成生存环境不同的细菌栖息地，可以形成结构和组成明显不同的菌斑，这也是不同牙面对龋敏感性不同的原因。

菌斑形成是口腔内无处不在的自然过程，菌斑内进行着活跃的微生物代谢活动，营养条件的改变会使其代谢发生显著变化，比如口腔内摄入可酵解的碳水化合物后，菌斑内的产酸菌异常活跃，可在 1～3 分钟内使 pH 值降至 5 以下，以后随着代谢底物的消失及唾液的缓冲作用，pH 值又缓慢回升。由于口腔内间断性摄入食物的特点，菌斑 pH 值不断波动，菌斑下方的釉质表面不断交替进行着脱矿和再矿化的过程。在健康的牙面，菌斑内也可以存在致龋菌，但数量较少，在中性 pH 环境中竞争力较弱，牙面脱矿和再矿化的总量长期保持平衡，不会发生龋。

成熟的菌斑是一个稳定的生态系统，细菌群落和局部环境之间形成动态平衡，能耐受局部环境的微小变化。只有非常显著的环境改变才能促使菌群发生调整，如频繁地摄入蔗糖或因唾液分泌减少导致清除酸的能力下降，菌斑中持续的低 pH 值状态会促进产酸菌和耐酸菌的生长，在常驻菌群中占据了主要地位，则可能导致龋的发生。

龋病与牙菌斑关系密切，虽然菌斑不一定致龋，但龋的发生必须有菌斑存在，多方面的研究已经证实了这一点。比如，对摄取高糖饮食，且牙面上附着大量菌斑的大鼠，在其食物和\或饮水中加入葡聚糖酶，使菌斑基质溶解，则可显著地减少菌斑聚积，从而使患龋率下降；再如，通过食物和饮水连续地经口腔给予抗生素，也能使大鼠牙菌斑减少，患龋率降低，这些结果都提示如能控制牙菌斑即可一定程度地控制龋的发生。另外，电镜观察已经发现，龋是由菌斑下方开始的，在菌斑下方的釉质表面有许多由球菌产酸引起脱钙而形成的凹痕。

菌斑在龋的发生中起到非常关键的作用。口腔中的多种细菌可以产生有机酸，但是唾液强大的缓冲作用使这些酸很难达到使釉质脱矿的浓度。在菌斑内部则情况完全不同，由于菌斑基质内的细胞外多糖是一种黏性的胶状物质，渗透性差，唾液的缓冲作用难以达到菌斑深层，牙面局部能保持长时间的低 pH 值状态；另一方面，致密的菌斑内部为低氧环境，利于厌氧菌生存，厌氧菌代谢产生大量的酸，龋才得以发生。同时，菌斑内的不溶性细胞外多糖有助于细菌对牙面的附着以及细菌间的相互附着，并能抵抗机械清除和唾液的溶解，使细菌能够长期地在牙面的局部区域大量生长、繁殖，造成龋的发生。

菌斑的形成过程及结构参见第四章第二节的相关内容。

二、食物

食物，尤其是糖，与龋的发生密切相关。人类自 19 世纪以来患龋率急剧增加的过程，与蔗糖开始大量生产并逐渐成为普通人日常食物处于同一时期。近代，对澳大利亚、新西兰和北美因纽特的土著居民的研究发现，在接受欧洲式饮食之前，他们的食物中几乎不含蔗糖，龋的发病率很低；随着这些地区的开发，饮食中含糖量增加，患龋率也随之增加。流行病学资料也表明，蔗糖消耗量大的国家龋病发病状况较为严重。根据英国和美国近百年的记录，在蔗糖的人均消费量增加的同时，患龋率也平行增加。而在第二次世界大战期间，欧洲和日本糖类食品供给量减少，对食糖实行严格的配给制度，龋病发病率随之下降；战后，食糖供应改善，患龋率又随之上升。另外，遗传性果糖不耐受的个体由于避免食用蔗糖，其患龋率极低。这些资料都提示了食物（糖）与龋病发生的特殊关系。

动物实验也为食物在龋发生中的作用提供了证据。比如，为了造成实验动物的龋病模型，必须在饲料中加入很高比例的蔗糖。1950 年，Kite 的实验发现，直接进食高糖饲料的鼠会发生龋，但如果用胃管将致龋饲料喂给动物，则不发生龋。这充分说明了糖是重要的致龋底物，而糖在龋病发生中主要是发挥局部作用，即糖必须经过口腔才能致龋，血浆中的糖经唾液分泌或其他途径对龋的发生无明显作用。

蔗糖等碳水化合物作为细菌的代谢底物，一方面可为细菌的生存提供营养，另一方面其代谢产物为龋的发生提供了条件。细菌可代谢糖产酸，造成牙的脱矿；合成不溶性细胞外多糖（葡聚糖），构成菌斑基质的重要成分；合成细胞内多糖和可溶性细胞外多糖（果聚糖），作为能源储存形式，在营养缺乏时被细菌利用而持续产酸。变形链球菌和和乳杆菌等对蔗糖非常敏感，口腔内摄入蔗糖后，这些致龋菌被快速激活，进入旺盛的生长和代谢。它们利用蔗糖的能力很强，几乎将所有能获得的蔗糖都代谢为酸，一次蔗糖摄入可以使菌斑 pH 值迅速降至临界值以下，持续达 1 小时才缓慢回升。另一方面，致龋菌在牙面的定居，高度依赖于饮食中蔗糖的含量。动物实验中，如果饲料中无蔗糖，菌斑形成很少，变形链球菌通常不能定居于动物口腔。蔗糖充足后，菌斑快速堆积，其中变形链球菌数量增加；大量减少蔗糖的摄入，菌斑中变形链球菌几乎消失，动物口腔中的龋活跃程度也相应降低。

蔗糖及其他碳水化合物的致龋作用必须通过牙菌斑这一特定的环境才能实现，因为只有成熟菌斑才能形成局部低氧、低 pH 值、不易被清除的生态环境，有利于致龋菌生长和利用蔗糖产酸。

食物类型不同，其致龋性有很大差别。多糖类如淀粉、糊精等在口腔中不能被完全消化，不易被细菌利用；而低分子量的单糖和双糖，容易被致龋菌代谢，也很容易扩散至菌斑中，其致龋性大于前者。其中蔗糖的致龋性最强，因为其双糖键被变形链球菌的葡糖基转移酶裂解后，能释放出高能量，由单糖合成葡聚糖时不再需要额外的能量，因此由蔗糖合成细胞外多糖比由果糖、葡萄糖、乳糖等合成要快得多。研究发现，如果饮食中蔗糖丰富，则合成的细胞外多糖主要是葡聚糖，果聚糖相对较少。果聚糖溶水性强，不如葡聚糖稳定，容易分解而被细菌代谢利用，在致龋性菌斑的形成中远不如葡聚糖重要。

高频率的蔗糖摄入是造成致龋性菌斑形成的最重要因素。摄入糖后，菌斑立即启动活跃的代谢活动，pH 值快速下降，其后很长时间内才缓慢升高，此时若再次摄入蔗糖则又进入一次 pH 值下降的过程。反复摄入蔗糖会造成局部长期低 pH 值的环境，适宜耐酸、喜酸的细菌生存，抑制菌斑中常见菌的生长，破坏口腔正常菌群的生态平衡。因此，反复摄入少量蔗糖比一次性摄入等量的蔗糖更易导致龋的发生。

食物的物理性状也影响其致龋性，饮料中的糖相对容易从口腔中清除，一次性摄入的量如果超过菌斑的代谢能力，则多余的部分会被唾液冲走，除非较短间隔内反复摄入，才能维持长时间的低 pH 值状态。黏性食物则易黏附于牙面上，长期停留并缓慢溶解，其中释放的糖可以使菌斑始终维持活跃的代谢，因此致龋性更强。

三、宿主

龋的敏感性有很大的个体差异，健康的牙、良好的口腔环境能够抵御龋的发生。在宿主因素中，影响龋病发生、发展的因素很多，但总的来说宿主的抗龋力主要表现在口腔局部的牙和唾液，而全身因素所起的作用都不是直接的，也不是决定性的，它们通过影响牙和唾液的抗龋力而间接影响龋病的发生发展。

1. 牙　牙是龋病过程中被破坏的对象，牙的抗龋力与龋病的发生直接相关。牙的抗龋力主要指牙对菌斑微生物产生的有害代谢产物的抵抗能力，它包括牙的抗酸性和抗细菌黏附的能力。

牙抗龋力主要表现在以下两个方面：

（1）牙的排列、解剖形态：整齐的排列、完整光滑的外形能增强牙的自洁能力，防止食物残渣和细菌的滞留。如果牙排列不整齐，牙面有深而狭窄的点隙、裂沟，邻牙之间接触点不良，均有利于食物和菌斑的滞留而发生龋。在动物实验中曾尝试用狗牙进行龋病试验，但未能成功，其主要原因就是由于狗牙呈圆锥形，缺少窝沟，牙间隙宽，菌斑不易滞留。

（2）牙的结构和组成：致密的表面结构可降低其表面自由能，减少细菌的黏附。新萌出的牙与萌出已久的牙相比，牙面有许多微孔，表面自由能较高，钙化程度也相对较低，易受酸的侵蚀。所以刚萌出的牙的抗龋力相对来说是较低的。然而，牙萌出后，一直在与口腔环境进行着物质交换。当口腔中有足够的钙、磷和氟时，就能以羟磷灰石或氟磷灰石的形式沉积在牙面，从而增强了牙的致密度和矿化程度，提高牙的抗龋力。

由于牙发育的特点，牙抗龋力的建立分两个阶段：萌出前牙抗龋力的建立和萌出后牙抗龋力的增强。在牙萌出前，牙冠的发育和钙化已完成，所以一个外形完整、光滑、矿化程度高、抗龋力强的牙在牙萌出前就形成了。换句话说，牙抗龋力的建立主要在牙萌出前。

对儿童患龋情况的调查表明，所有牙在时间的横轴上都显示了相同的患龋曲线。一般在牙萌出后 2～4 年内患龋率达顶点，以后逐渐下降。这可能表明新萌出的牙的理化性质在抗龋性方面较差，同时由于牙萌出至口腔后的一段时间内，未到达功能位置，没有建立正常的咬合关系和邻面接触点，自洁性差。随着时间推移，釉质的密度增加，渗透性降低，钙和氟的含量增加，并且牙开始行使咀嚼功能，自洁力加强，这些都使牙抗龋力增强，因此成年后龋的发病可处于相对稳定的状态。

2. 唾液　唾液具有机械清洗、缓冲、稀释、润滑、调节矿化、免疫防御等多种功能，对口腔健康非常重要，也是宿主最主要的抑龋因素。牙的直接环境是菌斑，而菌斑形成和发挥作用的环境是唾液。唾液为口腔微生物提供营养；促进细菌的黏附；保持适宜的 pH 值和温度。因此，正常的唾液功能是保护口腔自然菌群、维护口腔生态稳定的重要保证。唾液的抗龋作用主要在于其缓冲能力，能限制菌斑中 pH 值的降低，从而防止产酸菌和耐酸菌的过度生长。口腔环境的缓冲能力主要与唾液流量有关，在动物实验中，大涎腺被摘除或失去功能的动物，其唾液分泌减少的量与龋活性的增加成正比；临床上也发现，由于唾液腺疾病造成的口干症可引起猖獗性龋；与此相反的是，唐氏综合征患者的口腔卫生差，大量菌斑堆积，且患者有免疫缺陷，但龋活性并不高，可能就是因为患者唾液分泌量大。另外，唾液中含有过饱和的钙、磷、氟等离子，放射性同位素研究显示釉质表面和唾液之间有钙磷离子的交换，新萌出的牙可以比成熟牙多摄入 10～20 倍的矿物质，使其致密度和矿化程度进一步增加。更重要的是，唾液是氟的载体，通过再矿化沉积至牙面的氟磷灰石可以增加釉质晶体的抗酸力，这在龋病预防中有重要意义。

四、时间

任何疾病的发生、发展过程都含有时间的因素，但时间因素在龋病中尤其具有特殊意义。龋病的发展是非常缓慢的。频繁摄入含糖食物，加上极差的口腔卫生，最快可以在 3 周内造成白色龋斑。一般从初期龋到临床可查出龋洞，需 1.5～2 年的时间。对儿童患龋情况的调查显示，在牙萌出后 2～4 年内，该牙的患龋率达到高峰，而新萌牙的抗龋力应该是在初萌时较差，以后逐渐增强，这说明龋病的发生发展需要相当长的时间。因此，对任何一种防龋方法效果的评价，应于开始使用该方法至少 2 年后才能进行。

总之，在具备了致龋的三个主要因素，即致龋性菌斑、代谢产酸的底物和易感的牙面后，龋病不会立即发生。这三者构成了使牙发生龋的高度危险性和可能性，但要产生龋，必须使以上三个因素构成的高度致龋力持续存在相当长一段时间。然而，在牙面的局部环境中，这三个因素不是一成不变的，其中任何一个因素的作用减弱或消失，都会导致它们构成的致龋力降低，从而不发生龋，或龋病过程变慢，甚至停止。

小　结

　　现代龋病病因学理论建立在 Miller 创立的化学细菌学说的基础上，通过大量实验研究得到科学的阐述。其基本论点总结为三联因素，即：① 致龋菌及其生态环境—牙菌斑；② 细菌代谢产酸的底物—食物中的糖；③易感的牙。致龋菌是龋的病原，没有细菌的参与就不会发生龋，其致龋作用依赖于牙菌斑这一不易被清除、内部低氧、低 pH 值的生态环境。致龋菌有耐酸性；能高效代谢蔗糖产酸，造成牙面脱矿；合成重要的菌斑基质—不溶性细胞外多糖。高频率的蔗糖摄入是促进致龋菌生长、形成致龋性菌斑的最重要因素。宿主的抗龋力主要包括牙和唾液，牙的抗龋性主要在发育中形成，而唾液的缓冲力是最重要的抑龋因素。要发生龋，以上三联因素必须维持相当长的时间。

（罗海燕　高　岩）

第八章　龋病病理学
Pathology of dental caries

第一节　龋病的形态学研究方法
Histologic methods for dental caries research

大部分龋病形态学研究方法是围绕着对釉质龋的研究建立起来的，这是基于釉质龋在龋病中的重要地位。釉质是机体中矿化程度最高的硬组织，釉质龋病变主要是脱矿过程，因而对釉质龋的组织病理学研究需要比较特殊的方法，一般均通过制作牙磨片，用透射光或偏光显微镜、显微放射摄影等进行观察。此外，还可通过特殊的样品制备技术，应用电子显微镜、电子显微分析探针等进行超微水平上的定性和定量研究。

一、龋齿标本制作方法

龋病是牙体硬组织的病变，特别是釉质，其硬度很大，在不脱钙的情况下不可能用一般切片机将它切成厚度仅数微米的切片，而脱钙以后，几乎会失去全部釉质结构。因此，龋病标本一般需制作磨片。如果没有硬组织切片机，可用手工磨制的方法。手工磨制法很费时间，可以先用电动打磨机，安装上金刚砂片，将患牙标本按一定方向片切为 1mm 左右的厚切片，切片方向一定要通过病变区。这样，一颗龋坏牙有可能磨成 2 张以上的磨片。厚切片在不同粒度的磨石或水砂纸上沾水磨制，磨片厚度一般为 50 ~ 150μm，最薄者可磨到 30μm 左右，再薄的标本可能在操作中碎裂。标本磨制好后，用清水漂洗干净，然后放入梯度酒精内脱水，再放入二甲苯内浸泡一夜，然后用胶和盖玻片封固于载玻片上。制好的磨片可以分别用透射光显微镜、偏光显微镜或显微放射摄影等进行观察。

在观察牙本质龋或牙骨质龋标本时，由于牙本质和牙骨质中含有较多的有机物，脱钙后仍可保持原有的结构，因此可以先进行脱钙，然后用常规方法制作石蜡包埋、HE 染色的组织学切片进行观察。

使用扫描电子显微镜（scanning electron microscope，SEM），可以观察到釉质表面龋损的形态，也可以将龋坏牙的标本通过病变中心剖开，观察剖面上显示的病变，其标本制作比较简单省时。如果用透射电子显微镜（transmission electron microscope，TEM）观察龋病标本，特别是釉质龋，必须制作超薄切片，现在一般使用氩离子减薄法，具体的标本制作方法就不详细介绍了。

二、透射光显微镜

透射光显微镜（transmitted light microscope）是常规用于观察龋病组织学改变的工具。磨片一般不进行染色，龋损区釉质因脱矿而发生透光性的改变，光镜下可观察病变的范围、深度和形态轮廓，但早期龋损常与釉质表层的色素沉积、轻度的氟斑等难以区分，尤其是点隙裂沟处的形态改变，有时很难判断是否存在龋造成的脱矿。

三、偏光显微镜

釉质晶体被破坏后，其透光性会发生改变。用透射光显微镜进行观察，进入标本的光线属于自然光，由各个方向振动的横波组成；而在偏光显微镜（polarized light microscope）下，进入标本的光线是单一方向振动的波，称为偏振光。偏振光通过晶体时发生的折射现象易于进行观察和测量，不会受到不同方向振动光线的干扰，因此，偏光显微镜是研究釉质龋组织学改变的重要工具。

在光学上，将透光物质分为两种，一种称为各向同性物质，如气体、玻璃、各种溶液等，当光线进入这些物质时，只产生一束折射光。还有一种是各向异性物质，如矿物中的方解石、磷灰石等，以及生物组织中的釉质、胶原、角蛋白等。晶体是各向异性物质的典型代表，当一束光入射到晶体表面而折射时，在晶体中一般有两束折射光，这种现象叫做双折射。如果光束足够细且晶体足够厚，则从晶体射出来的两束光可以完全分开。通过方解石观察纸上的字，会看到一个字有两个重影，这就是由两束折射光所形成的两个像。如果改变入射光束的方向，发现两束光分开的程度会发生变化，说明晶体的双折射性质随方向变化，表现出各向异性。在两束折射光中，有一束遵从折射定律，称为常光；另一束不遵从折射定律，称为非常光。用非常光折射率减去常光折射率则为一种物质的双折射率。对羟磷灰石晶体来说，其双折射率为 –0.005，也就是说，羟磷灰石的双折射为负性。正常釉质也是负性双折射，而胶原和角蛋白则是正性双折射。

釉质龋发生后，病变区釉质晶体被破坏而产生大量孔隙，其中有外源物质渗入，使釉质的折光性发生变化，这种变化在偏光显微镜下观察更为清晰。用折光率不同的各种介质浸渍龋损标本，产生不同的形成双折射（form birefrgence）。所谓形成双折射就是由于晶体溶解形成孔隙，随后外界物质进入此孔隙后形成的双折射。因此，在偏光显微镜下观察到的双折射包括了矿物成分的内源性负性双折射，以及由微孔及其内含介质形成的正性双折射。通过对双折射的测量，可按下列公式计算出龋损区不同部位的微孔容积，也就是正常釉质晶体被破坏的体积，来反映龋病发展状况：

$$总形成双折射（观察双折射 - 内在双折射）\times 2N_1 = \frac{V_1 V_2 (N_1^2 - N_2^2)^2}{V_1 N_2^2 + V_2 N_1^2 + N_2^2}$$

上式中 N_1 = 被观察物的折射率（釉质为 1.62），N_2 = 浸渍物的折射率，V_1 为被观察物体积，V_2 为浸渍物体积，也就是病变区的微孔容积。

四、显微放射摄影

显微放射照相仪的工作原理与一般 X 线机相同。由于它的工作电压较低，产生的 X 线的穿透力也较弱。在龋病研究中，常用于观察病变区的脱矿情况，如结合微密度计（microdensitometer）测量则可计算出各层病变的脱矿程度。

显微放射摄影（microradiography）技术以及临床应用的 X 线照片检查，都是根据牙硬组织对 X 线的阻射情况，对脱矿程度进行直接的观察和评估。但是，由于釉质几乎完全由矿物质构成，矿物质丢失往往要达到较大的量，才能通过 X 线检查显示。有时在临床上已可查见釉质脱矿，但在 X 线片上仍不能显示。近几年，定量显微摄影技术有了很大的改善，但对于测量釉质矿化程度的微小变化，仍不如通过测量微孔容积的方法（如偏光显微镜）敏感。

五、电子显微镜

现在通用的电子显微镜有两种，一是扫描电子显微镜，简称扫描电镜是一种研究物质表面细微结构的工具，它的发明为研究龋病病变组织的表面变化提供了有利条件。如将病变标本剖开，也可观察到内部形态的变化。在扫描电镜下观察的形态具有立体效果，而且供扫描电镜观察的标本制作技术简单，不需将标本制成超薄切片，因而其应用范围很广泛。还有一种是透射电子显微镜（简称透射电镜），用于观察物质的内部结构，必须将标本制成超薄切片。

上述两种电子显微镜现在已有分辨率很高的产品问世。用高分辨电子显微镜观察，可以见到病变组织内晶体破坏的情况。有些扫描电镜还装有电子探针，可以分析标本内的物质和元素含量。

人们希望能用超微结构技术帮助解释光学显微镜研究水平所遇到的一些问题。然而，目前这方面进展缓慢，主要是由于硬组织超薄切片的制作技术存在一定困难。在透射光显微镜或偏光显微镜下观察到的釉质龋的组织病理变化，有时很难与透射电镜下观察到的病变相联系。因为在透射电镜下，观察的病变区域很局限，诸如釉柱鞘、釉柱间质、釉柱横纹、生长线等结构，在透射电镜下，由于放大倍数过高，很难辨认。这些问题都等待着随电子显微镜技术的发展而逐步解决。

第二节　釉质龋
Enamel caries

釉质龋（enamel caries）是指发生在釉质内的龋。临床牙冠表面一般都覆盖着一层釉质，大多数龋都是从釉质龋开始发生的。釉质是全身最硬、最致密的组织，几乎全由矿物质构成，有机物含量极少，是对抗细菌进攻的强大屏障，一旦釉质被破坏，龋在牙本质中的进展非常快，因此釉质龋在龋病的诊断、治疗和预防中占有重要地位。

虽然釉质内晶体排列非常紧密，但仍存在微小的晶体间隙，其中充满水和有机物，形成物质扩散的通道，在某些组织结构处，这些晶体间隙更加明显，如釉质生长线、釉柱横纹、釉柱和柱间釉质交界处等。因此，釉质有一定的渗透性，允许牙面菌斑代谢产生的酸向组织深处扩散，造成晶体溶解和釉质孔隙度的增加，进而形成一系列釉质龋特有的组织学改变。

釉质是无细胞的特殊组织，龋对釉质的破坏作用主要是细菌产酸造成局部矿物晶体的化学溶解。从某种意义上来说，龋进展的生物学过程发生于致龋性菌斑中，细菌在其中进行大量代谢活动，其代谢产物——酸造成牙硬组织的脱矿，因此可以说，龋的组织学表现是牙面菌斑长期代谢活动的累积结果，可能是经过数月、数年甚至数十年形成的，很难反映出龋发生发展的具体过程和目前龋的活动状态。

菌斑附着是牙萌出到口腔环境以后的自然过程，菌斑的代谢活动使釉质表面的磷灰石晶体一直处于动态变化之中，脱矿与再矿化的过程反复交替，一天之中就会发生多次，只不过这些改变大多数非常轻微，往往处于超微结构或纳米水平。因此，临床健康的釉质并非从未发生过脱矿，也不是只要出现脱矿就代表着龋的发生，只有当脱矿与再矿化这一交替过程的累积结果是脱矿大于再矿化，发生矿物质的净丧失，釉质中孔隙度的增加达到一定程度，形成临床上肉眼可见的透光性改变，我们才说发生了龋。

尽管釉质龋的组织破坏都是从菌斑下开始的，但是由于局部解剖形态和釉柱排列方向的不同，发生于平滑面上与𬌗面窝沟处的釉质龋，在病变进展方式及病变形态方面略有不同。一直以来，对平滑面的早期釉质龋研究较多，这是因为这些部位不受窝沟等特殊解剖结构的影响，病变形态较为单纯。

一、平滑面龋

1. 常见部位　口腔环境中的任何牙、任何牙面只要允许菌斑滞留足够的时间，都可能发生龋。相对于咬合面的窝沟来说，菌斑不易附着于平滑面，平滑面龋（smooth surface caries）常发生于牙的邻面，相邻牙接触点的近根端，也可见于唇舌面外形高点的近根端、靠近龈缘处，以及牙列中最后一颗牙的远中面。

2．大体观察　釉质龋最早的临床表现是釉质透光性的改变，只有在清洁、干燥后的牙面上才可见，呈白垩色不透明区，暗淡无光泽，此时釉质表面完整性及其质地尚无明显改变，又称为白色龋斑（white spot）。这种白垩色改变主要由于病变区表层下釉质的晶体孔隙度增加，其中充满空气，导致透光性下降，若牙面湿润，孔隙中充满水，由于水的折光率与羟磷灰石晶体更接近，白垩色不透明会变得不明显。病变区的外形反映了致龋性菌斑在牙面上生长和滞留的区域，如邻面接触点下方常见肾形的病变，病变牙龈侧边缘的形状与龈缘一致，有的还向颊侧和唇侧延伸，形成沿龈缘分布的白垩色带。时间稍长，由于釉质孔隙中渗入和吸附了饮食中的色素，则可变为褐色或黑色。当病变进一步发展，表面结构被侵蚀破坏，可能超微结构上已出现微小的洞，探针轻轻划过时有粗涩感，质地稍变软。此时釉质透光性进一步下降，同时因表面不光滑，光线被散射，白垩色更加明显，甚至牙面湿润时也可观察到。病变如果一直保持活跃进展，孔隙度增加的晶体结构最终不能承受机械外力而崩塌，形成肉眼可见的龋洞。也有部分病变可因环境因素的改变（如：邻牙拔除、刮除菌斑等）而进入静止状态，长期非活动性病损可因吸附外源性色素而改变颜色，呈棕色或褐色，其变色的程度取决于病变经历的时间，因此褐色龋斑通常被认为是慢性进展性龋或静止龋。

3．光镜观察　光镜观察早期尚未形成龋洞的釉质龋纵断磨片，典型病变呈三角形，三角形的基底部向着釉质表面，顶部向着釉质牙本质界。由于经历了脱矿与再矿化的反复交替过程，病变区釉质通常会有一系列透光性的改变，可表现为：纹理明显，即病变区的釉柱交界处、釉柱横纹和釉质生长线变得明显；色素沉着，一般是棕黄色色素，可能来自于食物或细菌代谢产物；浑浊，病变区颜色暗黑，结构模糊不清；透明，病变区纹理消失，透光性强，变得均匀透明。这些改变在病变区常呈有规律的分布，因此在光镜下可由里向外分为如下四层结构（图8-1）。

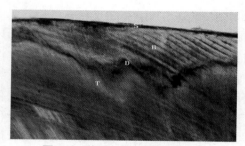

图8-1　釉质早期平滑面龋磨片
可见透明层（T）、暗层（D）、病损体部（B）及表层（S）

（1）透明层（translucent zone）：位于病损的前沿，和正常釉质相连，是最早可见的组织学改变，以加拿大树胶浸封磨片时呈均匀透明，其宽度可为 5～100μm。由于该处釉质晶体开始脱矿，晶体间隙增大，尤其是釉质生长线、釉柱横纹、釉柱和柱间釉质交界处等晶体排列相对疏松、有机物较多的区域，是氢离子扩散的主要通道，孔隙的增加更加明显。树胶大分子足以进入这些孔隙，由于树胶的折光率为 1.52，与釉质羟磷灰石晶体的折光率（1.62）接近，故在光镜下原有的组织学纹理变得不明显，呈均质透明状。若在偏振光下观察，此层结构呈负双折射。据测算，该层孔隙所占容积稍大于 1%，而在正常釉质中孔隙容积只占 0.1%。显微放射摄影也证实透明层存在脱矿。

（2）暗层（dark zone）：紧接于透明层的浅面，透光度差，呈暗褐色，结构混浊、模糊不清。偏光显微镜观察，该层呈正双折射，其孔隙增加，约占釉质容积的 2%～4%。这些孔隙中，有些较透明层中者大，有些则较小。由于一些小的孔隙不能使树胶大分子进入，而为空气占据，又因空气的折光率为 1.0，它与羟磷灰石晶体的折光率（1.62）相差较大，当光线入射至此层后，产生了更多的散射，很多光线不能穿透，故使暗层表现为昏暗一片、结构混浊而模糊。研究表明，这些较小的微孔大多数是因为再矿化而形成的。

（3）病损体部（body of the lesion）：是病变区范围最广的一层，从表层下一直延伸到靠近暗层。在透射光显微镜下，其颜色较正常釉质透明，釉柱、釉质生长线和釉柱横纹等纹理也更为清晰。偏光显微镜观察呈正双折射，该层孔隙容积在边缘区较小，约占釉质容积的 5%，而在中心区则增加到 25% 甚至更多。病损体部由于脱矿形成的晶体孔隙普遍较大，树胶分子能够进入，故该层较为透明。对于纹理清晰的现象，目前尚无令人信服的解释，推测这些部位有机物和水含量高，是与外界物质交换的通路，脱矿与再矿化均较活跃，可能也因再矿化形成了较多微孔。

（4）表层（surface zone）：是龋损区表面相对完整的一层，一般厚约 20 ～ 50μm，在透射光显微镜下一般不易分辨，在偏光显微镜下呈现负双折射，其孔隙容积小于 5%。在深层的病损体部衬托下呈现放射线阻射像。该层相对于病损体部的矿化程度要高，但仍有 1% ～ 10% 的脱矿。

以上这些区域不应被视为独立的实体，而是龋进展的动态过程：最早的表现是表层下出现透明层，此时临床及 X 线均不能发现病变；随着脱矿范围向深层及周围扩展，透明层增大，随着脱矿程度增加，其中心区域转变为病损体部；釉质表面因再矿化而相对完整，此时临床上表现为白色龋斑；病损体部前沿区域有再矿化现象，出现暗层；病损体部被外源性色素着色，临床上表现为棕色龋斑；脱矿的范围及深度继续扩大，作为进展前沿的透明层可移动到近釉质牙本质界，这时病损体部中心的晶体溶解程度严重到不再能承受外力，局部釉柱崩解，形成龋洞。

应该指出的是，以上各层并不一定在每一个釉质龋病变中都同时出现。龋损的组织学表现是牙面菌斑长期代谢活动的反映，受病变的形成速度、发展阶段、特别是脱矿和再矿化交替过程的影响。所有发展到白色龋斑阶段的病变都主要由病损体部组成，而代表病变活跃进展的透明层出现率约为 50%，说明很多病变在大多数时间是不活跃的。暗层比透明层更多见，出现率约85% ～ 90%。暗层代表了反复脱矿和再矿化的过程，口腔内存在时间很长的龋损往往有很大面积的暗层，多为缓慢进展的病变或静止龋。表层的出现率也较高，达到 90%，甚至在肉眼可见的龋洞形成之后，菌斑与已不完整的釉质表面交界处仍存在矿化程度较高的表层，表层下发生明显脱矿，表层因再矿化而接近正常是龋发生过程中的一个特有现象。

以上所说的 4 个分区需以不同的介质浸渍磨片才能完整地观察到。不同的介质因折光率和分子大小不同而使病变区在偏光显微镜下呈现不同的表现。观察空气（折光率 1.0）干燥的磨片，孔隙容积达 1% 以上的区域，即整个龋病变区都表现为暗黑色不透光，不能分辨内部脱矿程度的差别。同一磨片浸于水中（折光率 1.33），可观察到病变组织中孔隙容积大于 5% 的区域，主要是位于表层下方的病损体部，呈正性双折射（不透光），而病变其余部分以及正常釉质仍呈负性双折射（透光）。使用这种方法，可以区分出相对完整的表层和病损体部。透明层和暗层只有用加拿大树胶或喹啉浸渍磨片时才能观察到。在暗层中，由于孔隙的大小相差较大，较小者不易被树胶等大分子浸入，其间留有空气，如果用分子量较小的水浸渍时，则暗层就看不见了。

4．显微放射摄影研究　通过显微放射摄影研究早期釉质龋，则釉质中的矿物质丢失表现为对 X 线的阻射性减弱。可见病损体部呈一明显的射线透射区，该透射区可伸入暗层，而在浅面，与一矿化良好的射线阻射的表层相分界（图 8-2）。理论上，如果致龋因素稳定存在并维持在一个较高的水平，则釉质会逐渐出现表层下脱矿，脱矿最明显的区域位于表层下方，向着病变前沿脱

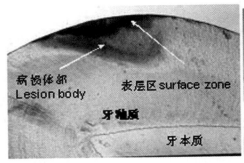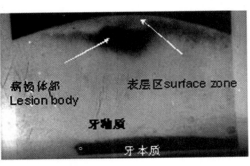

（A）　　　　　　　　　　　　　　　　　（B）

图 8-2　早期釉质龋磨片的光镜表现及显微放射照片

（A）早期釉质龋的光镜下表现；（B）同一病变区的显微放射照片

矿程度逐渐变轻。但在实际的釉质龋损中，致龋因素不断变化，龋病进展和停止交替发生，在龋损内部矿物质分布非常不规则。有时，在病损体部的深层可见层板样的透射带与阻射带，提示龋损静止期后又继以新的进展期。这种变化常出现在邻面龋损，与接触点的不断移位导致致龋环境改变有关。同理，上述光镜下的组织学分层也不是一成不变的，有时可见病损体部内又出现多个暗层。

5．超微结构变化　釉质表面和致龋性菌斑的关系最为直接和密切，但是早期釉质龋的病理特征却是表层相对完整，以表层下的破坏最为严重。有学者使用扫描电镜观察了龋发生初期釉质表面的一系列变化。致龋性菌斑堆积1周后，即使仔细吹干，肉眼也不能查见任何改变，但是在扫描电镜下可见明显的表面釉质直接溶解的表现，晶体间隙增大，偏光显微镜也显示表层20～100μm的釉质孔隙度轻微增高，表明出现了微量脱矿。3～4周后，形成釉面横纹的叠瓦状的釉质层有明显的溶解、变薄，甚至消失。托姆斯突凹、灶性孔因周缘和底部晶体溶解而变大、变深、外形不规则。以后，变深的托姆斯突凹相互融合，形成不规则的裂或沟。在有些区域，出现大的折裂，波及两个或更多的釉面横纹，从而形成微小的洞。在这些洞的底部，由于不易受外力摩擦，可见清晰的釉柱横断面蜂窝状结构，以及体现釉质分层沉积特点的"台阶"状结构。以上观察说明，在龋损发生的初期，表面釉质即发生了某些轻微改变，包括釉质组织结构的直接破坏及晶体间隙的增宽，这些改变可能为致龋性菌斑的代谢产物进入深层釉质提供了通道，也为菌斑的附着和滞留提供了更多有利条件。另外，在表面釉质因脱矿变软后，相邻牙之间的摩擦、食物和口腔卫生措施的机械摩擦，都可以明显改变表面的显微解剖结构。

使用透射电镜观察早期釉质龋，可见釉柱间隙加宽，釉柱内晶体的晶格被部分破坏。仔细观察病变内的晶体变化，可见到两种形式的破坏，一种是中央破坏，一种是周缘破坏。有人认为釉质晶体的破坏形式与其晶体结构中的组分有关。釉质的磷灰石晶体并非化学纯的羟磷灰石，它含有一定量的碳酸根离子和镁、钠等杂质元素，从而使晶体结构出现了畸变而不稳定。这些杂质元素主要分布于釉质晶体的中央和周缘，当受到酸的攻击时，晶体的中央和周缘往往首先发生溶解。晶体中央溶解是沿着C轴进展的，这是因为磷灰石中的羟基和/或碳酸根正好是沿着晶体中央的C轴方向成串排列。晶体周缘的破坏表现为晶体表面的侵蚀，有时可呈口大底小的侵蚀凹，使晶体边缘不规则，最终晶体体积变小，晶体间的空隙增宽。晶体中央的破坏，较轻时为电子较透射的圆形斑块；破坏严重时则晶体中央出现长形孔洞，电子完全透射，有时朝一侧开口使晶体断面呈发夹状，严重时整个晶体断裂。随着晶体溶解加重，釉质的孔隙度增加，开始时剩下的晶体还能保持原先的排列方向，以后晶体排列紊乱，呈弥漫破坏，甚至可见扩大的晶体间隙中有细菌侵入。

有学者使用显微切割技术结合电镜观察和测量，研究了光镜下釉质龋各层病变中磷灰石晶体的直径，结果显示：正常釉质中晶体直径35～40 nm；透明层晶体直径25～30 nm；暗层中的晶体可增大到直径45～100 nm；病损体部晶体直径10～30 nm；表层晶体直径40～75 nm。可以看出，透明层和病损体部的晶体均比正常釉质中的晶体小，说明酸造成了晶体的溶解，晶体的体积变小，晶体间的空隙加大。暗层和表层的晶体直径变化范围较大，且大于正常釉质，提示存在再矿化现象。有学者在病变中观察到一些较大的偏菱形不规则晶体，称之为"龋损晶体"，可能是再矿化所形成。

6．对早期釉质龋形态学改变发生机制的研究

（1）为什么平滑面釉质龋呈三角形？

如前所述，在磨片上，典型的早期平滑面釉质龋呈三角形，尖端向内，基底向外。为理解其形态形成的过程，有学者对病变内部不同区域的釉质孔隙度作了一系列测量。从病变最深处一点到釉质表面沿釉柱方向画一条线，被称为中心导线（central traverse）。测量与中心导线垂直的不同断面中的釉质孔隙度，无论病变深度如何，同一断面上孔隙度最大的部位，也就是脱矿最严重的部位，总是在这条线上。这是因为在釉质龋的内部，导致脱矿的酸主要沿釉柱方向向深层扩散，沿每一条釉柱方向进展的龋，可以理解为多个处于不同时期的独立病变，而中心导线处的病

变是最深、最早发生、进展最前端的病变，对应着表面菌斑最厚、代谢最活跃的部位（图 8-3）。对表层厚度的测量显示，病变越深的地方，表层也越厚。表层在病变边缘区的厚度小于其在病变中心区的厚度，提示病变边缘区龋损开始得较晚，其进展较病变中心区滞后。从三维空间上看，龋损整体应是圆锥状的，其侧向范围的扩大发生在釉质表面，也就是由于菌斑的生长和不断成熟，造成了新的表面溶解，并依次向深层进展。因此，龋损在磨片上的三角形轮廓，是由于釉质表面菌斑生长及产酸的不同步性及龋损沿着釉柱方向进展的特性造成的，病变的形状完全反映了表面菌斑的代谢情况。

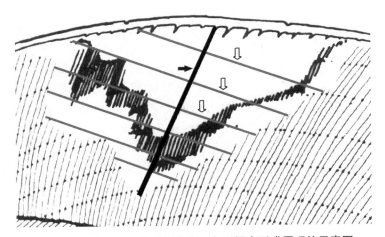

图 8-3 早期平滑面釉质龋典型三角形损害形成原理的示意图
实心箭头指示中心导线；空心箭头指示与釉柱垂直、沿龋进展方向由浅至深的不同断面

实际上，根据许多釉质龋标本的镜下形态观察，这种典型的三角形损害并不多见。由于龋的发病和进展受到很多因素的影响，如致龋因子的破坏力大小、破坏的范围和时间、发病过程中口腔和牙面环境的变化（口腔卫生措施的强度和频率、相邻牙的脱落等），在镜下可出现范围不等、深浅不同、形态各异的损害。在体外致龋实验中，用乳酸化的羟乙基纤维素诱导龋损，组织学观察见病变的前沿与牙面平行，与自然龋中的深浅不一的病变前沿明显不同。该结果表明，在人工龋中，釉质表面所受到的酸攻击是均匀同步的；而在口腔环境中，牙面菌斑受位置、唾液、口腔卫生措施等因素的影响，其致龋力的形成是不同步的。

（2）暗层中的微孔为什么比透明层中的还小？

当早期的研究者在光学显微镜下观察到暗层时，普遍认为这是透明层进一步脱矿所产生的破坏区。显微放射摄影观察，见病变的透射区一直延伸至暗层，说明该层确实发生了脱矿；暗层的孔隙容积为 2% ～ 4%，比透明层中的孔隙容积大，说明暗层比透明层脱矿严重。但实际上暗层中的微孔却较透明层中的还小，这一现象一度很难解释。

对自然龋的观察发现，在进展较慢或不活跃的龋损内，经常可见较宽的暗层。透射电镜观察，暗层内的一些晶体直径达 45 ～ 100 nm，比正常釉质中的晶体大，提示有再矿化现象的发生。在釉质龋再矿化实验中，若将自然龋或人工龋在体外置入唾液或合成矿化液中，经过一段时间，可见整个病损的孔隙容积显著减少，磨片中暗层显著增宽，占据了部分病损体部原有的区域；在原来没有暗层的龋损中，实验后可在透明层和病损体部之间出现暗层，可能是部分病损体部转变成暗层。这些结果表明，暗层的形成是由于脱矿的同时又有再矿化，原有的一些较大的孔隙经再矿化而发生"闭锁"，孔径变小，成为阻挡树胶分子进入的"分子筛"。

从暗层内发生的变化可以看出，釉质龋的发展过程是脱矿与再矿化相互交替的动态过程，而不是简单的连续溶解。也有人根据上述结果提出，暗层并不是紧随透明层发生的釉质破坏的第二阶段，而是已有严重脱矿的病损体部因再矿化而发生的改变。

（3）为什么表层相对完整？

早期釉质龋的重要特征之一是脱矿主要发生于表面下层，其上有一层相对完整的表层。在偏光显微镜下这一区域与正常釉质一样，呈负性双折射；显微放射摄影见表层呈 X 线阻射；该层的孔隙容积为 5% 左右，比病损体部小得多。但是，在龋损发生时，釉质表层首先受到酸的侵蚀，脱矿理应更严重，如何解释表层相对完整的现象呢？

有人认为表层釉质固有的超微结构特点以及特殊的化学性质可能是其相对不受龋影响的原因。比如正常釉质表面矿化程度高，含氟量高，具备较强的抗酸能力；临床应用粘接材料时，若除去表面釉质，其下方釉质对酸蚀更为敏感。

但是，有学者发现去除离体牙天然的表层釉质，再进行人工龋实验，仍能出现表层和表层下脱矿的现象；甚至直接将羟磷灰石块放入人工致龋环境中，也产生了表层。对自然龋的研究发现即使釉质表层完全破坏，甚至肉眼可见的龋洞形成之后，在菌斑与釉质的交界面也存在高矿化层，菌斑下方的釉质与其深部釉质相比，其微孔数目明显较少，破坏程度也不及深部釉质严重。不仅釉质龋如此，龋坏的牙本质和牙骨质如果暴露于口腔环境中，表面也会形成高矿化层。这些研究结果说明龋损区出现相对完整的表层并不完全依赖于釉质表面在超微结构或化学组成方面的特殊性，而是龋脱矿过程中的一个特有现象，适用于所有牙硬组织。实际上，表层只是相对完整，其中也是有破坏的。如前所述，使用电镜观察，在龋损发生的初期，表面釉质即发生了改变，如表面微小结构的溶解、晶体间扩散通道的扩大等，可以说，釉质的最表层从一开始就参与了龋病的发展。

但是釉质最表面的这一区域为什么在进一步的脱矿中受到保护呢？在人工龋试验中，将离体牙置于酸性的胶体中，使釉质缓慢脱矿，前述釉质龋的 4 个层次均可形成，包括看来完整的表层。目前认为这些胶体物质以类似唾液获得性膜的方式吸附在釉质表面，保护表层釉质免受侵犯，但酸扩散至下方釉质后，产生表层下脱矿，晶体溶解所释放的钙、磷离子，以及口腔环境中来自唾液和菌斑中的矿物离子，可沉积于表层，使表层矿化程度增高而相对完整。扫描电镜观察到表层晶体直径可大于正常釉质，也证实表层存在再矿化现象。有人曾对唾液富脯蛋白（proline-rich protein）和 statherin 在釉质脱矿中所起的作用做了研究，发现这两种蛋白质在菌斑中大量存在，能稳定釉质表面晶体，调节脱矿和再矿化过程。由于它们是大分子物质，不能进入釉质深层，稳定作用仅限于表面。而表层总是出现在牙硬组织的最表面，紧邻菌斑，提示表层相对受保护现象是一种发生在牙硬组织（固体）和菌斑（半流体）界面的动态过程。研究表明，氟浓度对表层的保持和厚度有重要影响。实验中，溶液中氟浓度越高，表层越厚，脱矿程度也越低，而表层下氟浓度没有增加，说明表层完整且矿化程度高时，氟较难进入病损体部。

在早期病变中，完整的表层对阻止病变进一步发展非常重要。体外实验显示，溶液透过表层扩散到釉质牙本质界需要几天甚至几周；而表层去除后，在 1 小时之内就迅速扩散了，说明表层能保护深层釉质免受酸蚀，更可以阻挡细菌的入侵。如果龋进展活跃，表层下不断脱矿，脆弱的表层可能因不能承受机械外力而最终崩塌，形成龋洞，虽然成洞后仍可以再形成表层，但龋洞粗糙的内壁更利于致龋性菌斑的附着而不易清除，其生态环境使产酸、耐酸、厌氧的致龋性细菌旺盛生长，因此，成洞后病变将很难逆转且加速发展，原来静止或缓慢进展的龋也可能因局部环境的改变而转化为活跃性龋。所以，完整的表层在龋的预防和治疗上有重要意义。临床检查时，应注意保护表层，避免使用探针在白色龋斑表面进行粗暴的刺戳。

（4）釉质龋中细菌是否进入釉质内部？

釉质虽然致密，但仍是多孔的结构，另外还存在釉板、生长线等有机物较多而利于物质扩散的通道，龋导致釉质脱矿后，釉质孔隙明显增多、增大。透射电镜观察发现，扩大的晶体间隙中有细菌侵入。但这些分散在组织中的少量细菌对釉质的破坏作用微乎其微，远远不及釉质表面或龋洞内壁菌斑中致龋细菌的作用，这些细菌在适宜的生态环境中进行旺盛的代谢，其代谢产物决定着釉质龋病变的发展。因此，只有脱矿达到一定程度而形成龋洞后，细菌才有可能深入洞底形成菌斑，并继续破坏内部釉质。

（5）静止龋与再矿化是什么关系？

菌斑与牙面这一界面始终发生着脱矿与再矿化的反复交替，如果脱矿与再矿化的量一直保持平衡，则龋不会发生；如果脱矿大于再矿化，釉质的组织结构会因晶体溶解而逐渐破坏，形成临床可见的龋。龋发生后，病变可能一直进展，直至牙硬组织全部破坏；但是临床上也常见静止龋，即龋在某一阶段停止进展，长期处于非活跃状态。静止龋病变区可能存在不同程度的组织缺损，也可以发生白垩色、黑褐色等颜色改变，但其表面的光泽和硬度与正常釉质相同。静止龋一般不需要临床治疗，可以最大程度地保留牙体组织，因此也是龋病研究的重点之一。

在口内致龋实验中，通过菌斑堆积造成早期釉质龋，然后开始菌斑控制，3 周后牙面就变得硬而光滑，白垩色表现也不再明显；通过扫描电镜跟踪观察这一过程，发现釉质重新变得光滑坚硬主要是通过刷牙等机械外力的摩擦和抛光，使龋活跃期形成的溶解、软化的釉质被去除，而不是由于龋坏组织经再矿化恢复正常。研究者认为，静止龋发生是去除致龋性菌斑所致，当釉质不再受到酸的攻击，局部 pH 值增高，溶液中的钙、磷等离子处于过饱和状态，就会发生再矿化。因此，阻止龋进展的关键步骤是去除致龋性菌斑，而再矿化只是其后的继发或伴随过程。

再矿化要求磷灰石晶体只是部分脱矿，不可能通过再矿化生成全新的晶体。未形成龋洞前，组织结构的缺损尚不严重，釉柱的大部分晶体网架结构存在，被侵蚀变小的晶体可作为再矿化的成核处，通过钙、磷的沉积恢复原有大小。如果有氟离子参与再矿化，恢复后的釉质晶体抗酸性会更强。

研究表明釉质龋所形成的表层是一个扩散屏障，使表层下的病损体部很难摄入矿物质，因此再矿化主要发生在表层，临床上静止的早期龋也可能长期保持白垩色，可以认为深部的病损体部是一种瘢痕组织，但其表层完整，而且往往因氟磷灰石的形成而比正常釉质抗龋性更强，不需要特殊治疗。

二、窝沟龋

窝沟龋（fissure caries）的损害性质与平滑面龋相同，但由于窝沟的解剖形态变异大，窝沟底部的釉柱向釉牙本质界放射排列，故龋的进展有其特殊性。病变大多数起始于咬合面窝沟，是 2 个或更多的发育沟交汇的低洼处，因此常常累及多个表面。病变常从窝沟倾斜的侧壁开始，沿着釉柱方向向侧方及深部进展，结果也形成锥形的龋损区，但基底部向着釉质牙本质界，顶部围绕着窝沟壁。窝沟处是复杂的三维结构，但磨片上只能观察某个断面的形态，所以分别位于两侧沟壁的病变似乎是分离的，当其超过窝沟底部时，则侧壁的病损相互融合，形成口小底大的潜行性龋（undermining caries）。由于窝沟底部的釉质较薄，龋损可很快发展至牙本质；而且由于其口小底大的特点，窝沟龋累及的牙本质面积比相同大小的平滑面龋要大得多。

第三节　牙本质龋和牙骨质龋
Dentin caries and cementum caries

一、牙本质龋

牙冠部的釉质龋进一步往深层发展就会累及牙本质，发生牙本质龋（dentin caries）。在牙颈部的釉质牙骨质界附近，牙表面只有薄层釉质或牙骨质覆盖，甚至牙本质直接暴露，所以牙颈部的龋病往往很快累及牙本质。

和釉质龋一样，牙本质龋也是菌斑代谢活动的反映。釉质是实性的硬组织，但含有很多微孔，即使是正常釉质也有一定渗透性。龋发生后，脱矿造成釉质渗透性增加，在龋洞形成前，牙面菌斑代谢产生的氢离子就可以通过扩大的釉质孔隙扩散到牙本质，一方面使牙本质脱矿，另一方面引起牙髓-牙本质复合体的反应性改变。因此，牙本质龋的范围和深度决定于其对应的釉质龋的范围和深度，也与牙面致龋性菌斑的外形和产酸能力相一致。牙本质龋不会脱离表面菌斑自主发展；同釉质龋一样，菌斑产酸得到控制后，牙本质龋可以停止进展，脱矿的牙本质将成为瘢痕样组织。

釉质中无血管，无细胞，不能对损伤产生反应，釉质龋主要是脱矿与再矿化的化学过程；而牙本质是活组织，成牙本质细胞作为牙髓和牙本质共同的细胞，在龋发生的早期就对损害产生积极的防御反应，如形成硬化性牙本质和修复性牙本质，从而降低牙本质的渗透性，阻挡酸和细菌的入侵。因此，牙本质龋伴随着机体细胞的防御反应。

牙本质虽然也是一种矿化组织，但其矿化程度远不如釉质，含有机物较多，约占重量的20%，主要为胶原。胶原构成牙本质的结构骨架，是牙本质矿化的基础。此外，还有一些非胶原成分如磷蛋白和蛋白多糖，在晶体的成核和调控矿化中起作用。牙本质中的有机物和矿物质之间有协同作用，与有机物结合的矿物质只能被酸部分溶解，而胶原网架也只有当表面沉积的磷灰石晶体溶解后，才能被酶消化。因此，牙本质龋发展过程中，除了无机晶体的溶解外，有机物被细菌酶分解破坏也是一个重要的方面。

牙本质重要的组织结构特点是全层均有牙本质小管，为酸的进入和矿物的流出提供了通道，渗透性较强。除了矿物质含量较少以外，牙本质中的羟磷灰石晶体比釉质中的小得多，晶体表面积的总和也就大得多，为脱矿反应提供了更多的活性表面。综上所述，与釉质相比，牙本质对龋更敏感，发生龋以后也进展更快。另外，活髓牙的牙本质小管中有向外流动的牙本质液，能减慢酸的渗入；小管中的成牙本质细胞突起还能发生防御性反应，所以牙髓一旦坏死，牙本质小管内空虚，渗透性进一步增加，牙本质龋会加速发展。

釉质龋发生后，表面菌斑产生的酸沿釉柱方向向深层扩散，随着矿物晶体溶解加重，酸可逐渐到达牙本质，并沿牙本质小管向牙髓方向渗透。龋洞形成前，细菌不能进入牙本质，破坏主要是酸造成的脱矿和软化，可伴有胶原的变性和分解。随着釉质因龋坏而崩解，暴露的牙本质与菌斑直接接触，脱矿与有机物分解过程加速；部分先驱细菌侵入扩大的牙本质小管，细菌增殖团块使小管变形；牙本质最终因脱矿、有机基质分解及细菌团块增殖占位而组织坏死，结构崩解。观察磨片（图8-4）和组织学切片（图8-5），可见牙本质龋呈三角形，其基底在釉质牙本质界，尖指向牙髓。一般可将龋洞形成后牙本质龋的病理改变由病损深部向表面分为四层结构，包括透明层、脱矿层、细菌侵入层和坏死崩解层，脱矿层和细菌侵入层还常可见死区。牙本质未暴露前，仅形成透明层和脱矿层。透明层只能在磨片上观察，而细菌侵入层和坏死崩解层一般在染色的切

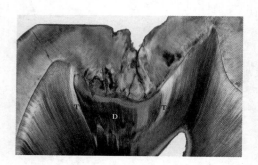

图8-4 牙本质龋（后牙纵断磨片）
龋洞尚未形成，可见透明层（T）及死区（D），
透明层位于脱矿层的深层及两侧

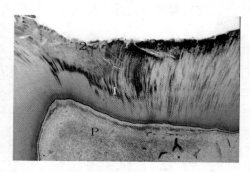

图8-5 牙本质龋（脱钙后切片，HE染色）
已形成龋洞，可见细菌侵入层（1）和坏死崩解层
（2），病变前沿接近髓腔（P）

片上观察更清晰。另外，快速进展的病变常常分层不明显。

1. 透明层（translucent zone） 透明层又称硬化性牙本质，是龋进展过程中光镜下最早的牙本质改变，呈均质透明状，小管结构不明显。其部位与釉质龋中孔隙度最大、病变进展最深的区域相对应，也和表面菌斑产酸最强的部位相对应，此时光镜下可见的釉质病变还未到达釉质牙本质界。

电镜观察，可见此层出现管间牙本质的脱矿，成牙本质细胞突起有损伤的表现，小管内有较多的针状或多边形矿物盐沉积，牙本质小管逐渐变窄甚至完全闭合，所以在光镜下管内和管外折光率接近一致而呈透明状。研究发现牙本质小管有两种不同的矿化方式，一种是成牙本质细胞突周间隙首先矿化，然后才发生成牙本质细胞突起的钙化，另一种则相反，细胞突起内首先钙化，突周间隙随后钙化。牙本质小管的硬化过程与管周牙本质的形成机制相似，是由成牙本质细胞突起完成的，也就是说，该过程是牙髓 - 牙本质复合体的防御性反应，前提是必须存在有活力的成牙本质细胞，以封闭牙本质小管的方式来阻挡有害物质的进一步侵入。这一阶段还经常可见另一防御反应，即髓腔侧形成修复性牙本质，增加了牙本质的厚度，使成牙本质细胞退到髓腔中远离损害区的部位。

一般认为，透明层属于牙本质龋中的一层，因为这一区域有管间牙本质的脱矿，比正常牙本质软；随着病变进展，闭锁的小管也会发生脱矿，管间和管周牙本质的弥漫性脱矿将使透明层的硬度进一步下降。

透明层中的有机物虽然受到酸的影响，但胶原的交联仍保持完整，可以作为管间牙本质再矿化的支架。如果牙髓保持活力，该区可以进行修复。在进展缓慢的病变中，透明层可以通过再矿化变得坚硬，渗透性降低，成为阻挡酸和毒素的天然屏障。临床上可见此层光滑、坚硬，有光泽，颜色也更深，与感染软化的牙本质明显不同，也与新鲜切开的正常牙本质缺乏光泽、粗糙的表现不同，很容易辨别，可作为备洞的终点。但是，这种由管周牙本质和再矿化的管间牙本质组成的硬化层形成非常缓慢，病变进展快时，则很难从质地或颜色判断感染牙本质的深度，可能在备洞时意外露髓。

2. 脱矿层（zone of demineralization） 脱矿层位于透明层的浅面，是在细菌侵入前，酸已扩散至该区域所引起的脱矿改变。由于该层硬度下降，也被称为革样牙本质。脱矿层的主要改变是管周和管间牙本质中磷灰石晶体数量减少，而胶原纤维结构基本完好，牙本质小管仍较完整，但由于管周牙本质的溶解导致管径扩大。成熟牙中牙本质小管的管径比球菌略小，一般细菌很难进入，脱矿层的改变为以后细菌的侵入创造了条件。电镜观察，有时可见少量体积较大的菱形晶体，表明同时有再矿化的发生。在光镜下，脱矿后的牙本质由于外源性色素易于沉着而呈淡黄色，色素可能来源于食物或口腔中产色素的细菌。还有人认为这种颜色变化是由于美拉德反应，即蛋白质分解的同时有糖存在而引起的复杂反应，产生棕黑色的大分子物质。

如果病变进展较快，在脱矿层常可见死区。由于外界刺激较强，这些区域的成牙本质细胞突起很快变性坏死，未能形成硬化性牙本质，空虚的小管由空气充满，光镜下观察呈不透光的暗黑色。这些小管更易被细菌侵入，因此死区可位于脱矿层和细菌侵入层，但是沿小管走行的方向呈连续的整体。

光镜观察龋在釉质与牙本质中的进展，常可见釉质龋病变前沿的三角形尖端刚到达釉牙本质界时，牙本质侧已形成较宽的脱矿变黄区，故已往认为牙本质脱矿可沿釉牙本质界向两侧扩展。目前经系统研究表明，脱矿层沿牙本质小管进展，其范围与表面代谢产酸的菌斑相一致，不会超出与表面釉质龋病变相对应的区域。也就是说，酸由表面菌斑扩散的路线大致是：沿邻近的釉柱向釉牙本质界方向、然后沿与该釉柱相接的牙本质小管向牙髓方向；釉牙本质界并不是酸扩散的主要通路之一，牙本质龋也不会脱离表面菌斑而成为病变的中心并向四周扩展。如前所述，光镜下釉牙本质界处牙本质病变比釉质龋的范围还要宽，是因为同样强度的酸，更容易造成光镜下可见的牙本质改变，而釉质脱矿还需达到更严重的程度才能在光镜下观察到。另外，有时磨片中可见牙本质脱矿层外围被一层透明的硬化性牙本质围绕（图8-4），以往认为这是限制中心病变向两侧扩展的防御反应，目前已明确侧方的硬化性牙本质其实与釉质龋的外周部分相对应，由于其表面菌斑的代谢特点，病变沿釉柱进展较慢，与其对应的牙本质产生了较明显的硬化反应。

3．细菌侵入层（zone of bacterial invasion）龋洞形成后，表面釉质龋坏崩解，暴露的牙本质与菌斑直接接触，细菌开始侵入牙本质。细菌侵入层是感染牙本质的前沿区，临床触诊质地呈皮革样，较为干燥，容易去除。在磨片中，细菌侵入层与下方的脱矿层难以区分；在组织学切片上，细菌被染色，因此能清楚地观察细菌侵入的范围（图8-5）。在龋洞形成后的牙本质龋中，因脱矿而管径扩大的牙本质小管很快就会有细菌进入，因此脱矿层一般较窄；而且细菌在不同小管中侵入的深度并不一致，两层之间没有规则的界限。细菌在小管内一方面向深层扩散，甚至进入牙本质小管的分支；一方面在浅层生长条件良好的区域开始分裂繁殖，大量的细菌代谢产物使牙本质脱矿进一步加剧，同时有机物基质被细菌酶分解，胶原纤维变性。有的小管被细菌充满，局部小管逐渐因细菌繁殖团块的增大而扩张变形，邻近的小管被挤压弯曲。沿小管走行方向可分布着大小不等的菌团扩张区，沿小管排列呈串珠状。以后管壁逐渐变薄并完全破坏，小管相互融合形成大小不等的坏死灶。坏死灶内充满坏死的基质残屑和细菌，外形呈纺锤形，长轴可与牙本质小管平行或与牙本质小管垂直，垂直的坏死灶可能是因细菌沿较薄弱的生长线扩张而形成。坏死灶继续融合，组织大范围崩解而导致结构完全丧失，形成坏死崩解层（图8-6）。

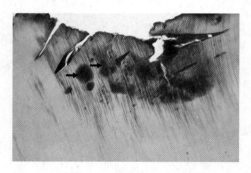

图8-6　牙本质龋（脱钙后切片，HE染色）
可见大小不等的坏死灶（箭头所示）

细菌侵入层中矿物质含量已经非常少，基质胶原也发生了不可逆的变性，失去了再矿化的基础，因此在临床治疗时应该去除。但是，如前所述，细菌侵入的前沿非常不规则，而备洞时去除软化牙本质的器械相对较大，总会留下一些感染牙本质。目前观点认为，远离龋坏表面、侵入牙本质小管深处的先驱细菌对病变进展所起的作用极其有限，细菌进入牙本质小管只是病变进展的征象，而不是龋破坏过程中不可或缺的重要部分。驱动着牙本质龋进展的主要力量来自龋洞和坏死牙本质中旺盛生长和代谢的菌斑细菌。

临床研究也表明，成功的修复并不需去除所有的感染牙本质，残留的细菌处于封闭环境中，外有修复体与口腔环境隔绝，内有硬化性牙本质和修复性牙本质而不能接近牙髓，其生态环境完全改变，细菌因营养缺乏而减少，直至死亡。临床和X线随访都显示治疗后病变静止，牙髓无炎症表现。目前认为，虽有软化变色但还相当坚实的牙本质可以保留，可以使用1%的酸性红丙二醇溶液染色，龋坏外层已不可逆变性的胶原将被着色，而深层还可以修复的胶原不着色，可以作为去除软化牙本质时的参考。

对牙本质龋的细菌学研究发现：由于已脱矿的牙本质中pH值较低，早期侵入牙本质的细菌多为产酸菌和耐酸菌，与未成洞时的釉质龋相比，乳杆菌较多，而变形链球菌较少。随病变进展，局部环境除pH值低、缺氧外，细菌能够利用的有机物也增多，菌群构成越来越复杂，由产酸菌和蛋白溶解性细菌混合构成。

4．坏死崩解层（zone of destruction）　是牙本质龋损的最表层。龋洞底部的牙本质由菌团覆盖，最表面的部分很快被酸和蛋白分解酶破坏。随着坏死灶的扩大、数量增多，深层的细菌也不再局限于牙本质小管内，而是侵入管周和管间牙本质。随后胶原和矿物质完全分解消失，无正常牙本质结构保留，只有菌团和一些残留的坏死崩解组织等。临床上呈湿润的糊状，很容易去除。

二、牙骨质龋

牙骨质龋（cementum caries）常发生在牙龈严重退缩后暴露于口腔环境中的牙根面，老年人好发。由于根面比釉质粗糙，釉牙骨质界处的形态又特别不规则，更利于菌斑附着，因此大部分牙骨质龋发生于牙颈部。临床上常将牙骨质龋、根龋和牙颈部龋三个名词混用，严格地说，颈部龋包括牙颈部的釉质、牙骨质和牙本质的龋损；根龋则指的是牙根部的牙骨质和牙本质的龋损。实际上在临床上常不能单独检测出牙骨质龋，在接近釉质牙骨质界处，暴露的牙骨质通常很薄，若发生龋损很快便会波及牙本质，有时直接发生于失去牙骨质覆盖的牙本质，这时只能诊断为根龋。

和牙本质一样，牙骨质中有机物多，容易脱矿变软；磷灰石晶体小，晶体表面积之和大，脱矿速度快。因此，暴露的牙本质和牙骨质对龋更敏感，临床也发现：口干症患者在釉质尚正常时，最先发生牙骨质和牙本质龋。

与釉质龋相似，牙骨质龋同样发生于菌斑下方，但其进展速度要快得多。由于牙骨质的矿化程度低，很早就发生表面软化。穿通纤维部分脱矿后，细菌也较早通过扩大的间隙侵入牙体组织。病变可通过穿通纤维向深层进展，也可以沿牙骨质生长线上下扩展，使牙骨质脱矿，有机物分解，进而牙骨质剥脱、缺损，这种剥脱多与牙根表面平行，形成浅碟形的龋洞，软化的牙骨质表面可出现棕色着色。当龋损进展到牙本质时，由于根部牙本质内牙本质小管数目较冠部少，且老年人和根面暴露患者的根部牙本质可发生硬化，因此，根部牙本质龋的进展较缓慢，病变较浅在。

电镜下，牙骨质龋的病变表面有许多小而浅的凹陷，其中附着大量细菌。显微放射摄影显示，与早期釉质龋相似，在牙骨质中也发生表层下脱矿，当病变表面下方发生明显脱矿时，其上仍可覆盖一层相对完好的表层，表现为 X 线阻射。

根龋采用手术治疗比较困难，病变又比较表浅，一般优先选择非手术治疗。采取菌斑控制、饮食预防等手段后，病变可以停止进展，严重感染变软的表面被逐渐磨除，表面变得光滑、坚硬、有光泽。因此，根龋的早期诊断很重要。同时，在临床操作时更要注意保护表层，避免用锐器探诊，在病变静止之前，不要进行根面刮治。

第四节　牙髓 - 牙本质复合体对龋的反应
Pulpo-dentinal reactions to dental caries

牙本质和牙髓在胚胎发生和功能上密切相关，常合称为牙髓 - 牙本质复合体（pulpo-dentinal complex）。二者均来源于牙乳头的外胚间叶细胞，成牙本质细胞位于与前期牙本质交界的牙髓外周，在一生中持续形成牙本质，其胞浆突起伸入牙本质小管内，可一直延伸到釉质牙本质界，是牙髓和牙本质共有的细胞，在牙髓 - 牙本质反应中发挥主要作用。牙本质表面的釉质有一定渗透性，口腔内各种刺激均可缓慢扩散到釉质牙本质界，再通过成牙本质细胞引起牙髓反应。

龋发生后，可产生多种有害刺激，最早引起牙髓 - 牙本质复合体反应的是酸。当病变还局限于釉质中时，由于龋坏釉质的渗透性增加，小分子的氢离子就能扩散到釉质牙本质界。随着龋洞形成和细菌侵入，感染牙本质产生更多有害刺激，包括大量的酸和其他代谢产物、细菌毒素、水解酶、细菌残屑等，可在细菌感染牙髓之前就导致牙髓炎症。

龋发展过程中，牙髓 - 牙本质复合体的反应与病变的进展速度、深度以及细菌侵入的数量和毒性、牙髓的活性等都有关系。如果龋进展缓慢，长期低水平的酸刺激引起牙本质的防御反应，成牙本质细胞合成和分泌功能增强，或者促使牙髓内未分化的间充质细胞分化为成牙本质细胞，其结果是在牙本质龋脱矿的前沿形成透明层，其中的牙本质小管因矿化而封闭；并在与龋损相对的牙髓侧沉积一层不规则的修复性牙本质，以增加牙本质的厚度，抵御有害物质侵入牙髓。随刺激的强度不同，所形成的修复性牙本质会有很大的组织结构差异，可以是较规则的管样牙本质，也可以是非常不规则的、无小管的、矿化程度很低的牙本质，后者抵抗外界伤害的能力较弱。快速进展的活跃性龋在短期内产生大量有害物质，超过了牙本质的防御能力，引起明显的牙髓损伤：成牙本质细胞变性坏死，牙髓血管扩张、充血、渗出，组织水肿，炎症细胞浸润，甚至形成局部脓肿。牙髓由于其自身的局部解剖和组织结构特点，对炎症的防御和修复能力很差，炎症极易扩散，最终整个牙髓坏死。从病变的深度来说，浅龋和中龋多引起成牙本质细胞的空泡变性或牙髓网状萎缩，深龋则可引起较重的牙髓炎症。

在治疗龋病时，应当考虑到牙髓 - 牙本质复合体的反应状态，尤其是深龋治疗前应进行牙髓状态评估。硬化性牙本质和修复性牙本质可使牙本质渗透性降低，是抵御病变进展的天然屏障，所以应注意保护牙髓 - 牙本质复合体的防御反应，优先选择非手术治疗；必须进行修复治疗时也应在备洞时尽量少去除牙本质。牙本质的修复性反应能否成功阻止龋的进展并保存牙髓活力，取决于龋损刺激的严重程度和牙髓的反应能力。临床上应积极消除有害刺激，包括去除感染源、控制菌斑等，而牙髓的反应能力主要取决于牙髓的血供，如青少年新萌出的牙往往髓腔大，根管短而粗，根尖孔大，牙髓血供丰富，可望保持活力；相反，老年人的牙髓常常发生明显的退行性变，形成的修复性牙本质很少而且矿化程度较差，更易受龋的影响，发生不可复性炎症。

小　结

龋是菌斑代谢的结果，其损害对象是牙硬组织，从组织学上可分为釉质龋、牙本质龋和牙骨质龋。釉质是无细胞、高度矿化的特殊组织，龋对釉质的破坏作用主要是牙面菌斑产酸造成局部矿物晶体的化学溶解。晶体间隙增大后，釉质的孔隙度增加，形成组织学磨片上一系列透光性的改变，由病变前沿到表面分为透明层、暗层、病损体部和表层，其脱矿程度、孔隙容积及微孔的大小均有所不同。其中暗层和表层主要由再矿化形成，暗层代表龋的静止期，表层矿化程度高、相对完整。表层下脱矿是龋发生时的重要特点。龋洞形成后的牙本质龋在组织学上可分为透明层、脱矿层、细菌侵入层和坏死崩解层。透明层是牙髓 - 牙本质复合体对龋损刺激的防御性反应，牙本质小管因矿化而封闭；由于酸的渗透，牙本质可在细菌侵入之前先行脱矿，细菌进入后，脱矿与有机物的分解加剧，最终造成结构崩解。牙骨质龋多发生于牙颈部，同样具有表层下脱矿的特点，包括无机物脱矿和有机物分解两种破坏过程。

（罗海燕　高　岩）

第九章　龋病微生物学
Microbiology of dental caries

　　龋病的细菌学研究已经进行了一百多年，取得的成果中最重要的是认识到龋病是一种细菌感染性疾病。由于微生物学的发展，目前对于与龋病关系密切的病原菌已有许多认识。而也正是由于口腔生态系的复杂性和微生物群的多样性，对这些病原菌的认识经历了数年之久。对于致龋微生物已经取得的共识是，与牙冠部位的龋坏和根面龋关系最为密切的是变异链球菌群，尤其是变异链球菌和远缘链球菌，其次是乳杆菌属。而致龋微生物引发疾病离不开牙菌斑这个特殊的生物膜环境。

第一节　致龋微生物的特点
Properties of cariogenic microorganisms

　　评价一种细菌是否是致龋菌，需要三个步骤：
　　（1）是否具有致龋的毒力因子，包括：对牙面的黏附性，产酸、耐酸性，合成细胞内、外多糖的能力。
　　（2）是否能在实验动物中造成龋损。
　　（3）流行病学调查是否能证实该种细菌与龋的发生密切相关。相关性体现在：在龋病发生、发展的全过程中均存在，尤其是在开始出现脱矿的牙面，其数量明显增多；能够从龋病的各个阶段获得分离培养；在无龋牙面以及无龋者唾液中，含量很低。
　　致龋微生物的特性叙述如下：

一、能够黏附定居于牙面

　　这是致龋的先决条件。细菌通过钙桥作用、氢键作用和疏水作用可逆性地吸附于牙面，拉近了细菌与牙面的距离，进而通过黏附素与受体的特异结合，使细菌牢固地在牙面黏附，以牙菌斑生物膜的形式抵抗食物的咀嚼摩擦和唾液机械冲洗的影响。细菌对牙面的黏附为致龋创造了条件。

二、能迅速将糖转运入细胞内，并能够代谢糖产酸

　　糖进入细菌内是细菌代谢糖的第一步。变异链球菌具有磷酸转移酶系统（phosphotransferase system，PTS）和透性酶系统（permease system），能迅速将糖转运入细胞内。磷酸转移酶系统与葡萄糖亲和力高，在低糖浓度、高 pH 时，活性大；透性酶系统与葡萄糖亲和力低，在高糖浓度、低 pH 时，活性大。正是由于这两种转运系统的存在，使得变异链球菌即使是在低糖和酸性的环境中都能迅速摄取外界的糖用于生长代谢。
　　转运至细胞内的糖通过固有的糖分解途径生成丙酮酸，进而通过无氧酵解最终产生有机酸。牙菌斑内细菌能产生多种有机酸，如乳酸、甲酸、乙酸、丙酸、丁酸和琥珀酸。
　　实验证实，与正常牙表面的菌斑相比，白垩斑表面的菌斑可以产生更低的终末 pH 值，pH 值

下降的幅度也较大。

链球菌是口腔细菌中产酸量最多的。变异链球菌能发酵多种糖产酸，产酸的速度也较其他链球菌快。丧失了产酸能力的变异链球菌，其致龋力显著降低。

产生酸的种类会影响龋病的发生。菌斑内的低 pH 值、低 pK 值的酸性产物和龋病这三者之间存在着正相关，但不同 pKa 值的酸在龋损中的作用还未完全阐明。

表9-1 牙菌斑内细菌的产酸速度

细菌	在不同pH情况下产酸速度（$\times 10^{-6}$ mol/min）*			
	6.0	5.5	5.0	4.5
变异链球菌	55	31	27	16
远缘链球菌	68	26	4	
血链球菌	28	17	8	2
缓症链球菌	36	14	9	3
内氏放线菌基因种1	3		3	
内氏放线菌基因种2	5		4	
衣氏放线菌	3		3	

* 在 2% 葡萄糖溶液中产酸

（引自刘天佳主编 . 口腔疾病的微生物学基础 . 人民卫生出版社，1999）

三、具有耐酸性

耐酸性（acid tolerance）是指细菌能在酸性环境中生长和代谢的能力。细菌能够在酸性环境中存活，并继续代谢碳水化合物产酸，使菌斑内的 pH 值继续下降。

表9-2 牙菌斑内细菌在不同pH培养基中的生长情况

细菌种类	在不同pH培养基中的生长情况*		
	7.0	5.5	5.0
变异链球菌	1.1	0.5	0.2
干酪乳杆菌	0.8	0.7	0.6
内氏放线菌基因种2	1.3	0.2	
缓症链球菌	0.7	0.04	
血链球菌	0.9	0.4	
唾液链球菌	0.9	0.2	

* 厌氧培养 53 小时后细菌悬液的 OD 值（光密度）

（引自刘天佳主编 . 口腔疾病的微生物学基础 . 人民卫生出版社，1999）

四、能够合成细胞内和细胞外多糖

细胞外多糖包括葡聚糖、果聚糖和杂聚糖，它们促进菌斑形成、参与菌斑基质组成，有助于形成一个致龋环境。菌斑基质至少有 1/3 是由细胞外多糖组成的，其中葡聚糖占 95%，果聚糖占 1%。

葡聚糖分为水溶性和水不溶性两种。能够合成水不溶性葡聚糖的变异链球菌较不能产生该种胞外多糖的菌株致龋力强；使用可以水解葡聚糖的葡聚糖酶，可以使实验鼠牙面上的菌斑量减少，使实验鼠的患龋率降低。可见水不溶性葡聚糖对于龋病的发生非常重要，它参与构成大量"黏性"牙菌斑。与正常牙釉质表面的菌斑相比，龋损表面的牙菌斑中含有更多的水不溶性葡聚糖。水不溶性葡聚糖的合成将使牙菌斑的理化性质发生改变，包括降低钙、磷、氟浓度，增加菌斑基质的多孔性，一些高分子物质或带电荷物质如唾液中的缓冲物质不容易进入菌斑内，但一些低分子糖类或不带电荷的物质容易进入，从而导致菌斑内的低 pH 状态，使菌斑更具有致龋性。

水溶性葡聚糖、果聚糖和杂聚糖作为细菌胞外的贮能形式，当外源性糖供应不足时，这些水溶性细胞外多糖可降解为单糖，参与产酸。

牙菌斑内大多数细菌如变异链球菌、乳杆菌、放线菌等，在外源性糖供应充足时，能利用糖合成细胞内多糖。这些细胞内多糖主要是糖原和支链淀粉，作为胞内贮能形式，使细菌即使在外源糖不足的情况下也能继续产酸，从而延长细菌的产酸时间，降低菌斑内 pH 值。动物实验表明，能够合成胞内多糖的变异链球菌较不能合成者的致龋毒力强。能产生细胞内多糖的细菌含量与龋病的发生呈正相关。与正常牙面上分离出的变异链球菌相比，由龋损处分离出的变异链球菌能合成更多的胞内多糖。能够产生胞内多糖的细菌主要分布在牙菌斑的深层，提示这些细菌可能参与了牙面的脱矿。

表9-3　牙菌斑内细菌合成细胞内、外多糖的能力

细菌种类	细胞外多糖				细胞内多糖
	水溶性葡聚糖	水不溶性葡聚糖	果聚糖	杂聚糖	
变异链球菌	+	+	+	-	+
血链球菌	+	-	-	-	+
唾液链球菌	±	-	+	-	+
缓症链球菌	±	-	-	-	+
内氏放线菌基因种1	-	-	-	+	+
内氏放线菌基因种2	-	-	+	+	+
衣氏放线菌	-	-	-	-	+
干酪乳杆菌	+	-	-	+	+
奈瑟球菌	±	-	-	+	+

(引自刘天佳主编．口腔疾病的微生物学基础．人民卫生出版社，1999)

第二节　致龋微生物的种类及其致龋特性
Cariogenic microorganism species and their virulence properties

一、链球菌及其致龋特性

链球菌（Streptococcus）是口腔中的常驻菌，所占的比例最大，而且还是口腔细菌中产酸量最多的细菌。口腔中的链球菌包括变异链球菌族（mutans streptococci，或 *Streptococcus mutans-group*）、唾液链球菌族（*Streptococcus salivarius*-group）、咽峡炎链球菌族（*Streptococcus anginosus*-group）和缓症链球菌族（*Streptococcus mitis*-group）。其中，变异链球菌族链球菌与龋病的发生呈正相关关系。

（一）变异链球菌族（mutans streptococci，或 *Streptococcus mutans*-group）链球菌

对不同国家、不同饮食习惯、不同年龄阶段人群的不同牙面研究均表明，变异链球菌族链球菌含量的增加和牙齿脱矿之间存在明显的正相关性。变异链球菌族链球菌是一群表型特征相近

但血清型和遗传型各异的链球菌，因在不同培养基中生长时形态可发生变异而得名；包括变异链球菌（*Streptococcus mutans*），远缘链球菌（*Streptococcus sobrinus*），仓鼠链球菌（*Streptococcus cricetus*），鼠链球菌（*Streptococcus rattus*），道恩链球菌（*Streptococcus downei*），野鼠链球菌（*Streptococcus ferus*）和猕猴链球菌（*Streptococcus macacae*）七个菌种。在人口腔中常见者为变异链球菌（血清型包括 c、e、f 型），其次是远缘链球菌（血清型包括 d、g 型）。

表9-4 变异链球菌族中菌种的名称和血清型

菌种	血清型
变异链球菌（*Streptococcus mutans*）	c，e，f
远缘链球菌（*Streptococcus sobrinus*）	d，g
仓鼠链球菌（*Streptococcus cricetus*）	a
鼠链球菌（*Streptococcus rattus*）	b
道恩链球菌（*Streptococcus downei*）	h
野鼠链球菌（*Streptococcus ferus*）	c
猕猴链球菌（*Streptococcus macacae*）	c

变异链球菌和远缘链球菌（又称表兄链球菌、亲缘链球菌、茸毛链球菌）与人类龋病的发生关系最为密切。变异链球菌在口腔中的检出率高于远缘链球菌。有变异链球菌定居的口腔不一定能检出远缘链球菌，但有远缘链球菌定居的口腔常常可检出变异链球菌。口腔中同时检出变异链球菌和远缘链球菌的儿童比只检出变异链球菌的儿童患龋情况严重。远缘链球菌的产酸速度和产生乳酸的量大于变异链球菌；耐酸性也比变异链球菌强；能合成水不溶性葡聚糖，但不能合成细胞内多糖。

变异链球菌族链球菌是可以传播的。比如在喂养及护理过程中，由密切接触的人，主要是母亲将细菌传播给婴儿。将龋活跃患者牙菌斑内分离出的变异链球菌接种至无菌动物口腔，可造成实验性龋。

变异链球菌与龋病的发生密切相关。在 92% 的龋损牙面可以查出变异链球菌，而在健康牙面则只有 26% 可查出该菌。比较龋损牙面与邻近的健康牙面牙菌斑中变异链球菌的数量，显示龋损表面牙菌斑中的变异链球菌数量明显多于邻近的健康牙面上的牙菌斑。患龋窝沟内牙菌斑中变异链球菌的数量明显多于无龋窝沟。而且变异链球菌数量多的窝沟，在 2 年后多数都发生了龋，而那些一直未检出变异链球菌或变异链球菌数量相对较少的窝沟，却未产生龋损。对于邻面牙菌斑的检查也发现，查出变异链球菌的邻面后来患龋的情况比未查出者严重。而其他口腔细菌无论在致龋毒力、动物实验还是人体研究方面与龋病的相关性都不如变异链球菌强。

在生长发育过程中，变异链球菌出现越早，患龋牙越多。常常通过微生物学检测来预测龋病的高危牙位和高危人群。牙菌斑和唾液中变异链球菌的数量是一个重要的指标，另外，乳杆菌也是一个常用的指标。

表9-5 用于评估龋病危险性的唾液中致龋菌含量的阈值

	低危险性	高危险性
变异链球菌	$< 10^5$ cfu/ml	$\geq 10^5$ cfu/ml
乳杆菌	$< 10^4$ cfu/ml	$\geq 10^5$ cfu/ml

菌落形成单位（colony forming units，cfu）

（引自 Hardie JM.Oral microbiology:current concepts in the microbiology of dental caries and periodontal disease. Br Dent J 1992, 172:271-278）

　　低变异链球菌水平是评估低龋危险性的较好指标，而高变异链球菌水平用于预测高龋危险性的准确性则不高。

　　变异链球菌的致龋特性表现为能在牙面定植；具有产酸力和耐酸性，能发酵多种糖产酸，主要产物是乳酸，产酸力强，产酸迅速，且耐酸，耐酸力仅次于乳杆菌；能够合成细胞外多糖和细胞内多糖。但需要指出的是，并非只有变异链球菌才具有这些特性。

　　1. 黏附能力　变异链球菌对牙面具有很高的亲和力，在牙面的黏附包括蔗糖非依赖性黏附（sucrose-independent adhesion）和蔗糖依赖性黏附（sucrose-dependent adhesion）两种。蔗糖非依赖性黏附是指变异链球菌通过表面的黏附素与牙面获得性膜中的受体特异性结合，从而起始细菌对牙面的黏附。黏附素包括：表面蛋白和壁相关蛋白 A（WapA）；参与变异链球菌黏附的受体包括：黏蛋白、淀粉酶和富脯蛋白等。变异链球菌对牙面获得性膜的黏附是黏附素和受体共同作用的结果。而蔗糖依赖性黏附是指变异链球菌在蔗糖存在的情况下发生的黏附，这种黏附使变异链球菌能够牢固地黏附到牙齿表面，这是其致龋的一个重要特性。它的这种黏附主要由葡糖基转移酶（glucosyltransferase，GTF）合成的水不溶性葡聚糖介导。

　　（1）蔗糖非依赖性黏附：变异链球菌的表面蛋白是主要黏附素，参与了蔗糖非依赖性黏附，是变异链球菌的主要毒力因子之一。将编码该蛋白质的基因缺失后，突变株对唾液包被羟基磷灰石的黏附能力较野生株明显下降；缺乏表面蛋白的突变株虽然可定居于动物口腔中，但其致龋力却明显下降。

　　表面蛋白的分子量为 180—210kDa，存在于除血清 b 型以外所有变异链球菌族链球菌细胞膜表面，构成一个生物学功能相似、组成具有高度同源性的蛋白质家族。从变异链球菌中分离纯化出来的表面蛋白被不同学者分别命名为 Ag I/II、P1、PAc、SpaP、Sr、Ag B 和 IF。从远缘链球菌中分离纯化出来的表面蛋白则被命名为 SpaA、PAg。变异链球菌的表面蛋白与远缘链球菌的表面蛋白有高度的同源性。

　　根据变异链球菌表面蛋白的初级结构可将其氨基酸序列大致分为：一个信号肽区（a.a.1 ~ 38），两个保守区 A 区（a.a.186 ~ 464）和 P 区（a.a.840 ~ 963）以及介于两者之间的可变区 V 区（a.a.679 ~ 823），一个壁跨区（a.a.1486 ~ 1535）和一个膜跨区（a.a.1536 ~ 1556）。变异链球菌表面蛋白分子中存在两个参与黏附的功能区，可与牙面获得性膜中的糖蛋白结合，介导变异链球菌的黏附。一个黏附功能区位于表面蛋白分子的氨基端，又称唾液糖蛋白结合区（saliva-binding region，SBR）；另一个黏附功能区位于表面蛋白分子的中央。变异链球菌表面蛋白的这两个黏附功能区可以作为构建防龋疫苗的选择区，无论是主动免疫还是单克隆抗体所介导的被动免疫都能有效地抑制变异链球菌在牙面的定植（图 9-1）。

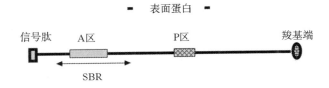

　　　　　　　　　　　　　　　　■　表面蛋白　■

信号肽　　A区　　　　　　　　P区　　　　　　　　　　　羧基端

　　　　　　←———————→
　　　　　　　　　SBR

图 9-1　变异链球菌族链球菌表面蛋白分子结构示意图

　　表面蛋白既可以共价键方式锚定在细胞壁，存在于毛状外膜层（fuzzy coat layer）中，通过与牙面获得性膜中的受体特异性结合而使得细菌定植在牙齿表面；也可在表面释放酶作用下脱离细胞壁成游离状态，封闭住牙面获得性膜中的受体，抑制细菌的黏附。因此表面蛋白的不同状态将影响细菌的黏附。

　　表面蛋白还与变异链球菌表面的疏水性有关，将其编码基因缺失后，细胞表面的疏水性降低，黏附能力也随之降低。

除了表面蛋白之外，变异链球菌表面还存在壁相关蛋白 WapA，也参与对牙面的黏附。壁相关蛋白 WapA 原来被称作 Ag A 或 Ag Ⅲ，分子量为 29 kDa。将编码 WapA 的基因失活后，菌株对光滑玻璃表面的黏附能力及自身凝集能力均下降。壁相关蛋白 WapA 作为变异链球菌的表面成分，参与了蔗糖非依赖性黏附及生物膜的形成。WapA 可作为防龋疫苗的靶位，将该蛋白免疫动物后抑制变异链球菌在牙面的黏附。

表面蛋白和壁相关蛋白的受体有多种，为黏蛋白、淀粉酶和富脯蛋白等。这些受体均来源于唾液，通过吸附于牙面参与获得性膜的形成。因此，蔗糖非依赖性黏附实质是变异链球菌表面的黏附素与唾液成分的结合，这种结合不需要蔗糖的存在。

（2）蔗糖依赖性黏附：是指在蔗糖存在的情况下细菌对牙面的黏附。蔗糖作为底物，在酶的作用下合成葡聚糖，葡聚糖带负电荷，可黏附到牙面或牙面获得性膜上，变异链球菌通过表面的葡聚糖受体与合成的葡聚糖结合，从而使变异链球菌黏附在牙面上。葡聚糖受体包括葡糖基转移酶（GTF）和葡聚糖结合蛋白（glucan-binding proteins，Gbps）。葡聚糖结合蛋白是指那些具有葡聚糖结合活性而无葡糖基转移酶活性的蛋白质。葡聚糖结合蛋白的羧基末端具有重复氨基酸序列，该重复序列是葡聚糖的结合区，通过与葡聚糖结合，使细菌黏附到牙面。在变异链球菌中共发现 4 种葡聚糖结合蛋白，分别是 GbpA（59 kDa）、GbpB（41.3 kDa）、GbpC（63.5 kDa）和 GbpD（75 kDa）。GbpA、GbpD 与 GTF 三者的葡聚糖结合序列高度同源。将 GbpB 通过皮下或黏膜免疫鼠，均可诱导保护性免疫反应，提示 GbpB 可以作为防龋疫苗的选择性靶位。

除了葡聚糖可黏附到牙面或牙面获得性膜上，细胞外的葡糖基转移酶也可结合到牙面或牙面获得性膜上，这种结合状态的酶仍然具有活性，能够利用蔗糖作为底物，在所结合的表面合成葡聚糖，通过与细菌表面的葡聚糖受体结合，使细菌牢固的黏附到牙面上。

2．产酸　变异链球菌能发酵蔗糖、葡萄糖、果糖、乳糖、蜜二糖、棉子糖、麦芽糖等多种糖产酸，产酸力强，产酸迅速，产生的终末 pH 范围在 3.95 ~ 4.10。

变异链球菌利用乳酸脱氢酶（lactate dehydrogenase，LDH）合成乳酸，这是它代谢糖产生的主要酸性产物。乳酸是一种低 pKa 值的酸，它的堆积是导致牙菌斑内 pH 值降低的主要原因。变异链球菌含量高的牙菌斑，其 pH 值低于变异链球菌含量低的牙菌斑。乳酸脱氢酶被认为是变异链球菌的一个毒力因子。将变异链球菌染色体中的乳酸脱氢酶基因敲除，发现突变株的致龋能力较亲代菌株显著降低。

3．耐酸　变异链球菌能在酸性环境中生长和代谢，并且在酸性环境中具有继续产酸的能力，这就是耐酸性。研究发现变异链球菌生长繁殖的最低 pH 值是 4.8。变异链球菌的耐酸机制包括：

（1）能将 H^+ 泵出细胞，维持胞内合适的 pH 环境：细菌代谢产生的酸性产物会使菌斑内 pH 值降低，H^+ 能够快速地穿过细胞膜进入胞内，从而使胞浆酸化，导致一些对酸敏感的糖酵解酶失去活性，使细胞合成 ATP 能力明显降低，同时还会损害 DNA 和蛋白质的结构，最终导致细菌死亡。如果能将 H^+ 泵出细胞，维持胞内合适的 pH 环境，就可以使细菌耐受酸。质子移位酶（proton-translocating membrane ATPase，H^+-ATPase 或 F-ATPase 或 F_1F_0-ATPase）能够完成这一过程，这是细菌的组成型耐酸性（constitutive acid tolerance），其表达不受外界环境调节。质子移位酶 H^+-ATPase 作为跨膜蛋白，通过消耗 ATP 将 H^+ 泵回细胞外，以维持胞内外的 pH 梯度，使细菌具有耐酸性。

质子移位酶 H^+-ATPase 发挥酶活性的最适 pH 值及酶含量都将影响细菌转运 H^+ 的能力。乳杆菌、变异链球菌、唾液链球菌和血链球菌中 H^+-ATPase 的最适 pH 值分别是 5.0、6.0、7.0 和 7.5，变异链球菌质子移位酶耐受酸的能力仅次于乳杆菌。另外，其含量也仅次于乳杆菌。

（2）能在酸性环境中诱导表达酸应激蛋白（acid-stress proteins），帮助细菌耐酸：变异链球菌除了具有组成型耐酸性之外，还具有耐酸反应性（acid tolerance response，ATR）。耐酸反应性是指处于生长曲线指数期的细菌在亚致死性 pH 生长一段时间后能产生酸适应性，从而抵抗致死性低 pH 的杀伤作用。耐酸反应性与一些酸诱导的蛋白质有关，在酸诱导的情况下变异链球菌上调表达一些酸应激蛋白，这些蛋白质使变异链球菌能够耐受酸的作用。酸应激蛋白包括 Ffh、Dgk、DnaK、GluA、DltC 等。Ffh 参与蛋白质易位，其耐酸机制可能是作为一种信号识别颗粒，与包括质子移位酶 H⁺-ATPase 在内的一些与耐酸性相关的蛋白质结合，帮助装配成有生物功能的蛋白质，并将 H⁺-ATPase 易位至细胞膜上。Dgk 可能参与细胞膜磷脂酸的合成，通过维持膜的结构而影响变异链球菌的耐酸性。DnaK 是一种分子伴侣，能催化新合成蛋白的折叠，并使变性蛋白重新折叠。GluA 是葡萄糖 -1- 磷酸尿苷转移酶，催化 1- 磷酸 -D- 葡萄糖和 UTP 转化为 UDP-D- 葡萄糖的反应，而后者是细胞膜糖磷脂的前体，影响细胞膜的组成。DltC 是 D- 丙氨酰基载体蛋白，参与 D- 丙氨酰基脂磷壁酸的合成，D- 丙氨酰基脂磷壁酸可作为屏障，阻止 H⁺ 流入细胞内。

采用比较蛋白质组研究的方法，通过比较中性与酸性环境中变异链球菌蛋白质组的变化，发现当变异链球菌处于酸性环境中时，EMP 糖酵解途径、强酸转化为弱酸途径以及支链氨基酸合成途径中的酶均上调表达。

（3）胞浆内具有能够在酸性环境中继续保持活性的酶：变异链球菌细胞内糖酵解活动能够进行的最低 pH 值是 4.4，也就是说它能在酸性环境中继续合成 ATP，供给 H⁺-ATPase 用于移除胞内的 H⁺。

（4）合成的水不溶性葡聚糖可阻碍 H⁺ 扩散，对酸起屏障作用，有利于细菌的耐酸。

4．合成细胞内、外多糖　变异链球菌合成的细胞外多糖包括葡聚糖和果聚糖两种。

GTF：变异链球菌用于合成葡聚糖的酶叫做葡糖基转移酶（glucosyltransferase，GTF），是变异链球菌的固有酶，只能利用蔗糖作为底物，有较强的 pH 适应性，在 pH 5.2 ～ 7.0 范围内有活性，pH 5.5 时最佳。该酶具有蔗糖酶活性，可将蔗糖裂解成葡萄糖和果糖，葡萄糖分子随后被该酶转移到另一个葡萄糖分子上，多糖链不断延长，最终合成葡聚糖。合成的葡聚糖有水溶性和水不溶性两种。水溶性葡聚糖（water-soluble glucan）又称右旋糖酐（dextran），以 α-1，6 糖苷键为主，占分子中总糖苷键的 65% ～ 96%，分子的分枝程度低，呈线型分子结构。而水不溶性葡聚糖（water-insoluble glucan）又称变聚糖（mutan），以 α-1，3 糖苷键相对多些，占分子中总糖苷键的 35% ～ 75%，分子的分枝程度高，呈交链结构。

变异链球菌拥有 3 种 GTF，分别由 *gtfB*，*gtfC* 和 *gtfD* 基因编码。不同的 GTF 能合成不同的葡聚糖。*gtfB* 编码 GTF-I，分子量为 162 kDa，主要存在细胞表面，成为细胞结合型（cell-associated）GTF，合成的是水不溶性葡聚糖。*gtfC* 编码 GTF-SI，分子量为 149 kDa，该酶可以存在于细胞表面，为结合型 GTF，也可以以游离形式存在于细胞培养的上清中，为细胞游离型（cell-free）GTF。GTF-SI 合成的是水不溶性葡聚糖和低分子量水溶性葡聚糖的混合物，其中水溶性葡聚糖的含量较少。*gtfD* 编码 GTF-S，分子量为 155 kDa，主要以游离形式存在于细胞培养的上清中，为细胞游离型 GTF，合成水溶性葡聚糖。*gtfB* 与 *gtfC* 在染色体上串连排列，而 *gtfD* 与它们不相连。*gtfB* 和 *gtfC* 在变异链球菌蔗糖依赖性黏附中必不可少，失活 *gtfB* 或 *gtfC* 可使变异链球菌失去在牙齿平滑面定居的能力，其中 *gtfC* 对于变异链球菌蔗糖依赖性黏附更为重要。

三种 GTF 的氨基酸序列高度同源。GTF 分子结构由氨基端至羧基端分别是信号肽序列、催化区（catalytic region，CAT）、葡聚糖结合区（glucan-binding domain，GLU）。催化区和葡聚糖结合区分别负责蔗糖的水解和葡聚糖的结合。CAT 中存在结构上保守、与酶催化活性密切相关的亚结构域（subdomain）；GLU 由正向重复单位（direct repeating units，DRUs）构成。正向重复单位数量减少将降低 GTF 酶活性，同时也将影响合成的葡聚糖种类，通常会增加水溶性葡聚糖的比例（图 9-2）。

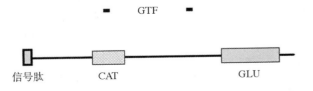

图 9-2　变异链球菌葡糖基转移酶结构示意图

在远缘链球菌中，合成水不溶性葡聚糖和水溶性葡聚糖的酶分别由 *gtfI* 和 *gtfS* 基因编码。其中的 d 血清型菌株合成水不溶性葡聚糖的量是变异链球菌族中最多的。

虽然变异链球菌、血链球菌、缓症链球菌、戈氏链球菌和放线菌属中的细菌都能够代谢蔗糖产生细胞外多糖，但是水不溶性胞外多糖主要是由变异链球菌合成的。研究显示由龋活跃者口腔中分离出的变异链球菌，合成的水不溶性葡聚糖比无龋者多。水不溶性葡聚糖与平滑面龋的发生有关，这是由于水不溶性葡聚糖使变异链球菌产生蔗糖依赖性黏附，从而牢固的黏附在牙齿表面，可以抵抗住食物的摩擦和唾液的冲洗作用。另一方面水不溶性葡聚糖可作为细菌与细菌之间的桥梁，有效促进那些具有葡聚糖受体的细菌发生共集聚。水不溶性葡聚糖的含量还与菌斑内低 pH 值有关。这是由于水不溶性葡聚糖除了参与细菌的黏附、共集聚之外，还可以作为生物屏障，使牙菌斑内的酸性产物不能扩散出去，同时唾液中的缓冲物质不能进入菌斑内，菌斑内的酸度能持久处于临界 pH 值以下。因而合成水不溶性葡聚糖被认为是变异链球菌的主要致龋特性之一。将编码 GTF 的基因敲除后，突变株合成葡聚糖的量、蔗糖依赖性黏附能力以及实验动物中的致龋力都显著下降。

变异链球菌除了具有 GTF，还有另一种能产生细胞外多糖的酶，叫果糖基转移酶（frucosyltransferase，FTF）。同 GTF 一样，FTF 也是变异链球菌的固有酶，利用蔗糖作为底物产生果聚糖。变异链球菌合成的果聚糖量少于葡聚糖。果聚糖又称左旋糖酐（levan），是 D- 呋喃果糖通过大量的 β-2，1 糖苷键构成侧链聚合而成，分子分枝少，为水溶性。果聚糖和水溶性葡聚糖共同作为变异链球菌细胞外的储能形式，当外源性糖不足时，可以被降解产酸，使产酸时间延长，且为代谢提供能量，因而也与变异链球菌的致龋性有关。在鼠模型中，失活编码果糖基转移酶的基因，菌株的致龋力显著下降。

当外源性糖供应充足时，变异链球菌能将糖转化成细胞内多糖。细胞内多糖作为胞内储能形式，当外源糖不足时，胞内多糖被降解成单糖，用于产酸，使产酸时间延长。因而合成细胞内多糖也是变异链球菌的一个致龋特性，当菌株失去合成细胞内多糖的能力后，其致龋力下降。而远缘链球菌几乎不能合成细胞内多糖。

（二）其他链球菌

虽然变异链球菌是目前公认的人类口腔中的主要致龋菌，但并不是惟一的致龋菌。牙釉质的早期脱矿也可在没有变异链球菌存在的情况下发生，由一些非变异链球菌族（non-mutans streptococci）链球菌所致。某些白垩斑表面的牙菌斑中变异链球菌的含量 < 0.1%，但咽峡炎链球菌（*Streptococcus anginosus*）、缓症链球菌（*Streptococcus mitis*）、戈氏链球菌（*Streptococcus gordonii*）和口腔链球菌（*Streptococcus oralis*）的数量却较多，它们同样可以降低菌斑内 pH 值，导致牙釉质早期脱矿，因而就有了非变异链球菌族链球菌能够致龋的观点。非变异链球菌族链球菌是早期在牙面定植的细菌，在牙菌斑中的数量超过变异链球菌，是牙菌斑的优势菌，其终末 pH 值范围为 4.4 ~ 5.0，并且在 pH 值 < 4.6 的情况下仍然能够产酸，说明非变异链球菌族链球菌具有产酸和耐酸性。但它的产酸量和产酸速度均低于变异链球菌和乳杆菌。非变异链球菌族链球菌可能在龋病的起始阶段起作用，通过降低牙菌斑内的 pH 值，促进更具产酸和耐酸性的细菌如变异链球菌和乳杆菌的繁殖，从而最终导致龋病的发生。也就是说早期这些非变异链球菌族链球菌在牙面普遍定植，为变异链球菌的过度繁殖提供适宜的环境。另外在没有其他更活跃的致龋菌存在时，它可使易感的宿主发生龋病。非变异链球菌族链球菌致龋性的发现，使我们需要重新审视目前主要针对变异链球菌而制定的防龋策略。对这些非变异链球菌族链球菌的进一步研究将有助于了解龋病的发生原因。

血链球菌是牙菌斑形成的先驱菌之一，它的定植较变异链球菌早，可为变异链球菌提供生长所需的对氨基苯甲酸。血链球菌也具有形成葡聚糖的能力，产生的是水溶性葡聚糖。随着变异链球菌的定植，血链球菌数量将逐渐减少。这可能是由于变异链球菌产生的变链素和酸性代谢产物抑制了血链球菌的生长。虽然血链球菌也能够产生血链素，但血链素对变异链球菌却没有抑制作用。血链球菌对实验动物有一定的致龋力，能引起窝沟龋，但不引起平滑面龋。血链球菌在有龋者口腔中的检出率与无龋者无差别，并且血链球菌的含量与龋病呈负相关，它在窝沟龋损处的数量较无龋的窝沟少。研究发现婴儿口腔内较早定植血链球菌会导致变异链球菌定植时间延后，而变异链球菌定植时间的推迟将导致患龋率下降。因而可以将变异链球菌与血链球菌的比值作为患龋危险性的指标，比值越小，患龋的危险性就越小。

口腔内还有其他链球菌对实验动物具有致龋力，如唾液链球菌造成的主要是窝沟龋。目前尚未发现该菌与人类龋病的发生存在正相关。

二、乳杆菌及其致龋特性

乳杆菌（Lactobacillus）是最先被认为有致龋性的细菌。但40多年来，人们把主要精力放在对变异链球菌的研究上，对乳杆菌而言，过去未能在几个主要方面作出突破性进展，例如细菌的致病机理，细菌的毒力，在动物模型中的表现、免疫学方面的探索，细菌的遗传学研究等众多方面。

乳杆菌作为致龋菌的证据包括：乳杆菌具有很强的产酸力和耐酸性，它的耐酸性较菌斑中其他细菌都强，在pH值4.0时仍能存活；在龋洞中存在大量的嗜酸乳杆菌、干酪乳杆菌和发酵乳杆菌；乳杆菌能诱发无菌鼠产生窝沟龋；龋损害程度与乳杆菌的数量呈正相关，即口腔中的龋齿数和龋损的大小增加时，乳杆菌数量也增加，当龋病得到治疗或停止发展时，乳杆菌的数量减少；正畸时带环的放置将增加口腔中乳杆菌的数量；随着碳水化合物摄入量的增加，口腔内乳杆菌的数量也随之增加。鉴于此，乳杆菌曾被认为是龋病的主要致病菌。但随着研究的深入，发现上述证据并不能证明乳杆菌是龋病的病原菌。因为乳杆菌与牙面的亲和力低，一般情况下只是在龋损深处才能检出该种细菌，在正常的牙面上和发生白垩色改变的牙面上很难检出，它在牙菌斑中所占的比例很小。动物实验中也发现，接种乳杆菌到动物口腔中并不总能致龋，不能诱发平滑面龋，同时不具传染性，与早期龋损无明显关系。在人体研究中没有发现乳杆菌与龋病之间存在正相关性。

龋的发展过程首先是牙釉质脱矿，进而形成龋洞，最终进展至牙本质深层。由于生态环境改变，位于其中的细菌组成也在不断发生变化，称为微生物演替（microbial succession）。因而在龋病的初始期起作用的细菌不同于龋病进展期的细菌。虽然变异链球菌和乳杆菌都存在于釉质早期龋中，但是乳杆菌数量的增加较变异链球菌晚。对奶瓶龋的研究也显示，造成牙面早期脱矿的细菌是变异链球菌，乳杆菌是在变异链球菌之后定植在已脱矿的釉质白垩色斑上。多数学者认为乳杆菌不是龋病发生的致病菌，但参与了龋病的发展，随着菌斑内pH值的降低，低pH环境作为一种选择压力，使乳杆菌的数量增加。乳杆菌对胶原有一定的黏附力，这可能就是乳杆菌能够大量定植于龋洞的原因。流行病学调查显示，可以通过测定唾液中变异链球菌和乳杆菌数量预测龋病的进展。

表9-6 患奶瓶龋婴儿牙菌斑内细菌的变化

细菌种类	正常牙釉质表面的牙菌斑		白垩斑表面的牙菌斑	
	含量（%）	检出率（%）	含量（%）	检出率（%）
变异链球菌	2.9	27.0	30.0	100.0
血链球菌	5.0	54.0	3.8	83.0
内氏放线菌基因种2	9.2	63.0	24.0	83.0
乳杆菌	0.0	0.0	6.9	66.0

含量指该种细菌占总细菌量的百分数

（引自 Thylstrup A，Fejerskov O. Clinical cariology. 2nd ed. Copenhagen: Munksgaard，1994）

三、放线菌及其致龋特性

放线菌（Actinomyces）具有一定的致龋力，这主要是由于放线菌可发酵多种糖产酸，能够黏附到牙面上，在牙菌斑中的比例较高，并且还能合成细胞外和细胞内多糖。但合成的细胞外多糖中不包含水不溶性葡聚糖，主要是水溶性的果聚糖和杂聚糖。动物实验显示，内氏放线菌和衣氏放线菌均有不同程度的致龋力。1965 年 Jordan 和 Keyes 发现饲以致龋饲料的仓鼠，在其牙齿的颈缘处聚集有较多的放线菌，但并未导致釉质龋的发生。推测放线菌与根龋有关，而非釉质龋。

内氏放线菌基因种 2 是 1968 年从龋坏组织中分离出来的。它是牙面早期定居的细菌之一。典型的内氏放线菌基因种 2 具有功能及抗原性截然不同的两种菌毛，即菌毛Ⅰ、Ⅱ。菌毛Ⅰ通过与受体——唾液中的富脯蛋白和富酪蛋白结合，而定居在牙面上。菌毛Ⅱ具有凝集素样成分，通过与乙酰半乳糖或相关结构结合，介导与其他细菌的共集聚。同时，内氏放线菌基因种 2 可产生涎酶，使唾液中的黏蛋白释放出涎酸，暴露出半乳糖，菌毛Ⅱ通过与半乳糖的结合使细菌附着在牙面，有助于牙菌斑的形成。

内氏放线菌基因种 2 可以利用葡萄糖、乳糖、麦芽糖和蔗糖产酸，其代谢产物为乙酸、乳酸、甲酸、琥珀酸、乙醇等，产生的终末 pH 值 < 5.0。内氏放线菌基因种 2 在不同氧环境中代谢是不同的。在有氧情况下，代谢产物以乙酸为主；在无氧的情况下，产生的主要是乳酸。乳酸是脱矿力最强的一种酸，因此有学者认为牙菌斑在厌氧环境中，内氏放线菌基因种 2 的产酸能力被低估了。

内氏放线菌基因种 2 有储存多糖的能力，当外源糖不足时，多糖易被降解产酸，使产酸时间延长，且为代谢提供能量。

内氏放线菌基因种 1 不同于内氏放线菌基因种 2，它只有菌毛Ⅱ。将从人体分离出的内氏放线菌接种到无菌大鼠口腔中，可使实验动物产生根面龋。

四、其他口腔细菌

1955 年 Orland 等将口腔中的肠球菌接种至无菌鼠口腔，产生了实验性龋。双歧杆菌、丙酸杆菌等口腔细菌虽然也具有产酸和耐酸性，但尚未有证据表明这两种细菌可以导致龋病的发生。

长期以来，口腔研究中多依靠纯培养技术研究微生物，然而纯培养方法也严重地限制了我们认识微生物的视野。人的口腔是一个复杂的微生态系统，口腔中生活着极多种类的微生物，达 700 种左右，而能够进行培养的不到 50%，其余的微生物据现有的手段还不能分离培养，称为未培养微生物或不可培养微生物。是否这些微生物也参与致龋过程，尚需不断的研究。

第三节　微生物的致龋机制
Cariogenic mechanism of microorganisms

学者们试图从不同的角度解释微生物致龋的方式，其中主要有三种假说。需要说明的是：这些假说代表了不同阶段、不同时期，人们从不同角度对问题的思考，并不存在互相对立、互相排斥的关系。

一、非特异菌致龋说

Miller 提出的化学细菌学理论（chemico-bacterial theory），认为龋病是由寄生于牙面的产酸细菌与口腔内的碳水化合物作用产生酸，酸作用于牙，使牙中的无机物溶解而开始的，而后蛋白水解酶将残留的有机物支架水解而使牙崩溃。但是他认为并不存在特异的致龋菌，而认为龋病的发生与多种能产酸和溶解蛋白的细菌有关，这就是非特异菌致龋说（non-specific plaque hypothesis）。

非特异菌致龋说认为龋病是牙菌斑内所有细菌共同作用的结果，所有菌斑无质的差别，致龋能力与牙面上菌斑的量有关。

根据这一假说制定的口腔卫生措施，强调在临床上尽可能地清除牙菌斑，以达到防龋效果。这些措施包括机械方法如刷牙、洁牙，和化学方法如使用漱口水。实际工作中，这些方法在很大程度上可以控制菌斑，收到了一定的防龋效果，但也存在一些问题：并不能将牙面上的所有菌斑都清除干净，如位于点隙窝沟和邻面的牙菌斑就不易去除，牙列不整齐也将影响清除的有效性；加之细菌在不断繁殖，用于控制牙菌斑的方法必须经常使用，只有这样才能将细菌数量控制在较低水平，使得细菌产生的酸不足以导致牙齿脱矿。

二、特异菌致龋说

下列研究支持特异菌致龋说（specific plaque hypothesis）。

1. 不同部位的牙菌斑，细菌组成不同　研究表明，不同部位的牙菌斑，细菌组成是不同的。位于点隙窝沟内的牙菌斑，细菌相对较少，主要是G+细菌，其中链球菌占多数。龈沟内的牙菌斑，细菌种类多，专性厌氧菌和G-菌的含量相对较高。邻面牙菌斑的细菌组成介于点隙窝沟和龈沟内的牙菌斑之间，其中链球菌和放线菌的含量相对较高（表9-7）。

2. 从龋坏组织中可分离出与龋病关系密切的细菌　1924年Clarke从龋损处分离出一种形态会随着培养条件发生改变的链球菌，命名为变异链球菌（*Streptococcus mutans*，*S. mutans*）。20世纪50年代以后，前瞻性流行病学研究的资料表明，变异链球菌检出率高的牙面在一段时间之后都发生了龋坏，揭示了变异链球菌的致龋性（表9-8）。

表9-7　细菌在健康牙齿不同牙面上的分布

细菌	窝沟	邻面	龈沟
链球菌	++++	+++	+++
放线菌	+++	++++	+++
乳杆菌	+/-	+/-	+/-
韦荣球菌	++	+++	++
梭杆菌	-	+	++
螺旋体	-	-	+
G-厌氧菌	+/-	+	++

注："-"：不存在；"+/-"：偶尔可检出；"+"：存在，但所占比例不高；"++"：存在，所占比例较高；"+++"：存在，所占比例高；"++++"：存在，所占比例很高

（引自 Marsh PD. Microbiologic aspects of dental plaque and dental caries. Dent Clin North Am 1999；43（4）:599-613）

表9-8　人口腔中致龋菌的种类

与龋病密切相关	与龋病可能相关
变异链球菌族（mutans streptococci）链球菌	非变异链球菌族（non-mutans streptococci）链球菌
变异链球菌（*S. mutans*）	缓症链球菌（原名轻链球菌，*S. mitis*）
远缘链球菌（*S. sobrinus*）	放线菌（*Actinomyces* spp.）
乳杆菌（*Lactobacilli* spp.）	内氏放线菌基因种2（原名粘性放线菌，*A. naeslundii genospecies* 2）
干酪乳杆菌（*L. casei*）	
发酵乳杆菌（*L. fermentum*）	
植物乳杆菌（*L. plantarum*）	
嗜酸乳杆菌（*L. acidophilus*）	

（引自 Hardie JM. Oral microbiology: current concepts in the microbiology of dental caries and periodontal disease. Br Dent J 1992，172:271-278）

3．并非所有菌斑内的细菌都可以在实验动物中造成实验性龋，而且不同细菌产生的实验性龋损种类也不同　判断细菌在实验动物中的致龋力时，通常是将该种细菌接种至无菌动物口腔中，并饲以高糖，检测是否会导致龋齿发生。研究表明，并非所有细菌都能够造成龋齿的发生；无论是在接种动物时所用的菌量还是在所造成的龋损程度方面，变异链球菌都是致龋力最强的。变异链球菌不仅能造成窝沟龋和根面龋，还能致平滑面龋（表9-9）。

4．流行病学调查显示，牙釉质龋、根面龋和牙本质龋的细菌组成不同。

（1）与牙釉质龋有关的微生物牙釉质龋指发生在牙釉质的龋损，包括发生在窝沟、邻面和牙平滑面的釉质龋。

表9-9　导致实验动物发生龋齿的细菌种类

链球菌 (*Streptococcus* spp.)	乳杆菌 (*Lactobacillus* spp.)	放线菌 (*Actinomyces* spp.)	其他细菌 (other bacteria)
变异链球菌族（mutans streptococci）			
变异链球菌 (*S. mutans*)	嗜酸乳杆菌 (*L. acidophilus*)	内氏放线菌基因种1 (*A. naeslundii genospecies* 1)	粪肠球菌 (*Enterococcus. faecalis*)
仓鼠链球菌 (*S. cricetus*)	干酪乳杆菌 (*L. casei*)	内氏放线菌基因种2 (*A. naeslundii genospecies* 2)	
鼠链球菌 (*S. rattus*)	唾液乳杆菌 (*L. salivarius*)	衣氏放线菌 (*A. israelii*)	
远缘链球菌 (*S. sobrinus*)	发酵乳杆菌 (*L. fermentum*)		
野鼠链球菌 (*S. ferus*)			
非变异链球菌族链球菌（non-mutans streptococci）			
咽峡炎链球菌 (*S. anginosus*)			
中间链球菌 (*S. intermedius*)			
口腔链球菌 (*S. oralis*)			
缓症链球菌 (*S. mitis*)			
唾液链球菌 (*S. salivarius*)			
血链球菌 (*S. sanguinis*)			
戈氏链球菌 (*S. gordonii*)			

（引自 Hardie JM. Oral microbiology: current concepts in the microbiology of dental caries and periodontal disease. Br Dent J 1992；172:271-278）

牙齿点隙窝沟中的变异链球菌数量与牙釉质龋的发生和进展呈正相关。一项对瑞典儿童的纵向流行病学调查显示，牙菌斑内变异链球菌的含量在龋损发生前的 6～9 个月就已明显增加；随着龋损的再矿化，变异链球菌的数量又急剧降低。但也有研究显示，某些检出变异链球菌较高比例的窝沟并不发生龋，而有些发生龋的窝沟中却分离不出变异链球菌，说明除变异链球菌外还有其他细菌致龋。

邻面龋的微生物研究较为困难，主要是由于难以早期发现邻面龋损；另外，在取样时，难以对邻面的龋损区和正常部位分别取样，收集的只能是整个邻面的牙菌斑。变异链球菌数量与邻面龋的发生正相关，但相关性不如点隙窝沟中的明确，龋损可以在无变异链球菌的情况下发生，另外，变异链球菌也可以在某些邻面以较高的数量存在，但该部位却不发生龋坏。

对已发生脱矿的平滑面牙菌斑研究发现，变异链球菌比例较周围正常牙面高。

（2）与根面龋有关的微生物：根面龋指发生在暴露的牙根表面的龋。牙根面的牙骨质和牙本质所含的有机质较牙釉质多，所以在牙根面定植的细菌种类与牙釉质表面定植的细菌有所不同。正常牙根面的细菌组成包括 G⁺ 菌（以放线菌为主，还有链球菌、双歧杆菌、棒杆菌、乳杆菌和卟啉单胞菌等）和 G⁻ 菌（以普雷沃菌为主，还有弯曲杆菌、二氧化碳嗜纤维菌、梭杆菌、纤毛菌和韦荣球菌等）。

G⁺ 杆菌，尤其是放线菌参与了根面龋的发生。Schüpbach 等发现内氏放线菌（*A. naeslundii*）、普雷沃菌（*Prevotella* spp.）和二氧化碳嗜纤维菌（*Capnocytophaga* spp.）在根面龋中检出率高。变异链球菌族（*mutans streptococci*）链球菌、乳杆菌（*Lactobacillus* spp.）和缓症链球菌（*Streptococcus mitis*）也与根面龋密切相关。最近的研究表明，牙根面菌斑的微生物组成比以前想象的复杂得多，其中既存在能够代谢产酸，使牙骨质和牙本质脱矿的细菌，同时也存在能够降解蛋白质的细菌。在明显脱矿的牙根面，放线菌、变异链球菌、乳杆菌是主要的产酸菌，所占比例较未脱矿牙根面高。而在轻微脱矿的牙根面，细菌的组成更为复杂，包括多种产酸菌和能够代谢乳酸成为弱酸的细菌。反映了随着龋损在牙体组织中的进展，细菌的种类和所占的比例也将发生改变，这种变化也许是细菌对生态环境改变包括 pH、氧化还原电位和营养来源的变化所作出的适应性反应。

（3）与牙本质龋有关的微生物：牙本质龋指病变发展到牙本质的龋。龋坏牙本质内的 pH 值低，并且含有胶原，这种局部环境的改变导致了细菌组成的变化，不仅利于耐酸菌的生长，而且也有利于那些可以降解蛋白质的细菌的生长。对已经进展到牙本质的龋损进行微生物检查，发现牙本质龋损中定植的细菌以 G+ 产酸和耐酸菌为主。另外，在龋洞内还存在一些能够降解蛋白质、溶解胶原的 G- 菌。胶原降解发生在牙本质矿物质溶解之后，矿物质的溶解使胶原纤维暴露于多种特异性和非特异性的蛋白酶之下，从而发生降解。

表9-10　龋坏牙本质内的细菌组成

细菌种类	牙本质坏死区	牙本质脱矿区
变异链球菌族（mutans streptococci）	+++	+
G⁺厌氧球菌（G⁺ *Anaerococcus* spp.）	+++	+～++
放线菌（*Actinomyces* spp.）	++～+++	+～++
乳杆菌（*Lactobacillus* spp.）	+++	+++
真杆菌（*Eubacterium* spp.）	+++	+++
丙酸杆菌（*Propionibacterium* spp.）	+++	+++
双歧杆菌（*Bifidobacterium* spp.）	+++	+++
韦荣球菌（*Veillonella* spp.）	++～+++	+
普雷沃菌（*Prevotella* spp.）	+	+
梭杆菌（*Fusobacterium* spp.）	+	+

（引自 Thylstrup A，Fejerskov O. Clinical cariology. 2ⁿᵈ ed. Copenhagen: Munksgaard，1994）

特异菌致龋说认为并非所有菌斑中细菌都会导致龋齿的发生，仅有某些特定细菌在龋病的发生中起到积极作用。众多实验研究的结果似乎也证明了这一点。根据这一理论，通过抑制这些特异的细菌可以达到预防龋病发生的目的。这一理论也是通过特异性致龋菌或其毒力因子进行免疫防龋的理论基础。

三、生态菌斑学说

在研究变异链球菌与龋病关系的同时，van Houte 等也注意到两个现象，一是有的龋损处变异链球菌含量并不高，另一是高变异链球菌含量的牙面不一定发生龋坏。Beighton 等也发现牙菌斑中酸的产生不完全依赖于变异链球菌的存在。显然这些现象难以用特异菌致龋说解释。于是人们设想，如同胃、肠道一样，口腔内也存在着固有菌群。正常情况下牙菌斑内细菌的组成保持相对的稳定。牙菌斑内细菌之间的相互作用以及宿主与细菌的相互作用是维持和影响牙菌斑微生态平衡的重要因素。细菌之间的相互作用包括协同作用和拮抗作用。协同作用表现在以下几个方面：

1. 在空间结构上，细菌通过共生于有限的生态位点，保证了牙菌斑内细菌种类的多样性。

2. 在营养物质方面，细菌之间存在着食物链，例如，变异链球菌产生的乳酸可作为韦荣球菌的底物。另外，细菌之间还可以通过互补的酶系统协同利用营养物质。营养物质的协同利用，既防止产生某些过多的毒性产物对微生态系的破坏，又避免了同种营养需求的细菌之间的竞争，保证了细菌的多样性。

3. 细菌之间还可通过合成共生因子，避免因外源性营养缺乏而造成某些细菌比例失调。

4. 在生长环境方面，需氧菌通过消耗氧气而有利于厌氧菌的生长，产酸菌通过代谢碳水化合物产酸从而利于耐酸菌的繁殖。

细菌之间除了上述的协同作用之外，还存在着拮抗作用。拮抗作用表现在：

1. 通过竞争空间位点，避免大量具有相同黏附素的细菌位于同一生态位点，从而形成对有限营养物质的争夺。

2. 在营养缺乏时，相互竞争糖、氨基酸和多肽。

3. 通过合成细菌素、有机酸、过氧化氢等拮抗物质，抑制其他细菌的过度生长。

细菌之间的这些相互作用使得菌斑内细菌在种类和含量方面处于一种平衡的状态。宿主与细菌的相互作用也会影响牙菌斑的微生态平衡。尤其是唾液，它对维护牙菌斑的微生态平衡起着重要的调节作用；如果唾液分泌减少，患者更易发生猛性龋。

由于意识到牙菌斑微生态平衡的存在，1991 年 Marsh 提出了生态菌斑说（Ecological hypothesis）。在认识到致龋微生物存在的前提下，该假说认为龋病是由于牙菌斑中的微生态失衡所致。与龋病发生有关的细菌属于口腔常驻菌群。在正常情况下，细菌之间、细菌与宿主之间处于动态平衡状态，不会发生疾病。一旦口腔卫生、饮食习惯、牙列的完整性、唾液分泌量等发生改变，平衡状态被破坏，将导致特定生态位点中定居的细菌组成发生变化，产酸、耐酸菌（致龋菌）数量增加，导致菌斑内 pH 值长期处于临界 pH 值以下，最终引起龋病（图 9-3）。

生态菌斑说认为牙菌斑中存在着致龋菌，当菌斑内 pH 值为中性时，这些细菌的含量低，仅在菌斑细菌中占很小的比例。因而致龋菌产生的酸不足以打破脱矿与再矿化之间的平衡。当宿主对糖的摄入量和摄入频率增加，或是唾液分泌量减少，那么菌斑处于牙釉质脱矿的临界 pH 值（5.2 ～ 5.5）以下的时间就会变长，持续的低 pH 环境作为一种选择压力，将使包括变异链球菌和乳杆菌在内的耐酸菌含量增加，使非耐酸菌如血链球菌、口腔链球菌、缓症链球菌的含量降低。这些耐酸菌通常也是产酸菌，能够在酸性环境中进一步代谢糖产酸，使得菌斑 pH 值进一步降低，则平衡向着脱矿的方向发展。

实验证实，促使牙菌斑中致龋菌比例增高的因素有助于增加患龋的危险性。在糖摄入量、牙菌斑内变异链球菌和乳杆菌的含量、菌斑内 pH 值以及龋损程度之间存在着正相关。对猛性龋和

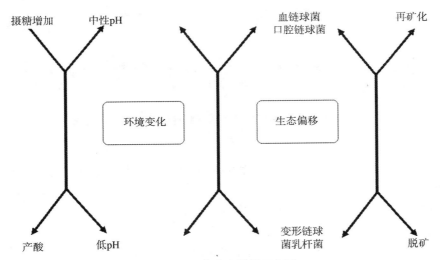

图 9-3　生态菌斑学说示意图

（引自 Marsh PD，Martin M. Oral microbiology. 4th. ed Oxford: Wright，1999）

奶瓶龋的研究发现牙菌斑内细菌以产酸菌和耐酸菌为主，其中变异链球菌和乳杆菌所占的比例大大增加。牙菌斑中这些细菌组成和牙菌斑下方牙面的完整性之间具有相关性。

根据生态菌斑学说内容，菌斑的致龋性与下列细菌的组成有关：

（1）产生酸性与产生碱性终末产物的细菌之间的比例；

（2）耐酸细菌的含量；

（3）能够将酸性代谢产物降解的细菌含量；

（4）能够合成水不溶性葡聚糖的细菌含量。

生态菌斑学说认为细菌与宿主之间存在动态关系，因此在制定龋病预防措施时，关键宿主因素（如糖的摄入、唾液的分泌量及牙齿的排列情况）应该被考虑在内，从而有利于制定出适合每个患者的防龋策略。

小　结

龋病是一种细菌感染性疾病；致龋菌是附着在牙面上的有致龋能力的细菌。致龋菌有其独特的致龋因子，包括能黏附定居于牙面，迅速将糖转运入细胞内，并能够代谢糖产酸，具有耐酸性，以及能够合成细胞内和细胞外多糖。与龋病相关的致龋菌主要有变异链球菌、乳杆菌、非变异链球菌族链球菌和放线菌，还有其他一些细菌也参与了龋病的发生和发展过程。目前对于变异链球菌的致病机理、细菌的毒力等方面研究的深度已远远超过其他致龋菌，虽然已有很多证据表明它并不是惟一的致龋菌，但可以作为致龋微生物研究的一个入口和示例。致龋微生物引发疾病离不开牙菌斑这个特殊的生物膜环境。

（郭丽宏　庄　姮）

第十章　龋病的生物化学
Biochemistry of dental caries

　　龋始发于牙齿硬组织矿物的溶解，矿物盐的溶解脱矿是龋形成过程中主要的化学反应，而暴露的胶原被细菌酶的分解反应加速了龋洞的形成。牙釉质与牙本质比较，无机矿物含量不同，但矿物的化学组成基本一致，具有相似的溶解行为。由于解剖的原因，釉质常常是最先被累及的部位，因此，了解早期釉质龋的形成具有代表性。

　　任何矿物盐的溶解都与其周围溶液的化学特性相关。多年来，人们对牙齿矿物的化学组成、溶解特性、晶体的排列和结构的研究已经较为成熟。近年来，随着微量取样和测定技术的发展，对牙齿矿物所处的液态微环境的研究成果使龋的形成过程逐渐明晰。釉质的理化特性及其周围液体的动态变化，决定了龋的形成是一个动态、缓慢的过程，期间经历了一系列复杂的生物化学变化。

第一节　釉质矿物在口液中的稳定性
Stability of enamel mineral in oral fluids

一、釉质矿物及其液态微环境体系

　　釉质矿物主要由磷酸钙盐组成，以羟基磷灰石（hydroxyapatite，HAP）晶体形式存在。由于牙齿发育矿化过程中其他元素离子或基团的置换替代，釉质磷灰石（apatite）的化学分子式可为 $(Ca, M)_{10}(PO_4, CO_3, HPO_4)_6(OH, F, Cl)_2$，其中的 $M = Na^+$、Mg^{2+}、Sr^{2+} 等或其他能够替代钙的阳离子。这些元素结合于晶格中，或存在于晶体离子吸附层，对釉质溶解性有一定影响。如晶格中碳酸和镁是优先受到酸攻击的部位，会首先丢失。其中碳酸根替代含量最高，占 2% ~ 5% 重量比，使釉质矿物比羟基磷灰石易于溶解，增加了釉质患龋的易感性。晶体发生溶解时，这些元素离子或基团的溶出，与钙、磷离子一起使晶体周围液体化学组成更加复杂，在龋形成过程中，有可能形成多种形式矿物盐，使釉质矿物结构发生改建。氟替代能增加磷灰石的稳定性，但通常的替代量非常小，对釉质整体的溶解性影响不大。釉质中碳酸根的替代较易发生，因而溶解性受碳酸根含量的影响较为明显。

　　釉质组织虽矿物含量极高，但仍具有一定的渗透性。釉质磷灰石晶体周围含水、蛋白质和脂质组成的基质，虽然其重量不到 5%，但总体积可占釉质的 15%。基质成分主要分布在釉柱间、釉板、釉梭和釉丛部位。这些基质的存在，使釉质成为具有微孔结构的组织，是酸和钙、磷、氟等离子进出釉质的扩散通道。釉质矿物晶体间液（intercrystal fluid）与牙齿外部菌斑液和唾液组成的口腔液（oral fluids）共同构成了牙齿矿物的液态微环境体系。其中，菌斑液对于龋的发生是更重要的液体环境，是酸产生的场所。唾液、菌斑液和晶体间液之间互相影响，可以进行离子交换，这种离子交换受浓度梯度的控制，对于龋的发生、发展起作用。

　　牙齿矿物的完整性依赖于其周围液态环境的化学特性。过去人们更多地研究了唾液对于牙齿矿物稳定性的影响，从 20 世纪 60 年代开始，人们认识到与牙组织接触紧密的菌斑液对于龋的发生更加重要，龋的发生是由菌斑液介导的，菌斑液的化学组成和变化对维持釉质矿物的完整性更加重要。

二、釉质矿物晶体在液态微环境中溶解与再生长的化学条件

釉质矿物是难溶性矿物盐，其主要矿物成分是羟磷灰石，因此习惯上使用羟磷灰石分子式对釉质的化学特性进行研究。釉质与其周围溶液间存在如下化学平衡：

$$\underset{\text{牙齿矿物}}{Ca_{10}(PO_4)_6(OH)_2} \Longleftrightarrow \underset{\text{菌斑液}}{10Ca^{2+}+6PO_4^{3-}+2OH^-}$$

牙齿矿物的溶解遵循溶度积原理，即受溶液饱和度（degree of saturation，DS）的控制。Moreno 和 Margolis 确立了菌斑液的饱和度计算公式为

$$DS=\left(\frac{(Ca^{2+})^5\times(PO_4^{3-})^3\times OH^-}{Ksp}\right)^{1/9}$$

其中，$(Ca^{2+})^5\times(PO_4^{3-})^3\times OH^-$ 代表一个任意溶液中相对于羟磷灰石的离子活度积。Ksp 代表牙齿磷灰石的溶度积，是在一定温度下，磷灰石与周围溶液保持平衡时，溶液中离子的活度积，它是一个常数。实验显示，牙釉质的溶度积一般为 5.5×10^{-55}。当 DS < 1 时，溶液相对于牙齿矿物不饱和，牙齿矿物发生脱矿；DS=1 或 DS > 1 时，溶液相对于牙齿矿物分别呈饱和或过饱和状态，没有脱矿发生。因此，牙齿矿物的溶解的驱动力是其周围溶液的饱和度。饱和度与溶液中的钙、磷和氟离子浓度呈正相关，因此溶液中离子含量高时，矿物的稳定性好。体外研究发现，釉质的脱矿速率与溶液的饱和度呈负相关。正常情况下，在没有外来饮食和其他来源的酸存在时，非刺激性和刺激性唾液对于釉质矿物和其他生物磷灰石是过饱和的。而且，随着流率的增加，钙和 pH 都增加，因而离子活度积增加。唾液含有大量的钙、磷，但不会在牙面上沉积矿物，这是因为唾液中含有的富脯蛋白和富酪蛋白可以络合钙、磷离子，以避免自发性沉淀的发生，或包绕于牙面，阻止沉积发生。菌斑液钙、磷含量高于唾液，静止菌斑的菌斑液相对于牙齿矿物呈过饱和状态，牙齿不会发生脱矿。进食摄糖时，常常变得不饱和。临床流行病学研究结果表明，菌斑中钙、磷和氟含量高的个体，龋患率低。

临床研究发现，溶液氢离子浓度会对饱和度产生影响，氢离子会消耗溶液中的磷酸根离子、羟基离子，而且，有机酸解离出的酸根可与钙离子结合，使饱和度下降，上述化学平衡式向右移动，造成矿物晶体的溶解脱矿。脱矿发生时的 pH 值称临界 pH（critical pH）。体外研究了唾液相对于羟基磷灰石和釉质矿物的临界 pH 是 5.5，而菌斑液的临界 pH 更低一些，因为菌斑液中钙、磷和氟离子浓度高于唾液。在 pH4～7 之间，pH 每下降一个单位，羟基磷灰石的溶解性增加 7倍。另外，乳酸造成的牙齿磷灰石的溶解比乙酸和丙酸等其他酸更明显，因为乳酸的解离度高于其他酸，使溶液中氢离子浓度更高，pH 更低。

氟离子对矿物的溶解和沉积影响很大。溶液环境中有氟离子存在时，可增加溶液对含氟矿物盐的饱和度，使氟化磷灰石或含氟羟基磷灰石优先形成。与羟基磷灰石相比，它们更不易溶解。另外，氟可促进羟基磷灰石的形成速率，利于矿物质的沉积。氟在很低浓度时即可发挥上述作用。唾液和菌斑液中的游离氟离子浓度都很低，使用氟制剂可以得到短时提高，具有防龋的意义。菌斑固体中的结合氟在低 pH 时可释放氟离子，作为氟离子的储库，因此提高菌斑氟存留对于防龋很重要。牙齿矿物晶体周围间隙溶液中含有微量的氟，晶体溶解时，会有含氟矿物的优先沉积，可以减慢晶体的溶解速率。体外研究发现，在组成类似菌斑液的溶液中加入 $0.03\times10^{-6}\sim0.08\times10^{-6}$ 的氟时，即可完全抑制釉质的脱矿。

周围溶液在临界 pH 以下呈不饱和状态时，釉质晶体会发生溶解，由于釉质在矿物含量、晶体结构存在不均一性，造成了釉质不同部位的溶解的复杂性，如碳酸、镁和氟的含量和分布可能

形成釉质表层与深层溶解性的差异。当釉质晶体周围溶液在临界 pH 以上呈饱和状态和过饱和状态时会发生矿物盐的沉积，由于牙齿矿物含有多种微量元素，使得矿物盐形成沉积的种类繁多。

由此可见，牙齿矿物的化学行为完全取决于口腔液体环境的变化。由于口腔内饮食活动的复杂性，使口腔液体处于动态的变化之中。在正常生理情况下，随着饮食中每一次碳水化合物的摄入和停止活动所形成的酸的产生和清除，造成了菌斑液化学特性的变化，从而引发和影响了口腔液体体系的变化，形成脱矿或再矿化发生的条件。龋的形成就是脱矿（demineralization）过程和再矿化（remineralization）过程同时存在又不断交替产生，最终以脱矿占据优势的结果。

第二节　龋形成的动力学过程
Dynamics of dental caries

一、摄糖产酸与脱矿过程

龋的形成与进食摄糖后酸的产生密切相关。在牙齿不易清洁部位的牙面（如牙齿的邻面和窝沟）经常有菌斑覆盖其上，当进食摄糖时，菌斑中的致龋菌会迅速酵解饮食中的糖产生大量的酸，主要是乳酸。由于菌斑基质的黏稠特性，酸不易扩散，其清除速率远远低于产生速率，大量乳酸在短时内滞留，造成了菌斑 pH 的迅速下降，常常下降至 pH 5 以下，并持续很长一段时间。在临界 pH 以下，菌斑液变得对釉质矿物不饱和，牙齿发生溶解脱矿。

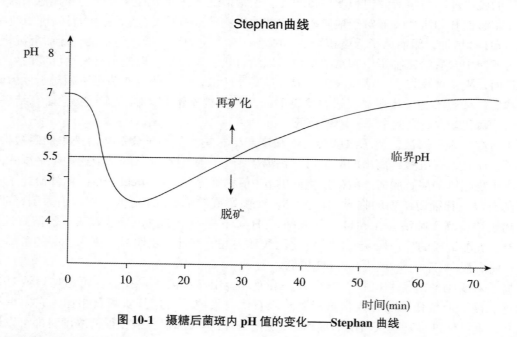

图 10-1　摄糖后菌斑内 pH 值的变化——Stephan 曲线

摄糖造成的菌斑 pH 的变化，早在 1940 年 Stephan 就观察到了，即 Stephan 曲线（图 10-1）。它对菌斑产酸性研究具有重要意义。摄糖后菌斑 pH 下降的程度，以及在临界 pH 值以下持续的时间，反映了菌斑的致龋性。研究发现，菌斑产酸性随着摄入糖浓度的增加和菌龄的增长而增强（图 10-2）。生长 2 天以上的菌斑中，有微量的糖摄入，即可使得 pH 下降至临界 pH 以下。不易清洁的牙齿邻面菌斑摄糖造成的 pH 下降和持续的时间比其他牙面更明显，是龋易感的原因。

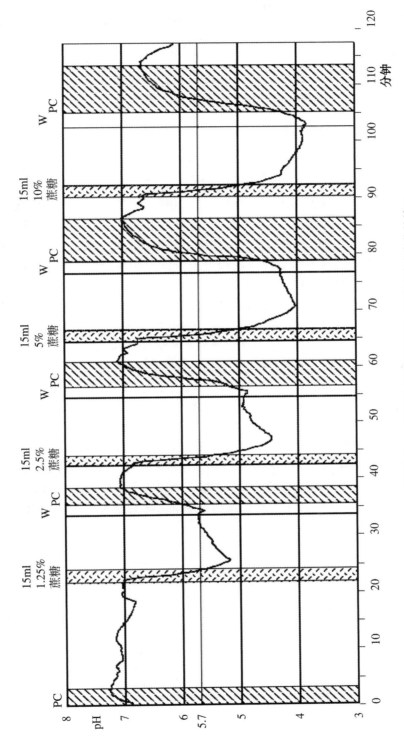

图 10-2 内置电极 pH 遥测技术测定的菌斑 pH 随糖浓度变化的情况

W=漱水 PC=咀嚼石蜡

体外研究证实了摄糖后菌斑中钙、磷和氟会丢失，含量下降。当反复多次摄糖时，造成菌斑内钙、磷和氟的消耗，从而增加了菌斑的致龋潜能。临床研究发现，龋易感者与无龋者相比，静止菌斑的饱和度、离子浓度、pH 值没有明显差别，而摄糖后有机酸含量，特别是乳酸含量高，摄糖后菌斑 pH 下降更低，乳酸滞留时间长，造成临界 pH 以下持续时间更长；菌斑中钙、磷和氟含量更低，菌斑液饱和度更低。口腔内糖的存在时间越长，菌斑内产酸和滞留的时间越长。因此，高摄糖频率是致龋危险因素。

从 Stephan 曲线可以看出，一次进食摄糖造成的 pH 下降需要很长的时间才能回复至原来水平，菌斑 pH 的恢复和脱矿过程的终止有赖于菌斑内酸的清除。

二、唾液和菌斑的缓冲作用与再矿化过程

随着口腔环境的变化，摄糖过程停止后，摄糖造成的牙齿脱矿过程会逐渐减弱。菌斑 pH、饱和度会发生逆转。这有赖于菌斑中滞留的酸的清除，以及矿物盐离子浓度的回升。

由于停止摄糖，产酸会逐渐减少，直至停止。同时，滞留的酸可被菌斑和唾液所缓冲或中和。菌斑本身对酸具有缓冲作用，研究发现，菌斑细菌胞壁有机大分子可以结合 H^+，是主要的缓冲成分。菌斑中结合型无定形钙磷酸盐可与氢离子结合，消耗了酸，同时释放游离的钙、磷离子。与细菌结合的钙离子的释放，也在一定程度上抵抗了饱和度的下降。临床流行病学结果显示，菌斑钙、磷和氟含量高的个体，龋患率低。

唾液的机械冲刷和化学缓冲及中和因素对菌斑中酸的清除和饱和度的回升也发挥了重要作用。生理状态的唾液流率可部分冲刷菌斑中的酸。临床上，全身疾病或其他因素造成的唾液流率低下可使患者龋易感性大大增加。唾液中存在磷酸盐和碳酸盐两大缓冲体系，特别是碳酸盐缓冲系统在刺激性唾液中含量明显升高，起到了主要的缓冲作用。唾液中的碱性底物如尿素和精氨酸也会迅速扩散进入菌斑中，分解产氨，中和酸。唾液中还有一些浓度较低的蛋白质大分子带有 H^+ 的结合位点，也起到了一定的中和酸的作用。这些因素的共同作用使菌斑酸被消耗，菌斑 pH 逐渐恢复回升，达临界 pH 以上。产酸过程消耗了矿物盐离子，造成了这些离子在唾液和菌斑液之间的浓度梯度，唾液中的离子可以向菌斑液内扩散，从而改善了菌斑液的饱和度。菌斑液由不饱和状态转变为饱和或过饱和状态，脱矿停止，再矿化过程发生，修复脱矿过程造成的矿物丧失。图 10-3 和图 10-4 分别表示了唾液和菌斑自身对菌斑中酸的缓冲作用及矿物盐离子的扩散对再矿化发生条件形成的作用。临床上经常发现头颈部肿瘤病人术后放疗后，由于唾液腺受损造成了唾

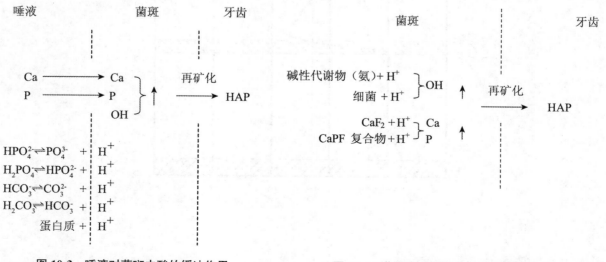

图 10-3　唾液对菌斑中酸的缓冲作用　　　　图 10-4　菌斑中细菌自身、代谢产物以及
　　　　　及矿物离子的扩散　　　　　　　　　　　　矿物质对酸的缓冲作用

液量急剧减少而导致的猛性龋。研究发现这些病人菌斑中乳酸的滞留时间明显长于无龋和有患龋经历的人，说明唾液对酸的清除能力大大下降。

近年来，再矿化过程对于龋发生发展的意义受到更多关注，临床研究发现，菌斑内利用碱性底物的细菌内尿素酶水平和精氨酸酶水平高的个体，龋患率低。碱性底物的经常应用有利于产碱细菌的增加，特别是精氨酸型产碱细菌，由于这些细菌利用糖时 pH 降低程度轻，从而利于改变菌斑的致龋性。

由此可见，口腔内每一次摄糖都会造成菌斑内一次脱矿和再矿化过程的交替。多次摄糖会引发脱矿和再矿化过程的循环。如果每次摄糖脱矿过程造成的牙齿矿物丧失都能被随后的再矿化过程所修复，就没有龋的发生（图 10-5）。相反，当摄糖频率很高时，每次摄糖造成的 pH 下降更加明显，恢复至原来水平更加困难，意味着脱矿破坏过程长于再矿化修复过程，最终脱矿不能被再矿化所修复，牙齿矿物丧失，经过长时间的累积，最终龋齿形成（图 10-6）。

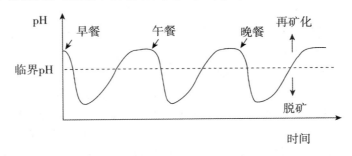

图 10-5 正常情况下多次进食摄糖时脱矿与再矿化处于平衡状态无龋发生

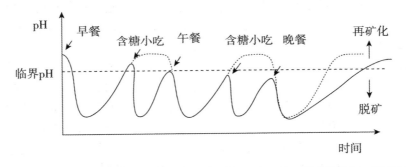

图 10-6 摄糖频率很高情况下，多次进食摄糖时脱矿延长，再矿化缩短，龋齿形成

对龋动力学过程的理解，是实施临床防龋措施的基础。抑制脱矿过程和促进再矿化过程是防龋的关键。如使用含氟牙膏刷牙是简便易行的防龋措施，因为氟化物正是从矿物溶解和再沉积的热力动力学方面干扰了脱矿和再矿化的过程。另外，可以减少摄入含糖小吃，以减少糖的摄入频率和糖在口内停留的时间，以减少产酸；食糖后咀嚼无糖口香糖增加唾液流率，以加速酸的清除；使用含有如尿素和精氨酸碱性底物的制剂，以中和酸；应用含有钙、磷和氟的制剂以增加饱和度，促进再矿化过程的发生。这些措施都是切实可行的科学防龋方法。

第三节 早期龋病变形成的化学变化
Chemical events in caries lesions

龋病病变从初始的矿物盐离子丢失，发展为临床可见的白垩斑，到龋洞形成，经历了一系列复杂的生物化学变化。人们通过研究羟基磷灰石的溶解性、釉质的溶解性、人工龋的形成和自然龋的表现，来推断釉质溶解发生的化学反应。釉质初期龋矿物盐的溶解脱矿是主要的化学反应，而有机物的降解在釉质龋进展中起了较小的作用。釉质初期龋临床上表现为白垩斑，病理组织学表现为表层下脱矿。这是由牙齿矿物化学组成的复杂性、矿物周围溶液随口腔环境的多变性、牙齿表面存在菌斑这一胶状膜结构等多种因素影响下形成的独特的脱矿表现。包括了脱矿溶解、离子扩散和再矿化沉积的化学过程，其中，扩散过程对病变形成速率的影响更重要。

如上所述，菌斑内脱矿与再矿化过程的循环，引发和影响着牙齿病变内的化学变化。菌斑内摄糖时产生大量有机酸，打破了釉表最外层晶体矿物与菌斑液之间的化学平衡，局部晶体发生溶解。研究发现，釉质表面结构存在微孔薄弱部位，使 H^+ 易于侵入。釉表晶体的溶解进一步打开了 H^+ 向釉质内扩散的通道，氢离子在浓度梯度的作用下，未解离酸乳酸和 H^+ 向釉质基质扩散。造成釉表深层晶体的溶解。研究认为，溶解首先发生于晶体结构异常部位，以及碳酸根和镁含量高或氟含量低的晶格薄弱位点，晶体局部溶解，组成牙齿矿物的主要离子成分 Ca^{2+}、PO_4^{3+}、OH^-，以及其他微量元素 F-、CO_3^{2-}、Na^+、Cl^-、Mg^{2+} 等离子溶出。由于菌斑胶质薄膜的存在，使得这些离子不能很快向菌斑内扩散，从而导致晶体周围局部液体环境中离子浓度升高，不易溶解的钙磷酸盐会优先沉积形成，即在原来部分溶解的晶体表面又会有含高氟和低碳酸根的矿物形成，如形成氟化磷灰石（fluorided apatite，FAP）和含氟羟基磷灰石（fluoride hydroxyapatite，FHA）。另外，在离子扩散过程中，依据局部溶液 pH 和离子浓度的变化，形成多种矿物的重新沉积，如磷酸氢钙（DCPD），氟化羟基磷灰石（FHA），磷酸八钙 OCP（Ca_8H_2（PO）$_6$），钙镁磷灰石（β-TCMP：$(Ca，Mg)_3(PO_4)_2$），氟化钙等。在一定条件下，这些矿物之间会发生转化。溶解过程释放出的氟离子，可促进羟基磷灰石的形成，并促进由其他钙磷酸盐形式向羟基磷灰石的转化过程。这种矿物重新沉积的发生是病变表层形成的原因之一。与此同时，一部分钙磷离子会扩散进入菌斑和唾液中丢失。如此，菌斑在反复产酸时，会发生晶体的不断改建。透射电镜观察证明了病变表层中晶体的溶解和长大。这种溶解和再沉积现象还可以在病变前沿的暗层观察到，表现为晶体变小或长大，可能与此处氢离子浓度比病变体部高有关。

牙齿 - 菌斑界面菌斑液化学条件的改变是龋的发生前提，牙面菌斑液与釉质病变内的液体离子交换决定了病变的进展。研究认为，牙面菌斑液与釉质病变内的液体交换是很缓慢的。当菌斑中持续产酸并滞留堆积时，在离子浓度梯度差的作用下，H^+ 不断解离并向釉质内部扩散，造成深部釉质病变前沿晶体发生溶解。由于氢离子的扩散非常缓慢，当牙齿外部环境中产酸停止时，病变内部酸度仍然很高，造成了内部晶体的持续破坏，使得病变体部溶解持续发生，脱矿严重。透射电镜发现病变体部大部分为晶体的溶解，即表层下脱矿更加严重。

在菌斑与釉质之间，以及釉质内部脱矿组织内，H^+ 的浓度差在不断变化，使得钙、磷和氟等其他矿物盐离子的浓度差也在不断变化，与釉质矿物之间的化学反应由平衡到不平衡再到平衡。随着表层增厚，病变内部与外部菌斑液的交换越来越困难，脱矿内部的 pH 会变得很稳定。当菌斑中产酸停止，H^+ 被缓冲，pH 值升高时，病变内部低 pH 状态仍在持续。菌斑内矿物盐离子更难向深部渗透发生再矿化而修复脱矿。

由此，菌斑中每一次产酸都使得釉质深部氢离子的增加和脱矿的加重比表层更严重。菌斑内产酸停止再矿化过程发生时，矿物盐会在表层沉积，修复脱矿，使得表层矿物含量高于病变体部，形成看似完整的表层。化学分析结果表明，表层钙、磷含量虽然高于表层下区，但低于正常釉质。另外，在显微结构、机械强度上都不同于正常釉质。扫描电镜观察，早期龋釉质表面灶状孔洞和不规则孔洞增加，甚至融合形成微洞。透射电镜观察到脱矿是弥散的，涉及到了釉柱内部和柱间质，特别是柱间质部位，晶体明显，有再结晶或再矿化表现。

随着菌斑中脱矿与再矿化过程的交替，脱矿过程占据优势时，表层的溶解量最终超出矿物的沉积修复，表层崩解，龋洞形成。矿物盐的溶解使牙齿硬组织中的有机物暴露，在细菌产生的蛋白水解酶的作用下分解，在牙本质和牙骨质龋加速了组织的崩解，但在牙釉质龋中并不重要。

小 结

牙齿矿物盐的溶解脱矿是龋形成过程中主要的化学反应。牙齿表面的完整性依赖于口液的化学特性。牙齿矿物溶解的驱动力是口液的饱和度。在正常生理情况下，口液相对于牙齿矿物是过饱和的，当进食摄糖菌斑中致龋菌酵解糖产酸使 pH 下降至临界 pH 以下时，牙齿矿物发生溶解。由于口内进食活动的复杂性，牙齿表面矿物不断经历脱矿和再矿化过程的循环，而发生改建，当脱矿过程占据优势时，龋形成。早期龋病变形成过程中发生的化学变化主要包括牙齿矿物晶体的溶解，矿物离子的扩散，以及矿物盐的再沉积。

（王晓灵）

第十一章 龋病的发病机制
Mechanisms of dental caries

龋齿的发病过程要经过牙菌斑形成、致龋菌在牙菌斑环境内代谢糖产酸形成多聚糖、酸使牙齿硬组织溶解成洞几个重要环节，见图 11-1。在这个过程中多个因素参与并在一定程度上影响龋齿的形成。

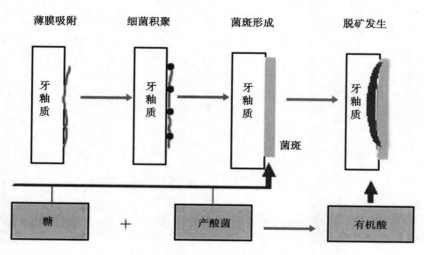

图 11-1 龋的发病过程与机制

目前对龋病发病机制的认识可以归纳为：牙硬组织表面吸附唾液蛋白，口腔中的致龋菌借助唾液蛋白膜，在牙面定植、繁殖，形成牙菌斑生物膜。菌斑中的致龋菌进一步利用口腔摄入的碳水化合物，一方面生成多聚糖，有利于菌斑自身的成熟和代谢；另一方面生成乳酸。菌斑中一些细菌可以由于乳酸的产生而受到抑制，而致龋菌本身是耐酸的，并能连续产酸，造成局部的液态环境相对于牙齿中羟磷灰石而言，呈现一种过度的不饱和状态，从而导致磷灰石结构溶解，牙齿逐渐成洞。

本书前面章节中已经对与龋有关的相关因素有了较为详细的介绍，本章是对前述内容要点的归纳与总结，以帮助读者对龋的发病机制有一个简洁明了的认识。

第一节 牙菌斑形成
Formation of dental plaque

牙菌斑是致龋菌生存、代谢、产酸的场所，是牙齿的直接外环境，也是龋的主要原因。如前所述，没有牙菌斑，就没有龋齿。

一、牙菌斑形成的基本过程

牙菌斑（dental plaque）指附着在牙表面的膜样物质，即牙表面生物膜（biofilm），含有微生物（占菌斑容量的 60% ～ 70%）、基质和水。细菌是牙菌斑微生物中的主体，基质主要由细菌分泌的多糖组成。其他成分包括细菌代谢生成的有机酸，来自唾液或龈沟液的成分等。

牙菌斑的形成开始于获得性膜（acquired pellicle）的形成。获得性膜是牙面上沉积的唾液薄膜，其沉积机制类似静电吸附的作用，与牙表面的能量分布和唾液成分的结构有关。获得性膜的主要蛋白成分有糖蛋白、唾液蛋白、黏蛋白等。纯粹的唾液薄膜在光学显微镜下观察，是一种无细胞的均质结构。获得性膜可以在清洁后的牙面迅速形成并在数小时内达到稳定的状态，且不易被一般的清洁措施清除。获得性膜的形成在很大程度上决定了牙面对细菌的吸引力。

几乎在获得膜形成的同时，细菌就可以借其在牙面上黏附，并在其中生长、发育、形成稳定的细菌菌落。细菌向获得性膜的黏附靠的是膜表面电荷间的吸引。最早借助获得性膜定居在牙面上的是球菌，而后才有其他菌的黏附和生长。

黏附到牙面的细菌要经过生长、繁殖，同时与其他细菌共集聚，才可能成为成熟的菌斑。细菌间的集聚可以借助各自膜表面的结构特征，相互吸引结合，更主要是通过合成细胞外多糖尤其是不溶于水的多糖来完成。细菌利用蔗糖合成葡聚糖成为菌斑的基质，而一些细菌表面结合的葡糖基转移酶（GTF）对葡聚糖有很强的亲和力，从而形成了细菌集聚的基础。葡聚糖在细菌与牙面，细菌与细菌之间起桥梁作用，促进细菌对牙面获得膜的黏附和细菌间的集聚，是菌斑成熟的关键成分。

早期形成的菌斑质地疏松，随着时间的延长，菌斑内部的细菌数量增多，密度增加，渗透性降低，有毒产物增加。一般认为 3 天后的菌斑中细菌种类、细菌成分和密度基本恒定，称为成熟菌斑（matured plaque）。成熟菌斑深处接近牙面的部分常呈厌氧状态或兼性厌氧状态。

成熟的菌斑结构致密，渗透性减弱，成为相对独立的微生态环境，有利于细菌产酸，不利于酸的扩散和清除。菌斑中的液态环境称牙菌斑液（plaque fluid），是牙齿硬组织溶解的液态环境。现代研究证明，龋齿只有在菌斑聚集的部位才可以发生，所以说，没有菌斑，就不会患龋（no plaque，no caries）。

二、影响牙菌斑形成的因素

1．牙表面的物理化学性质　牙釉质、牙本质和牙骨质主要的矿物成分为羟磷灰石，同时含有不同量的有机物。这样的构成决定了牙表面存在表面电荷，构成表面电位，具有表面能，成为唾液蛋白得以在牙面吸附的基础。表面活性剂可以改变牙的表面能，使得菌斑解吸附，牙表面得以清洁。

2．牙的结构和矿化程度　牙表面粗糙则容易吸附菌斑。牙表面的粗糙性可以是牙齿发育矿化不良的结果，也可以是治疗过程没有足够的抛光所致。牙的矿化程度低可以使牙的渗透性增加，有利于菌斑生成的有机酸的渗入，加快牙齿内部的脱矿速度。

3．口腔保健措施　口腔保健措施如刷牙、用牙线，主要的功能是去除牙表面的菌斑，很大程度上依赖于患者本人对口腔健康问题的理解。传授具体方法固然重要，但更重要的是告诉患者一个最基本的道理，即"扫帚不到，灰尘不会自己跑掉"。只有面面俱到，才可能将口腔清洁干净。

4．口腔保健用品　牙膏中含表面活性剂，有助于解除菌斑与牙面的黏附，牙膏中的摩擦剂有助于对菌斑的机械清除，而其中的氟化物除了抑制脱矿、促进再矿化，直接达到抑制龋损过程的作用外，还可减少菌斑在牙面的再形成。

第二节　牙菌斑中的糖代谢与有机酸形成
Sugar metabolism and organic acids in dental plaque

一、牙菌斑中的糖代谢

人进食时摄入的糖尤其是小分子的蔗糖、葡萄糖、果糖，可直接进入菌斑，为致龋菌代谢利用。细菌在菌斑内的糖代谢包括分解代谢和合成代谢，还包括代谢生成的物质在菌斑内外的贮运。进入菌斑的糖首先需要特殊酶的作用，如磷酸转移酶和透性酶的作用，形成中间产物才可以进入胞内，发生进一步的代谢反应。

分解代谢：对于龋病有意义的是菌斑的无氧酵解过程。由于菌斑深层缺氧，细菌代谢糖主要通过无氧酵解过程，生成有机酸。菌斑和菌斑液中可以检测到甲酸、乙酸、乳酸、丙酸、琥珀酸、丙酮酸和丁酸等多种短链有机酸。但若干临床漱糖实验表明，糖代谢后增加最明显的是乳酸。菌斑中存在的其他有机酸很可能是乳酸进一步代谢的中间产物。乳酸的生成可以改变菌斑液的 pH，增加菌斑液的脱矿能力。进食糖后菌斑中 pH 的改变可以通过著名的 Stephan 曲线表示，图 11-2。

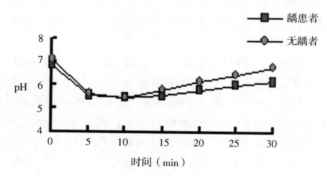

图 11-2　漱糖后菌斑 pH 的变化（Stephan 曲线）

图中的临界 pH 为 5.5，是根据唾液中的平均钙磷水平确定的，亦即在此水平时，菌斑液保持过饱和状态的 pH。在正常情况下，漱糖后菌斑的 pH 在 3 分钟即可达到临界 pH 以下的最低点，然后逐渐提高，并可以在 30 分钟左右恢复正常。但在特殊情况下，如唾液不能够及时进入菌斑，或唾液量整体减少时，漱糖后的菌斑 pH 可以较长时间保持在较低水平，如临界 pH 以下。

合成代谢：包括细菌利用糖合成细胞内和细胞外两类多糖。细胞内多糖的合成是将细胞外的糖转化为胞内多糖储存的过程。在外源性糖源缺乏时，胞内多糖可以作为细菌生存和获取能量的来源。细胞外多糖的合成是细菌通过糖基转移酶的作用合成多聚糖的过程。形成的多聚糖有葡聚糖、果聚糖和杂聚糖，是菌斑基质的主要成分。细菌合成多糖的能力靠其内在的酶系统，与致龋能力密切相关。

二、菌斑中有机酸的生成、清除和缓冲

菌斑中多种细菌利用碳水化合物作为自身生存的营养源。这个生理的过程称为菌斑细菌的糖代谢。细菌糖分解代谢的重要产物为有机酸，是导致龋齿脱矿的根本原因，同时也是维持菌斑自身生态平衡的重要物质。在已知的细菌糖代谢中，最有意义的是致龋菌利用蔗糖生成乳酸的过程。菌斑微生物摄取糖后首先需要通过磷酸转移酶系统或者透性酶系统将糖转运入细胞内，然后在细胞内分别完成分解代谢和合成代谢过程。对龋齿最有意义的是经糖酵解途径分解糖生成有机

酸。其中，经乳酸脱氢酶（LDH）作用生成乳酸的过程受到更多的关注。一般认为乳酸是由乳酸脱氢酶（LDH）催化糖酵解途径的终产物丙酮酸生成的。研究表明，糖供给充足时，链球菌的主要代谢产物是乳酸，在糖有限的条件下，主要代谢产物还有乙酸和甲酸。

菌斑细菌代谢生成的有机酸大部分随着唾液的流动被吞咽而清除。因此，口腔中有机酸的分布和唾液在口腔中的流动有关。有机酸在菌斑中的滞留可以导致局部 pH 值的降低。一般情况下，菌斑 pH 可以通过唾液和菌斑中存在的缓冲体系得以维持，但是可能缓冲酸的能力非常有限。菌斑中的酸必须通过机械的方法予以清除，否则菌斑中有机酸长时间的停留必然导致牙齿脱矿。所以说，有机酸在菌斑局部的滞留是龋齿形成的关键因素。

第三节　牙齿硬组织的脱矿、再矿化与龋洞形成
De-and remineralization of dental hard tissues and the cavitation

一、牙齿硬组织的脱矿机制

牙硬组织在口腔环境中的脱矿实际上是固态物质在不饱和的液态介质中的溶解过程。牙菌斑中的液态环境即牙菌斑液，是决定牙齿硬组织溶解的介质。在菌斑的饥饿情况下，菌斑液对牙齿矿物质来说，基本是过饱和的。而在糖代谢后，菌斑液可以呈现对牙硬组织高度不饱和的状态。这种状态是牙齿溶解脱矿、形成龋的基础。

（一）脱矿与再矿化的基本化学条件

无论是在体内还是在体外，矿物质溶解或沉积的基本物理化学条件取决于环境溶液中对于该种矿物质的饱和状态。牙釉质、牙本质和牙骨质中的主要无机矿物质成分为羟磷灰石，其基本分子成分是 $Ca_{10}(PO_4)_6(OH)_2$，在局部的环境溶液中必须满足下列条件：

$$(Ca^{2+})^{10}(PO_4^{3-})^6(OH)^2 < Ksp$$

即溶液中的总活度积小于磷灰石的溶度积才可能发生矿物晶体的溶解。反之，则可能出现沉淀。上式左侧表示溶液中组成磷灰石成分各种离子的总活度积，Ksp 是磷灰石的溶度积常数，亦即在达到化学平衡条件下的溶液中各种离子的总活度积。根据实验的结果，牙釉质的溶度积常数大约在 10^{-55} 左右。在牙齿硬组织发育矿化时，基质蛋白除作为晶体成核的中心或模板外，还起着调节局部环境化学成分的作用，使之有利于晶体的沉积或溶解。

（二）脱矿和再矿化的机制

龋齿在形成过程中，要经过牙菌斑形成，细菌集聚，利用底物产酸，酸使牙齿脱矿等过程。在这一系列过程中，最重要最具实际意义的步骤是牙齿矿物质成分的脱矿（demineralization）或溶解（dissolution）。由于菌斑环境的不断变化，牙齿早期龋的过程不是一个连续的脱矿过程，而是一个动态的脱矿与再矿化（remineralization）交替出现的过程。

从物理化学机制方面认识牙齿的脱矿与再矿化过程，我们可以将牙齿看作简单的由羟磷灰石组成的固态物质。作为固体的牙齿，在正常的口腔环境下是不会发生溶解或脱矿的。由于组成牙齿的矿物质在化学上十分稳定，而牙齿周围的液态环境（唾液）又含有足够量的与牙齿矿物质有关的钙磷成分，因而牙齿矿物质是过饱和的。

然而在龋的情况下，牙面上首先必须存在足够量的菌斑。牙菌斑由于其独特的结构和成分，其液体环境（菌斑液）是相对独立的，在唾液无法达到的区域尤为明显。牙菌斑含致龋菌，在糖代谢时可以产生大量有机酸，改变了菌斑液中钙磷活度（有效离子浓度）的比例，使牙齿处于一种极度不饱和的液态环境中。这样，矿物过饱和的唾液变成了对矿物不饱和的菌斑液，使牙齿矿

物质溶解开始。这一过程的决定因素，或者说诱发这一过程的动力（driving force）是菌斑液对牙齿矿物质的饱和度（degree of saturation）降低，即由饱和状态变为不饱和状态。关于这一部分的内容可参阅本书"龋病的生物化学"一章。

从化学动力学的角度看，无论脱矿还是再矿化过程都可以是简单的热动力学现象，涉及晶体表面反应（surface reaction）和物质转运（transportation）两个过程。控制晶体表面反应速率的因素是矿物质饱和度。对于脱矿过程来说，饱和度越低，则脱矿速率越大。但对于再矿化来说，则比较复杂。首先，再矿化形成羟磷灰石所需要的饱和度范围很窄。过度的饱和状态常常会诱发自发性沉淀，形成不定型的非晶体状态的磷酸钙盐。另外，有机物在脱矿晶体表面的附着也会限制矿物的再沉积。唾液中一些固有的蛋白成分也有抑制晶体形成的作用。

物质在牙齿组织中的转运又称为扩散过程（diffusion process）。扩散的动力来自于界面两侧的浓度梯度。脱矿时，一方面氢离子或其他酸性物质需扩散进入牙齿内部的晶体表面；另一方面溶解的物质需要从牙齿内部晶体表面的反应部位扩散出来。这样，扩散的速率在一定程度上控制着脱矿速率。而再矿化时，反应物质扩散进入脱矿组织之后，常先在接近表面的组织中沉积，从而限制了反应物质向深部组织的扩散。因此，再矿化很难是一个完全的脱矿的逆反应过程。

二、釉质早期龋与龋洞形成

牙釉质中的无机矿物成分占据了其重量的95%以上，因此龋损过程基本是一个无机矿物在酸性不饱和状态下的化学溶解过程。以解剖表面的破坏程度为标准，可以将牙釉质龋分为釉质早期龋和龋洞两个阶段。釉质早期龋以表层下脱矿为特征，表现为解剖表面完整，矿物丧失主要来自表层以下。如果此时去除或控制了病原，脱矿的部分可从外界，如唾液中重新获取矿物离子，新矿物在脱矿区域沉积，再矿化发生，病变有可能逆转（reversal）。早期龋进一步发展，脱矿加重，在外力的作用下，牙体组织崩溃，形成龋洞。而当龋损破坏了釉质表面，病变进入龋洞阶段，就无法逆转，只有靠人工材料修补了。

三、牙骨质牙本质龋的脱矿与龋洞形成

牙骨质和牙本质中的有机成分占重量的20%，其中的胶原纤维形成了牙骨质和牙本质的支架。龋损早期也是先有矿物盐的溶解，其后在细菌所产生的酶的作用下，脱矿的胶原成分降解，从而形成龋洞。同样，如果致龋病原得以控制，脱矿中止，外界的矿物可以促进保留有胶原支架的脱矿牙本质或牙骨质再矿化。但是，同样的，成洞的缺损部分只能靠人工材料修复。

牙冠窝沟下方的釉质层有时很薄或者缺如，龋损可以沿着釉牙本质界扩展，首先破坏牙本质，形成所谓潜行龋或隐匿龋。当牙本质破坏到一定程度，釉质失去支持，可以在咬合力的作用下崩溃，显现龋洞。

四、龋发病中的多因素特征

导致龋齿的三要素是致龋菌、易感个体、碳水化合物。所有其他因素都是通过影响这三个要素而发挥作用，见图11-3。

致龋菌目前可以归于致龋菌的主要的是变形链球菌。其根据是：

（1）在早期龋的部位检出率高。

（2）可以利用蔗糖生成有机酸而本身耐酸，可以合成多聚糖，有利于菌斑形成和自身代谢。

（3）可以在实验动物中致龋。然而，研究表明符合这些条件的还有乳杆菌，放线菌等多种菌，变形链球菌不是惟一的致龋菌。另外，变形链球菌在牙面的定植也受到其他细菌的制约，如研究表明，局部血链球菌的增多，可导致变形链球菌数减少。最最重要的问题是，所谓的致龋菌几乎

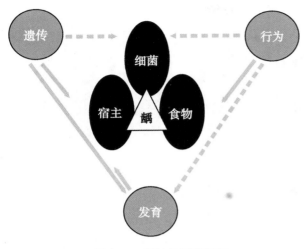

图 11-3　龋的多因素特征

都是口腔的常驻菌。有效的口腔保健措施，如刷牙、使用牙线，可以减少滞留在牙面的菌斑，在减少菌斑细菌总量的同时减少致龋菌的存在，从而减少疾病的发生。口腔保健的实施取决于人们受教育的程度和经济发展的条件，因此流行病学的调查结果认为教育和经济方面的因素可以影响龋的发生。

易感个体来自宿主的易感因素多种多样，起码包括：

（1）发育和矿化良好的牙齿不利于菌斑在牙面的形成，可以抵御有机酸的侵蚀。影响牙齿发育和矿化的因素包括遗传因素和发育因素。

（2）唾液的质和量影响菌斑的形成，影响有机酸的缓冲和清除。而多种疾病因素直接影响唾液的质和量。

（3）个体的生活习惯，饮食习惯，口腔保健习惯和健康状况均可能直接或间接的影响人对龋的易感性。对于易感的牙齿来讲，一旦萌出进入口腔就进入龋的风险区，因此儿童患龋率高。而老年人由于牙根暴露，因而根龋多。

碳水化合物作为致龋菌代谢产酸和合成多糖的底物，蔗糖的作用最强，因此习惯上将之称为致龋食物。可以称为致龋食物的还有多种糖和碳水化合物。饮食习惯也参与了人获得龋的过程。西方人 20 世纪中期的龋患病率高是因为糖消耗大、频率高又缺乏有效的防龋措施。

木糖醇不会被致龋菌利用产酸和形成多聚糖，通常作为甜味剂放在口香糖中，目的是避免蔗糖的不利作用，但对木糖醇本身是否具有抗龋作用，还需要设计严密具有对照的深入研究。

糖在龋的发病过程中具有独特的作用。它除了在细菌产酸的过程中作为反应的底物，还为细菌分泌多聚糖形成菌斑基质提供原料。然而，糖尤其是蔗糖又是人类快速获取能量的最好食品，在营养学上具有不可替代的作用。因此，正确地解读糖在龋病过程中的不利作用，仍然是龋病工作者应该面对的实际问题。

小　结

龋病的发病包括菌斑形成，致龋菌在菌斑中生存并代谢糖生成有机酸，有机酸导致牙齿中的矿物盐溶解，形成表层下脱矿的早期病理特征等一系列过程。致龋菌与牙菌斑、糖、牙齿的易感特征和唾液的缓冲与清除作用是龋发生的核心因素，其他多种因素通过影响核心因素对龋的发生产生作用。只要充分认识龋病的发病机制，针对关键环节采取有针对性的措施，就可能预防龋的发生或防止其扩展。

（高学军）

第十二章　龋病的临床表现与分类
Clinical manifestation and classification of dental caries

第一节　龋齿的基本临床特征
Manifestation of dental caries

一、临床表现

龋齿的临床表现可以概括为患牙的色、形、质呈现缓慢、进行性变化，患牙的感觉可能出现异常。正常的牙釉质呈半透明状，牙本质的颜色为淡黄色。正常牙齿的颜色主要是透过牙釉质显现出来的牙本质色。牙釉质表面应该光滑、无色素沉着。牙釉质的硬度高于牙本质和牙骨质，但任何正常的牙体硬组织都不可能通过手用器械如挖匙去除。

1. 色泽改变　牙齿表面色泽改变是临床上最早可以注意到的龋的变化。

当龋发生在牙齿的平滑面时，擦去表面的菌斑或软垢，吹干后可见病变部位表面粗糙、光泽消失，早期呈白垩色（图12-1），这是因为釉柱和柱间质的羟磷灰石晶体溶解脱矿，折光率发生改变。脱矿后的釉质，表面孔隙增大，食物、细菌代谢产物以及牙本质蛋白分解产物等外来色素易于附着其上，病损区会出现进一步着色而呈棕黄色或黑褐色。龋进展到牙本质层，呈现灰白色或棕褐色，甚至黑色。龋损时间越长，病变区的颜色越深。位于牙齿邻面的龋损，前牙可于唇面或舌面、后牙咬合面边缘嵴处呈现出三角形墨浸状暗影（图12-2）。

龋发生在点隙窝沟部位时，在清洗吹干牙面后可见沟口呈现白垩色。龋进一步发展，窝沟处可表现为墨浸样的改变，这是由于病变到达釉牙本质界后先沿界面横向潜行扩展，再顺牙本质小管向深处进展。感染、脱矿的牙本质着色并透过半透明的釉质反映出龋损特有的颜色。发现窝沟墨浸样变，提示病变深度已经到达牙本质层，实际的病变范围甚至超过色泽改变的区域。

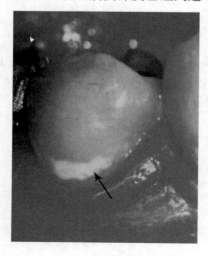

图 12-1　釉质早期龋呈白垩色

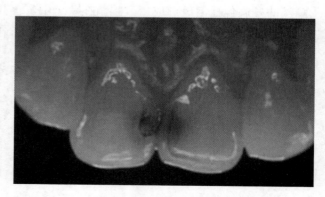

图 12-2　前牙邻面龋损透过边缘嵴釉质显现墨浸状暗影（舌面）

2．外形缺损　随着牙体硬组织中无机成分的溶解，有机成分的崩解，病变进展，病损区扩大，形成了牙体组织由表及里的实质性缺损，即龋洞，这是龋齿最显著的一个临床特征。临床上可以看到、探到或检查到这种损害。

发生在牙齿平滑面的龋，早期釉质的连续性和光滑度丧失，用探针可以探查到表面粗糙。病变沿着釉柱进展，到达釉牙本质界后沿界面横向扩展，同时沿牙本质小管深入进展且速度加快。由于平滑面部位的釉柱和牙本质小管的排列方向呈由内向外放射状，最终形成口大底小的龋洞（图12-3）。位于牙齿邻面、根面的龋洞常无法通过肉眼直接看到，但可通过牙科探针查到，也可由X线片检查发现。

窝沟点隙部位的釉柱由沟壁、沟底向釉牙本质界放散排列，在此处发生的龋损沿釉柱方向进展，到达釉牙本质界后又横向扩展，同时沿牙本质小管向深处发展。因此，窝沟点隙部位形成的龋洞口小底大，呈潜掘状，临床上用肉眼所能看到的一般仅为洞口的轮廓，其大小不一定反映病变的范围和深浅，有时即使沟内脱矿严重，甚至病变到达了牙本质的深层，临床所见的龋洞洞口也不是很大（图12-4）。遇到这种情况，可以通过墨浸状颜色的改变初步判断龋洞的大小。当龋破坏牙本质的范围进一步加大时，洞口处失去牙本质支持的无基釉不能承受正常的咀嚼力量，发生崩裂、破碎，使患者发现牙齿"突然"出现一个较大龋洞。

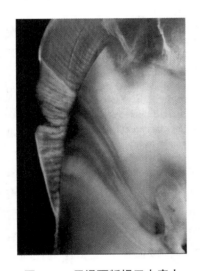

图12-3　平滑面龋损口大底小

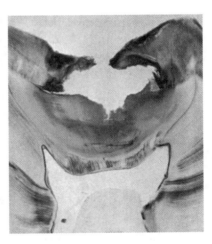

图12-4　窝沟点隙部位的龋损口小底大，呈潜掘状

3．质地改变　龋洞中充满感染脱矿的牙体组织和食物残渣，脱矿后的牙体组织硬度下降，质地松软，探查时容易与正常组织区别。牙本质和牙骨质中所含有机成分比釉质多，脱矿后的硬度下降更为明显，龋洞内质地软化的龋坏组织，称为腐质或龋腐，在临床上以手用器械即可挖除。对于发生在窝沟点隙的小龋洞，用探针探入时，会感到洞底较正常牙组织软，出现卡探针、粘针尖的现象。

4．进行性发展　牙齿一旦患龋，如果不去除局部存在的菌斑致病因素，病变会持续、缓慢地进展，很难自动停止，也没有自愈性。牙体组织被侵蚀，病损由小到大，由浅入深，累及牙髓，继发牙髓的炎症、变性，甚至坏死，更进一步导致根尖周炎。牙齿最终成为残冠、残根，丧失咀嚼功能。这一过程持续时间的长短可因患者个体之间、各牙之间、牙齿的不同解剖部位之间的敏感性而有较大差异。但是，不同牙齿及不同部位的龋发生发展机制是相同的，龋的自然进程只是受口腔生理状况、患牙局部卫生条件、饮食习惯以及机体的反应等因素不同程度的影响。

5．感觉变化　仅波及牙釉质的早期龋损，患牙可以完全没有疼痛和不适症状。一般是当龋进展到牙本质层出现龋洞时，患牙才可能出现对冷热刺激敏感、经常进食嵌塞或食物嵌入龋洞时疼痛等症状，但均为一过性表现，刺激消失，症状随之消失。当龋发展至牙本质深层时，症状有所加重。患者一般也是在这个时候才来就诊。

二、龋好发牙齿和好发部位

牙齿对龋的易感性取决于许多因素，就其自身来看，牙的解剖结构、解剖形态、在牙列中的位置、排列以及牙硬组织发育、矿化的程度都对龋的发生起着重要的影响作用。在完整、坚硬的牙齿表面，龋的突破之处往往是在牙菌斑能够长期存在并不断代谢产酸的部位。在上、下牙列不同牙齿的各个牙面中，有些牙面在咀嚼过程中，能够借助于唇、颊、舌的运动、食物纤维的摩擦和唾液的机械冲刷和化学缓冲，使大部分菌斑和有机酸得以清除，这些牙面称为"自洁区"。牙尖、牙嵴、冠面轴角，由于细菌不易在此处定植，菌斑难以形成，故不易发生龋坏；还有一些牙面或某些部位，口腔自洁作用无法到达，细菌黏附于牙表面后迅速集聚，菌斑成熟产酸，成为酸性产物的滞留区，为龋的好发部位。那些釉质发育缺陷、矿化不良的牙齿部位，由于抗酸溶解能力差，也是龋易于发生之处。

1. 好发牙齿　牙面菌斑滞留区多的牙齿，如磨牙富有点隙窝沟和不易清洁的邻面，患龋率高；菌斑滞留区少又邻近涎腺导管开口的下前牙患龋率低；义齿基牙、安置正畸固定矫正器的牙齿和排列不齐的牙齿都存在菌斑滞留区，也是常见的易患龋的牙齿。

乳牙列中下颌第二乳磨牙最易患龋，其次为上颌第二乳磨牙、第一乳磨牙，再次为乳上前牙，乳下前牙患龋最少。恒牙列中，患龋最多的是下颌第一磨牙，以下依次为下颌第二磨牙、上颌第一磨牙、上颌第二磨牙、前磨牙、第三磨牙、上前牙、下前牙。

乳磨牙和第一恒磨牙是窝沟龋的好发牙位，这是因为乳磨牙和第一恒磨牙一般在出生前开始发育并有部分矿化，出生后继续发育和矿化。由于经历新生儿环境的变化，这些牙更容易出现发育和矿化上的缺陷，因此患龋率较其他牙高。如果龋波及到下颌前牙，该患者一般可被认作高危个体。

2. 好发牙面和部位　龋的好发牙面依次为咬合面、邻面、牙颈部根面、唇/颊面。

磨牙的咬合面窝沟点隙最多，下磨牙的颊面存在颊沟，上磨牙的腭面有点隙。窝沟点隙是牙发育、矿化遗留的薄弱部位，其深浅、形状和沟底釉质的厚度和完整性与龋的发生有密切关系。沟裂的横径平均约150μm，牙刷刷毛不能进入。深而细窄的"I"形沟和口小底大呈潜掘形的窝沟，非常容易积存菌斑和食物残屑，加之沟壁釉质薄，矿化程度低，有机质含量较高，易于罹患龋；而口大底小或浅而宽的"V"形沟，沟内物较易被清除，较少发生龋。

邻面是仅次于咬合面的龋易发生部位。正常情况下，牙列中两邻牙牙冠由接近咬合面或切缘处的邻面接触点相接，其龈方的三角形间隙由龈乳头填满。随着年龄的增长或牙周组织的病变，邻间隙暴露，造成食物嵌塞和菌斑滞留，给龋的发生创造了有利条件。临床上常常见到相邻两牙的邻接面同时患龋的现象，邻面龋多发生在接触点的根方，当龋坏扩展到达牙本质，可于咬合面的边缘嵴处见到墨浸状的暗影，再进一步发展，边缘嵴处的无基釉崩塌，形成邻𬌗面龋洞（图12-5）。

牙颈部的釉质和牙骨质交界之处是牙体组织的解剖薄弱环节，当牙龈退缩，根面暴露时，食物残渣和菌斑易于在此处滞留、聚集，使牙颈部根面成为易于患龋的部位。牙颈部龋常环绕颈部侧向、根向扩展，临床上又称为环状龋。多见于老年患者和牙周病患者，也见于乳牙。

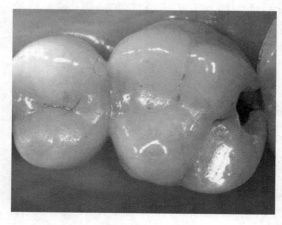

图12-5　磨牙邻𬌗面龋洞

牙冠唇 / 颊面和舌 / 腭面的釉质平滑面一般通过刷牙和口腔的自洁，菌斑不易积聚。但是，在接近龈缘之处，牙冠常有一个缩窄或凹陷，是菌斑易于滞留的场所。临床上可见到呈"香蕉"形的白色菌斑膜，其下方则为脱矿的白垩色釉质。在磨牙的颊面和远中面更是刷牙不能到位的死角，加之在进食咀嚼过程中受到唇、颊的挤压作用，又缺乏舌活动所起到的自洁作用，也易于患龋。

口腔中常见的不易清洁的部位还有牙列不齐牙齿拥挤之处，义齿和修复体以及正畸装置与牙面接触之处，这些都是龋的好发部位。

牙齿的牙尖、切缘和舌 / 腭面光滑易自洁，不易患龋。

3. 好发年龄　龋齿的发生还与患者的年龄有关。3 岁以前的幼儿多发生前牙的邻面龋，这与饮食有关；3 ~ 5 岁则多见乳磨牙的窝沟龋，与牙齿初萌有关；而到了 8 岁左右，乳磨牙的邻面龋开始增多，与颌骨生长后牙间隙增大有关。青少年多发恒牙窝沟龋和上前牙的邻面龋，而中老年人则多见根面龋。

第二节　龋病的临床分类
Clinical classification of dental caries

龋发生在牙体不同的硬组织上，组织学分类将其分为牙釉质龋、牙本质龋和牙骨质龋。但临床上为了能够准确反映龋病的损害程度和进展情况，清楚表明龋损发生的部位，并获得正确的病因分析，以及给治疗方案提供依据，在对龋病进行诊断时，需要方便、得到共识的诊断用语，遂出现了许多龋的分类方法。按病变侵入深度进行分类与诊断是最常用的临床分类方法。它简单、易于掌握、可操作性强，有利于临床诊断和治疗操作时使用。但在确定治疗方案时，还应同时考虑其他因素。

一、根据病变侵入牙齿的深度分类

临床上以去除龋腐后洞底所在的组织位置分为浅、中、深龋。

1. 浅龋　龋损在牙釉质或根面牙骨质层内，可以发生在牙的各个牙面。发生在牙冠部，龋的范围局限在牙釉质层。咬合面窝沟的浅龋，多在探诊时发现，洞口可有明显的脱矿或着色，洞底位于釉质层，用探针探查可以探到洞底，夹卡探针，质软。龋发生在邻面时，一般可用探针在探诊时发现，或在拍 X 线片时发现。龋发生在唇 / 颊面时，可见到白垩色或黄褐色改变，局部斑点状缺损，质软；发生在牙根面的浅龋，探查时可以感觉表面粗糙，牙骨质因其组织薄且呈层板结构，含有较多的有机质，龋损进展快，弥散范围大，很快侵入牙本质。浅龋时，患者一般无明显自觉症状，多数是在常规检查时发现。

牙釉质龋发展较慢，在浅龋成洞之前，病变区仅表现为颜色的改变，而无牙体组织的明显缺损。在牙的平滑面，常可见到擦去菌斑软垢之后，局部牙釉质表面呈现白垩色，也可以为棕色或褐色改变，但牙表面连续性尚正常，此处的釉质表面结构疏松，用探针探查可略感粗糙，称为龋斑（caries spot）。若釉质脱矿速度较快，龋斑呈白垩色；若脱矿速度慢，疏松的表面有时间吸纳口腔中的色素，龋斑则呈现黄褐色或黑褐色。由于受累部位仅有部分脱矿和色泽改变，而没有成洞，此时一般不需手术干预。有人也将这种情况称为早期龋（incipient caries）或早期釉质龋（early enamel caries），认为可以通过去除病因和再矿化治疗停止病变发展。对于不易判断的窝沟早期龋或可疑龋，应随访，定期检查，一旦发展成洞，则必须进行手术干预。

2. 中龋　龋损的前沿位于牙本质的浅层，是牙釉质龋或牙骨质龋进一步发展的结果，有人又称其为牙本质浅龋。临床检查时可以看到或探到明显的龋洞，或在X线片上发现由牙表面至牙本质浅层的透射影。龋洞内有着色的软化牙本质，洞底至髓腔尚有一段距离。由于牙本质具有小管样的结构，小管内有小管液，受到刺激后可以向牙髓传导，或直接通过埋在牙本质中的成牙本质细胞胞浆突传至牙髓，引起相应的牙髓牙本质复合体（pulpodentin complex）反应，如形成第三期牙本质（tertiary dentin）。中龋时，患牙开始出现自觉症状，主要表现为在进食冷、热或酸、甜食品时，刺激进入龋洞引起的一过性敏感症状，去除刺激后症状随即消失。临床进行牙髓温度测试时，患牙的反应与正常对照牙相同。由于牙本质所含有机质较多，又存在小管结构，利于细菌及其产物的侵入，进展速度较快，龋很快会发展到牙本质深层。也有一部分患牙，龋发展缓慢，第三期牙本质得以形成，起到保护牙髓的作用，患牙可无明显临床症状。

3. 深龋　病变进展到牙本质深层，临床上可观察到明显的龋洞，很深，接近髓腔，洞壁着色的软化牙本质多、厚，洞内常残留有食物残渣。患者有明显遇冷热酸甜刺激的敏感症状，也可有食物嵌塞时的短暂疼痛症状，但没有自发性疼痛。探诊时可出现敏感反应，去净腐质后牙髓没有暴露，牙髓温度测试时反应正常。

发生在点隙裂沟处的深龋，多呈潜行性破坏的表现，即窝沟处釉质仅有少量缺损，甚至尚无明显破坏，但龋坏在沟底已向侧方和深部发展。有时临床上仅可见到窝沟口的小洞，但墨浸状改变的范围较大，提示牙本质的病变范围很大，拍X线咬合翼片可显示病变范围，但仍较实际病变范围要小，临床上钻磨开窝沟口后，会呈现很大的组织破坏，又称为潜行性龋（undermined caries）。

发生在平滑面的深龋，有时可在不易患龋的部位（如牙尖）见到完整釉质下方有墨浸状的变化，钻磨开牙面则发现侵及牙本质的深龋洞。这通常是细菌沿釉质发育中遗留的薄弱结构釉板进入，病变很快或直接到达釉牙本质界并沿其扩展后继续向牙本质发展，出现内部病变范围很大，但外部表现很轻的龋坏，临床上又称为隐匿性龋。

按病变侵入深度将龋分为浅、中、深龋的分类方法主要是为了临床治疗的方便，如浅龋和中龋多数使用简单的充填治疗即可，对于深龋的临床处置则需要结合患者的牙龄、洞底剩余牙本质厚度（residual dentin thickness，RDT）和致密度有所区别。刚萌出的牙齿，牙本质小管粗大，渗透性强，病变发展快，第三期牙本质量少，病变距正常牙髓近，处理时应特别注意护髓；而发生在中老年人的龋齿，常有较多的第三期牙本质形成，牙本质小管矿化密度高，渗透性弱，对刺激的反应也较弱，临床上除要仔细鉴别牙髓状况之外，也要特别注意在治疗过程中保护牙髓。

二、根据病变发生的解剖部位分类

1. 点隙窝沟龋（pit and fissure caries）　磨牙和前磨牙的咬合面、下磨牙的颊面、上磨牙的腭面、上前牙的腭面尤其是上颌侧切牙的舌侧窝，均为点隙、沟裂分布的部位。由于点隙窝沟易于藏匿细菌和食物残屑，又不易清洁，是菌斑孳生和代谢的天然场所，成为龋最好发的部位。点隙窝沟龋在临床上最为多见，年轻恒牙多发，从点隙窝沟处的墨浸状改变到呈现深大龋洞，表现不一。

2. 平滑面龋（smooth-surface caries）　牙冠的平滑面指唇/颊面、舌/腭面和相邻两牙齿间的邻接面（多由近、远中面构成）。相邻两牙之间不易得到清洁，成为菌斑的滞留区域，是平滑面龋的高发部位，也是仅次于点隙窝沟的龋易感位点，此处发生的龋又称为邻面龋（approximal smooth-surface caries）；发生于牙冠唇/颊面和舌/腭面的龋称为游离面龋（free smooth-surface caries），其中唇/颊面近龈缘处易于积累菌斑进而发生龋，舌/腭面因有舌活动的自洁作用而较少发生龋。

3. 根龋（root caries）　当牙龈退缩根面暴露，凡能够黏附、集聚菌斑的牙根表面即可发生龋，称为根龋，也称根面龋（root-surface caries）。多见于中老年人和牙周病患者。龋损部位多围绕牙颈部，可有龋洞，也常见牙根表面广泛的浅表损害，病变区域的颜色可为黄色、棕色，或黑色。活动性龋损组织色浅，较湿软，用挖匙挖之成片剥脱；当局部口腔卫生状况改善，浅表的龋损或开敞的龋洞可获得清洁，细菌不能停留，龋进程减慢或停止发展，可维持数年。随着感染、软化的龋腐被摩擦掉，脱矿的组织再矿化，龋损部位颜色变深，质地变硬，刮之似皮革样质地（图 12-6）。

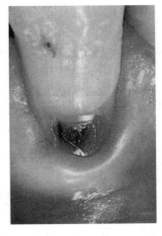

图 12-6　根面龋

三、根据病变的进展速度分类

这种分类方法有利于对患者的整体情况综合考虑，有利于及时采取有针对性的治疗和干预措施。

1. 慢性龋（chronic caries）　一般情况下，龋是呈慢性的进展过程。临床表现为洞内软化牙本质较少，病变组织着色深，呈黑褐色，病变部位质地相对干硬，不易用手用器械去除，用旋转器械钻磨时呈粉末状，去净龋腐后，洞底可见硬化牙本质，黄褐色，坚硬而光滑，又称干性龋。多数成年人发生的龋均属此类。由于病程缓慢，有充足的时间刺激牙髓牙本质复合体在髓腔一侧形成较多的第三期牙本质，可以起到保护牙髓的作用。

2. 急性龋（acute caries）　在一些特殊情况下，龋的发展速度会很快，从发现龋到出现牙髓病变的时间可以短至数周。急性龋洞内软化牙本质较多，病变组织着色浅，釉质呈白垩色，牙本质呈浅黄色。病变范围较广，质地较湿软，容易以手用器械去除，挖出的龋腐多呈片块状，又称湿性龋。由于进展速度快，龋坏牙本质中位于细菌侵入层下方的脱矿层较厚，缺乏硬化牙本质，在髓腔内侧又较少形成第三期牙本质，牙髓易于受到感染，发生病变。此外，在治疗去腐时，若将全部软化的牙本质除净，极易穿通髓腔。临床应掌握的原则是尽量去净感染细菌的牙本质，而仅有脱矿的软化牙本质是可以保留下来的。这层组织可以通过再矿化而转变为健康状态。用碱性品红等染料配制成的龋蚀检知液可以使牙本质小管中的细菌染色，在临床上可用于区分牙本质的去留。

急性龋多发生在儿童和易感个体。儿童新萌出的牙结构比较疏松，尤其是牙本质中小管数目多，矿物成分少，有利于酸和细菌代谢物质的扩散。而另一方面，儿童期食糖不容易得到控制，没有养成良好的口腔卫生习惯，使局部的龋易感性增加。窝沟发育的缺陷，如矿化不全，沟深窄，牙釉质缺如，都使病变发展迅速。成年人中，若存在唾液分泌方面的问题，如分泌量过少，会影响唾液的清洁、缓冲功能，使局部菌斑的 pH 较长时间保持在一个低水平，致龋力相对加大，也可出现急性龋的情况。

3. 静止龋（arrested caries）　在龋进展过程中，由于局部环境发生变化，隐蔽部位变为开放状态，致龋因素消失，病变停止进展并再矿化，但已造成的牙体实质性缺损仍保持原状。可见于发生在邻面的早期龋，如果相邻的牙齿被拔除，患龋部位可以在口腔咀嚼时达到自洁，病变部位的脱矿现象由于唾液的冲刷和再矿化作用而自行停止。也见于磨牙窝沟龋潜行发展时，当无基釉质失去支持，在咀嚼力的作用下破坏崩溃脱落，暴露出呈浅碟状的牙本质洞底，菌斑不能继续聚集，病变牙本质在唾液和氟化物的作用下再矿化，病变静止。临床检查时病变部位可有着色，但质地坚硬，与正常组织相同或更硬，表面光亮。

四、根据致龋的特殊因素分类

猛性龋（rampant caries）：是一类在发病和临床表现上具有特殊性的多发性龋病，表现为在短期内（6～12个月）全口牙齿或多个牙齿、多个牙面同时患龋，尤其在一般不易发生龋的下颌前牙、甚至是切端的部位发生龋；病变呈现急性龋的特征，在未成洞患牙的牙面和成洞患牙洞缘周围的牙面呈现大范围的脱矿表现；多数发生在有特殊的致病因素或全身背景的易感人群。鉴于此类病变过程异常迅猛，临床上又称为猛性龋，或猖獗龋，也有人把它归为急性龋中的一种特殊的快速进展型。

猛性龋可见于儿童初萌牙列，多与患儿因患全身系统性疾病而导致牙齿的发育和矿化不良有关，如果这类患儿喜频繁摄取甜食，又缺乏口腔卫生措施，就极易罹患猛性龋。临床上还可见到一种好发于 2 岁以内婴幼儿上颌乳切牙的龋病，称为低龄儿童龋（early childhood caries，ECC），也称为奶瓶龋或喂养龋（bottle caries，bottle feeding caries，nursing caries），主要是因为用奶瓶给患儿喂食高糖含量的饮品，甚至患儿含奶嘴睡觉，加之初萌的乳牙硬组织矿化不足，牙面结构有发育缺陷，奶嘴与上切牙的长期接触导致牙面无法自洁，高糖饮品滞留口腔，最终形成该部位的急性龋。另外，在 11～15 岁的青少年中，有一类患者表现为牙齿的急性、潜行性发展、快速进展的龋损，又称为青少年龋（adolescent caries）。

猛性龋也可见于成人患有全身系统性疾病而累及口腔局部环境改变的情况，特别是患者的涎腺功能障碍或被破坏，导致唾液分泌量下降，如 Sjögren 综合征患者、服用抗涎药（antisailagogue drugs）者、头颈部放疗患者。他们在口干症状出现后三个月，即可发生猛性龋，又称为口干性龋（xerostomia carise）。有学者将由于头颈部放疗导致的猛性龋称为放射性龋（radiation caries）。这类患者在龋的治疗和管理上均需要特殊对待。

五、根据病变的发生与既往牙体治疗的关系分类

1．原发龋（primary caries）　在未经过治疗的牙齿上发生的龋均为原发龋，临床上通称的龋多指这一类型，诊断时直接用以上讨论的分类用语。

2．继发龋（secondary caries，recurrent caries）　做过牙体治疗或牙体修复的患牙，在其充填体或修复体边缘的牙体组织上或与材料接触的洞壁、洞底发生的龋。形成继发龋的原因有：

（1）充填体或修复体边缘与牙体组织不密和，造成口腔细菌的渗漏和定植；

（2）充填体或修复体边缘或洞缘牙体组织破损，形成菌斑滞留区；

（3）备洞或牙体预备时未去净龋腐，病变继续发展。

临床可见患牙修复体边缘的牙体组织着色变软，拍 X 线片显示修复体周围的牙体组织病变区域密度降低。

3．再发龋　以往曾对患牙的原发龋病灶进行了完善修复，在该牙的其他部位又新发生了龋。用以与继发龋区别。

小　结

龋齿的基本临床特征是患牙牙体硬组织发生色、形、质的改变，病损呈进行性发展，到达牙本质后患牙可能出现对冷热刺激一过性敏感症状。龋损易发生于牙菌斑长期滞留的牙齿部位。临床上最常用的诊断分类是根据病变深度进行的分类，即浅龋为牙釉质龋和牙骨质龋，中龋为牙本质浅龋，深龋为牙本质深龋。另外，根据解剖部位分为点隙窝沟龋、平滑面龋、根龋；根据病变进展速度分为急性龋、慢性龋、静止龋；还有一类有特殊病因或全身背景的易感人群在短时间内多数牙及多个牙面同时发生以急性龋损为特征的龋病，称为猛性龋，包括口干性龋和放射性龋。对于曾做过治疗的牙齿，于修复体周边或下方又发生龋坏者称为继发龋，而在该牙的其他部位又新发生的龋坏则称为再发龋。

（岳　林）

第十三章 龋齿的诊断
Diagnosis of decayed tooth

第一节 临床诊断方法
Techniques of diagnosis

牙齿发生龋后，如果病变未进展到牙本质深层，患者一般没有明显的自觉症状。及时发现，尽早治疗是阻止病变进一步发展的惟一有效的方法。临床常规的检查方法即可对大多数龋齿做出诊断，但有时还需采用一些辅助的检查方法或特殊的技术来发现那些发生于隐蔽部位的龋、鉴别牙髓的状态或判明患者的龋易感性。

一、龋齿常规检查方法

1．问诊 龋洞由于直观，往往容易令医生忽略了问诊。其实，问诊是诊病的基础，在所有疾病的诊断中都很重要。临床上即便面对有明显龋洞的患牙，或患者没有明确的主诉症状，医生也应认真、仔细地询问患者有关患牙的感觉，以免判断片面或错误。诊断龋病过程中，除了对患牙自觉症状进行询问外，还应该了解与龋发生有关的因素，以便掌握患者口腔的整体情况、卫生保健状态以及全身健康状况。获取了基本信息后，才能够制定出有效的、针对个案的诊疗计划。

2．视诊 视诊前应先将待查患牙进行必要的清洁，去除牙齿表面的软垢、菌斑，然后用气枪轻轻吹干牙面，观察有无龋洞或颜色、光泽的改变。视诊应该在光线良好的条件下进行，如白垩斑、墨浸样变等都是牙体组织晶体破坏所形成的特有光学现象，还应随时注意利用口镜并调整光照的角度。视诊的重点是观察那些龋好发的部位，如窝沟点隙是否变色发黑、周缘釉质有无墨浸样改变、是否已有实质缺损；当边缘嵴出现三角形暗影、邻面轴角处出现着色或黑晕，提示邻面患龋的可能，此时应改变光源照射的角度，使光线垂直透过观察区，用口镜在患牙舌侧仔细观察；另外，不要忽略对牙颈部和根面的观察，特别在检查后牙的颊面牙颈部时，应尽量拉开唇颊黏膜，使视野显露清晰。

3．探诊 探诊的工具是不同大小和形状的牙科探针。用其探查可以发现早期的窝沟龋和发生在邻面的龋洞。检查平滑面时，要从正常牙面开始划动探针，注意感觉牙面的光滑度、连续性和牙齿硬度的变化。如果探知牙面粗糙、连续性消失、探针被卡住或牙组织变软，均提示牙体存在着实质缺损和龋坏。检查邻面时，要选用牙科探针的三弯端，将其伸入邻间隙仔细探查，并随时调整探查的角度，如可挂住探针小弯头，提示该处可能是邻面龋洞的边缘。探诊牙颈部时，要注意仔细感觉冠部牙釉质向根面牙骨质的过渡。对于着色较深或已显示墨浸状的窝沟点隙，选用牙科探针的大弯端进行探查，将探针尖头轻轻插入并向侧方稍加施力，看是否能卡住或钩住探针。对于已形成龋洞的患牙，要探查洞的深度和范围、洞内腐质的多少和质地。探诊洞壁、洞底时要注意牙髓的反应，浅龋和中龋一般无探痛。探诊深龋时可出现敏感反应，如有露髓孔，则有落空感和剧痛，并可见到出血，因此动作务必轻柔，随时观察患者的反应。而死髓牙则对探诊完全无反应。

4．叩诊 叩诊的工具需选用金属钝头器械，如银汞充填器的手柄末端。应先叩击正常对照牙，再叩待查牙；分别进行垂直叩诊和侧向叩诊，前者指叩击牙齿的切缘或𬌗面且方向与牙长轴相同，后者指水平方向叩击牙齿的唇/颊面或舌/腭面。单纯患有浅、中、深龋时，因病变尚未累及牙髓、牙周和根尖周组织，患牙对叩诊的反应均为叩痛（-），叩音清脆。若龋齿出现叩痛，应考虑已合并龋的继发疾病或有其他伴随疾病。

二、龋齿辅助检查方法

1．X线影像检查 对于视诊和探诊不能确定的龋损，如邻面龋、潜行性龋、洞底继发龋，应拍摄X线片。确定邻面龋时，最好选择拍摄咬合翼片（图13-1）。龋损部位因脱矿或实质缺损，在X线片上显示的密度一般较周围正常牙体组织低，呈现透射影像。临床上也可拍摄根尖片（图13-2），但根尖片中牙冠的邻面影像常有重叠而影响观察。利用X线相还可为判断洞底与牙髓腔的关系提供参考，需注意的是，X线相片所显示的龋损范围一般都小于临床上实际的病变范围。

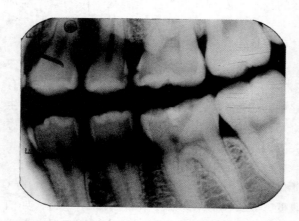

图 13-1 咬合翼片显示 25 牙冠远中邻面龋和 26 牙冠近中龋

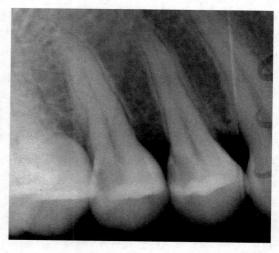

图 13-2 根尖 X 线片显示 14 牙冠远中邻面龋，15 牙冠远中釉质影像与 16 近中向重叠

2．牙髓诊断试验（pulp diagnostic test） 又称牙髓活力测验，包括温度测验和电活力测验。温度测验结果主要用于反映患牙牙髓的病变状态，电活力测验则用于确定牙髓的生活状态。这两种方法在龋齿的诊断过程中均很重要，尤其是深龋时对鉴别牙髓是否受累以及受累程度很有帮助。

牙齿对温度和电刺激的反应受年龄、牙体组织的厚度、病变位置等因素的影响，个体差异也大，没有可供参考的绝对指标，故必须以个人的正常牙做对照，从对比中判断患牙对所给予刺激的反应。测试时，应先测对照牙，再测可疑牙；测试部位一般选在牙齿的唇、颊面，有时也可选择后牙舌面，因为这些牙面为龋非好发牙面，形态结构完整，易于操作。所选的测试牙面应当没有龋损、充填物或修复体。对照牙应首选同颌对侧同名活髓牙。如果该牙已丧失或有病变，可选对颌任一侧同名牙，再不合适，可选与可疑牙萌出时间接近、体积相当的牙齿。临床操作时，施于对照牙和可疑牙的条件应尽量一致，例如在相应的牙面，用相同的测试法，给以同等的刺激强度等，以便于对比。禁用两个可疑的牙齿互相比较，也不要在无对照的情况下仅根据患牙对测试的反应判断患牙状态。

（1）牙髓活力温度测验（thermal test）：用于区别深龋时牙髓的状态。牙髓正常时，牙齿表面所能接受的温度范围一般在 10～60℃。牙本质深层的龋损或多或少可以对牙髓产生影响。如果牙髓出现炎症性反应时，对温度刺激的反应会发生改变，即牙髓的感觉更灵敏或变为迟钝。区别早期的充血状态多用冷诊，方法是采用小冰棒放在牙面上进行冷测。取直径约为 0.5cm、长约 5cm 的聚乙烯小管，将一端加热使管口封闭，注满冷水后直立放置于冰箱内制冷，冻结后即成为小冰棒。用时从冰箱中取出放于手中稍加捂化，便可慢慢挤出冰棒头使用。也可用小棉球蘸化学挥发剂，如四氟乙烷、氯乙烷或乙醚，放在牙面上测试。热测可将牙胶棒加热后进行测试。

牙齿对温度测验的反应可以有以下几种结果：

①正常：反应同正常对照牙。一般仅为短暂的感觉反应，病人的描述可能是凉、热或酸，该反应随刺激源的撤除而立即消失，测试牙的反应程度和时间与对照牙相同。

②敏感：较对照牙反应速度快，疼痛程度强，持续时间长。又可分为以下几种情况：一过性敏感，指测试牙对温度刺激（尤其是冷刺激）反应迅速而短暂，患者描述为酸或短暂的轻度痛觉，一般为可复性牙髓炎的反应；激发痛，指测试时引起较剧烈的疼痛，且持续较长时间，一般为急性牙髓炎；有的急性化脓性牙髓炎，热刺激引起剧痛，冷刺激反而使疼痛缓解。

③迟钝：测试后片刻才有反应，或施加强烈刺激时才有微弱的感觉；有时在测试片刻后感觉一阵较为剧烈的疼痛，称为迟缓反应性痛。多发生在慢性牙髓炎或部分牙髓已坏死的患牙。

④无反应：反复测试，加大刺激强度均无反应者，一般为失去牙髓活力的死髓牙或经过牙髓治疗的无髓牙。

温度测验的结果一般较明确，大多数龋患牙的牙髓状态都能得到甄别。浅、中、深龋时，温度测验结果均为正常。若患牙有深龋洞，而冷测反应未能引出，可试将冰水滴入洞内，若患牙出现一过性敏感，提示为深龋；若患牙仍无任何反应，提示牙髓坏死的可能，应再结合其他检查结果，综合分析，以获得正确的结论。

（2）牙髓电活力测验（electric pulp test，EPT）：若要了解患龋牙是否为活髓，更有效的方法是电活力测验。在相同的电流输出档位下，测试牙与对照牙的电测值接近或差值小于 10 时，表示测试牙的牙髓活力正常；如电测值到达最大时测试牙仍无反应，表示牙髓已失去活力。因此，临床上测试牙对电测反应的描述应为正常或无反应，它只用于反映患牙牙髓活力的有无，不能指示牙髓不同的病理状态。在临床应用时还要注意电测反应的假阳性和假阴性问题，刚萌出的牙齿和新近外伤的患牙电测活力常有假阴性现象出现。

3．牙线检查牙齿邻面　当发现边缘嵴处有黑晕或墨浸状改变，怀疑邻面接触区有龋坏时，在直视看不见，探针又不能探入的情况下，可将牙线穿过邻间隙并提至可疑龋坏区，颊舌向或殆龈向拉动、滑移牙线，感觉牙线在穿跨可疑区域时有无粗糙毛涩感或龋损边缘的拉剐扯线感觉。拉出牙线后，仔细检查其有无发毛、裂开或撕断的现象。临床上需综合其他检查结果做出判断。

三、龋的特殊检查方法

1．光纤透照检查（fiber-optic transillumination，FOTI）　光纤透照法以光导纤维作为载体，用散射较小的冷光源强光对牙齿进行直接照射。正常半透明的牙釉质具有一定透光性，在照射下牙体组织通体透亮，釉牙本质界可被明确分辨出来；而龋坏部位的透光性会发生改变，龋损区对光的透过率降低，在相应部位显现一块暗影。以此，临床上可用于判断龋损的存在与否、位置及范围，并可获得患区的三维立体信息，在诊断边缘嵴未破坏的早期邻面龋和隐匿龋时有一定优势。

光纤透照法的诊断特异性和敏感性与 X 线片相似，又避免了 X 线片上因存在牙冠邻面釉质影像重叠而造成的判断困难和放射线损害等缺点。随着投射光源的改进和数字化成像技术的引入，光纤透照法有可能部分或全部取代 X 线照相术用于龋的早期诊断。因光纤透照仪小巧，携带方便，在龋齿流行病学调查工作中也被用作有效的筛检工具。

临床应用时，要关闭局部照明灯，保持受检部位较暗的环境，将光纤探头置于受检牙的唇／颊、舌侧或可疑邻面所处邻间隙的唇／颊侧或舌／腭侧，探头尽量贴近牙面，由殆面或探头放置部位的对侧牙面直视或用口镜反射进行观察，同时，调节光亮强度，直至病损暗影显示清楚，以达到最佳观测效果。病损一经确定，可变换探头位置和方向，多角度进行观察。结果判断：

（1）牙冠通体透亮，透光均匀为正常；

（2）邻面釉质表面出现白垩斑或褐色斑，殆面边缘嵴处出现不超过釉牙本质界的阴影，为釉质龋；

（3）边缘嵴处阴影超过釉牙本质界到达牙本质内，为牙本质龋；

（4）在通体透亮的牙体硬组织区域内出现某处局限的暗影，高度怀疑隐匿龋的存在。

需注意的是，受检牙有银汞充填体或受检部位的邻牙牙面有银汞充填体均不适用光纤透照检查。

2．龋损组织化学染色　牙本质龋在扫描电镜下可自外向内分为含有细菌的感染层和仅有脱矿而无细菌感染的软化层，前者为坏死组织，后者为可以再矿化的生活组织。在龋损进展过程中，牙本质的脱矿软化总是先于细菌的侵入。从理论上说，进行龋齿治疗仅需将细菌侵入的外层去净就可完全消除感染，停止龋损进展。脱矿软化的内层牙本质因能够发生再矿化，是可以保留下来的。但在临床实际操作时，医生由于无法由原始龋坏牙本质的色形质分辨上述两层，去腐只能是以牙本质的硬度和颜色为标准，以防遗留感染的牙本质。

碱性品红可以使有细菌侵入的牙本质着染红色，因此可用其作为染色剂。染色的深度与细菌侵入牙本质小管的深度相一致，而仅有脱矿呈软化状态的牙本质不会着色。这样，就可以比较客观地区分牙本质龋的内、外两层，有利于肉眼直观判断。

临床上用染色的方法指导去腐适用于急性中、深龋。因为急性龋病变进展速度快，脱矿软化层较厚，细菌侵入的部位距正常牙本质较远，应用龋损染色剂（或称龋损检知液）指导去腐，可保留未遭细菌感染的脱矿软化牙本质，避免去除过多的牙体组织，减少牙髓暴露的可能，有利于保存正常活髓，具有安全、可靠的临床意义。而慢性龋，病变进展较慢，脱矿层较薄，细菌感染层距正常牙本质很接近，加之慢性龋的龋坏组织色素沉着较多，临床上不易分辨染色剂对病变组织的染色和龋损组织的着色，因而慢性龋染色去腐的意义不大。

操作方法及结果判断：染色前需去除龋洞内食物残渣及着色龋腐，隔湿并干燥龋洞后，将蘸有龋损染色剂（1% 碱性品红 - 丙二醇溶液或 1% 藏红水溶液）的棉球放置于龋洞内 5 秒钟，尽量使染色剂印染的范围局限在受检龋洞之内，避免浸染邻近组织及牙菌斑，否则可在不同程度上影响视觉判断。取出棉球后用水冲洗龋洞至水清。用器械去除已染成粉红色的龋腐牙本质，重复上述操作至肉眼观察龋洞内无红染区域，即为已将感染腐质去除干净。

3．其他相关检查技术　电导检查是根据龋坏组织电导值与正常组织的差别以区别不同深度龋损的方法，但影响因素多，灵敏度和可靠度均有待改进。还有商品化的测试菌斑产酸性的方法和检测致龋菌数量的方法，有些已被用于测试个体对龋的危险程度。但由于龋的多因素致病特征，这些方法还处于研究阶段，离临床实用尚有相当距离。有关的龋诊断技术的研究详见本章第四节。

第二节　临床诊断要点
Essential points for caries diagnosis

龋作为诊断名词，限定于已经造成牙体硬组织损害但临床上尚无牙髓病变表现的活髓牙。因龋而继发的牙髓、根尖周组织病变，需按各型牙髓病和根尖周病进行诊断。临床确诊龋后，病历上根据龋损发生的牙面和病变的深度进行记录，如发生在右下颌第一恒磨牙远中邻殆面的深龋，记为 $\overline{6^{DO}}$ 深龋。

一、早期釉质龋

1．无自觉临床症状。

2．去除牙菌斑并吹干釉质平滑面，可见病变区失去光泽，呈片块状白垩色花斑改变。

3．牙面外形完整，无实质性缺损，探诊白垩斑可感觉粗糙，质地略软。鉴于发生在平滑面的釉质早期龋可以通过再矿化的方法使其停止发展并重新变硬，一旦确诊，不要对病损区进行过多的探查以避免机械损伤。

4．牙髓活力测验结果正常。

二、浅龋

浅龋发生在牙冠部时，为牙釉质龋，又分为窝沟龋和平滑面龋。发生在牙根面的龋则为牙骨质龋。

1．一般无自觉症状。

2．发生在牙釉质平滑面的浅龋，病损表面呈白垩色或棕褐色，无光泽，可见表面组织破损。探诊时可以感觉到牙表面粗糙、质软，连续性丧失，洞底位于牙釉质层。

3．发生在点隙窝沟的浅龋，窝沟色素沉着重，色黑或呈墨浸状，探诊可能卡住探针。

4．发生在暴露的牙根面的浅龋呈棕色，探诊粗糙、质软，但缺损不明显。

5．发生于邻面的浅龋，应选用弯度合适的探针仔细探诊。对不易确定者应拍摄 X 线咬合翼片，可看到釉质边缘的锐利影像丧失，边缘模糊变毛，釉质层内出现局限透射影像。

6．牙髓活力测验结果正常。

三、中龋

1．患者多主诉对冷热或甜酸刺激（尤为后者）有一过性敏感的症状，撤除刺激，症状立即消失，无持续性疼痛。

2．可见龋洞。发生在窝沟处的中龋，洞口和窝沟边缘釉质呈墨浸样改变。探诊龋洞感口小底大；发生在邻面的中龋，可于骀面边缘嵴的相应部位见到三角形的黑晕，探诊龋洞呈外敞状；对发生于接触区不易确诊的邻面中龋，拍 X 线咬合翼片可见釉质和牙本质浅层的透射影像，有助于确诊。

3．探查洞壁感质软，探及釉牙本质界处轻度敏感。去净腐质后，洞底位于牙本质浅层。

4．牙髓温度测验结果正常，若将冰水滴入洞内，患牙反应正常或有一过性轻微敏感。

四、深龋

1．患者主诉明显的冷热酸甜刺激敏感或食物嵌塞后一过性疼痛的症状，但无自发痛。

2．可见深大龋洞。发生在窝沟下的深龋，有时洞口不大，但洞缘两侧呈弥散墨浸色的范围较大，提示龋损的范围大。

3．探诊龋洞洞底位于牙本质深层，但去净腐质后不露髓。急性龋探诊洞底敏感，慢性龋对探诊多较迟钝。

4．牙髓温度测验结果仍为正常，但若将冰水滴入洞内，患牙会出现一过性敏感反应。

5．拍摄 X 线咬合翼片可对判断龋损的范围和与髓腔的距离起参考作用。

五、继发龋

1．患牙做过牙体治疗或修复。

2．与修复体边缘相接触的牙体组织有深着色或墨浸状，或修复体与洞壁间可探及缝隙，质软。

3．X线片可见修复体与洞壁、洞底之间存在透射影。

4．继发龋的记录：①发生在活髓牙的继发龋，按病变深度记录为继发浅龋、继发中龋、继发深龋；②发生在成功牙髓治疗之后的继发龋，记录为继发龋（完善牙髓治疗后）；③继发龋并发牙髓病或根尖周病者，按相应的牙髓病或根尖周病进行诊断。

六、猛性龋

1．发病时间短。

2．口腔内多个牙、多个牙面同时发生龋，尤其是一般不发生龋的下颌前牙、切缘也有龋。

3．患牙的病变区呈急性龋表现，龋坏牙本质着色浅，质湿软。病变发展快，可早期波及牙髓。

4．口腔环境异常，唾液黏稠或量少，口腔卫生差，菌斑、牙石较多，多伴有牙龈炎症表现。

5．饮食习惯特殊，频繁摄取甜、黏、软、精细食物。

6．多见于儿童初萌牙列和头颈部放射线治疗或患严重口干症的成年人。

七、静止龋

1．病损区黄褐色，浅碟状或外敞形浅洞，表面光滑、质硬。

2．常见于磨牙的殆面和失去相邻牙齿的患牙邻面。

第三节 龋齿的鉴别诊断
Differential diagnosis of dental caries

一、浅、中龋的鉴别诊断

1．浅龋与正常窝沟的鉴别　窝沟点隙处的浅龋多无主观症状，不易被患者所注意，一般是在临床检查时发现，但要注意与正常窝沟点隙相区别。窝沟在正常情况下也有黑褐色色素沉着，但着色不弥散，而已有浅龋的窝沟则呈墨浸状。探诊正常窝沟，尖头探针不易插入，而龋坏窝沟较易插入，且易勾挂住探针尖，还可探查到沟底的质地较软，有粘嗒住探针的感觉。对有些较深的窝沟，一时难于鉴别，可将其视为可疑龋，告知患者，定期复诊观察其变化。

2．与釉质发育异常性疾病的鉴别　发生于牙冠平滑面的浅、中龋，尤在尚无明显牙体实质缺损的早期釉质龋情况下，临床仅表现为光泽改变和色斑的出现，与某些因发育异常而导致的牙体组织缺损性疾病有相似之处，诊断时应注意鉴别。

（1）釉质矿化不良：牙面也呈斑块状白垩色改变，但表面光洁、坚硬，完整无缺，可见于任何牙齿和任何牙面。这是因为该牙齿在牙胚发育的某一阶段，受到了局部的干扰因素（如乳牙外伤、感染）或全身疾病的影响，导致相对应区域的釉质晶体矿化障碍。与早期釉质龋的鉴别主要从病损区的形态和质地来考虑。

（2）釉质发育不全：牙齿表面除了有白垩色或黄褐色斑块的改变外，还出现点状、条带状、陷窝状的釉质缺陷，缺损形态不规则，可止于釉质层内，也可见局部釉质完全缺如而致牙本质裸露，探诊质地较硬，缺损边缘的釉质有光泽。这种病损起因于牙齿发育期间，由于局部或全身的干扰因素影响了同一时期发育的数颗牙齿以及其对称部位釉质基质的形成，进而使釉质的形态出现缺陷。病损常见于牙列中对称的牙位，前牙发生于唇面和切缘，后牙发生在咬合面，常累及牙尖，临床可见牙尖有片块状釉质剥脱的现象。一般情况下，这种釉质缺陷容易与龋鉴别，但是，这种缺陷也可能并发龋，表现为局部组织脱矿变软，这是因为缺陷部位菌斑不易被清除，进而成为龋的好发部位。

（3）氟牙症：又称氟斑牙。表现为多数牙对称发生病损，牙面呈现白垩色或黄褐色横线、条纹或斑块，也见有合并釉质凹陷状的缺损。这是因为在牙齿发育时期，机体较长时期摄入过量的氟，氟可抑制成釉细胞的分泌活动，阻碍釉质基质的形成，也同时干扰釉质晶体的正常矿化，进而导致在该阶段发育的牙齿不同程度的釉质发育不全和矿化不良。多数可追问出 7 岁前生活在饮水含氟量超标地区的病史。

3．与其他非龋性牙体组织疾患的鉴别　楔状缺损是发生在牙颈部的具有特征性楔形形状的牙体组织缺损，病变部位质地与正常组织相同，表面光亮，但若缺损局部不能清洁，菌斑积累后也会并发龋。

当临床上出现对冷热敏感的症状时，要注意鉴别是因酸蚀症、牙齿磨耗等非龋性牙体组织缺损致牙本质暴露所引起的牙本质过敏，还是发生于隐蔽部位的中龋，应特别仔细检查患牙的邻面、根面等部位，警惕漏诊或误诊。

二、深龋的鉴别诊断

在临床诊断深龋时，最重要的工作是鉴别牙髓状态。如果将牙髓有炎症性病变甚至已经坏死的患牙当作单纯的深龋进行充填或直接粘接修复，则可延误患牙的治疗，导致病情的进一步发展，并可能使患者的痛苦加重，还增加了治疗的复杂性。为了避免误诊，需要把住以下三关：首先，应特别详细地询问有无冷热痛、自发痛的病史，有时患者曾有过自发隐痛的病史，由于未及时治疗而致患牙牙髓逐渐坏死，疼痛症状消失，患者于本次就诊时可能会遗漏该病史；其次，在对龋洞进行检查时，需仔细探查洞底有无露髓孔，必须做牙髓温度测验和叩诊检查，以判明牙髓和牙周组织的情况；第三，在治疗操作中还要把最后一道关，去腐备洞过程中，要注意患牙对钻磨切割牙本质的反应。如果没有任何疼痛、敏感的表示，既使未露髓也应立即补做牙髓电活力测验，确定牙髓的活力或拍摄 X 线相片观察病变的范围和根尖周组织的情况。去净腐质后，还要仔细检查洞壁、洞底，特别要注意髓角位置的表现，若出现某点的探诊锐痛或局部有灰白色小凹点，甚至有出血，提示已经露髓，此时应诊断为慢性牙髓炎。

1．深龋、可复性牙髓炎、慢性闭锁性牙髓炎的鉴别

（1）疼痛症状：三者均可诉有对冷、热刺激敏感，但深龋和可复性牙髓炎患牙绝无自发痛病史；慢性闭锁性牙髓炎可有自发痛史。

（2）温度测验：用冰棒冷测牙面，深龋患牙的反应与对照牙是相同的，只有当冰水入洞后方引起疼痛；可复性牙髓炎患牙在冷测牙面时即出现一过性敏感，当深龋与可复性牙髓炎难以区别时，可先按可复性牙髓炎的治疗进行处理；慢性闭锁性牙髓炎患牙由温度刺激引起的疼痛反应程度重，持续时间较长久。

（3）其他检查：深龋和可复性牙髓炎患牙无叩痛，X 线片显示根尖周影像正常；而慢性闭锁性牙髓炎患牙多出现轻度叩痛，根尖片有时显示根尖部牙周膜间隙轻度增宽。

在临床上，若深龋、可复性牙髓炎和无典型自发痛症状的慢性闭锁性牙髓炎一时难以区分，可先采用诊断性治疗的方法，即用氧化锌丁香油酚糊剂进行安抚治疗或用氢氧化钙间接盖髓治疗，在观察期内视其是否出现自发痛症状再明确诊断。

2．深龋与死髓牙的鉴别

（1）深龋无自发痛史，死髓牙可有自发痛史。

（2）深龋探诊敏感，死髓牙探诊无反应。

（3）深龋温度测验和电活力测验正常，死髓牙对测验无反应。

（4）深龋患牙叩诊无叩痛，死髓牙可有叩诊不适或叩痛（＋）。

（5）深龋患牙牙龈正常，死髓牙伴慢性根尖周炎的患牙牙龈可有窦道口。

（6）X线相片上深龋患牙的牙冠部龋损低密度影像不与髓腔连通，根尖周影像正常；死髓牙的牙冠部龋损低密度影像可与髓腔连通，根尖周膜影像可有模糊、增宽，甚至显现骨密度减低区；经过牙髓治疗的无髓牙，于髓室或根管内可见有填充材料的阻射影。

小　结

对龋齿的临床诊断，必须经过全面的问诊和对患牙的仔细视诊、探诊和叩诊。中、深龋和隐匿性龋还需要行X线检查，邻面龋的有效检查方法是拍摄咬合翼片，还可用牙线拉拽法进行检查。为了明确深龋患牙的牙髓状态，必须进行牙髓诊断试验（又称牙髓活力测验），其中温度测验（冷、热测）反映牙髓的病变程度，测试结果分为正常、敏感、迟钝、无反应四级；而电活力测验只反映牙髓的"死"或"活"，不反映病变程度，测试结果仅描述为正常和无反应或有、无活力。牙髓诊断试验均需要以正常对照牙的反应来比对测试牙。临床上常用的诊断术语有：早期釉质龋、浅龋、中龋、深龋、继发龋、猛性龋和静止龋。在临床上需要注意对窝沟浅龋与正常窝沟进行鉴别；光滑面浅、中龋需与一些非龋牙体硬组织疾患进行鉴别。鉴别点主要在颜色和质地改变的不同特点上。对深龋洞患牙的重要鉴别任务是对牙髓状态进行准确判断，以指导做出明确的临床诊断和正确的治疗方案。

（岳　林）

第十四章　儿童龋病
Dental caries in children

第一节　乳牙龋
Dental caries in deciduous teeth

一、乳牙龋的危害

许多人认为："乳牙是要替换的，得了龋齿不需要治疗"，这一观点是错误的。因为乳牙龋对儿童的身心健康有着严重的影响，这不仅表现在口腔局部，也表现在全身。

（一）局部影响

1．**影响咀嚼功能**　乳牙因龋蚀致牙体组织缺损，尤其涉及乳牙牙冠的大部分或涉及多个乳磨牙时（图14-1），咀嚼功能明显降低。临床上常会遇到这样的患儿，与同龄儿童相比，身材瘦小，体弱。究其原因，常为口腔内多个乳磨牙大面积龋患，严重影响咀嚼功能所致。

2．**引起恒牙萌出异常**　乳牙龋如果没有及时治疗，会进一步导致牙髓炎，进而发展为根尖周炎。根尖周炎常导致局部牙槽骨破坏、牙根吸收异常、牙根滞留，导致继承恒牙的萌出过早或过迟，影响恒牙萌出的正常顺序和位置，甚至可能使继承恒牙不能萌出（图14-2）。临床上可见的上恒中切牙阻生，有一部分病例是由于对应的上乳中切牙因龋齿引发的慢性根尖周炎所致。

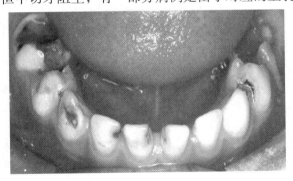

图14-1　4岁儿童下颌多个乳牙严重龋患

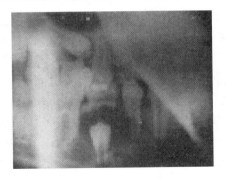

图14-2　下颌乳磨牙根尖周病变致继承恒牙形成含牙囊肿

3．**引起继承恒牙发育异常**　乳牙龋发展成根尖周炎后，炎症扩散影响到继承恒牙牙胚，可使其釉质发育不全，形成所谓的特奈牙（Turner tooth）。临床上常见在上中切牙、第一和第二前磨牙有釉质发育不全的表现，询问口腔病史，往往有相应乳牙的根尖周炎的患病经历。

4．**诱发不正常咬合**　牙冠因龋缺损导致近远中径减少，牙弓周长缩短；或因龋早失，为继承恒牙所占间隙缩小。继承恒牙萌出时因间隙不足而发生位置异常，也可因为缺隙处对颌牙早萌和过萌导致牙列拥挤等错殆畸形。

5．**损伤口腔黏膜等软组织**　破损的牙冠可刺激局部唇颊侧的黏膜。慢性根尖周炎的根尖有时因病变对周围骨组织的破坏穿透龈黏膜暴露于口腔，使局部接触的软组织形成慢性创伤性溃疡。

6. 影响颜面发育　一侧严重的乳牙龋，可诱发偏侧咀嚼的不良习惯，长期可导致下颌发育偏斜，面部不对称。

（二）对全身的影响

1. 影响全身发育，全身抵抗力减弱　比如常见的儿童多数乳牙患龋、牙冠崩坏，其咀嚼功能必然降低并影响儿童的营养摄入。儿童正处于生长发育的旺盛时期，其全身的生长发育会受影响，机体的抵抗力也会降低。

2. 牙源性病灶感染（focal infection）　由龋病所致的慢性根尖周炎可使龋患牙作为病灶牙使机体的其他组织发生病灶感染。如在儿童，和病灶牙有关的疾病有低热、风湿性关节炎、蛛网膜炎、肾炎、风湿热等。有报告在治疗上述疾病的同时，如治疗或拔除病灶牙，将有助于治疗或减轻疾病。

3. 对儿童身心发育的影响（发音和美观）　幼儿期是儿童学习语言的时期，因龋导致的乳牙缺损和早失会影响正确发音。龋蚀会影响美观，尤其在前牙区严重龋蚀时，前牙会变成残根或残冠，因而患儿在人面前常常不敢张嘴、不敢笑、甚至不敢讲话，这会给儿童心理造成一定的压抑，影响儿童的身心健康发育。

4. 乳牙龋导致的急性根尖周炎症的危害　由于婴幼儿齿槽骨疏松，如果发生在局部的根尖周炎症得不到及时和有效的控制，感染可以很快扩散至周围丰富的疏松结缔组织间隙中，导致严重的间隙感染，严重时有可能危及生命。

二、发病情况

1. 龋患率　乳牙龋较高的患病率已成为我国儿童患龋的一个特点，这是由于随着喂养和饮食习惯的改变，相应的口腔保健意识、知识、行为尚没有跟上，导致乳牙龋的发病率显著增加。这在婴幼儿阶段，有更加严重的趋势。

2. 发病年龄　乳牙龋病的患病高峰为6～8岁。不同年龄好发部位有其特点：1～2岁因不良的喂养和饮食习惯及不完善的口腔保健，好发于上颌乳前牙的唇面和邻面；3～4岁好发于乳磨牙𬌗面的窝沟；4～5岁又由𬌗面波及乳磨牙的邻面。

3. 好发牙齿和部位　乳牙龋好发牙位顺序为：下颌乳磨牙、上颌乳磨牙、上颌乳前牙、下颌乳前牙。除非猛性龋或低龄儿童龋，否则下前牙或乳前牙的唇舌面很少患龋。乳牙龋好发牙面顺序为：第二乳磨牙的𬌗面和近中面，第一乳磨牙的𬌗面和远中面，乳尖牙的近中面和唇面，乳切牙的近中面和唇面。这里乳切牙排在最后，是因为综合了下切牙的缘故。

临床上虽然常见第二乳磨牙萌出较第一乳磨牙晚，但其较第一乳磨牙更易患龋，这主要与其𬌗面形态学的差异有关。第二乳磨牙的𬌗面窝沟较深且常常为不完全融合，窝沟底部往往没有釉质覆盖，下方直接就是牙本质。

三、乳牙易患龋的因素及患病特点

乳牙龋因其特定的年龄段、饮食结构的特点、口腔保健意识和行为的特点、乳牙特殊的结构特点等因素，更易患龋并有独特的患病表现。

（一）乳牙易患龋因素

乳牙较恒牙易患龋，这与乳牙的解剖形态、组织结构、矿化程度及所处环境等因素有关。乳牙易患龋的因素有如下几点：

1. 乳牙解剖形态的特点　乳牙牙颈部明显缩窄，牙冠颊面近颈1/3处隆起，隆起处下方至龈缘往往成为菌斑易附着部位，且不易清洁；邻牙之间为面与面的接触，殆面的点隙裂沟以及牙列中的生理间隙等均易导致食物滞留，容易成为不洁区。

2．乳牙组织结构特点　与恒牙相比，乳牙的釉质、牙本质薄，矿化程度低，抗酸力弱。从晶体学角度看，乳牙晶体的结晶程度低于恒牙。因此，在同样的致龋条件下，乳牙较恒牙更容易受到龋的侵蚀。

3．儿童的饮食特点　儿童的饮食多为软质食物，黏稠性强，易附着在牙面上，含糖量高，易发酵产酸，这就增加了儿童患龋的风险。

4．口腔的自洁和清洁作用比较差　由于儿童的睡眠时间长，睡眠时口腔处于静止状态，唾液分泌减少，自洁作用差，有利于细菌增殖，增加患龋机会。又因年龄幼小，不能很好地刷牙，食物、软垢易滞留在牙面上，成为龋病发生的重要因素之一。

5．早发现、早治疗困难　乳牙龋多自觉症状不明显，因此，往往出现明显的症状后才就诊。另外，一些父母对乳牙龋齿的重视程度不够，常常忽视乳牙龋齿的治疗。因此，应对父母提倡儿童口腔的定期检查，做到早发现、早治疗。

（二）乳牙龋病的特点

1．龋患率高、发病时间早　乳牙的龋患率高，从前面乳牙龋齿的流行情况中可以看到，在7岁左右甚至更早乳牙龋齿达到高峰；另外，乳牙萌出不久即可患龋，发病时间早，临床上经常见到，患儿不到1岁或1岁多一点，因为不良的喂养习惯，导致已萌出的上乳切牙出现龋齿。

2．龋齿多发、龋蚀范围广　患儿口腔内的多数乳牙同时患龋，也常在一个牙的多个牙面同时患龋。恒牙龋蚀主要发生于殆面和邻面，乳牙龋齿除发生于殆面、邻面外，还常发生于唇面、舌面等光滑面和牙颈部。

3．龋齿进展速度快　因为乳牙的矿化程度较恒牙低，牙釉质和牙本质较薄，且患儿不能进行有效的牙齿清洁，如果得不到及时治疗，牙体龋蚀崩坏，在短期内易转变为牙髓和根尖周的炎症、甚至发展为残根或残冠等。

4．自觉症状不明显　乳牙龋蚀发展快，但自觉症状不如恒牙明显，故临床上常见因家长忽视，在发展成有牙髓和根尖周炎症的症状时才就诊的情况，就诊时，因病变发展扩散已波及其下方的恒牙胚，已没有治愈的可能，只好拔除。

5．修复性牙本质的形成活跃　龋蚀促使乳牙修复性牙本质的形成活跃，此防御功能有利于龋病的防治。修复性牙本质能防御细菌感染牙髓，保护牙髓，避免露髓。临床上经常会遇到这样的情况，乳牙的深龋去腐时，按正常的牙釉质和牙本质的厚度，洞底应该在髓腔内，但腐质去净后，仍没有露髓，通过X线片可以发现，髓腔在龋蚀对应的部位明显缩小，主要是在龋洞底侧的髓腔壁上有大量的修复性牙本质形成。临床上还会遇到这样的情况，因为龋的破坏，上前牙呈残根状，但腐质去净后，并没有露髓，这往往是修复性牙本质形成的结果。

（三）乳牙龋的特殊类型

乳牙龋的分类与恒牙龋齿是相同的，详细分类可阅读本书的其他相关章节。但因为乳牙自身的特殊结构和患儿的特点，有些特殊类型需要在此补充。

乳牙龋病在临床上可表现为急性龋与慢性龋，湿性龋与干性龋。由于乳牙牙体硬组织矿化度低，又易脱钙，常见龋蚀进展快，呈急性龋、湿性龋。在牙冠广泛地崩坏时，牙髓仍属正常，龋蚀可以停止进展，表面硬化、光洁，呈暗褐色，称静止龋（arrested caries）。与恒牙相比，乳牙龋病的临床表现较为复杂，有其独特的临床表现，根据其不同特点，可分为如下类型。除了临床上常用的按龋蚀波及的深度分为浅、中、深龋外，由于儿童牙齿的解剖和组织结构特点、以及特殊的饮食习惯等，乳牙龋病还有一些特殊类型，分别阐述如下。

1．低龄儿童龋（early childhood caries，ECC）（图 14-3）

（1）定义：低龄儿童龋是小于6岁的儿童，只要在任何一颗乳牙上出现一个或一个以上的龋

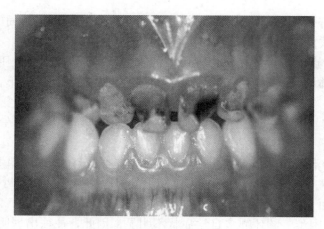

图 14-3 低龄儿童龋

（无论是否成为龋洞）、失（因龋所致）、补牙面，即为低龄儿童龋。

重度低龄儿童龋（severe early childhood caries，S-ECC），指小于 6 岁的儿童所患的严重龋齿，应满足以下条件：3 周岁或者更小年龄的儿童出现光滑面龋即为重度低龄儿童龋；或患儿口内 dmfs ≥ 4（3 岁），dmfs ≥ 5（4 岁），dmfs ≥ 6（5 岁）。

（2）病因：主要是由于不良的喂养习惯和 / 或延长的母乳或奶瓶喂养，延长的时间超过孩子从停止母乳喂养或戒掉奶瓶过渡到固体食物的正常时间，加上不良的口腔卫生保健习惯，以及乳牙的解剖和组织结构的特点，往往可导致较早的、甚至猖獗的龋患。

（3）表现：临床上低龄儿童龋患牙在孩子 2、3 或 4 岁时具有典型的特征。较早的龋患首先涉及上前牙、以后逐渐波及上下第一乳磨牙、下尖牙，而下切牙常常不受影响，这点可与猖獗龋相鉴别。最早在 1994 年美国的疾病控制中心（USDHHS，Atlanta）将在 6 个月内发生的具有此种临床特征的龋齿命名为低龄儿童龋，它的定义不是依据受累牙的个数，而是患者的年龄和对应此年龄有特点的患牙位置。

（4）特殊类型 - 喂养龋（nursing caries）：喂养龋是低龄儿童龋的一种，主要由于不良的喂养习惯所导致。不良的喂养习惯包括：含奶瓶入睡、牙齿萌出后喂夜奶、延长母乳或奶瓶喂养时间、过多饮用含糖饮料等。有关喂养龋的报道较多，使用的名词也较多，曾经用过的名词除喂养龋外，主要还有奶瓶龋（bottle caries、baby bottle tooth decay，baby bottle caries，baby bottle decay）、奶瓶综合征（nursing bottle syndrome，milk bottle syndrome）。

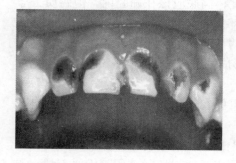

图 14-4 上乳前牙的环状龋

喂养龋在临床上常表现为环状龋。即乳前牙唇面、邻面龋较快发展成围绕牙冠的广泛性的环形龋（图 14-4），呈卷状，多见于冠中 1/3 至颈 1/3 处。有时切缘残留少许正常的釉质、牙本质。环状龋主要根据龋齿的临床表现特点而命名，往往也是由于不良的喂养习惯和没有形成良好的口腔卫生保健习惯所致。其实，环状龋也是喂养龋，也是低龄儿童龋，只不过是临床表现成环绕牙齿的环状而命名。对环状龋的修复有一定的难度，除了常规的玻璃离子水门汀、复合体、复合树脂的备洞充填外，常用的技术还有塑料冠套（strip crown）成型充填技术、树脂暂时冠修复技术。环状龋最早由 Neuman 于 1987 年报导，在恒牙很少见，多见于乳牙，其原因为：①乳牙新生线矿化薄弱，延伸到牙齿表面的颈部牙釉质部位，往往形成低矿化的区域，易受龋的侵蚀；②乳牙牙颈部釉质，尤其是出生后形成的釉质矿化程度低，也易受龋的侵蚀；③乳牙的牙颈部是局部食物易滞留及自洁作用差的部位，容易导致菌斑的聚集，易受龋的侵蚀。

2.猛性龋（猖獗龋）（rampant caries） 关于猛性龋的定义和临床表现的观点尚未一致，被广泛接受的是由 Massler 定义的猛性龋：突然发生、涉及牙位广泛，迅速地形成龋洞，早期波及牙髓，且常常发生在不好发的牙齿上，如下颌前牙的唇颊面、近切端部位（图 14-5），这点可与低龄儿童龋相鉴别。猛性龋多发生于喜好食用含糖量高的糖果、糕点或饮料而又不注意口腔卫生的幼儿，也可见于成年人因头颈部肿瘤放疗或其他疾病导致唾液腺破坏，唾液分泌量下降，形成猛性龋。

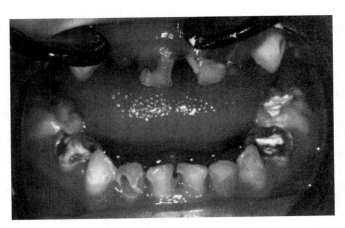

图 14-5 乳牙列猛性龋

猛性龋的致病机制并没有特殊性，也没有证据说明它仅发生于那些形态不好及成分不好的牙齿。相反，它常常突然发生于那些不易患龋的牙齿。猛性龋的发生过程中，一些因素在某种程度上加速了龋齿过程且使龋变得不易控制。如果一个患者有大量的龋患，那么应考虑是否这个患者对龋高度易感，是否是由于长期忽视口腔卫生导致的结果。

一些学者认为，猛性龋这个词应用于每年有 10 个或以上的新龋。Davies 认为猛性龋的特征为龋患波及下前牙的邻面和发展为颈部龋。虽然猛性龋可发生于儿童及成年人的所有年龄，但青少年，尤其 13 ~ 19 岁，似乎更易患猛性龋。临床和实验研究证实，蔗糖比其他碳水化合物更易导致龋齿发生。蔗糖比葡萄糖、果糖、山梨醇、淀粉更易引起猖獗的多牙面的龋洞。Keyes 认为，这一差异主要与变形链球菌代谢蔗糖过程中形成的难溶的黏多糖（高分子量的葡聚糖）有关。情绪紊乱可成为猛性龋致病的危险因素。在一部分猛性龋的儿童和成年人中，的确存在着情绪压抑和恐惧，有持续的紧张和焦虑等表现。情绪紊乱往往激发起超乎寻常的进食甜食的不良习惯，这使龋的发病率上升；另一方面，在情绪紊乱的患者中，常常伴有唾液减少这一现象。实际上，在儿童及成年人，各种形式的刺激，以及各种帮助人们缓解刺激的药物（如镇静剂和止痛剂），都与唾液流量的减少和因削弱再矿化引起的抗龋能力降低有关。从唾液在猛性龋发病中的作用，可以看出唾液自我保护机制的重要性。

总之，乳牙龋主要由于不良的饮食和喂养习惯、不良的口腔卫生保健习惯、乳牙的特殊解剖及组织结构特点在致龋菌的作用下所致。上述的三种特殊类型中，低龄儿童龋含义最广，它包括乳牙的猛性龋、环状龋、喂养龋，只是猛性龋更强调龋损破坏的速度和严重程度，环状龋强调的临床表现特点，喂养龋更多的是强调不良的喂养习惯这一病因，但所有 6 岁以内的儿童发生的龋都称为低龄儿童龋。早期的文献会见到上述不同的乳牙龋的名词，但近年来的文献主要使用低龄儿童龋这个名词。

四、儿童龋病的控制

从龋病的危害可见，对乳牙龋应尽早开始控制和治疗。总体的控制原则为：去除患龋因素，改善牙齿周围环境，增加牙齿对龋病的抵抗力。具体的控制步骤如下：

1．分析病因，去除致龋因素 对于龋齿比较严重的儿童，询问病史是一个非常重要的环节，因为通过问诊可以发现不良的喂养和口腔清洁习惯，找出致龋的主要因素。在治疗前必须向家长明确改正和去除这一致龋因素的重要性。

2．积极治疗活动性龋 面对口腔内多个龋齿，首先应去腐，用暂封材料暂时充填，降低口腔内致龋菌的数量，之后按着如下顺序进行治疗。首先治疗有疼痛症状的牙齿，解除患儿的疼痛，其次，治疗第二乳磨牙、乳尖牙，最后治疗其他牙齿。

3．局部使用氟化物 氟化物的防龋作用是众所周知的，对于龋齿易感的儿童或患龋程度比较严重的儿童，常规充填治疗后的氟化物应用是必需的。一般都是在治疗完成后，常规进行局部氟化物的涂布。

4．使用窝沟封闭剂 窝沟封闭是预防窝沟龋最有效的手段，除了恒磨牙、前磨牙、上前牙的畸形舌侧窝外，乳磨牙也可以使用窝沟封闭剂。因为，乳磨牙的矿化时间短，窝沟较深，且在窝沟底部常常不完全融合，加上乳牙列和混合牙列时期孩子口腔清洁的不足，窝沟封闭往往成为预防窝沟龋齿的最佳选择。对于临床可以配合，尤其是有患龋倾向的孩子，建议进行窝沟封闭以预防龋齿的发生。

5．对家长和患儿宣传口腔卫生知识，尤其不要忽视对家长的指导 在对孩子进行治疗的同时，还要注重椅旁的具体教育和指导。孩子正处于长知识、形成良好习惯的时期，好的习惯会终生受益。对孩子和家长或看护人进行口腔卫生宣教指导，不仅可以使孩子养成良好的口腔卫生习惯而终生受益，还会影响孩子周围的人（父母、亲戚、同学等）。强调与看护人一起进行宣教指导，也是为了对孩子的监督，使孩子对良好习惯的坚持。

6．饮食指导 良好的饮食行为和习惯对预防龋齿起着重要的作用。良好的饮食习惯包括：①控制含蔗糖多的饮食（由蔗糖和面粉混合制成的食品、甜的饮料等）；②避免黏着性强和在口腔停留时间长的饮食；③间食同时给茶、水和牛奶，起到一定的缓冲和自洁作用；④间食后口腔清洁（漱口、刷牙等）；⑤睡前、饭前不给甜食和甜饮料；⑥合理使用哺乳瓶：孩子6个月前要按需规律喂养，而6个月后应规律、科学喂养。建议1～1.5岁停用哺乳瓶，10个月可以练习使用杯子。避免一些不良的喂养习惯，如睡前喂奶、含着奶瓶睡觉、夜间喂奶等。

7．定期口腔检查 龋齿治疗完成后并不是万事大吉，定期复查是一个很重要的方面，在一个阶段治疗完成后，应向孩子的家长讲明定期复查的重要性。因为孩子不可能每天不接触碳水化合物、口腔清洁不可能每天做得十全十美，因此发生继发龋和再发龋的可能是存在的。所以定期复查，早发现和早治疗十分必要。一般情况下，对于学龄前儿童应每3个月复查一次，而对于学龄儿童应每6个月复查一次。复查时，除了口腔检查外，口腔卫生习惯也是一个不能忽视的方面。对于龋易感的儿童应缩短复查的间隔时间。

五、乳牙龋的治疗

乳牙龋对儿童的健康有严重的影响，因此，需尽快及时进行治疗。乳牙龋病治疗的目的为：①终止病变发展，保护牙髓的正常活力，避免引起牙髓和根尖周病变；②恢复牙体的外形和咀嚼功能；③维持牙列的完整，保持乳牙的正常替换，有利于颌骨的生长发育。乳牙龋的治疗分为两部分，即非手术治疗和修复治疗，具体叙述如下。

（一）非手术治疗

以往的非手术治疗，主要使用化学制剂，抑制龋损发展。目前，很少作为主要治疗手段应用。多是在充填治疗完成后，进行预防措施，如局部涂氟，目的是用于高危龋病治疗后的预防。传统的非手术治疗也称为药物治疗，简介如下。

1．适应证 发生在邻面或平滑面的浅龋，乳牙接近替换期。

2．常用药 2%氟化钠溶液，1.23%酸性氟磷酸钠溶液，8%氟化亚锡溶液，75%氟化钠甘油糊剂，10%硝酸银溶液，38%氟化氨银溶液，氟涂料、氟泡沫和氟凝胶等。

3．原理

（1）氟＋羟磷灰石：①形成氟化钙，起到再矿化的作用。含氟制剂的作用，其主要机制为形成氟化钙，起到防龋和抑龋作用。②形成氟磷灰石，较羟磷灰石抗酸力提高。

（2）银离子＋蛋白质：形成蛋白银，有凝固蛋白的作用，起到抑菌和杀菌的作用。

（3）氟化氨银＋牙：形成氟化钙和磷酸银，增加牙齿的抗酸力。

4．操作 大部分局部用氟制剂，需隔湿干燥再进行操作。当然，需严格按照各种制剂的说明书进行操作。

5．注意事项 一些制剂具有腐蚀性，使用时必须严格控制术野，防止药物与口腔黏膜接触，避免对黏膜及牙龈的腐蚀和刺激。用量需严格控制，药品保管要严格遵循有关规定。目前这类药品已经很少在临床使用。另外，考虑孩子吞咽氟化物的危险，非手术治疗时也需在操作过程中使用排唾设备，避免吞咽。

（二）修复治疗

乳牙龋病的治疗主要是充填修复治疗。

1．目的

（1）恢复咀嚼功能；

（2）抑制龋发展；

（3）保护乳牙牙髓；

（4）咬合诱导作用，包括：①保持后牙牙冠的近远中宽度；②维持正常的咬合关系；③保证乳恒牙正常替换；

（5）保持口腔清洁；

（6）恢复发音功能；

（7）审美要求。

2．乳牙龋齿修复治疗的特点

（1）取得家长的认同和患儿的配合：对于不合作的儿童，无论采取束缚法、使用镇静剂法，都必须事先征得家长的同意和配合。

（2）乳牙具有釉质牙本质薄，髓腔大，髓角高（尤其是上第一乳磨牙的近中颊髓角），牙本质小管粗大的特点。因此，操作时应注意：①去腐和备洞避免对牙髓的刺激，防止意外露髓；②注意保护牙髓，对于中龋和深龋，若牙本质暴露，应进行间接盖髓；③深龋洞近髓，可疑影响牙髓的病例不宜保守，可考虑进行活髓切断术或牙髓摘除术；④垫底材料应对牙髓无刺激，并应注意充填体的厚度，保证充填体的强度。

（3）乳牙的牙颈部缩窄，磨牙𬌗面颊舌径小，易磨耗。因此，在操作中应注意：①备Ⅱ类洞，轴髓壁作成倾斜状，避免露髓；②使用木楔避免悬突的形成。

（4）乳牙表层釉质为无釉柱层，且有机质含量高，酸蚀时间应适当延长。

（5）修复外形时，当数个牙的牙冠大面积破坏时，应注意恢复正常的咬合高度。

（6）修复材料，应选择对牙髓刺激小，好操作，具有抑龋作用的材料（玻璃离子水门汀，复合体，复合树脂等）。

3．修复方法

（1）成形充填：是指使用可塑性充填材料充填窝洞。充填材料种类包括：

①银汞合金充填需制备标准的洞形。

②复合树脂粘接修复对洞形要求不像银汞充填那样严格，备洞时不需要做预防性扩展，只将腐质去净，稍做预备即可。但对不同的材料需严格按照操作使用要求进行操作，特别是粘接过程

的隔湿操作。

③水门汀充填（聚羧酸水门汀、玻璃离子水门汀等）有诸多优点，如与牙齿组织能进行化学结合、释放氟等，目前在儿童口腔科临床上广泛应用的是玻璃离子水门汀。

④复合体（玻璃离子改良树脂 glass ionomer-modified resin）及光固化玻璃离子（树脂改良玻璃离子 resin-modified glass ionomer）充填兼有复合树脂和玻璃离子的双重性能，但应严格操作和注意适应证的选择。

（2）嵌体修复主要用于龋洞和牙髓治疗后的窝洞修复。

①金属嵌体在国内乳牙的应用还很少，主要原因是治疗成本太高。在日本和韩国，乳牙龋齿治疗中嵌体的应用较多。

②复合树脂嵌体分为直接法和间接法，多用于年轻恒牙大面积牙体缺损的过渡性修复。

（3）预成冠修复：多用于牙体大面积缺损的修复或间隙保持器的固位体，尤其是乳磨牙牙髓治疗后。到目前为止，尚无任何充填材料在固位方面能优于预成冠。

预成冠的适应证，包括：①大面积龋坏的乳牙或年轻恒牙的修复；②不能用复合树脂修复的乳恒牙发育不全的修复；③遗传性牙齿畸形的修复，如牙本质发育不全（dentinogenesis imperfecta）及牙釉质发育不全（amelogenesis imperfecta）；④牙髓治疗后，面临冠折危险的乳恒牙的修复；⑤不良习惯矫正器的固位体；⑥冠折牙齿的修复；⑦第一乳磨牙用做远中扩展矫治器的固位体；⑧各种固定保持器的固位体。

当然，预成不锈钢全冠最常用于大面积龋坏的乳磨牙的修复。预成冠修复的操作步骤如下：

①牙体预备：修复时，活髓牙应在局部麻醉下，上橡皮障进行操作。邻面主要预备近中邻面和远中邻面。几乎垂直预备邻面，至近颈部时，打开该牙与邻牙的接触，以探针可顺利通过两牙之间为标准。邻面龈缘处的预备应是光滑的羽状边缘，不能有突出或肩台。殆面预备要依照原殆面的形态，磨除约 1 mm。最后去除尖锐的点线角。一般不需要预备颊舌面；事实上，颊舌面上的倒凹有助于全冠的固位。然而，一些病例中，还是要预备颊面近颈部的明显突起，尤其对于第一乳磨牙。对于深龋的病例，如果完成牙齿预备后，还有残留的龋坏牙本质，应继续去掉。如果去腐未尽露髓，就要进行牙髓治疗。

②全冠大小的选择：应该选择可完全覆盖预备体的最小的全冠。为得到更为合适的不锈钢预成冠，应注意以下两点：第一，术者必须确定正确的牙冠的龈向高度。第二，全冠边缘的形态应和天然牙的龈缘形态相一致。降低全冠的高度，如必要，应使其无咬合，全冠边缘放在龈沟内游离龈下 0.5 ~ 1 mm。让患者咬压舌板将全冠压到预备体上，在牙冠上划出游离龈边缘后，取下全冠，用弯剪或旋转磨石将多余的金属边缘去除。用收颈钳收紧全冠颈缘，将其重新就位。患者咬压舌板，迫使全冠就位后，检查全冠龈边缘的位置。有的病例中预成冠几乎就不用改动。

③修整全冠外形：在颊舌面的颈 1/3（如果全冠很松，从中 1/3 开始）用球窝钳来修整全冠，这样，可使全冠颈部更好地和天然牙相贴合。修整时，用钳子牵拉金属冠向内卷曲，用力时需保持钳子的柄向全冠的中心倾斜。修整钳可用来修改颊舌面的外形，也可用来修整邻面的外形，以使全冠与邻牙获得满意的接触。如果必须，邻面可加焊以改善其外形及接触。修整全冠直至与预备体完全密合，龈边缘延伸至游离龈下的正确位置上。

④粘接前对预成冠的处理：修整好全冠外形后，将全冠在预备体上就位，检查咬合，确保没有打开咬合或引起下颌位置改变影响与对颌牙的咬合关系。粘接前的最后一步是要将边缘磨圆钝、抛光，使其与牙龈组织更密合。使用橡皮轮是一个好办法。

⑤针对特殊牙齿对预成冠的处理：颈部边缘及全冠外形都非常适合预备体的情况很少，但可采用如下修整乳恒牙预成金属全冠的方法。可将过大的全冠剪开，将剪开的边缘重叠。全冠在预备体上就位，调整颈部边缘合适后，在重叠的部位划痕。取下全冠，沿划痕将重叠部位摆好焊接，在外缘处加焊金，以使表面光滑。依照前面讲的将全冠修整好后，将其粘接到预备好的牙

齿上。

如果天然牙牙冠太大，连最大号的全冠都不能用，可用相似的方法进行处理。将全冠的颊面或舌面剪开，全冠就位后，把一厚 0.1mm 的不锈钢片焊接到适当的位置。在边缘的外表面应加少量的焊金，以使表面光滑。用常规方法修整全冠外形、抛光、粘接。

4. 修复治疗的注意事项　龋病的治疗工作在儿童，尤其是对年幼者，临床操作有一定的难度，为使达到良好的疗效，不增加患儿痛苦，应注意如下的问题。

（1）要进行口腔卫生宣教，不仅对患儿，而且更要对家长。因为家长在维护儿童的口腔健康中起主导作用。

（2）要强调定期检查，学龄前儿童每 3 个月复查一次，学龄儿童每 6 个月复查一次；针对龋齿，强调早发现，早治疗。

（3）继发龋：继发龋指充填或冠修复后，与修复体相接之洞壁或洞底发生龋蚀。乳牙继发龋的特点为发展快、范围广并有多发的倾向。乳牙易产生继发龋的原因是：

①乳牙的矿化程度偏低，儿童喜食糖类，口腔卫生较差。

②制备洞形时，儿童不合作，感染的软化牙本质未除尽。

③受乳牙解剖形态的限制，在制备洞形时，不易达到预防性扩展、抗力形和固位形应有的要求，无基釉质或充填体折裂，而引起继发龋。

④乳牙颈部明显收缩，成形片与木楔的使用难以达到理想的要求，影响充填体恢复牙冠的外形或成品冠的周缘难以与牙体密合。

⑤牙龈乳头位置较高，操作时局部易因唾液、出血而污染，造成充填材料或冠粘接材料不密合。

⑥治疗时患儿不合作或是充填后患儿不遵守医嘱，过早咀嚼硬食物影响修复体质量。

（4）充填后疼痛：乳牙充填后发生疼痛或根尖肿痛的因素较多。制备洞形时的机械切削、振动、压力及温度可刺激牙髓；近牙髓的窝洞，使用强刺激的消毒药，药液渗透也可刺激牙髓；窝洞较深未垫底或垫底不完善，冷热易于传导而刺激牙髓；制备洞形时意外穿髓后未发觉或未及时处理，致充填后并发牙髓炎而疼痛。有时龋洞已露髓，但检查时未能发现，称之为隐性露髓。这种情况往往牙髓是有炎症的，甚至牙髓已坏死。后者因患儿于制备洞形时无反应，误认为正常，导致充填后并发根尖周炎而疼痛，因此治疗中应注意患儿的反应及患牙的活力。充填体过高，咬合时过早接触以及因成形片与牙颈部不密合而形成充填体悬突等也可引起充填后咀嚼时疼痛，以及牙龈、牙周炎症。

（5）充填体折裂和脱落：无良好的固位力和抗力可致充填体折裂及脱落。窝洞周围所留牙体组织过薄、过锐易折裂而导致充填体脱落。又如充填材料调配不当、银汞合金充填时未压紧、复合树脂充填时除湿不彻底或含较多气泡都可影响材料的性能而易发生折裂或脱落。治疗后过早地咀嚼也易发生折裂或脱落。

（6）牙体折裂：乳牙患龋常可同时发生于多个牙面上，若龋蚀范围较广，留存牙体组织少，充填后牙齿易折裂。例如乳磨牙的近中𬌗远中洞形，若充填体的颊舌侧牙体组织薄，特别在无髓牙因失水而变脆，更易发生近远中向的牙折。因此应适当降低牙齿的功能尖或用预成冠来修复。

（7）冠修复的脱落、穿孔及牙龈炎：选用的成品冠过大、冠缘与牙颈部不密合、黏接冠的粘固粉被溶解等，都可使冠修复后容易脱落。乳牙的成品冠薄、硬度较差，可发生磨损及穿孔。若修复时冠缘过度插入龈缘下刺激牙龈，或冠缘不合适易致食物滞留龈缘，刺激牙龈发生炎症。因此在冠修复时一定要选用大小合适的冠，使冠与牙体紧密接触，黏接时用粘接材料注入冠内，可以避免冠的脱落与磨损穿孔。冠缘的修整及位置很重要，以免刺激牙龈。

第二节　年轻恒牙龋
Dental caries in immature permanent teeth

年轻恒牙（young permanent teeth，或 immature permanent teeth）：恒牙虽已萌出，但未达殆平面，牙根发育尚未完成的恒牙称为年轻恒牙。

一、年轻恒牙龋病特点

1．发病早　"六龄齿"萌出早，往往在 6 岁开始萌出，因此，龋齿的发生也早，患龋率高。混合牙列期，家长常常把第一恒磨牙误认为第二乳磨牙，延误治疗。

2．耐酸性差易患龋　年轻恒牙牙体硬组织矿化程度比成熟恒牙釉质差，萌出暴露于唾液两年后才能完成矿化，所以在牙齿萌出的两年内易患龋。

3．龋坏进展快，易形成牙髓炎和根尖炎　年轻恒牙髓腔大，髓角尖高，牙本质小管粗大，髓腔又近牙齿表面，所以龋齿进展速度快，很快波及牙髓。

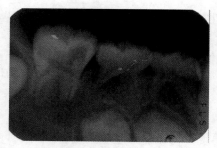

4．受乳牙患龋状态的影响　临床上常见因第二乳磨牙远中龋齿未经过及时治疗，导致远中的第一恒磨牙的近中面脱矿和龋洞形成；乳牙的严重龋患往往还使正在萌出的年轻恒牙处于高度龋危环境。

5．第一恒磨牙常出现潜行性龋（隐匿性龋）　因为釉板结构的存在，致龋细菌可直接在牙体内部形成窝洞，而牙齿表面完好无损；或因沟底釉质过薄和缺如，使病变沿釉牙本质界发展，见图 14-6。

图 14-6　右下第一恒磨牙潜行性龋

二、好发部位

年轻恒牙龋齿好发部位为：第一恒磨牙殆面，邻面（上颌腭侧沟和下颌颊侧沟）；上颌切牙邻面。

第一恒磨牙的窝沟常常不完全融合，菌斑往往易沉留在缺陷的底部，与暴露的牙本质相接触。上第一恒磨牙的腭侧沟，下第一恒磨牙的颊侧沟，上切牙的舌侧窝都是龋易发生且迅速发展的部位。有时前磨牙的殆面窝沟也较深，往往也是龋的好发部位，也应引起重视，不应忽视。

三、修复治疗的特点

年轻恒牙龋齿的治疗有如下特点，叙述如下：

1．牙体硬组织硬度比成熟恒牙差，弹性、抗压力等较低，备洞时应减速切削，减少釉质裂纹。

2．髓腔大，髓角尖高，龋齿多为急性，避免意外露髓（去腐多采用慢速球钻和挖匙）。

3．牙本质小管粗大，牙本质小管内液体成分多，髓腔又近牙齿表面，牙髓易受外来刺激，修复时注意保护牙髓，不仅在去腐备洞过程中，而且在进行充填时都应考虑。波及牙本质中层以下深度时应考虑间接盖髓，同时考虑垫底材料的选择，以上这些方面都应考虑对牙髓的保护。

4．当年轻恒磨牙萌出不全，远中尚有龈瓣覆盖部分牙冠，如果发生龋齿：

（1）如果龋患波及龈瓣下，需推开龈瓣，去腐备洞，进行充填。

（2）如果龋患边缘与龈瓣边缘平齐，可以玻璃离子水门汀（GIC）暂时充填，待完全萌出后，进一步永久充填修复。

5．年轻恒牙自洁作用差，进行龋齿充填时，还应注意与龋患相邻的窝沟，尤其磨牙窝沟点隙龋，多采用预防性树脂充填术（preventive resin restoration，PRR）进行治疗。预防性树脂充填术，在某种程度上还是一种微创的治疗技术。

如果窝沟点隙龋仅局限于釉质或牙本质表层（牙本质只有少量龋坏），可以去净腐质后不做预防性扩展，用复合树脂充填窝洞，然后其余相邻的深窝沟用封闭剂封闭，这种修复技术通常称为预防性树脂充填术。如果去除窝沟点隙龋的腐质后，洞宽不超过1mm，可以用流动树脂进行充填，相邻正常窝沟用窝沟封闭剂进行封闭。因流动树脂中不含填料成分，或填料成分很少，固化后聚合收缩明显，不适用洞宽超过1mm的窝沟龋，以避免微渗漏。有时窝沟龋较深波及本质中层甚至深层，面积也较大，但相邻的窝沟也正常，这时去净腐质后，可以不做预防性扩展，龋洞经护髓垫底充填后，充填材料可选用符合磨牙殆面要求的材料如树脂、银汞合金等，同时相邻窝沟进行窝沟封闭，这种充填技术也是改良的预防性树脂充填术。

在进行窝沟点隙龋的去腐治疗时，具体治疗过程是：首先用小球钻（常常是半号球钻）钻到患龋的窝沟底部，然后沿点隙周围进行提拉，去除窝沟壁上脱矿的釉质及釉牙本质界处的龋坏。如果釉牙本质界处的龋坏已经扩散，用器械或钻针无法去除，则应扩大开口。注意不要过多破坏釉质、牙本质，并保证窝沟壁稍有点倒凹，使洞壁与洞底呈大约90°。牙本质用氢氧化钙制剂或玻璃离子水门汀垫底，然后用复合树脂充填并用窝沟封闭剂封闭其余相邻窝沟。

预防性树脂充填术，较传统的银汞合金洞型保留了更多的健康牙体组织。是一种在年轻恒牙值得推广的微创技术。

6．年轻恒牙龋去腐备洞后，确认有无露髓和牙髓感染再做盖髓和垫底。

7．因为年轻恒牙的修复能力强，必要时考虑二次去腐修复（indirect pulp treatment）。

早在18世纪中叶，就有学者提出对接近露髓的龋齿，有意地留下部分软化牙本质，充填患牙。近30年来北美儿童口腔科对较大的深龋多采用氢氧化钙的再矿化法治疗。由于氢氧化钙的pH值在11以上，有一定的杀菌作用，可以抑制龋蚀的进展。且其刺激作用促使牙髓形成修复性本质，并使大量的钙和磷自牙髓进入脱矿牙本质。覆盖氢氧化钙后10～12周，窝洞底脱矿牙本质可再矿化。因此，年轻恒牙的深龋，若全部去除龋蚀牙本质，估计会露髓的病例，用再矿化法可避免露髓，成功率亦高。

治疗分两次完成。首次在去除龋蚀时，近髓处的表面软化牙本质不一定去除。窝沟洗净干燥后，于洞底盖上氢氧化钙制剂，之后垫底，并用封闭性能好的充填材料充填。10～12周后再次治疗，去除全部充填物，常见首次淡褐色湿润的牙本质已变为灰色或黑褐色的干燥牙本质。用挖匙去除所残留的软化牙本质，确见未露髓，再作间接盖髓、垫底及永久性修复。前后两次X线片对比，亦可见软化牙本质的再矿化。也有学者建议只一次充填即可完成治疗。

8．年轻恒牙存在垂直向和水平向的移动，所以修复治疗，以恢复解剖形态为主，不强调邻面接触点的恢复。

9．因为年轻恒牙龋对治疗极为敏感，尤其在去腐和备洞时，所以一定要注意无痛操作。

10．充填材料的选择，应遵循避免或尽可能减少对牙髓刺激的原则。

第三节　预防儿童龋齿的临床指导
Age specific home oral hygiene instructions

儿童时期，因年龄段的不同，孩子的认知能力和牙齿萌出发育也存在不同，所以针对每个年龄段，采取相应的口腔保健措施是十分必要的。

一、胎儿期

随着人们生活水平的提高和保健意识的加强，在孕育新生命的过程中，全身保健越来越受到大家的重视，口腔保健也不例外。而且有些口腔疾病，将直接影响孩子的出生状况，据文献报道母亲如果患有牙周病，则早产和低出生体重儿的发生率将明显增加。

孕期还是孩子口腔器官快速发育和形成的时期，在这一时期，任何影响孕妇健康的局部和全身的因素，如营养不良等都有可能成为影响口腔器官正常发育和形成的因素，导致一些发育缺陷和不全。如牙釉质发育不全，牙釉质矿化不良等。

此外，孕期是父母开始制定孩子口腔保健计划的最好时机，即开始于孩子出生之前。有许多证据表明这一时间开始是非常有意义的。因为对于即将为人父母的一对夫妇，尤其是要出生的孩子是他们第一个孩子的这些夫妇，在他们的一生中，这一时间是他们最愿意接受预防保健建议的时间。而且他们有一个强烈的愿望那就是给孩子他们所能提供的最好的一切。另外，需强调说明的是：父母自己的口腔保健习惯对孩子具有示范作用，因此，父母自己口腔保健习惯的好坏，不仅影响父母自己的口腔健康，而且也将影响孩子的口腔健康。

二、婴儿期（0～1岁）

在孩子出生后的第一年为孩子开始一些基本的口腔保健措施是非常重要的。大家公认清除菌斑应从第一颗乳牙萌出开始。而这一工作完全靠孩子的父母来完成。即父母手指缠上湿润的纱布或用指套牙刷轻轻清洁和按摩孩子的牙齿和牙龈组织。完成这一过程时固定孩子有多种方式，常用的简洁方式即一只手固定孩子，同时用另一只手按摩牙齿和牙龈，这一过程应每日一次。但需指出的是，只要父母感觉使用牙刷安全，那么选择一个软毛且适宜孩子大小尺寸的牙刷经湿润后使用也是可以的。但不必使用牙膏，也不提倡使用，因为牙膏的泡沫会引起孩子反感。考虑到氟化物吞咽的潜在危险，使用新型的、不含氟的牙齿和牙龈清洁剂也是可以的。

孩子第一次口腔检查时间应在大约第一颗牙齿萌出的时间或最迟在孩子的12个月之前。不过，万一孩子有特殊的口腔治疗需要，例如创伤等，应立即就诊。这次检查主要有这几个目标：首先，通知父母使用上述口腔保健措施是必要的；此外，孩子的口腔检查、氟状况的评估、与喂养和低龄儿童龋有关的饮食建议及其他的健康状况咨询也应完成。第一次口腔检查也是孩子开始熟悉口腔科环境、口腔科工作人员的时间，这样可以避免或减少将来的口腔治疗恐惧。

三、幼儿期（1～3岁）

这个年龄往往是变形链球菌在婴幼儿口腔中定植的时间，变形链球菌是主要的致龋菌，属口腔正常菌群。该菌群于婴儿出生后19～31个月（平均26个月），正是乳牙萌出及乳牙列形成时期在口腔内定植，这个时期变形链球菌定植称为窗口感染（windows of infectivity），也称为窗口期。该菌群具有多种致龋毒性物质，可致各牙面龋。因此避免变形链球菌的早期定植是预防婴幼儿龋齿的关键。一方面要注意看护人的口腔卫生的维持，避免传播给孩子，另外还应保持婴幼儿口腔的清洁。

这段时间，如果以前孩子没进行刷牙，则提倡开始刷牙去除菌斑。约在3岁左右，当孩子能漱口时，可以开始使用牙膏。因为这一年龄组的孩子不能咳出且有潜在的氟化物吞咽，所以每次刷牙只有小豌豆粒大小的牙膏就足够了。大部分孩子喜欢模仿他们的父母，然后自己刷牙。需注意的是，单靠孩子自己是不能清除菌斑的。当孩子受到鼓励能进行简单的刷牙时，刷牙这一过程主要还是靠父母来完成。虽然通常不需要使用其他的措施控制菌斑，但当牙齿邻面有接触时，建议可以使用牙线，不过使用牙线需父母经专业人员的指导后进行。

孩子及父母所采取的姿势是非常重要的。当大部分孩子喜欢自己刷牙时，许多孩子拒绝其他任何人刷他们的牙。常用的为膝对膝的姿势，即一个家长固定住孩子的身体，另一个家长相对而坐进行刷牙。注意为防止孩子身体活动需用手和肘来固定孩子的胳膊和腿。建议父母最好确定在一个专门时间一起进行这项工作，且在刷牙过程中尽可能地赞扬孩子。

四、学龄前期（3～6岁）

孩子在这个年龄正处于刷牙能力显著提高的阶段，但父母仍是口腔卫生保健的主要提供者。因为父母常常觉得孩子已有足够能力自己刷牙，所以，这里需强调，他们必须继续帮助孩子刷牙。虽然这个年龄的大多数孩子都有足够的能力咳出、吐出牙膏，但在孩子具有这个能力以前，给孩子每次刷牙用豌豆大小的牙膏是非常重要的，因为氟化物的吞咽仍是这个年龄组值得注意的问题。此外，建议这个年龄开始使用牙线。正如前面所提到的，如果牙邻面出现接触，则家长必须开始使用牙线来清除此处的菌斑。在乳牙列，后牙邻面接触为面与面的接触，使用牙线清洁接触区域的菌斑是十分有效的。

在这个年龄组，采取适当的姿势固定孩子，对进行孩子的口腔卫生保健仍是十分有效的。一种方法是：家长站在孩子的身后，使家长和孩子朝向同一方向，孩子的头向后靠在家长的非优势胳膊上，家长用另一只手给孩子刷牙。使用牙线的姿势也大致这样。许多家长喜欢站在孩子面前给孩子刷牙，而这样给孩子头部的支持很少，因此不建议使用这一操作方式。

这一时期，虽然在家庭中可以指导性地使用氟凝胶和含氟漱口水，但是由于吞咽的危险，所以氟凝胶及漱口水的使用应少量且仅局限于那些中、高度龋患孩子的家长，且在专业人员的指导下进行。总地来说在这一时期不主张使用其他的化学菌斑控制剂。

五、学龄期（6～12岁）

这一时期的显著标志是孩子的责任心增强。这段时间的孩子需要有承担家庭作业及部分家务工作的责任心。此外，孩子有较强的责任心自己进行口腔保健，但父母的参与仍是必须的。不过，取代父母进行口腔卫生保健的是积极的监督。在这一阶段的前半期，大多数孩子能够自己提供基本的口腔卫生保健（刷牙和使用牙线），父母可能仅仅需要用牙刷或牙线清洁一些孩子难以到达的区域。父母需要定期仔细检查他们孩子的牙齿是否清洁干净。对父母来说一种有用的辅助剂为菌斑染色剂，孩子刷完牙，使用完牙线，对牙齿进行菌斑染色，父母可容易地看到一些尚未清除的菌斑，也有助于孩子清除它。

这一时期的孩子有很好的咳出、吐出能力，所以不必担心吞咽氟化物（如：牙膏、凝胶和漱口水等）这一问题。使用含氟牙膏是必须的，但氟凝胶和漱口水仅用于那些高危龋的孩子。此外，对于那些高危牙周及龋疾患的孩子，建议使用氯己定（洗必泰）。

随着早期错𬌗畸形治疗的增加，这一年龄组的孩子经历更多的牙科治疗，随之而来的是增加了患龋及牙周疾病的危险。因此需特殊关注这些孩子的口腔卫生保健。建议增加刷牙和使用牙线的频率和程度。在含氟牙膏提供有效的氟化物同时，也提倡使用氟凝胶和含氟漱口水。此外，对于那些有高危龋和牙周风险的孩子，建议使用化学治疗剂和一些辅助器械，如口腔冲洗器。

六、青少年期（12～18岁）

当青少年具有足够的口腔保健能力时，是否自觉地进行口腔保健又成为这一年龄段的主要问题。Griffin 和 Goepferd 指出：鼓励一个青少年承担个人口腔卫生保健的责任可能因为孩子的逆反心理和不能够意识到的长期后果而变得复杂起来。Macgregor 和 Balding 调查了 4075 名 14 岁的孩子的口腔保健得出：自尊和刷牙的行为及动机呈正相关。孩子的自尊心在 11～14 岁呈下降趋势，而到成年后再逐渐增强。因此，不难理解为什么在这一年龄的孩子菌斑控制水平是下降的。此外，不良的饮食习惯和青春期激素的改变增加了青少年患龋和牙龈炎症的危险。

因此，口腔工作人员和家长继续帮助和指导青少年通过这段困难时期是非常重要的。激励孩子像年轻成年人那样增强责任心，同时家长不要独裁专制，这将有助于孩子接受新的准则。家长要准备采纳孩子的个性改变，同时要继续加强对孩子口腔卫生保健的指导。增加青少年关于菌斑和预防口腔疾病的知识并要求他们的积极参与，将有助于激发青少年养成良好的口腔卫生习惯。

这个时期的青少年，饮用碳酸饮料的问题变得越来越严重，经常一天多次饮用，使牙齿经常处于脱矿的环境中，往往导致广泛的早期龋，甚至猛性龋，因此应科学地饮用碳酸饮料，改变饮用方式，如用吸管饮用等。这个问题应引起家长和孩子的关注，当然还有老师及全社会的关注。

第四节　低龄儿童龋与年轻恒牙多发龋的临床管理
The management of early childhood caries and aggressive caries of young permanent teeth

一、低龄儿童龋的口腔健康管理

针对低龄儿童龋患病个体的健康管理应该包括以下方面：①该病人的病因分析；②该病人的口腔健康习惯改进措施；③该病人疾病发展趋势和再发病的危险性评估；④针对该病人的持续性口腔健康维护手段。

（一）低龄儿童龋患病个体的病因分析

尽管低龄儿童龋的病因比较清楚，由于临床上常常存在多因素混杂的情况，在针对个体对象探寻可能病因时应甄别，发现主要病因，有利于患者及其家长实施下一步口腔健康改进措施。

1. 早期发现釉质发育不全　釉质发育不全常常是婴幼儿早期就发生龋病的主要原因。临床上在大多数病例中，乳牙釉质发育不全并不难判断。但在龋齿极早发病的病例，往往看不到无龋牙面，导致医师无法准确判断。此情况多出现在 2 岁以内患龋且前牙所有牙面均受累的病例。

近年来研究发现，在低龄儿童重度龋病例中，与发育不良相关的低龄儿童重度龋（hypoplasia-associated severe early childhood caries，HAS-ECC）极难控制，通常的治疗手段收效甚微。这种釉质发育不全与孩子和母亲的遗传因素、妊娠期营养代谢失衡等病理因素相关。由于 HAS-ECC 的临床表现、病因和治疗效果与普通的 SECC 有明显差别，及时发现 HAS-ECC 的意义在于更有针对性地制定计划和口腔健康维护方案。如果患儿存在全身健康问题，如佝偻病等代谢异常疾病，也可提示患儿及其家长早期干预治疗，消除或减少恒牙患龋危险性。

2. 喂养习惯　大量文献表明，不良的喂养习惯是造成低龄儿童龋的重要病因。喂养习惯与患儿所在家庭的社会文化经济背景和生活习惯有关，与患儿所处年龄阶段密切相关。由于其复杂性、多样性和不易操控性，医学专家们一般只能出一个指南性建议。从龋的病因学来说，过多摄入糖和代谢产糖的碳水化合物是重要的致龋因素。糖和碳水化合物是 3 岁及以下儿童食物金字塔的底座，生长发育所需能量的来源，在此阶段儿童食谱中充斥着大量致龋食物，且进食频率远高于成人。医生应该结合患龋儿童的年龄和龋坏部位，帮助家长从中找出最危险的致龋因素加以克服。

一般来说，2 岁和 2 岁以前即发病的前牙龋与喂奶和使用奶瓶相关。儿童营养学家建议，母乳喂养应持续到 2 岁。但 1 岁以上的随意母乳喂养，特别是夜间多次喂奶，甚至含乳头入睡是婴幼儿患龋的重要危险因素。长时间使用奶瓶常被认为是致龋危险因素。事实上，在分析个体婴幼儿患龋病因时，奶瓶内的内容物比奶瓶本身与龋病发生的关系更密切。如果患儿存在着把各种含糖饮品（无论是家庭自制还是市售商品）代替白开水来饮用的倾向，是非常危险的致龋因素。

3 岁以上的低龄儿童龋从前牙区向磨牙区迁延。乳磨牙邻面是学龄前儿童新发龋的好发部位。此时，龋的病因与儿童摄入过多含糖间食（零食）有关。相对于单次摄入甜食量来说，摄入含糖间食的频率与龋的发病关系更密切。如果每日规律地摄入 1 ～ 2 次间食，且把摄入间食的时间放在 2 餐之间，对一般儿童来说患龋危险性并不大。如果每日无规律地多次摄入间食，特别是睡前（包括午睡）摄入间食，是致龋的重要病因。另外，儿童食物的特点是软、黏、甜、细，容易黏附在牙面上，特别是市售加工食品，此特点尤为突出。常用加工食品代替家制食品，也是儿童患龋的病因之一。

3．致龋菌　致龋菌在牙齿表面滞留是造成龋病的另一主要病因。低龄儿童患龋与致龋菌在牙齿表面早期定植 [即所谓"龋齿感染窗口期（window of cariogenic bacteria infection）"] 有关。龋齿感染窗口期的早晚，与所接触的致龋毒力株的毒性和接触频率有关。从变形链球菌基因多态性研究得知，一半或一半以上的婴幼儿变形链球菌来源于母亲。其他与婴幼儿亲密接触的人员也可能把致龋菌传播给孩子。密切接触者携带的致龋菌毒力越强，细菌的黏附能力越强，越容易传播给孩子。另外，"口 - 口"或"口 - 媒介体（如共用汤匙、成人接触过的奶嘴等）- 口"接触的频率越高，越容易把致龋菌传播给孩子。所以，对婴幼儿早期就感染重度龋的患儿，有必要从致龋菌传播途径方面探寻患龋病因。

儿童清除口腔致龋菌能力低下，也是致龋的重要原因。儿童的唾液分泌量少，睡眠时更少。而儿童睡眠时间长，唾液对细菌产酸的缓冲能力弱，对牙面的冲刷作用差。如果再无有效的口腔清洁护理，夜间喂奶常常是患龋的重要病因。

（二）个性化的口腔健康行为改进措施

前面章节已经阐述建立良好的口腔健康习惯对儿童龋预防的意义，详细介绍了常用措施和方法。对低龄儿童龋患儿来说，建立良好的口腔健康习惯尤为重要，其核心内容集中是"控糖"和"清除牙菌斑"这两方面。

1．"控糖"　糖和碳水化合物是 3 岁及以下儿童食物金字塔的底座，糖和甜食也是儿童获得快乐感的重要源泉，所以，在日常生活中完全摒弃糖和甜食是不现实的，也是不科学的。为了扬长避短，科学合理地有"控制"地摄入糖显得尤为重要。

儿童"控糖"需要注意以下几点：①"控糖"所指糖为各类含糖食品的总称，而不能只关注某种具体形式的糖（图 14-7）；②控制摄糖频度比控制摄糖量更为重要；③摄糖时间和方式也与致龋性有关。

针对具体低龄儿童龋患病个体的"控糖"措施，要兼顾儿童生活习惯和接受程度，循序渐进。如：用奶瓶夜间喂奶、睡前饮奶甚至含奶瓶入睡是公认的低龄儿童龋危险因素。有时，家长也认识到其危害性，但常常苦恼于难以改变婴幼儿的生活习惯，无法戒除不良习惯。我们可针对孩子的具体情况，建议家长首先做到睡前和夜间用不含糖的纯牛奶代替含糖配方奶，降低致龋危险性。睡前给孩子足量的固体食物，避免孩子夜间产生饥饿感，减少夜间喂奶次数，逐渐戒除夜间喂奶习惯。对喜欢用奶瓶喝甜饮料的孩子，需要分析具体情况。与用汤匙和杯子喝奶相比，用奶瓶饮奶时牙齿在奶中浸泡的时间长，所以，同样的含糖饮品，用奶瓶喝比用汤匙和杯子喝患龋危险性更大。只放有白开水的奶瓶不致龋。如果孩子一时不能戒断对奶瓶的依赖（特别是睡前），可继续使用奶瓶，但只能喝水，不能在奶瓶内放任何有甜味的饮品；如果孩子还是喜欢甜品，喝甜饮料时只能用汤匙和杯子，这样逐步养成良好的喂养习惯。

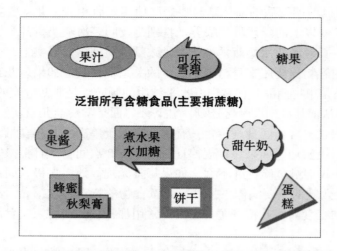

图14-7　糖是指各类含糖食品的总称，而不能只关注某种具体形式的糖

对于喜欢频繁进食甜食的孩子来说，突然完全戒掉甜食会造成很大的情绪波动，减低孩子的幸福感。我们可根据孩子的具体情况，从减少甜食摄入频度入手，逐渐降低摄糖总量，降低患龋风险性。对3岁以上幼儿和学龄前儿童，应该逐步教育孩子在睡前1～2小时不再进食，养成睡前刷牙后不能再吃任何东西的习惯。良好的口腔卫生习惯应该从娃娃抓起，逐渐培养，受益终生。

2．有效清除牙菌斑　儿童口腔卫生方面强调有效清除牙菌斑。儿童清除牙菌斑的方法与儿童的年龄、个性和身体状况等密切相关，越是小的孩子，个体差异越大。要达到有效清除牙菌斑的目的，承担4～5岁以下儿童口腔卫生清洁工作的应该是孩子的家长等成年人，而不是孩子自己。由于低龄儿童小脑发育欠完善，手尚不能完成多方向操作牙刷这样的精细动作，加之理解能力差，不能胜任有效清除牙菌斑的工作。在强调为儿童及时有效清除牙菌斑时，应注意所采用的方法必须以确保安全为前提。

（1）婴幼儿口腔护理：提倡孩子出生后就应每日为孩子做口腔护理，使细菌在口腔内存留不超过24小时。婴幼儿口腔护理的器具根据孩子年龄（月龄）不同，从纱布、软胶指套牙刷、软毛幼儿牙刷到儿童牙刷逐渐过渡。除了在医生指导下短期内使用特殊制剂外，不用任何漱口水和牙膏（包括所谓"可食用牙膏"），只用白开水。口腔护理的时间可定于清晨空腹时，或晚餐后2个小时左右。避免饱腹时刺激口腔，引起呕吐。在清洁口腔前，家长应该前做好自己的手卫生清洁，避免交叉感染。

（2）学龄前儿童口腔护理：4～5岁以上儿童应该使用儿童牙刷清洁口腔，在孩子会漱口，会控制自己吐净口腔内异物时开始使用儿童牙膏刷牙，牙膏的量为"豌豆粒"大小。对患龋风险性高，或已经患龋的儿童，可在医生的指导下使用儿童含氟牙膏。对5岁左右的学龄前儿童，幼儿园老师和家长可教授孩子自己刷牙的方法。在孩子初步掌握后，每日晚间由家长为孩子刷牙，早晨可孩子自己刷牙。

另外，此阶段的儿童由于生长发育的特点，牙齿间会出现缝隙，造成食物嵌塞。应指导家长在重点部位使用牙线，为孩子清洁牙齿的邻面。常见的食物嵌塞且不易清洁的部位是第一、第二乳磨牙之间的邻面、第一乳磨牙与乳尖牙之间的邻面。

二、低龄儿童龋的治疗与新发龋的防控

治疗低龄儿童龋的重要原则是治疗所有开放性和活动性龋齿，在治疗设计中应充分考虑纠正患儿的龋易感状态，降低患儿再患龋的危险性，预防乳牙龋向恒牙迁延。

（一）低龄儿童龋齿的综合解决方案

由于低龄儿童合作度差，术中风险性高，受干扰因素多，龋齿治疗难度大。不断出现的新发龋导致了治疗→复发→再治疗的循环，也使不少医生和家长对有效控制低龄儿童龋缺乏信心。有必要制定包括：术前全面评估、标准化治疗方案、术后监控与预后评估等在内的综合解决方案。

儿童龋齿综合解决方案是一个系统工程，应包括以下四个主要内容：①治疗口腔中所有非静止龋齿为中心内容的临床治疗方案；②控制牙菌斑，降低患儿口腔中致龋菌的含量，恢复口腔菌群平衡；③积极的口腔健康行为指导；④应用氟化物，增加机体对龋齿的抵抗力。通过以上综合治疗解决方案，以期达到降低儿童龋齿危险性，杜绝或减少新发龋，防止乳牙龋向恒牙列迁延的目的。

（二）低龄儿童龋齿临床治疗计划

儿童龋齿临床治疗计划应包括以下内容：①通过对患儿病史的全面了解，获得儿童全身状况和口腔健康行为情况，帮助找出该患儿易患龋的可能因素；②了解患儿及其家长对口腔治疗的态度，评估患儿及其家长对治疗方案的执行能力；③在全面的口腔检查的基础上，量化治疗工作量指标，为术前评估治疗中可能存在的风险提供基础数据；④全口龋齿治疗方案和分次规划设计；⑤术后管理方案。

（三）低龄儿童龋临床治疗技术的选择

考虑到乳牙组织解剖特点，易患新龋，在口腔内行使功能时间有限，以及低龄儿童配合度差等特殊因素，临床上选择龋齿治疗方法时与成人恒牙有许多不同。如：

1. 儿童非药物行为管理技术（nonpharmacologic management of children's behaviors）在口腔治疗中非常重要。告知—演示—操作（tell-show-do）和正强化法（positive reinforcement）应贯穿于儿童治疗的全过程。镇静技术适合于 4 岁以上对牙科治疗感到紧张的患儿。对于完全不合作儿童，全身麻醉下治疗是最佳选择。

2. 对低龄儿童无创、微创技术是首选方法。手用操作器械和化学去腐可明显降低患儿对牙科治疗的恐惧。橡皮障技术可提高治疗质量，加快治疗速度，并有效预防多数医源性损伤（如：呛咳、软组织划伤、化学药品灼伤、器械滑脱造成的误吞误吸等事故）。

3. 氟化物治疗应始终贯穿于治疗计划实施中。对低龄儿童重度龋患儿，可采用局部隔湿和强力吸唾的条件下分区段为全口牙涂布氟化物，增加牙齿矿化程度，降低患新龋的危险性，同时，避免因氟化物吐吞造成氟中毒的潜在危险性。

4. 玻璃离子水门汀是治疗乳磨牙𬌗面龋的首选方法。乳牙邻面龋可采用缓释氟的光固化复合树脂或复合体治疗，双组分自酸蚀粘接系统可用于乳牙治疗。

5. 乳磨牙金属预成冠是乳磨牙修复的可靠方法，可用于乳磨牙邻面龋、牙髓治疗后的乳磨牙修复、间隙保持器的基牙修复等情况。近年来，有临床随机对照研究（randomized controlled trial，RCT）报道，采用 hole-technique 技术，在儿童不用牙体预备，甚至不用去腐直接选用合适的金属预成冠修复无牙髓炎、根尖炎症状的患龋乳磨牙，取得了不低于常规预成冠修复技术的成功率。

三、年轻恒牙多发龋的治疗与口腔健康管理

（一）年轻恒牙多发龋的治疗

年轻恒牙多发龋在人群中发病率并不高，但危害性大，治疗困难，易复发，像低龄儿童重度龋一样，需要综合解决方案。包括：①通过详细的病史采集和分析，找出患病的主要原因；②有效控制牙菌斑，降低口腔中致龋菌的含量；③制定分阶段的龋齿治疗计划，修复所有龋损，恢复牙𬌗功能；④积极的口腔健康行为指导；⑤针对性应用氟化物，增加机体对龋齿的抵抗力，预防新龋。

1. 病因 目前研究显示，乳磨牙患龋是第一恒磨牙患龋的危险因素。所以，分析年轻恒牙多发龋的病因，要从乳牙患龋病史着手。另外，婴幼儿期全身因素导致的多颗恒牙釉质发育不全也是年轻恒牙多发龋的一个重要病因。此种情况结合病史和临床表现不难判断。

年轻恒牙多发龋的患者中喜食甜饮料，特别是碳酸饮料者常见。青少年的某些特殊饮食爱好，如不节制地含食话梅，喜食某种特殊味道的含糖小食品等，每日多次，边写作业边吃零食等不良习惯亦常见于患病个体。

缺乏良好的口腔卫生习惯，没有掌握正确的刷牙方法是年轻恒牙多发龋患者的通病。有时，口腔环境突然改变也是重要的诱因，常见的原因有佩戴正畸矫治器等。全身疾病也可造成龋齿在短时间内多发，如接受放疗的患者等。需要区别对待。

2. 临床治疗计划 治疗年轻恒牙多发龋的首要问题是使患者脱离龋高敏感状态，使龋损进展停下来，其次才是修复龋损。此阶段患者牙颌生长发育尚未完成，医生需要根据患者每个牙的具体情况制订分阶段治疗方案，在治疗方法选择时应把微创原则和再矿化理念贯穿于治疗设计中。

在年轻恒牙多发龋口腔中，常有多个牙或牙面存在白垩斑。龋洞边缘的白垩状改变，使得龋损边界不易判断，此时，再矿化治疗是首选方法。对于固位型较好的龋损，可采用分步去腐法（stepwise caries removal），去除成洞龋损中被细菌侵入的腐质，保留脱矿的少菌层和白垩斑部分，利用玻璃离子水门汀等释氟材料充填窝洞，再结合局部涂氟和使用含氟牙膏刷牙等方法，使脱矿层再矿化，龋损边缘停止发展并硬化，达到局限龋损的目的。在下一阶段治疗中选择美观性和耐磨性好的材料行永久性修复。

年轻恒牙多发龋治疗计划中应包括未患龋牙和牙面的龋齿预防工作，结合窝沟封闭、局部涂氟，以及使用含氟牙膏、含氟漱口水和牙线等方法预防新龋。需要指出的是，对于釉质发育不全的窝沟，窝沟封闭术防龋的效果大打折扣。此时，在牙齿萌出的早期尚未完全建𬌺时采用玻璃离子水门汀封闭窝沟并结合局部用氟的方法效果要好些。对于恒磨牙严重釉质发育不全，且有多个乳磨牙患龋病史的患者，早期金属预成冠修复可帮助恢复牙齿外形，有利于建𬌺，是不错的选择。待成年咬合关系稳定后应改成铸造冠修复。

3. 疗效维持 年轻恒牙多发龋患者需要终身定期复查，发现和治疗可能出现的新龋，及时更换和修复损坏的治疗体，才能达到维护一生口腔健康的目的。在一个阶段治疗结束后，应每3个月复查。在所有治疗全部完成后，应每6个月复查。待成年后，若持续2年没有新龋发生可改为每年复查。

（二）年轻恒牙多发龋患者的口腔健康管理

针对患者个体的口腔健康教育是年轻恒牙多发龋健康管理的主要内容。此时，患者处于青少年阶段，有一定的自我意识和自我行为控制能力。所以，应该通过口腔卫生知识宣教使患者增加口腔健康知识水平，引导患者自觉改进不良致龋生活行为，培养健康的口腔卫生习惯，使其受益终生。

1. 有效清除牙菌斑 教导患者牙菌斑是导致龋齿的重要因素，如果没有在牙面上存留24小时以上的菌斑，就不会患龋。刷牙是其他方法不可替代的、行之有效的清除牙菌斑方法。帮助患者掌握正确的刷牙方法是预防新龋齿的基础。对青少年推荐使用"画圈法"，易于掌握，清除龈上菌斑效率高。待完全掌握后，再逐渐教会患者使用"巴氏刷牙法"。对患邻面龋或存在邻面龋高危迹象的患者，一定要教会他们使用牙线。如果可能，最好使用含氟牙线。另外，含氟牙膏也是这部分患者的必选用品，再配合使用漱口水，可有效清除牙菌斑。

2. 平衡膳食有益全身健康 对年轻恒牙多发龋患者来说，改掉不良的饮食习惯是重要一环，有时也是最困难的一环。简单的控制命令不能维持长久的效果，无法达到预防新龋的目的。必须使患者认识到年轻恒牙多发龋危害一生口腔健康，不良饮食习惯是导致龋齿的直接原因，致龋不良饮食习惯常常会打乱机体糖代谢、脂代谢平衡，危害全身健康。可帮助患者分析其饮食习惯，从中找出具体的主要致龋饮食，有针对性地改善饮食习惯，逐步培养健康生活方式，纠正易患龋倾向，维护全口龋齿治疗效果，预防新龋。

3.终身定期口腔检查　年轻恒牙多发龋的患者需要终身定期口腔健康检查。一般为每6个月一次，待复查一段时间，持续2年没有新龋出现后，可改为每年复查。

定期口腔健康检查的内容包括：①检查口腔中治疗体的质量，及时发现和更换磨损严重、边缘封闭欠佳，甚至缺损或脱落的充填体，预防继发龋；②及时发现和治疗可能出现的新龋；③对有患龋危险的牙面及时采取窝沟封闭、局部涂氟等必要的预防措施；④检查口腔中牙菌斑情况，给出针对性口腔健康改进意见，对患者和家长存在的口腔健康问题进行答疑解惑，普及口腔保健知识；⑤确定下次复查时间。

小　结

在儿童口腔医学领域，龋病的防治仍然是一个主要的问题。而且，乳牙较高的患龋率、较低的治疗率及患龋的低龄化，已对我们口腔专业人员提出了严峻的挑战。本章包括乳牙龋、年轻恒牙龋、预防儿童龋齿的临床指导、低龄儿童龋与年轻恒牙多发龋的临床管理四部分。儿童龋病，虽然从龋病病因学说上讲与成人龋病没有什么不同，但发病、临床表现、甚至治疗和预防都有其特点。儿童龋病的危害是严重的，对此，应引起口腔专业人员及全社会的重视，提高儿童龋病的综合防治水平。儿童龋病的治疗随着材料的进展，发展很快。但无论怎样，儿童龋病的治疗都是一个综合的工程，涉及多方面的知识。与成年人相比，儿童龋病的治疗有其显著的特点，从窝洞的制备、充填材料和方法的选择等都是如此。另外，儿童时期是良好的行为和习惯形成和培养时期，因此，临床的预防和口腔卫生宣教变得尤为重要。尤其更应加强孕期的口腔宣教，这对于控制儿童龋病的低龄化趋势，具有重要的意义。

（郑树国　秦　满）

第十五章　龋病的预防与控制
Prevention and control of dental caries

第一节　社区群体龋病预防的原则
Principles of prevention of dental caries in community

一、龋病的三级预防

预防即防患于未然，是公共卫生措施的理论与实践基础。按疾病自然发展史，预防措施可以从疾病发展的任何阶段介入，即预防贯穿于疾病发生前到疾病发生后和转归的全过程，根据各个阶段的特点与内容，分为三级预防策略，龋病的预防更是如此。

（一）一级预防

龋病的一级预防（primary prevention）是在龋病发生前进行的预防工作，以防止龋病的发生，维护社区群体的口腔健康，包括口腔健康教育及控制和消除龋病危险因素。口腔健康教育是普及口腔健康知识，使其了解龋病发生的过程，树立自我保健意识，养成良好的口腔卫生习惯。控制及消除危险因素是对口腔内存在的危险因素，采取可行的防治措施，在口腔医师的指导下，合理使用各种防龋方法，如：窝沟封闭、局部用氟等。

（二）二级预防

龋病的二级预防（secondary prevention）主要是在龋病发生的早期，早期发现、早期诊断、及时采取适当的治疗措施，终止龋病的发展进程或防止龋病的进一步发展，尽可能达到完全康复。包括定期口腔检查，结合拍摄 X 线片等辅助措施明确诊断，以发现早期的龋损。在检查诊断和分析的基础上，根据群体或患者的具体情况采取综合措施，以控制龋损的发展或蔓延。

（三）三级预防

龋病的三级预防（tertiary prevention）包括修复已形成的龋损并防止进一步的并发症，尽可能恢复原来的牙体形态和功能。对龋病引起的牙髓炎及根尖炎的牙进行牙体牙髓治疗以保护自然牙列，阻止炎症向牙槽骨、颌骨深部扩展，对于严重破坏的残冠残根应拔除，防止牙槽脓肿及颌面部化脓感染及全身感染。修复牙体组织的缺损和牙的缺失，以修复牙颌系统的生理功能，保持机体健康。由于龋发病的特殊性，在这个阶段也要采取二级预防中提出的综合措施，控制疾病的进展。

二、口腔健康促进

（一）口腔健康教育与健康促进

1. 口腔健康教育　健康教育是通过信息传播和行为干预，帮助个人和群体掌握和树立观念，自愿采纳有利于健康行为和生活方式的教育与活动。其目的是消除或减轻影响健康的危险因素，预防疾病，促进健康和提高生活质量。社区健康教育是实施初级卫生保健任务的关键，也是卫生保健事业发展的必然趋势。

口腔健康教育（oral health education）是健康教育的一个分支，WHO（1970年）指出口腔健康教育的目的是帮助并鼓励人们产生保持口腔健康的愿望，并知道怎样做才能达到这样的目的；促进每一个人或集体努力做好本身应做的一切，且知道在必要时如何寻求适当的帮助。通过口腔健康教育使人们主动采取利于口腔健康的行为，放弃不利于口腔健康的生活习惯，以达到建立口腔健康行为为目的。口腔健康教育是通过提供改变行为所必需的知识、技能和服务，让人们理解和接受各种预防措施。

例如，准备在某小学集体开展窝沟封闭措施预防第一恒磨牙龋，首先应该通过口腔健康教育使校方、教师以及家长理解窝沟封闭的原理、作用、优点、治疗过程以及经济效益，从而能接受此项措施。对于需要接受窝沟封闭的学生，也需采取不同的口腔健康教育方式，促使学生愿意接受这项预防措施。还可通过已做过窝沟封闭的学生现身说法来增强其他同学对预防龋齿的认识和愿望。

2. 口腔健康促进　健康促进是指通过健康教育和环境支持改变个体和群体行为、生活方式和社会影响，降低本地区的发病率和死亡率，提高人民生活质量和文明素质。健康促进是运用行政或组织手段，广泛动员和协调社会各相关部门以及社区、家庭和个人，使其履行各自对健康的责任，共同维护和促进健康的一种社会行为和社会战略。其中包括了个人行为的改变、政府行为（社会环境因素）的改变，并重视发挥个人、家庭及社会的健康潜能。

口腔健康促进（oral health promotion）是整体健康促进的一部分。不仅制定能促进健康的公共政策、创造支持的环境、加强社区的行动，还要发挥个人的技能，调整卫生服务的方向。在组织上、经济上创造条件，并保证群体和个人得到适宜的预防措施，如调整自来水含氟浓度、食盐加氟以及应用其他氟化物，推广使用窝沟封闭、控制含糖食品的食用次数、采用糖代用品等。此外还包括保证各种措施实施所必须的条例、制度与法规等。也包括专业人员说服与协调领导将有限的资源合理分配。支持把口腔疾病预防措施纳入计划，组织培训等促进工作。

（二）口腔健康促进的原则

口腔健康促进的原则包括全社会参与、采取联合措施、发展社区口腔健康促进三部分。

1. 全社会参与　口腔健康促进需要全社会的积极参与，并要结合日常生活。促进全社会人群的口腔健康，不仅要关注处于危险因素中的患病人群，还要尽量动员全社会或全社区公众参与，使个人和社区都能获得发现健康问题并正确处理的能力。以健康为中心，以预防为主，政府、社区、个人、卫生专业人员、卫生服务机构相互协调，促进口腔健康教育的发展。

2. 联合措施　在口腔健康促进过程中，要采取多种措施，进行必要的组织机构调整，通过社区建设和地区行动确定并去除健康危险因素，这就要针对健康决定因素，社会多部门协同行动。在口腔健康促进过程中，还要充分发挥领导部门的主导作用，合理利用口腔医疗、卫生资源，合理调配人力资源，加强政策督导。在口腔健康促进中，行政领导和公共卫生机构领导应起到主导作用。尽管不是医疗服务，但这是卫生和社会范畴的活动，卫生专业人员可以在教育和促进中发挥特殊作用。

3. 发展社区口腔健康促进　口腔健康促进是以一级预防方法为基础，在社区范围内发展口腔健康促进，这也是初级口腔卫生保健的主要内容。需要在社区管理部门领导下成立社区健康促进委员会，负责本社区的卫生服务工作组织、协调和规划设计。其职责是把社区卫生服务特别是口腔健康纳入社区的建设和管理之中；调查了解社区居民对社区卫生服务的需求和意见；制订社区卫生规划；策划社区卫生服务网络布局和设置；促进本社区的初级卫生保健计划任务包括口腔健康的一级预防工作；组织社会各部门、机构及居民参加初级卫生保健的相关活动；组织考评社区卫生服务的工作。

（三）口腔健康促进的评价

评价健康促进是一项复杂的任务。因其常涉及各种不同的活动，时间跨度长，或不同的伙伴各有其目标，但它仍属于健康服务。健康促进不只是考虑健康或行为的结果，而是广泛地强调目标，如增强能力、平等、参与、合作、广泛的活动，以及不同机构的参与。

评价健康促进之所以重要，是因为需要评价其结果，确定是否达到了目标，方法是否适当、有效。然后把这些发现反馈到计划过程，以便今后改进。然而，事实上，健康促进是一项复杂的活动，不同人对其价值与重点可能意见不同。评价也是一个复杂的过程，不可能评价干预的每一个要素，并不能保证一定的投入会产生既定的作用。常分为过程评价、效果评价与结果评价。

1. 过程评价　过程评价又称为形成或启蒙评价，是评价项目实施的过程。它提出参与者对健康促进干预的理解与反应，确定支持或阻止这些活动的因素。因此，过程评价是评估可接受性的一种有用手段，也可评估一种健康促进干预的适当性与平等性。

2. 效果评价　效果评价是最普遍的选择，因其容易进行。效果评价可以是项目的最后一步。如一个学校口腔健康促进项目可以包括最后对项目的评价，可邀请学生参与评定项目开始后，他们是怎样改变的，以及考虑项目怎样影响他们未来的行为。

3. 结果评价　结果评价比较困难，因为它涉及到对长期作用的评价。如确定一年之后项目是否影响到学生的行为，并比较项目前后，与健康有关的行为变化。较好的方法是与没有开展此项目的对照组学生进行比较。所以，结果评价更为复杂，花费也更多。

三、高危人群的龋病预防

（一）龋病的危险因素

龋病的危险因素是指可能会发生龋病的潜在因素，也称易感因素或者有害因素，它包含在促使龋病发生的细菌、宿主及食物因素之中，这些因素与一个人是否有可能发生龋病有关。

1. 细菌因素　公认的致龋菌有：变形链球菌、乳酸杆菌及放线菌。这些致龋细菌通过黏附、产酸和耐酸这些致龋毒性发挥作用，导致龋齿的形成。其中变形链球菌群是口腔正常菌群，在口腔内定植的时间是在出生后 19 ~ 31 个月（平均 26 个月），正是乳牙萌出及乳牙列形成时期。

细菌方面的危险因素表现为存在着口腔内牙菌斑菌群比例失调的现象，致龋菌及其酸性产物的数量超过一定的龋危险临界值，如唾液内变形链球菌比例增加、唾液乳杆菌比例增加、牙菌斑呈酸性、牙表面菌斑致龋菌及产酸菌数量增加等。

2. 宿主因素　龋在牙体容易发生的部位，主要是牙釉质钙化不完全及菌斑易滞留的部位。牙体自然生长发育、病理发育及医源性原因造成的菌斑滞留区，都可以是龋病发生的易感条件。

唾液是调节口腔微生态环境平衡的主要内容，有物理清洁、抗附着、抑菌及缓冲等多种功能，任何造成唾液分泌障碍的原因都可以成为龋病的易感条件。

由于人类的进化、社会的发展，现代社会的人咀嚼器官退化，再加上饮食丰富及细化，增加了口腔微生物的直接利用率，导致口腔与机体的生态平衡容易被打破，促使龋更容易发生，因此现代社会物质生活条件本身也可能成为龋的易感因素。

3. 食物因素　致龋食物主要指碳水化合物类食物，滞留在口腔内，容易被致病菌代谢产酸并合成细胞外多糖。主要有蔗糖，其次为葡萄糖、淀粉等糖类食物。糖的过量和频繁的摄入，在口腔内滞留，助长了产酸菌的增殖，打破了口腔内微生态环境的平衡，造成了致龋的危险环境。

含碳水化合物的致龋食物，可使致龋菌代谢产酸，pH 值下降，特别是蔗糖，使致龋菌数量及毒性产物明显增加。现代人的饮食习惯，在一天的饮食中，常在两正餐间加餐，大多是蛋糕、饼干及含糖饮料等甜食。还有许多儿童、青年平时经常以含糖饮料代替饮水。这些现象已经成为致龋的危险因素。

（二）龋病的预测

人群中每个人发生龋病的危险性是不同的，一部分人发生龋病的危险性高于其他人，将这部分人称为龋病的高危人群或易感人群。2005 年第三次全国口腔健康流行病学调查结果显示，我国

5 岁儿童的乳牙龋患病率为 66%，龋均（即显著龋病指数 SiC）3.5，其中 79.3% 的龋齿集中在 1/3 儿童中，这部分儿童的龋均达 8.33。龋齿的预测是一个比较复杂的问题，但根据一些易感因素和实验室检测指标，我们也可以进行不同程度的预测，这对发现易感人群，提高预防效率具有重要的意义。一方面可以通过易感因素进行预测，另一方面也可以通过实验室检测的方法进行预测。

1．龋病易感因素　龋病的易感因素包括：患龋经历、致龋微生物、唾液、全身健康和社会行为等。儿童既往的患龋经历可以作为乳牙或恒牙未来患龋情况的预测指标，临床及预防工作中，应加强对儿童乳牙多发龋的治疗及恒牙龋的预防；致龋微生物中，变形链球菌群和乳杆菌属与龋齿发病和进展之间的关系已经明确；唾液缓冲能力、唾液流率及唾液氟水平也会影响龋齿发生的危险性；某些全身性疾病改变了机体的抵抗力，可以导致龋病；社会行为这个预测指标对儿童和老年人的龋预测较为有效。

2．实验室检测方法　以致龋菌及酸性产物为指标，检测龋发生危险因素的试验称为龋活性试验（caries activity test，CAT）。目前较成熟的方法如下：Dentocult SM 试验可以观察唾液中每毫升菌落形成单位（CFU/ml）的变形链球菌数量，以此来判断龋的活性；Dentocult LB 试验可以观察乳杆菌在唾液的数量；Cariostat 试验可以检测牙表面菌斑内产酸菌的产酸能力；Dentobuff Strip 试验可以了解唾液的缓冲能力；刃天青纸片法可以用颜色显色法，观察唾液内变形链球菌的数量；定量 PCR 方法可以检测受试者唾液内变形链球菌数量。

实验室的检测方法一般只能从单方面反映龋的危险因素，对于龋病这样的多因素疾病，其预测价值是有限的。

（三）高危人群的龋病预防

在龋病的预防中，针对高危人群，需要做到以下几个方面：

1．建立针对高危人群的长期专项管理机制并由专人负责。

2．对高危人群进行筛查，登记建卡，内容包括口腔常规检查、辅助检查及龋活性试验等，分析致龋的危险因素，提供并实施具体的预防对策。

3．采取有效的防龋措施，针对致龋的主要危险因素，制定和实施完善的个性化的防治措施。

四、龋病综合防治模式

（一）国内外龋病防治现况

一些国家和地区（如欧洲、美国、日本、韩国、新加坡、中国香港、澳大利亚等）的公立口腔医疗机构，在开展诊疗工作的同时，把口腔疾病防治措施纳入整体诊疗过程中，主要做法是为每个患者建立系统口腔健康档案，根据每个患者的不同情况，制订详细的预防和诊疗计划，开展椅旁个性化口腔健康教育，并贯穿于诊疗过程的前、中、后三个阶段。为落实"预防为主，防治结合"的卫生工作方针，结合医改工作的推进，把口腔疾病预防工作与常规诊疗工作紧密结合，根据《卫生部疾控局关于开展口腔疾病防治结合试点项目的通知》（卫疾控口腔便函〔2012〕22 号）的要求，由北京大学口腔医院牵头负责、首都医科大学附属北京朝阳医院、青岛市口腔医院共同参与，开展了防治结合试点工作。

（二）龋病综合防治的必要性

龋病是最常见的口腔疾病之一，从牙齿萌出后就有患龋的危险，目前我们国家龋齿的患病率仍然较高。2005 年第三次全国口腔健康流行病学调查结果显示，我国 5 岁儿童的乳牙龋患病率为 66%，龋均 3.5，12 岁儿童患龋率 28.9%，成人患龋率 88.1%，老年人患龋率 98.4%。

因为龋病是多因素导致的慢性进行性破坏的一种疾病，而且龋病的防治方法多，仅某单一方法不能达到很好的防治效果，所以需要采取综合防治才能有效控制龋齿的发生。

（三）龋病综合防治的原则

龋病的综合防治模式应该是以疾病发生前的预防为主，贯穿整个疾病发展过程，集合龋病一级预防、二级预防、三级预防的内容，且需要多方参与的综合预防，并且因地制宜地开展龋病综合防治。具体内容需要根据各地区和人群的特点以及具备的人力、物力和财力资源的情况来确定，一般可以包括以下内容：建立口腔健康档案、开展全方位的口腔健康教育、合理应用氟化物、进行窝沟封闭、定期口腔检查以及口腔综合治疗等。

第二节　龋病的预防方法
Methods of dental caries prevention

一、菌斑控制

细菌是致龋的主要因素，而防龋的关键环节是控制菌斑。控制菌斑包括控制菌斑的数量、滞留时间以及致龋菌的毒性作用。具体方法如下：

（一）机械方法

机械方法清除菌斑是最简易的自我口腔保健方法，包括用牙刷、牙膏、牙线、牙间隙刷等口腔保健用品，清除口腔内菌斑。

1. 牙刷　牙刷是刷牙必不可少的用具，随着时代的发展，牙刷也在不断变化。目前牙刷的种类繁多，但基本的要求是：能够最大程度地清除牙面菌斑、减少对牙面的磨损及牙龈损伤。符合规定标准的牙刷，是有效的牙刷或称之为保健牙刷，这些牙刷的刷毛细、软，末端磨圆，且刷柄便于把持。

刷牙方法很多，每一种方法都有它的特点，但并没有一种适合于所有人的统一方法。一种好的刷牙方法应当简单易学，去除牙菌斑效果好，不损伤牙体和牙周组织。大多数方法中都包括有旋转、拂刷与颤动三种基本动作，这些基本动作有助于牙刷刷毛到达每个牙面或牙龈部位，以轻柔的压力振动牙菌斑使其从牙面松脱，然后通过拂刷与擦洗达到清除牙菌斑和按摩牙龈的作用。因此，只要经过适当的训练，采用这些刷牙方法一般都可以收到较好的效果。

口腔清洁范围还应包括舌部。因为舌背是口腔微生物的主要聚集部位之一，是唾液微生物的主要来源。舌背的菌落不恒定，经常改变。清洁舌背可以减少口腔食物残渣与微生物数量，延迟菌斑形成与总体菌斑沉积，有助于整个口腔清洁。可以用牙刷刷洗清洁舌背，也可用刮舌板。

2. 牙膏　洁牙剂是刷牙时用以辅助洁牙的制剂。洁牙剂按剂型有粉状、液状与膏状之分。粉状制剂又称牙粉，使用时需蘸水稀释，使用和保持均不方便，目前已很少使用。液剂不含摩擦剂和洁净剂，摩擦力小，流动性大，没有足够的洁牙作用，也很少使用。膏状即牙膏，性能较稳定，摩擦效果较好，有一定的功效，使用和保存都比较方便，因此被广泛使用。

膏状或凝胶状洁牙剂含有洗涤剂、摩擦剂、胶粘剂、润湿剂、防腐剂、甜味剂、芳香剂、着色剂与水。洗涤剂（又称发泡剂或表面活性剂）用来降低表面张力，浸松牙面沉积物与色素，乳化残渣，用牙刷易于清除。摩擦剂起到清洁与磨光的作用。胶粘剂是为了使牙膏在贮存期间防止固体与液体分离。润湿剂是为了保持水分，防止暴露于空气而硬化。稳定制剂，防腐剂是为了防止细菌生长，延长贮存期限。甜味剂是为了给予病人能够接受的愉快芳香。芳香剂是为了使洁牙剂成为所希望的，调节其他可能味觉不太好的成分。着色剂是为了引人注目。

3. 牙线和牙间隙刷　虽然用牙刷有可能清洁某些牙邻间区，但是有效地去除牙菌斑仅用牙刷是达不到的，因为牙刷的刷毛不可能完全进入牙邻间区。牙线和牙间隙刷有助于去除牙邻面菌斑。

牙线是被广泛推荐的牙间清洁用品，在健康的有适当外形的邻间龈组织中，牙线能正确地深入到龈乳头顶部以下 2～3.5mm 而不引起牙周韧带或牙龈的损伤。使牙线进入接触区以轻柔往返拉锯式动作移动直到通过接触区，然后针对一个牙的邻面，轻压牙线，使牙线接触牙面的颊侧线角至舌侧线角，通过上下移动刮除菌斑。

牙间根面暴露的病人，除了那些暴露的根面有解剖学的变异之外，还有开放的牙间隙，用牙线去除菌斑可能比较困难或者效果不好。牙间刷能够用来清洁暴露的分叉部位，这是其他用品难以达到的。

（二）化学方法

氯己定（又名洗必泰），有二价阳离子活性，对细菌表面有亲和力，对革兰阳性、阴性菌均有强的抑菌作用，对变形链球菌、放线菌作用显著。因其可以和获得膜蛋白的酸根结合，滞留于牙表面，阻止细菌附着。由于它是广谱抗菌剂，还有使牙及舌背着色的问题，因而使用范围受到限制。

使用抗菌剂的目的是抑制致龋菌，从而达到控制菌斑的作用。但长期使用存在耐药性及毒副作用，并对口腔微生物无选择性抑制，可抑制有害菌，也抑制有益菌。一般不作为首选的防龋制剂。

（三）其他方法

1．植物提取物　植物提取物包括有黄芩、厚朴、五倍子、金银花、三颗针、两面针、三七及茶叶等，主要功能是抑制致龋菌。提取物多放入漱口剂及牙膏内使用。至于有效成分及作用原理有待进一步探讨。

2．生物方法　生物制剂主要指酶类，有特异性及非特异性酶。非特异性多是蛋白酶类，能破坏细菌细胞膜。特异性的有葡聚糖酶（glucanase），用于溶解葡聚糖，减少菌斑在牙表面堆积。目前产品主要是非特异性蛋白酶牙膏。

3．抗菌斑附着剂　抗菌斑附着剂包括有茶多酚、甲壳胺等，这些物质除有弱的抑菌作用外，主要作用是阻止菌斑在牙表面附着。一些无机离子如氟、锌、镧有明显抗附着作用。茶多酚、甲壳胺可以放在含漱剂或牙膏内使用。

4．替代疗法　替代疗法是用致龋菌毒性因子缺陷株替代野生株定植于口腔的方法，以达到减少龋发生的作用。替换毒性缺陷株必须有附着及生存代谢的能力。但早期研究还存在多基因损伤问题。Clancy and Burne（1997）构建成含有唾液链球菌尿素酶基因（UreA-G）质粒变形链球菌 GS-5 株，经实验鼠证明 GS-5 株具有尿素酶活性，可使菌斑及唾液中尿素产生氨基酸，缓冲菌斑内碳水化合物分解产酸后 pH 值下降的能力。

5．免疫方法　防龋疫苗是主动免疫，以致病的特异性抗原，使机体产生特异性抗体，中和致龋菌的毒性因子，使机体保持较长时间预防作用，这个方法比较适合危险人群的防治。由于当前分子生物学发展，用基因工程的方法能研制出纯抗原，避免了多克隆抗原造成与心内膜交叉反应的副作用。疫苗研究还处于完善阶段，虽然研究技术已趋成熟，但是还有待进行临床效果和安全性验证。

二、饮食控制

（一）控制糖的摄入

碳水化合物尤其糖是致龋的三要素之一。蔗糖是人们日常生活中最普遍食用的糖，致龋性最强，饮食中的葡萄糖、果糖、麦芽糖等也具有一定的致龋性，乳糖的致龋性较弱。以淀粉为主要成分的食物（如马铃薯、面包、米饭等）有一定致龋性；特别是精制面粉经过加热处理与糖混合制成的食物（如饼干等）则像糖本身一样具有致龋性。近年来，饮料在中国的消费呈上升趋势，其中糖的致龋性也不应忽视。控制糖的摄入需要控制摄糖总量及限制进食频率。

1．控制摄糖总量　许多研究表明每天食糖量的大小与龋的发生呈正相关。对于学龄儿童，2/3 的游离糖来源于零食、软饮料和餐桌上的糖，这也是口腔健康教育的重点。零食和饮料对儿童和成人的牙齿都有巨大的破坏作用。另外，也不能忽视奶制品中额外加入的糖，这也是儿童易患龋的原因。有些儿童用糖浆类药品含有较多糖，也要引起注意。

2．限制进食频率　摄取糖的频率对龋的发生也十分重要，因此要减少摄糖频率。对于正在发育的儿童及青少年在保证摄糖量满足发育的同时，要控制好摄糖的频率。尤其在散居人群中每天食糖量与摄糖频率是密切相关的。因此，我们应建议龋易感者减少食糖量和摄糖频率，同时每次摄糖后注意口腔的清洁。

（二）使用糖的替代品

蔗糖代用品有两类：一类为高甜度代用品：如天冬苯丙二肽酯（aspartame），苯甲酸亚胺、环拉酸盐、甜叶菊糖，这些糖比蔗糖甜 20 ～ 400 倍，有抑菌作用。另一类为低甜度代用品，如木糖醇（xylitol）、山梨醇（sorbitol）、甘露醇（mannitol）、麦芽糖（maltose）、异麦芽酮糖醇（isomalt）等。

在糖的替代品当中，强化甜味剂和木糖醇是不致龋的，而其他膨化甜味剂能被菌斑中的细菌代谢，但代谢率非常低，因而可以认为对牙齿是安全的。非糖甜味剂的运用，尤其是在糖果、软饮料、糕点中的使用，对预防龋起了积极的作用。在实际生活中，糖代用品还不能完全代替蔗糖，因此控制食糖频率及吃糖后及时清洁口腔，减少糖在口腔内的滞留时间尤为重要。

1．木糖醇　木糖醇是目前使用最多的糖替代品，通常作为甜味剂放在口香糖中，目的是避免蔗糖的不利作用。研究表明木糖醇不致龋，当早期龋存在时，咀嚼木糖醇口香糖能够刺激唾液分泌，增强对 pH 值下降的缓冲调节作用，并增加唾液中钙的含量而促进再矿化。

2．山梨醇　山梨醇是最先分离出来的多元醇，主要用于口香糖、牙膏以及糖果中。山梨醇的非致龋性没有被临床试验研究所证实，但口内实验研究表明咀嚼含山梨醇的口香糖之后，菌斑 pH 值不会下降到 5.7 之下。

3．甘露醇　甘露醇存在于天然海藻中，也可以从甘露糖中制备。口腔微生物对甘露醇的代谢很缓慢，因此，甘露醇被认为具有很低致龋性，常用于牙膏和漱口水中。

三、增强牙齿抵抗力

（一）加强孕期及婴幼儿保健

孕期口腔保健：患有牙龈炎、牙周炎的孕妇应及时治疗，并加强口腔卫生，防止经口腔途径感染胎儿，防止早产。注意孕期母亲的营养及全身健康，保证胎儿正常发育。

婴幼儿时期口腔保健：在乳牙未萌出到恒牙胚发育期（3 岁以内）应重视正确喂养及补钙，促使乳牙正常萌出及恒牙正常发育，减少牙冠钙化不全及釉质发育不全的出现。

（二）加强儿童及青少年口腔保健

在乳牙替换及恒牙萌生时期（5 ～ 12 岁）应合理使用氟化物，促使年青恒牙钙化完全，增强抗腐蚀能力。在发达国家，应用氟化物防龋已有半个多世纪的成功经验。具体方法见本章第三节。

进行颊、𬌗面窝沟封闭，阻止菌斑滞留及龋病发生率。具体方法见本章第四节。

建立饮食习惯，增强儿童咀嚼功能，促进颌骨发育，保证牙齿正常替换，减少因替换异常造成的牙列不齐。具体内容见前。

加强儿童及青少年的健康教育及建立良好自我口腔保健习惯及意识。

四、定期口腔健康检查

定期进行口腔健康检查，做到早发现早治疗也是预防龋病的重要方法。对于不同人群，定期口腔检查的间隔时间并不是千篇一律。

1．在婴儿 6 ～ 12 个月大时进行第一次口腔健康检查，最迟不能晚于婴儿 1 岁时。

2．对于学龄前儿童建议每 3 ～ 6 个月进行定期口腔检查。

3．对于学龄儿童应每 6 个月进行口腔检查。

4．对于成人则每 6 ～ 12 个月进行口腔检查。

5．对于龋易感者，建议缩短定期复查的时间。

第三节　氟化物防龋的方法
Caries prevention by fluorides

一、局部用氟

局部用氟防龋是采用不同方法使氟化物直接用于或者接近于牙齿表面，目的是增强牙表面的矿化程度或促进再矿化，以提高牙齿的抗龋力，通过局部作用预防龋病。这些方法通常由专业人员或个人使用，只对已萌出的牙齿起作用。局部用氟的范围较广，既适用于未实施系统用氟的低氟区或适氟地区，也可与系统用氟联合使用，以增强其防龋效果。

局部用氟的途径包括含氟牙膏、含氟漱口液、含氟凝胶、含氟涂料等。局部用氟适用于大多数人群，尤其多用于儿童和青少年。无论在低氟还是适氟地区，局部用氟都可以获得一定的防龋效果。在过去 50 年中，对局部用氟防龋方法已经进行了大量的研究，局部用氟方法一般能降低龋发病率 20% ～ 40%，已经成为广泛使用的防龋措施。

（一）含氟牙膏

含氟牙膏是世界上应用最广泛的局部用氟防龋方法，也是容易学习和掌握的口腔自我保健方法和公共卫生措施，适用于各年龄组人群。目前工业化国家市场上 90% 以上的牙膏都是含氟牙膏，我国含氟牙膏的生产和销售也逐年增加。许多专家的共识是含氟牙膏在世界范围的广泛应用是使龋病患病率出现大幅度下降的主要原因之一，特别是在发达的工业化国家。

1．含氟牙膏的种类　氟化钠牙膏（NaF）中含有"离子"型氟化物，遇水即刻释放出氟离子。早期摩擦剂为碳酸钙（$CaCO_3$）。牙膏中的氟离子与钙离子不断结合沉淀而使牙膏防龋作用很快丧失。由于 20 世纪 80 年代研制出与氟化钠完全相容的摩擦剂，使含氟化钠的牙膏得以广泛应用。常见的氟化钠牙膏含 0.243% 氟化钠，pH 值接近中性，比较稳定。

单氟磷酸钠牙膏（Na_2PO_3F）是一种共价型氟化物牙膏。主要特点是与多种摩擦剂的相容性好，氟离子存在于磷酸氟复合离子中，pH 值接近中性，比较稳定。0.76% 单氟磷酸钠牙膏中氟含量为 0.1%。

氟化亚锡牙膏（SnF_2）的摩擦剂为焦磷酸钙，具有代表性的氟化亚锡牙膏含 0.4% 氟化亚锡，临床防龋效果良好，但由于氟化亚锡不稳定，在溶液中水解和氧化失去氟离子，牙齿染色以及金属味道等缺点，未能广泛应用。

2．含氟牙膏的防龋效果　Cochrane 循证医学中心从循证医学的角度系统回顾了一百多项关于含氟牙膏防龋效果和安全性的临床试验研究，并对其中 70 项研究做了 Meta 分析。结果表明：使用含氟牙膏的防龋效果为降低恒牙龋齿 23%（DMFT）和 24%（DMFS）。同时对使用含氟牙膏的安全性评价结果表明：没有直接证据表明使用含氟牙膏刷牙会产生氟牙症。

临床试验研究显示，牙膏氟浓度与其防龋效果呈正相关关系，由 1000 mg/L 至 2500 mg/L 之间每增加 500 mg/L 可降低龋病发病率约6%，500 mg/L 以下的含氟牙膏没有防龋效果。目前常用的牙膏含氟浓度一般以 1000 mg/L 为标准，如 0.22% NaF 牙膏、0.76% 单氟磷酸钠牙膏等，也有将两种氟化物联合配方制成双氟牙膏。WHO 专家委员会认为长期应用含氟牙膏具有累加的防龋作用，其效果要远高于只有 2、3 年周期的临床试验结果。各种含氟牙膏防龋效果的临床试验结果相似（表 15-1）。

表15-1　含氟牙膏的防龋效果

氟化物	研究报告数	平均龋齿减少率（%）
NaF	17	21.4
SnF$_2$	46	22.0
Na$_2$PO$_3$F	34	22.2
Amine F	4	22.5

（Mellberg JR，1991）

3. 儿童应用含氟牙膏的问题　使用含氟牙膏刷牙时误咽牙膏而导致氟摄入量增加的问题主要针对 6 岁以下儿童。由于 6 岁以下儿童的吞咽反射机能发育不完善，如没有经过训练，又没有成人监督指导，用牙膏刷牙时容易吞咽一定量的牙膏。Naccache 等 1992 年研究学龄前儿童含氟牙膏用量与吞咽量的关系，结果表明年龄越小牙膏吞咽量越大，2～7 岁儿童刷牙时牙膏吞咽量是牙膏使用量的 34%～65%。

在北京完成的使用含氟牙膏防龋临床试验中，幼儿园 3～6 岁儿童在老师监督下应用 0.243% 氟化钠牙膏和空白对照牙膏早晚刷牙两次，每次用量黄豆大小（约 0.5g），2 年后试验组与对照组相比 dmfs 减少 20.7%。同时，对儿童进行了尿氟安全监测，结果显示刚开始刷牙时，试验组儿童尿氟排出量升高，说明儿童有吞咽含氟牙膏的现象。一个月后至两年项目结束时两组儿童的刷牙后尿氟排出量间没有显著性差异。研究结果表明 3 岁及以上儿童在成人监督下，用适量的含氟牙膏刷牙预防龋病是安全有效的。

1996 年英国儿童牙医学会提出关于儿童使用含氟牙膏刷牙的建议：

① 6 岁以下儿童以及龋低危儿童使用的含氟牙膏中氟的含量不超过 600mg/L，那些龋高危儿童需要使用常规浓度的含氟牙膏（1000mg/L）。6 岁以上儿童建议使用常规浓度（1000mg/L）或更高浓度（1450mg/L）的含氟牙膏。

② 6 岁以下儿童需要在成人监督下使用含氟牙膏刷牙，父母需要严格控制含氟牙膏的用量，每次刷牙使用的含氟牙膏用量为黄豆粒大小。为了保证孩子刷牙效果，父母需要帮助并监督孩子刷牙，直到 7～8 岁。

③含氟牙膏包装上应表明含氟浓度，并提示氟牙症的危险，且建议父母把含氟牙膏放置在孩子够不到的地方。

虽然使用含氟牙膏刷牙导致氟牙症的报道很少见，但对于学龄前儿童使用含氟牙膏刷牙应予以注意。根据我国目前的实际情况，儿童 3 岁以前由家长帮助清洁牙齿或刷牙，此时，可不使用含氟牙膏。在 3～6 岁期间，可在成人的监督指导下使用少量儿童含氟牙膏刷牙。每天早晚各 1 次，每次用量为黄豆粒大小（约 0.5g）。刷牙时不要吞咽，刷牙后清水漱口，尽量吐净。

（二）含氟漱口液

使用含氟漱口液漱口是简便易行、经济有效的局部用氟措施，适用于低氟或适氟地区的学龄儿童和其他龋易感人群，特别适合纳入学校口腔保健计划当中。

1. 防龋效果　一般认为漱口液的氟浓度和漱口频率对防龋效果没有明显影响，氟水漱口可以减少龋齿发生 20%～40%，如能配合口腔卫生指导，养成早晚刷牙，饭后漱口的保健习惯，效果更好。

对于某些特殊人群应用氟化物漱口液能收到良好的防龋效果，如经放射治疗或手术治疗等造成涎腺功能减退，唾液分泌减少的病人；佩戴正畸矫治器或可摘义齿造成菌斑堆积的患者；保持口腔卫生有障碍的残疾人；牙龈萎缩，根面龋易感的老年人以及猛性龋病人等。

2．使用方法　含氟漱口液一般推荐使用中性或酸性氟化钠配方，0.2% 氟化钠溶液每周使用一次，0.05% 氟化钠溶液每天使用一次。除此之外，还有含氟化亚锡、氟化铵的漱口液，其浓度范围在 100 ~ 250 mg/L 之间。临床研究表明，中性氟化钠漱口液对口腔软组织无副作用，成本低，对牙齿平滑面的防龋效果最好，临床较为多用。

氟溶液漱口要防止误吞，学龄前儿童最好不用。使用方法如下：6 岁以上儿童每次用 10 ml，含漱一分钟后吐出，半小时内不进食或漱口。各种氟化物漱口液要用塑料容器包装以保证有效氟浓度的稳定。

（三）局部涂氟溶液

1．局部涂氟溶液种类　常用的局部涂氟溶液为 2% 氟化钠（NaF）溶液、8% ~ 10% 氟化亚锡（SnF_2）溶液以及 1.23% 酸性磷酸氟（APF）溶液。2% 氟化钠溶液化学性能较稳定，可贮存于塑料容器中备用。SnF_2 在水溶液中极不稳定，需要用时新鲜配制。8%SnF_2 溶液操作与 NaF 溶液基本相似，也有研究显示效果更好。

2．操作步骤　首先使用超声波洁牙机通过洁治去除牙石，而后用橡皮杯蘸摩擦糊剂抛光牙面，牙齿邻面可用无蜡牙线清洁。漱口后隔湿、吹干，将含氟溶液的小棉球从窝沟到邻面压在牙面上，或用棉签涂布 NaF 溶液，使其湿润到全部牙面，保持约 3 ~ 4 分钟，也可用无蜡牙线将溶液带入邻面接触区，30 分钟禁食水。

3．注意事项　局部涂布氟溶液要分区按顺序进行，以免遗漏。要掌握涂布氟溶液的使用量，小棉球浸入的氟溶液不宜过多，避免流入口内，吞咽下去。成人全口涂布用药量必须为 2 ml 以内，通常 1 ml 为宜。

为了使局部用氟收到好的效果，从乳前牙萌出（1 岁）到第二恒磨牙萌出（13 岁）这段时期，可以每年两次，对口腔内已萌出的牙齿进行涂布。也可以每周涂布一次，连续 4 次为一个疗程，学龄儿童每年两次作为一个疗程，直至恒牙全部萌出。

（四）含氟涂料

1．成分及特点　含氟涂料是将氟化物溶入有机液中形成一种涂料，这种涂料涂布于牙齿表面后，几分钟内便可形成一层含氟薄膜，随后溶解并缓慢释放出氟以预防龋病。

含氟涂料通常含有 0.1% ~ 5% 的氟化钠、蜂蜡和乙醇（形成凝胶状结构以稳定钠离子）、虫胶和乳香树胶、流动增强剂、糖精、调味剂等成分。

它的优点是在牙面停留时间较长。含氟涂料适用于龋高度易感人群，有牙龈炎、口腔溃疡的患者禁忌使用。含氟涂料需要专业人员实施。

2．防龋效果　Cochrane 循证医学中心从循证医学的角度系统回顾了 9 项关于含氟涂料防龋效果和安全性的临床试验研究，并对其中 7 项研究做了 Meta 分析。结果表明：使用含氟涂料的防龋效果为降低恒牙龋齿 46%（DMFS），乳牙龋齿 33%（dmfs）。

3．操作步骤　首先用牙刷彻底清洁牙面；棉纱卷隔湿，棉球擦干或气枪吹干牙面；用小刷子或棉签将约 0.3 ~ 0.5 ml 涂料直接涂抹于牙面上，并可借助牙线将涂料带到邻面；张口 1 分钟；嘱 1 小时内不进食，当晚不刷牙，以保证涂料与牙面的最长时间接触，不脱落。

4．注意事项　在使用产品之前，详细阅读产品说明书，并按照说明书的指示操作。含氟涂料所需剂量小，操作时间短暂，很快凝固，因此尽管含有的氟化物浓度很高，也减少了吞咽的危险，很少发生呕吐。涂布之后，涂料可以在几分钟之内在口腔内的潮湿环境中凝固，涂膜一般可以保持 24 ~ 48 小时。一般推荐每隔 4 个月涂布一次，每半年复查一次，并加强氟化物涂布一次。

（五）含氟凝胶

1. 适用范围及特点 含氟凝胶适用于龋高度易感人群，如猖獗龋、根面龋患者、戴矫正器的正畸患者、准备接受头颈部放射治疗的患者、口干综合征患者等。常用制剂包括 1.23% 酸性磷酸氟（APF）凝胶及 2% 中性氟化钠（NaF）凝胶。

含氟凝胶的优点是操作简便以及氟与牙齿表面作用时间长，通过托盘可同时处理上下牙列，即可隔离唾液又可加压使氟凝胶布满牙面并挤入牙间隙，使氟较好地与牙齿邻面接触。

含氟凝胶成本较高，不宜成为群体防龋的一项公共卫生措施；含氟凝胶必须由专业人员在医院和诊所中使用，应用氟凝胶过程中，专业人员不得离开患者。如果用于学校高危人群，必须在口腔医生的监督指导下，由经过培训的卫生人员操作。

2. 操作步骤 用磨光糊剂和橡皮杯清洁牙面，用牙线清洁牙邻面；用大小适宜的泡沫塑料托盘装入适量含氟凝胶（2 ~ 3 ml），压入上下牙列，轻轻咬动后固定 4 分钟，然后取出托盘；拭去黏附在牙面上和牙间隙里的凝胶；30 分钟内禁食、禁水、不漱口、不吞咽口水；第一年每三个月应用一次，随后每半年应用一次。

3. 注意事项 患者应保持垂直体位，头部略前倾以避免上颌托盘内的凝胶流出刺激咽部，同时使用排唾器。选择合适的托盘，托盘的大小应适合牙列，能覆盖全部牙齿，有足够的深度覆盖到牙颈部的黏膜。托盘内的凝胶要适量，做到既能覆盖全部牙齿，又避免凝胶过多使患者感到明显不适或被咽下，一次不超过 4 毫升。

（六）氟化泡沫

1. 特点 含氟泡沫与含氟凝胶相似，可作为含氟凝胶的替代和选择用品。含氟泡沫也必须由专业人员在医院和诊所中使用，应用含氟泡沫过程中，专业人员不得离开患者。如果用于学校高危人群，必须在口腔医生的监督指导下，由经过培训的卫生人员操作。常用产品为 1.23% 酸性磷酸氟（APF）泡沫。

与含氟凝胶相比，含氟泡沫减少了每次氟化物的用量，每次只需 0.9 g（含氟凝胶每次 4 g），相当于含氟凝胶用量的 22%。不需要吸唾装置就可以减少口内氟化物的滞留量，用后口内氟化物滞留量比含氟凝胶少 18% 左右，避免了儿童摄入过量氟化物的危险。虽用量少但釉质氟沉积量相同。1994 年美国 ADA 批准临床使用作为氟凝胶的替代和选择用品。

2. 操作步骤 用磨光糊剂和橡皮杯清洁牙面，用牙线清洁牙齿邻面；选用大小适宜的泡沫塑料托盘装入适量含氟泡沫，压入上下牙列，轻轻咬动后固定 4 分钟，然后取出托盘；拭去黏附在牙面上和牙间隙里的泡沫；每半年应用一次。

3. 注意事项 患者应保持垂直体位，头部略前倾。选择合适的托盘，托盘的大小应适合牙列，能覆盖全部牙齿，有足够的深度覆盖到牙颈部的黏膜。托盘内的泡沫要适量，通常 1ml。可以不使用排唾器。患者应用含氟泡沫之后 30 分钟内不漱口、不进食、不吞咽口水。

二、系统给氟

系统给氟是指氟化物通过消化道被摄入机体内，通过胃肠道吸收进入血液循环系统，然后传输至牙体及唾液等组织，从而达到预防龋齿的目的，可以通过饮水氟化、食盐氟化、牛奶氟化、氟片和氟滴剂等多种途径。其中饮水氟化是成本低、收效大的一种口腔公共卫生措施。

（一）饮水氟化

饮水氟化是将饮用水的氟浓度调整到最适宜的水氟浓度，以达到既能预防龋病的发生，又不引起氟牙症的流行，是最经济和方便的氟化物防龋方法，包括自来水氟化、学校饮水氟化以及家庭饮水氟化。

1. 发展历史 早在 1941 年 Dean 通过对美国 21 个城镇的资料进行研究发现，当水氟浓度在 1.0 mg/L 这一最佳点时可获得最大防龋效果而氟牙症患病率处于很低的水平。于是在美国小城 Grand Rapids 从 1945 年 1 月 25 日开始了世界上第一个饮水氟化的防龋公共卫生措施,饮水氟浓度定为 1.0mg/L。

1961 年香港开始实施饮水氟化,当时氟牙症流行状况为阴性,饮水氟浓度定为冬季 0.9 mg/L,夏季 0.7 mg/L。1967 年将饮水氟浓度调高至 1.0 mg/L。20 世纪 70 年代末出现了很轻度氟牙症流行,1978 年又将饮水氟浓度下调至 0.7 mg/L。1988 年的口腔健康调查结果显示很轻度氟牙症仍有流行,便将饮水氟浓度又下调至 0.5 mg/L。近十年的情况表明香港地区饮水氟浓度为 0.5 mg/L 是适宜和安全的。1994 年世界卫生组织将饮水氟浓度的标准调整为 1.0mg/L 为绝对上限值,0.5 mg/L 为适宜下限值。

我国广州市自 1965 年开始实施饮水氟化,水氟浓度平均为 0.8 mg/L,1975 年改为 0.7mg/L。因管理不善,广州曾一度出现氟牙症流行。11 年后 3 ~ 5 岁儿童乳牙患龋率降低 40%,7 ~ 12 岁儿童恒牙患龋率降低 60%。广东省东莞市 1974 年开始实施饮水氟化,平均水氟浓度为 0.6 mg/L,没有出现氟牙症。10 年后 7 ~ 15 岁儿童恒牙患龋率降低 47%。但是广州市和东莞市两地分别于 1983 年和 1987 年相继停止了饮水氟化。

2．应用原则 在对氟牙症、饮水氟浓度及龋病三者之间的关系进行了大量研究后,在预防龋病和预防氟牙症之间确实存在着一个可供选择的既安全又有效的饮水氟浓度范围。如果不考虑额外氟的摄入,根据气温的变化,适宜饮水氟浓度在 0.5 ~ 1.0 mg/L 之间,环境气温越高需要的浓度越低。因人体氟的来源是多方面的,环境条件和生活方式不同,人体氟的来源也不同,故在进行人工饮水氟化时,应综合考虑,不只以饮水自然氟含量为依据,同时应参考当地龋病患病水平和氟牙症指数对饮水氟化的效果、安全性、可行性做出综合评价。

实施过程中,水厂要有严格的管理和检测系统,确保饮水氟浓度达到并保持在预定的标准范围内,投加的氟化物有氟硅酸、氟硅酸钠和氟化钠等。氟硅酸和氟化钠,采用液体投加法,氟硅酸钠,则用固体投加法。根据当地水源氟浓度、气候以及供水量定量投加,每天取水样做常规监测和记录。

3．防龋效果 饮水氟化的防龋效果主要表现在龋齿数量减少和龋坏进程受到抑制。自出生时开始饮用氟化水的人群防龋效果最佳。这种效果来自饮用氟化水的全身作用和口腔局部作用,牙萌出后的防龋效果主要来自局部作用,一生饮用可终生受益。从儿童到老年的不同年龄组都可见到防龋效果,预防根面龋的效果与冠部龋相似。40 年来不同国家和地区的 100 多项科研报告表明,饮水加氟可以有效降低乳恒牙龋齿的发生,1989 年 Newbrun 报道实行饮水氟化对减少乳牙列龋齿最为有效,可降低 30% ~ 60%;对于混合牙列（8 ~ 12 岁）降低幅度变化较大,约 20% ~ 40%;对于青少年（14 ~ 17 岁）的年轻恒牙列龋齿可降低 15% ~ 35%。

龋均和患龋率明显降低,预防平滑面龋的效果要好于窝沟龋。恒牙效果比乳牙好。美国 5 ~ 17 岁儿童无龋率 49.9%,饮水氟化社区无龋儿童是非饮水氟化社区的 6 倍。由于第一恒磨牙丧失减少,乳磨牙早失和双尖牙早萌减少,因而错位牙和牙间接触不良也减少。同时,因龋病的减少,社区人群龋齿治疗费用降低,国家社会医疗福利支出下降。

4．优点与不足 饮水氟化已得到全球 150 多个科学和卫生组织的认可,是一种安全、有效、经济可行的防龋措施,具有十分突出的公共卫生特征。饮水氟化的实施只需水厂少数工人操作和专业人员监控,不管社区居民的经济状况、文化水平、健康程度以及口腔人力需求情况如何,整个社区人群均可受益。半个多世纪以来人们已经对饮水氟化的安全性做了广泛和系统的研究,结论是氟化到适宜浓度的饮用水对人类安全没有任何威胁,即不致癌、不致畸、不致冠心病也不助长衰老等。

饮水氟化的缺点是:由于它的社会性较强,必须由政府组织实施。没有集中供水系统的社区无法实施;饮用水在集中供水系统中只占 2%,98% 的水为工业和生活用水,因而会存在浪费。

（二）食盐氟化

食盐氟化是以食盐作为载体，将氟化物加入人们常吃的食品中，以达到预防龋齿的目的，也是一种可供选择的系统用氟防龋措施。同饮水氟化一样，这种方法也必须经过综合评估，有专业组织指导并在严格监控下使用。

1．防龋效果　食盐氟化的防龋效果与饮水氟化相似，瑞士 Vaud 州 12 年食盐氟化的防龋效果为：8～14 岁儿童食用氟化食盐 12 年后，恒牙龋失补牙数减少 17%～49%。匈牙利应用氟化食盐（250 mg/kg）8 年后 6 岁儿童乳牙龋降低 39%，对照组儿童乳牙龋上升了 7%。在哥伦比亚的三个城镇，一项历时 8 年的食盐氟化（200 mg/kg）临床研究结果显示试验组儿童恒牙龋齿减少 61%～72%。

我国武汉大学口腔医学院在进行了食盐氟化可行性实验研究以后，于 1988 年开始了在幼儿园实施 200～250 mg/kg 食盐氟化的临床观察，并分别于 1990 年、1994 年报道了食盐氟化的防龋效果。结果表明，应用氟化食盐 3 年后，乳牙龋均和龋面均分别下降了 49% 和 52%，第一恒磨牙龋均和龋面均分别下降了 85% 和 86%。这提示 200～250 mg/kg 氟化食盐在我国低氟区有推广应用的前景。

2．优点与不足　实施食盐氟化除了具有饮水氟化类似的效果外，还有一些饮水氟化所没有的优点，主要包括：

（1）覆盖人群广泛，不受地区条件限制可大规模的生产和供应；

（2）不需要特殊的设备；

（3）与饮水氟化相比，减少了氟的浪费；

（4）生产和控制方法简单，费用较低；

（5）每个家庭或个人可自由选择，无心理上的压力。

食盐氟化的不足之处在于：

（1）防龋效果与大众接受程度和范围有关，因此，食盐氟化的推广需要加强对大众的宣传和教育；

（2）难以精确控制每一个体的耗盐量，特别是对幼儿，存在着摄盐量过少而达不到良好的防龋效果；

（3）氟化食盐的销售范围难以控制，如果进入高氟或适氟地区会造成危害。

（三）牛奶氟化

牛奶氟化是将适量的氟化物加入牛奶或奶粉中，氟化物不改变牛奶的味道、性质和消毒工艺，牛奶中氟的生物活性几乎不受影响，只是氟的生物利用率略低于饮水氟化。可以在幼儿园、学校、家庭中应用。

1．特点　牛奶是天然营养食品，含有人体所需的多种营养素和微量元素。其中钙磷含量丰富，每 100ml 牛奶含钙 125mg，磷 96mg，对儿童骨和牙的生长发育有重要意义，对预防老年人骨质疏松症也非常重要。

氟化牛奶经不同加工方法处理后氟离子浓度有所变化：5 mg/L 氟化牛奶经巴氏消毒（84℃ 4 秒）后 4 ℃保存 3 天，氟离子浓度仍为 5 mg/L（100%）；经超高温消毒（140℃ 4 秒）后氟离子浓度为 4.40 mg/L（88%），可以维持 3 个月之久；制成奶粉储存 2 个月后氟离子浓度为 4.65 mg/L（93%）。

牛奶氟化预防龋齿是 WHO 近年来推荐的一种可供选择的系统用氟措施，它与饮水氟化和食盐氟化一样，安全、有效并经济。

2．防龋效果　牛奶氟化是 1955 年由 Ziegler 最早提出的，1960 年 Rusoff 首次报告了美国牛奶氟化防龋研究的临床效果，1986 年开始 WHO 和英国 Borrow 基金会指导和支持一些国家开展了国际牛奶氟化防龋的社区试点项目，防龋效果见表 15-2。

表15-2　氟化牛奶的防龋研究效果

作者	报导时间	饮用年限	年龄（岁）	分组	DMFT	下降（%）
Russoff	1962	3.5	9~12	实验	0.34	80.0
（美国）				对照	1.70	
			12	实验	1.00	78.8
				对照	4.70	
Stephen	1981	4	8~10	实验	1.47	33.8
（英国）				对照	2.22	
	1984	5	9~11	实验	1.94	35.8
				对照	3.02	
Banoczy	1983	3	5~6	实验	0.29	74.0
（匈牙利）				对照	1.11	
	1985	5	7~10	实验	1.04	60.0
				对照	2.60	
Zahlaka	1987	3	7~10	实验	0.20	64.0
（以色列）				对照	0.55	

　　北京市在1994—1999年间开展了五年的牛奶氟化防龋社区试点项目，结果显示儿童从3岁开始饮用氟化牛奶21个月后，试验组儿童比对照组儿童新生乳牙龋均减少了69%。目前，大范围的牛奶氟化防龋社区试点项目正在俄罗斯、英国、泰国等十几个国家和地区进行。但牛奶氟化防龋要成为一项公共卫生措施尚需进一步的研究和进行更大范围的社区试点。

　　（四）氟片和氟滴剂

　　口服氟片适用于低氟区没有实施任何系统用氟防龋措施的儿童，特别是龋高危或易感儿童。服用时应先将氟片咀嚼或含化后再吞咽，增加局部作用效果。氟片所用氟化物多为氟化钠，配以调味剂和赋形剂等制成含氟量为0.25 mg、0.5 mg和1.0 mg的咀嚼片。由儿科或口腔医师开处方后方可服用。开方前要了解当地饮水含氟量和多种氟暴露情况。每次处方总量不得超过120 mg氟，避免因一次性误吞引起急性氟中毒。

　　类似氟片的有氟滴剂，用于无法应用氟片的婴儿每日滴入口腔。国外有将维生素A、D加入氟片或氟滴剂供儿童服用，同时补充维生素和氟不影响氟防龋的效果。氟滴剂适用于2岁以下的幼儿。每日睡前将含氟溶液滴于颊黏膜或舌部，不漱口、不饮水，可获得全身和局部的双重作用。

　　出于对用药安全性的考虑，到目前为止，我国卫生医药主管部门尚未审核批准用于儿童龋病预防的氟片和氟滴剂。1994年，针对服用氟片容易摄入氟过量而引发氟牙症的危险，WHO专家提出以下几点建议：

　　（1）补充氟片（滴剂）作为预防保健措施应有限制地应用；

　　（2）0.5 mg F/d的剂量只用于3岁以上龋病高危或易感儿童；

　　（3）氟片包装瓶上应注明3岁以下儿童须凭处方服用。

　　三、氟化物防龋的注意事项

　　1994年，WHO氟化物与口腔健康专家委员会对世界各国应用氟化物预防龋病提出了16点建议：

1．绘制详细的地区氟化物的水文地质资料图；在氟牙症流行地区进行水质化学分析调查；制定开发水资源的明确规定，避免在高氟地区打饮水井。

2．对于向大气层排放氟化物的工业企业和富含氟化物的矿业企业应建立和强化环境保护措施。

3．明确哪些饮食习惯和方式可增加婴儿和幼儿过量摄氟危险，以适当方法加以避免。

4．定期监测氟牙症以确定其患病状况是否增加或超过可接受水平，如果增加或超过应及时调节饮水、食盐或其他氟化措施的氟化物浓度。应用生化指标评价当前氟暴露状况以预测以后氟牙症的危害程度。

5．分析某些地区中度以上氟牙症流行状况，研究开发适合的除氟技术在高氟区的社区和家庭推广应用。

6．定期监测和评价各种氟防龋措施的效果。

7．社区饮水氟化防龋是安全、经济和有效的，应在被接受和可行的社区推广应用。适宜的饮水氟浓度应在 0.5 ~ 1.0 mg/L 范围以内。

8．食盐氟化是可供选择的饮水氟化的替代措施，食盐氟化的最低氟浓度为 200 mg/kg。

9．牛奶氟化已取得令人鼓舞的防龋效果，但应进行更多的深入研究。

10．氟片和氟滴剂作为公共卫生措施应限制使用。在中低患龋水平的地区应采取保守的策略，每天 0.5 mg 氟的剂量只给予 3 岁以上龋病高危或易感儿童。在高患龋水平的地区应使用推荐的剂量标准，给予 6 个月以上幼儿并应计算饮水摄氟量。

11．在同一时期只实施一种系统用氟措施。

12．含氟牙膏具有良好的防龋效果，在发展中国家应努力发展支付得起的含氟牙膏预防龋病。含氟牙膏防龋作为一项公共卫生措施，国家应给予生产企业税收等方面的优惠。

13．含氟牙膏上应注明 6 岁以下儿童要在成年人监督下应用和每次只用很小量牙膏（少于 0.5 g）。应研究生产用于儿童的具有防龋效果的低氟浓度含氟牙膏。

14．果味香型的含氟牙膏和氟浓度在 1500 mg/L 以上的含氟牙膏不应用于 6 岁以下儿童。

15．在低氟社区，在考虑儿童患龋状况和项目成本可行时，可采取学校集体氟化物刷牙和漱口的防龋项目。氟水漱口不宜在 6 岁以下儿童中进行。

16．应进一步研究氟化物预防根面龋的效果。

第四节　窝沟封闭与预防性树脂充填
Pit and fissure sealing（PFS）and preventive resin restoration（PRR）

窝沟封闭（pit and fissure sealing，PFS）是指不损伤牙体组织，用一种高分子粘接材料涂布牙齿咬合面、颊舌面点隙裂沟，当它流入并渗透窝沟后固化变硬，形成一层保护性屏障，覆盖在窝沟上，能够阻止致龋菌、产酸菌及酸性产物对牙体的侵蚀，从而达到早期有效预防窝沟龋的方法。窝沟封闭使用的高分子粘接材料，称为窝沟封闭剂（pit and fissure sealant）。

一、儿童窝沟龋患病状况

（一）窝沟的解剖形态

牙齿的咬合面是凹凸不平的，凹陷的部位即为窝沟，窝沟的形态因牙而异，不同个体的同一颗牙其点隙窝沟的形态和深度也不尽相同。有学者根据离体牙磨片的观察，从解剖形态上将窝沟分为 P、V、U、I、IK 以及 C 形 6 种类型，但实际上可将窝沟简单地分为两类：①浅、宽的 V 形沟；

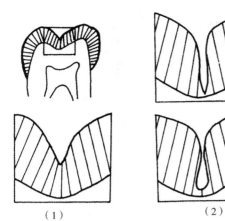

（1）浅宽的V形沟　（2）深而窄的I形沟

图 15-1　牙齿殆面的窝沟形态

②深而窄的 I 形沟（图 15-1）。前者的窝沟发育得比较浅，好像宽敞的河床，食物和细菌不容易嵌塞进去，不易发生窝沟龋，这类窝沟又称为"非龋易感型窝沟"。后者牙齿的窝沟发育得非常深，沟裂狭窄而长，好像长长的峡谷，又类似瓶颈，底端膨大朝向釉牙本质界，食物和细菌嵌塞进去，很容易发生龋齿，这类窝沟又称为"龋易感型窝沟"，它为细菌生长定殖，菌斑集聚提供了一个微生态环境，漱口刷牙很难使窝沟清洁。

（二）窝沟龋的患病特点

点隙裂沟部位发生的龋坏即为"窝沟龋"。点隙裂沟容易患龋与很多因素有关，首先，点隙裂沟的解剖形态容易为细菌聚集定殖；第二，点隙裂沟的深度不能直接为病人与专业人员清洁所达到；第三，点隙裂沟口被缩余釉上皮、食物残渣，甚至菌斑阻挡，阻止局部氟进入；第四，点隙裂沟可能接近釉牙本质界，在一些情况下，可能实际位于牙本质内，由于覆盖在牙本质上的牙釉质层较薄，因此龋的发生，较平滑面早而深，且较为隐蔽，难以早期发现。

恒磨牙，尤其是第一恒磨牙，俗称"六龄齿"，是窝沟龋的好发部位。由于其在乳牙列的末端萌出，家长以为是乳牙从而忽视了龋齿的防治；它是萌出时间最早的恒磨牙，加上儿童口腔环境的特殊性以及第一恒磨牙牙体硬组织容易发育缺陷，导致第一恒磨牙龋齿高发，甚至造成过早脱落，所以保护儿童的第一恒磨牙很重要。窝沟封闭则是预防恒磨牙窝沟龋的最有效方法。

（三）窝沟龋的流行情况

我国 1995 年进行的第二次全国口腔健康流行病学调查结果显示在 12 岁年龄组儿童窝沟龋与平滑面龋的构成比分别为 90.32% 与 9.68%（表 15-3）。2005 年安徽省窝沟龋与平滑面龋的流调资料显示：12 岁组窝沟龋占 87.84%，平滑面龋占 12.16%。另外，2005 年开展的第三次全国口腔健康流行病学调查资料显示，12 岁年龄组儿童龋齿好发的牙位依次是下颌第一磨牙、上颌第一磨牙、下颌第二磨牙（图 15-2），这些都是窝沟龋好发的部位。说明我国儿童的窝沟龋预防十分重要。

表15-3　1995年我国12岁年龄组儿童龋均及构成比

		窝沟龋		平滑面龋	
城乡	人数	均数	构成比（%）	均数	构成比（%）
城	15620	0.83	90.89	0.08	9.11
乡	7832	0.75	89.07	0.09	10.93
合计	23452	0.80	90.32	0.09	9.68

（第二次全国口腔健康流行病学调查报告，1995）

大约有三分之一儿童 3 岁时即罹患龋病，其中点隙裂沟龋占了 67%。有调查表明，3 岁时下颌第一和第二乳磨牙的患龋率为 17.1% 和 25.7%，在 6 岁时第一乳磨牙患龋率为 50.9%，第二乳磨牙为 65.7%，而切牙及尖牙的患龋率仅为 11.7% ～ 21.3%。12 岁儿童的第一恒磨牙面的患龋率则为 65%。

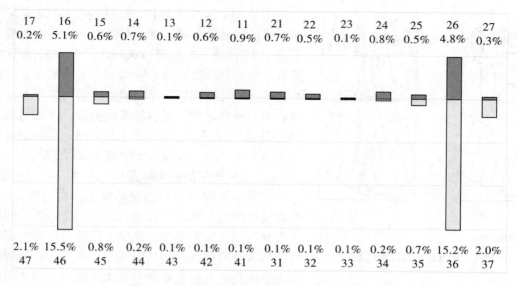

图 15-2　2005 年全国 12 岁学生恒牙龋齿牙位分布
(第三次全国口腔健康流行病学调查报告，2008)

二、窝沟封闭的原理

（一）窝沟龋早期的预防方法

为了预防窝沟龋，早在 1923 年，Thaddeus Hyatt 提出了预防性充填法 (prophylactic odontotomy)，磨开易感部位，预备一个包括全部点隙裂沟的保守的 I 类洞，然后用银汞合金充填，其目的是防止龋病进一步发展。1929 年，Bodeckre 提出了窝沟磨除法 (prophylactic odontoplasty)。采用大的圆钻磨除深窝沟，使其易于自洁。这些方法把许多不会患龋的窝沟也备洞作了充填，具有很大的盲目性，未被后人接受。

窝沟封闭的发明是基于 Buonocore 对牙釉质酸蚀作用的研究，发现用磷酸酸蚀牙釉质可使牙釉质表面产生微孔结构，增大与树脂的黏附面积。当酸蚀剂与牙面接触后，菌斑、有机膜及釉质表面的部分矿物晶体可以被除去，牙釉质表面张力减少，有利于树脂进入，可增加树脂材料的黏结性和改善边缘封闭性。

（二）窝沟封闭剂的发展

窝沟封闭使用的封闭材料称为窝沟封闭剂，封闭剂通常由合成有机高分子树脂、稀释剂、引发剂和一些辅助剂（溶剂、填料、氟化物、涂料等）组成。树脂基质是封闭剂主要成分，目前广泛使用的是双酚 A - 甲基丙烯酸缩水甘油酯。常在树脂基质中加入一定量活性单体作为稀释剂，以降低树脂黏度，一般有甲基丙烯酸甲酯等。引发剂可分为自凝引发剂与光固引发剂两种，前者常由过氧化苯甲酰（BPO）和芳香胺，如 NN 二羟乙基对甲苯胺（DHPT）组成；光固引发剂中，紫外光固化引发剂用安息香醚类，可见光固化引发剂采用 α 二酮类光敏剂如樟脑酯。

窝沟封闭剂的发展经历 4 个阶段：第一代封闭剂是 365 nm 紫外光固化封闭剂，由于此材料表面过多吸收紫外光，阻止深部封闭剂完全固化，加之光输出密度不稳定，输出光斑小，能量低于 10mu/cm，固化需要较长时间，效果较差。第二代封闭剂为自凝固化，或称化学固化。它包括两种系统，一为树脂基质，一为催化剂，混合之后 1 ～ 2 分钟发生放热的固化反应。第三代则是于 20 世纪 70 年代到 80 年代初期开发的可见光固化机及固化剂，使用波长为 430 ～ 490nm 的高强度的可见光为固化光源。在几十秒内即可固化，可见光固化使操作更方便。第四代封闭材料是近年来开发的含氟和释放氟的窝沟封闭剂。氟以两种方式加入树脂，先使用的是氟盐，作了封闭后释放氟离子，另一系统是有机氟化学粘接于树脂，通过与系统其他离子的交换方式逐渐释放氟。

（三）窝沟封闭的防龋原理

当封闭剂涂布于酸蚀牙釉质表面时，树脂材料即可渗入微孔结构，形成树脂突，与牙釉质机械地锁结起来。树脂突有许多功能，除使封闭剂机械固位，还围绕牙釉质晶体抵抗酸引起的脱矿，防止龋样损害沿树脂牙釉质界面发展。树脂突通过形成完整的树脂牙釉质界面，阻止细菌在沟裂定居，繁殖，使菌斑的有机酸产物及细菌的营养物质不能进入沟裂，从而起着屏障的作用。除物理性屏障作用外，围绕牙釉质间质的耐酸树脂突也对树脂牙釉质界面的脱矿起保护作用。

窝沟封闭的原理是用高分子材料把牙齿的窝沟填平，使牙面变得光滑易清洁（图15-3）。一方面，窝沟封闭后，窝沟内原有的细菌断绝了营养来源，逐渐死亡；另一方面，外面的致龋细菌不能再进入，从而达到预防窝沟龋的目的。窝沟封闭剂固化后与沟壁紧密粘合，并具有一定的抗咀嚼压力，不影响进食，且窝沟封闭剂固化后无毒、无害。

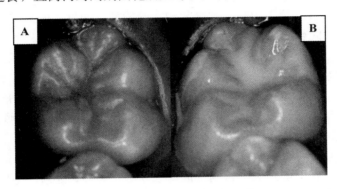

图 15-3　窝沟封闭前后临床照片
A图：窝沟封闭前；B图：窝沟封闭后

三、窝沟封闭的适应证与禁忌证

（一）窝沟封闭的时机

决定是否需要窝沟封闭涉及很多因素，其中最重要的是窝沟的外形以及对既往患龋经历的评价。适应证：

1．有深窝沟，特别是可卡住探针的（包括可疑龋）的乳磨牙、恒磨牙以及部分前磨牙；

2．患者其他牙齿，特别是对侧同名牙患龋者，这部分人群常被认为具有较强的患龋倾向。

窝沟封闭的最佳时机为牙齿完全萌出，且尚未发生龋坏时。儿童牙齿萌出达到咬合平面即适宜行窝沟封闭。一般在牙齿萌出4年之内，多数学者认为恒磨牙在萌出后4年内的患龋风险性很高。

1．乳磨牙3～4岁，第一恒磨牙7～8岁，第二恒磨牙11～13岁，双尖牙9～13岁。多数学者认为，在恒磨牙上进行窝沟封闭效果最好，且成本效益最佳。也有学者认为，在乳牙上进行窝沟封闭防龋也是可行的。

2．对口腔卫生不良的残疾儿童，虽然年龄较大或牙齿萌出口腔时间较久，可考虑放宽窝沟封闭的年龄。

（二）窝沟封闭的禁忌证

如果符合下列情况之一，则不推荐使用窝沟封闭。

1．已患龋或已充填的牙齿；

2．牙齿尚未完全萌出，部分咬合面被牙龈覆盖；

3．咬合面无深的窝沟点隙、自洁作用好；

4．儿童不合作，不能配合正常操作。

一般来说，中老年人已度过窝沟龋的易感期，有的已患龋，同时，后牙窝沟随咀嚼食物的磨耗逐渐变浅或消失，因此一般情况下不必行窝沟封闭。

四、窝沟封闭的操作步骤

窝沟封闭的操作步骤包括：清洁、酸蚀、冲洗和干燥、涂布封闭剂、固化、检查，须由专业人员进行操作，辅以必要的仪器设备。窝沟封闭的成功依赖于每一步骤的认真操作，这是封闭剂完整保留的关键。

（一）清洁

在低速手机上装上小毛刷，彻底清洁准备封闭的牙齿窝沟部位，然后用水枪充分冲洗。清洁剂可以用浮石粉或不含氟牙膏，要注意不使用含有油质的清洁剂或过细磨料。

注意必须用机用小毛刷配合三用枪进行牙面窝沟的清洁，单独使用三用枪达不到清洁效果；其次，不能忽视上颌磨牙舌（腭）沟和下颌磨牙颊沟的清洁；如果有的窝沟在机用小毛刷清洁后仍有软垢存留，可用探针配合三用枪清洁；

（二）酸蚀

清洁牙面后即用棉卷隔湿，将牙面吹干并保持干燥。用小毛刷或小棉球蘸适量酸蚀剂涂在需封闭的牙面窝沟部位，不要反复涂擦，酸蚀面积一般为牙尖斜面的 2/3。常规用 37% 的磷酸凝胶酸蚀 20 ~ 30 s（不同产品的酸蚀时间可能有差异，需仔细阅读产品使用说明）。酸蚀后用水枪冲洗牙面 10 ~ 15 s，确保将残余酸蚀剂冲洗干净。边冲洗边使用吸唾器，切忌让患者自行吐出冲洗液，以免酸蚀牙面被唾液污染。

注意酸蚀剂涂布的面积不能过大，否则可能腐蚀牙龈；另外，还应注意隔湿，防止舌体运动触及酸蚀剂导致腐蚀；下颌磨牙的颊沟、上颌磨牙的舌（腭）沟均须酸蚀，勿遗漏；无论上磨牙还是下磨牙，视野不清时应配合口镜的使用，避免遗漏牙面窝沟。

（三）冲洗、隔湿和干燥

冲洗后立即用棉卷隔湿并吹干牙面，吹干后的牙面应呈白垩状，如果酸蚀后牙面无此现象，说明酸蚀程度不够，应重新酸蚀。操作中要确保酸蚀牙面不被唾液污染，如果发生唾液污染，应再冲洗牙面，彻底干燥后重复酸蚀步骤。

注意防止三用枪有油和水污染，可在干燥前先试一下三用枪，确保气枪仅有压缩空气时再吹干牙面，防止水油气混合影响干燥效果；当干燥上磨牙窝沟时，控制气枪，使气流不要太大，以免溅起唾液污染牙面；干燥过程中如果唾液分泌太多，可以同时配合吸唾器的使用。

（四）涂布封闭剂

用小毛刷或专用器械，蘸取适量封闭剂涂布在干燥的牙面上。要使封闭剂充分渗入窝沟点隙中，可用小毛刷或探针引导，注意封闭后的窝沟点隙中不能留有气泡。

注意涂布封闭剂前，应确认有效隔湿，保证牙面处于干燥状态；封闭剂不要涂得太多，以免形成咬合高点，导致封闭剂过早脱落，封闭剂应涂在窝沟处，尖嵴不要涂布，以免影响咬合；涂布过程中应避免气泡产生，可用小毛刷或探针排除气泡。

（五）固化

光固化封闭剂涂布后，立即用光固化灯照射。照射时尽量靠近，但不能接触牙面。照射时间要根据采用的产品类型与可见光源性能决定，一般为 20 ~ 40 s。

注意为了避免交叉感染，一般光固化灯头都套有灯套，在固化时应避免灯套接触封闭剂，导致封闭剂表面形态改变；另外，严格按照产品说明和光固化灯的强度，保证封闭剂完全固化。

（六）检查

封闭剂固化后，用探针进行全面检查。检查固化程度、有无气泡存在，寻找遗漏或未封闭的窝沟并重新封闭；观察有无过多封闭材料和是否需要去除，如发现问题应及时处理；检查咬合关系，如果封闭剂过厚应调磨。

注意不要遗漏下磨牙颊沟和上磨牙舌（腭）沟的检查；注意牙面远中窝沟、下磨牙颊沟和上磨牙舌（腭）沟的封闭剂过多波及龈缘，调磨时应避免对牙龈的损伤。

封闭失败（封闭剂脱落）的主要原因一是酸蚀不充分，牙面干燥后没有呈现白垩状外观；二是唾液或气枪压缩空气中混有水（油），污染了酸蚀后的牙面，致使封闭剂脱落。影响封闭质量的其他原因还有适应证的选择、临床操作技能等方面。

五、窝沟封闭的效果评价

（一）评价窝沟封闭效果的指标

窝沟封闭成功的标志是封闭剂能够完整保留，封闭剂一般可长期保留，可以磨损但不能脱落，因此需要封闭后定期（3个月、半年或1年）复查，观察封闭剂保留情况，脱落时应重新封闭。评价窝沟封闭防龋效果的指标常用"封闭剂保留率"和"龋齿降低率"。

1. 封闭剂保留率　封闭剂的存留情况一般分为：完好保留、部分保留、完全脱落。完全保留指封闭剂保留完整；部分脱落指封闭剂有部分脱落，但窝沟点隙内的封闭剂保留完好；完全脱落指窝沟点隙内的封闭剂有部分脱落或完全脱落。

封闭剂保留率的计算公式为：封闭剂保留率＝封闭剂保留数（完整保留＋部分保留）/ 封闭牙数 ×100%；

封闭剂完整保留率＝封闭剂完整保留数 / 封闭牙数 ×100%；

封闭剂全部脱落率＝封闭剂全部脱落数 / 封闭牙数 ×100%；

封闭剂部分脱落率＝封闭剂部分脱落数 / 封闭牙数 ×100%；

2. 龋齿降低率的评价又分为"龋病发生率"和"龋齿降低相对有效率"。

龋病发生率＝新发生龋的牙数 / 受检牙数 ×100%；

龋齿降低相对有效率＝（对照组患龋牙数 – 实验组患龋牙数）/ 对照组患龋牙数 ×100%。

（二）窝沟封闭的临床效果评价

窝沟封闭的防龋效果是肯定的。有学者收集2008年之前的文献，筛选后进行分析，结果显示，进行窝沟封闭的牙齿12个月内发生龋齿的危险性是未进行窝沟封闭牙齿的13%，24、36及48 ~ 54个月的相对危险度分别为0.22、0.30及0.40。因此得出结论，窝沟封闭是预防恒磨牙龋坏的一项有效措施。另一学者在其综述中得出结论进行窝沟封闭2年的相对危险度为0.67。

Llodra 等（1993）对窝沟封闭防龋效果的评估作了一项 Meta 分析研究。对17项自凝封闭剂与18项光敏聚合封闭剂采用了 MantelHalnszel 法，把结果进行合并，探讨影响其效果的多种因素。这一分析的主要结论：①窝沟封闭剂防龋是有效的；②自凝封闭剂比光敏剂更有效；③封闭剂的效果随着时间而降低；④封闭剂与氟化物有明确的联系；⑤1976年以前的报告比1976年以后的龋下降更多。李彩等收集我国1980—2005年窝沟封闭防龋的临床研究文献，根据循证医学方法建立纳入和排除标准，采用 Revman42 软件对符合条件的所有研究结果进行 Meta 分析，结果包括了7304名试验对象，平均样本量为406名，得出结论，采用窝沟封闭防龋的牙齿发生龋坏的危险性是未采用窝沟封闭防龋的牙齿的19%，95%可信区间为0.16 ~ 0.22。

六、预防性树脂充填

（一）预防性树脂充填的原理

1977年，Simonsen 提出预防性树脂充填术（preventive resin restoration），适用于恒磨牙的窝沟点隙龋仅局限于釉质或牙本质表层（牙本质只有少量龋坏），即小的窝沟龋和窝沟可疑龋。这也为窝沟龋的治疗提供了一种新方法。

预防性树脂充填术是针对窝沟早期及可疑龋，仅去净腐质（磨除少量龋损处组织），不做预防性扩展，在酸蚀基础上，用复合树脂材料充填龋洞，并将其余窝沟用封闭剂封闭。其基本理念是结合了"窝沟龋充填"及"窝沟封闭"，前者主要是针对龋坏部位进行，阻止了早期龋的发展；后者主要是针对尚未龋坏的其余窝沟进行，防止新龋坏的发生。并且此法兼顾了"微创原则"及"预防原则"，前者需要仅去除腐质，不进行预防性扩展，可以保留更多的健康牙体组织；后者需要将其他窝沟进行窝沟封闭，同时采取预防性措施，可以预防其余窝沟发生龋坏。

预防性树脂充填术使用的材料包括"充填材料"及"窝沟封闭剂"，前者一般用复合树脂材料或玻璃离子水门汀作充填剂；后者一般用光固化（含氟）封闭剂。这些材料与釉质的化学及机械结合较好，可达到较好的防龋效果。

（二）预防性树脂充填的适应证及分型

符合以下条件的，适合进行预防性树脂充填。

1．窝沟和点隙有龋损能卡住探针。

2．深的点隙窝沟有患龋倾向，可能发生龋坏。

3．沟裂有早期龋迹象，釉质混浊或呈白垩色。

适合进行预防性树脂充填的窝沟分为以下几种类型：

类型 A：需用最小号圆钻去除脱矿牙釉质，用不含填料的封闭剂充填。

类型 B：用小号或中号圆钻去除龋损组织，洞深基本在牙釉质内，通常用流动树脂材料充填。

类型 C：用中号或较大圆钻去除龋坏组织，洞深已达牙本质故需垫底，涂布牙本质或牙釉质黏结剂后用复合树脂材料充填。

（三）预防性树脂充填的操作步骤

预防性树脂充填的临床操作步骤包括去腐、清洁隔湿、护髓（必要时）、酸蚀、充填及窝沟封闭、检查。

1．去腐　用圆钻去除龋坏组织，不做预防性扩展。

2．清洁隔湿　清洁牙面，彻底冲洗干燥、隔湿，防止唾液污染。

3．护髓（C 型）　酸蚀前将暴露的牙本质用氢氧化钙间接盖髓，避免对牙髓刺激。

4．酸蚀　窝洞和咬合面的 2/3。

5．充填及窝沟封闭　C 型窝洞涂布粘接剂、后牙树脂充填；B 型用稀释树脂或有填料的封闭剂，之后涂布封闭剂；A 型仅用封闭剂。厚薄合适，均匀，避免气泡。

6．检查　有无遗漏（磨牙颊、腭沟）、有无高点等。

（四）预防性树脂充填的效果

研究表明预防性树脂充填与窝沟封闭的保留率相似，预防性树脂充填较窝沟封闭的防龋效果更好，且预防性树脂充填是处理局限于窝沟的早期龋的一种临床技术。

预防性树脂充填的优点包括：无预防性扩展保留了更多的牙体组织；无龋窝沟封闭预防早期龋的发生；使用复合树脂、玻璃离子材料充填，既有机械又有理化性结合，同时使用封闭剂，减少微渗漏。

进展与趋势

目前关于龋病三级预防的概念较为成熟，但是运用三级预防的理论在社区开展口腔健康促进的策略与评价是未来的工作重点及研究方向之一。另外，越来越多的研究关注高危人群的龋病预防，尤其是对高危人群的预测方法日渐增多，对于诸多方法的评价以及各类指标和各种指标的组合的效果评价也有待进一步的研究证实。同时也有越来越多的学者形成了防治结合的理念，根据各地区和人群的特点以及具备的人力、物力和财力资源的不同，尝试建立了各种具有特色的防治结合的模式，有待进一步的验证和推广。

龋病的预防措施与基本方法已经成熟，近年来这一领域的研究热点集中于龋病预防的替代疗法及免疫疗法等，其效果及机理还有待进一步的临床效果和安全性验证。另外，关于糖的替代品的研究一直在继续，目前着重在临床效果的评价环节。关于氟化物防龋方法的研究也已较为成熟，目前仍在广泛应用，研究多集中于防龋效果评价的临床实验研究。窝沟封闭与预防性树脂充填都是较为成熟的预防和控制窝沟龋的方法，目前正在口腔公共卫生项目中逐步引入，研究侧重于效果评价及经济效益的评价方面。

小　结

龋病的预防包括一级预防、二级预防和三级预防。口腔健康促进是在社区层面进行龋病预防的一项重要的措施，其中最重要的部分是口腔健康教育。在龋病的预防过程中，我们还需要关注龋病高危患者。龋病的危险因素有很多，包括细菌因素、宿主因素、饮食因素等。通过龋易感因素和实验室检测的方法，可以筛选出部分龋病高危人群。另外，在龋病的预防过程中，还需要考虑纳入口腔综合防治模式。

龋病预防的具体方法包括菌斑控制、饮食控制、增强牙齿抵抗力，以及定期口腔健康检查。局部用氟和系统用氟可以有效预防龋齿。使用含氟牙膏是最常见的局部用氟的方法。含氟漱口液、含氟涂料、含氟凝胶、氟化泡沫等都属于局部用氟的措施。饮水氟化是最有效的一种口腔公共卫生措施。其他全身用氟措施包括食盐氟化、牛奶氟化、氟片和氟滴剂。窝沟封闭和预防性树脂充填是预防和控制窝沟龋的有效方法。

（司　燕　郑树国）

第十六章　氟化物防龋
Fluoride in caries prevention

第一节　氟化物与人体健康
Fluoride and human health

自 20 世纪 40 年代第一项氟防龋措施——氟化水源开始实施，至各种系统和局部用氟措施被广泛应用的今天，人们对氟化物安全性的研究伴随着氟防龋机制和应用的研究一直在进行着。适量氟对牙齿和骨健康有益，但过量摄入会对人体产生不良影响，已经得到了共识。氟的利用应遵循"兴氟利，除氟弊"安全用氟的原则，谨慎行事。在决定应用氟化物防龋之前，应该首先了解氟对人体健康的作用，氟化物防龋的历史和氟可能对人的危害。

一、人体对氟的摄入与代谢

（一）人体对氟的总体摄入量（total fluoride intake）和适宜摄入量（optimal fluoride intake）

自然界中，氟元素广泛存在于水、土壤、大气和动、植物体内，因此人体可通过多种途径获得氟，但总体摄入量则因地域、气候和饮食生活习惯的影响而有很大差异。

人对氟的日常摄入主要来源于饮水和食物，其中通过饮水摄氟占较大比例。调查资料显示，我国各地区自然水源含氟量差别较大，可在 0.1 ~ 21.8 mg/L 之间。饮水氟浓度较高的地区遍布除上海市以外全国的各个省区市，主要分布在干旱和半干旱省份或自治区如黑龙江、吉林、辽宁、内蒙古、河北、河南、山西、陕西、宁夏、甘肃和新疆。但我国大部分城市饮用自来水的氟含量较低。我国制定的现行饮用水氟的国家标准中规定氟含量不得超过 1.0 mg/L。各种饮品如碳酸类、果汁类、牛奶类、冰茶类和矿泉水类饮料中的氟浓度一般都很低，但饮品氟浓度可能会受生产地区饮水氟浓度的影响。茶氟是一些拥有饮茶习惯的人重要的摄氟来源，因为茶树具有富集周围环境中氟的作用，研究发现，砖茶氟含量最高，红茶、乌龙茶和花茶氟含量居中，绿茶最低，约80% 的茶氟可通过开水冲泡溶入茶水中。

食物是人体摄氟的第二个主要来源。人类食用的一般动、植物食品的含氟量偏低，但不同地区土壤中氟含量的差别使某些食物的氟含量不同。另外，沙丁鱼和一些干的海产品中氟含量较高，是沿海地区的一个摄氟来源。

空气中通常含有极其微量的氟，对总的氟摄入影响甚微，但我国有报道在湖北、贵州等地居民以石煤作燃料做饭、取暖、烘烤粮食使煤中氟大量散发于空气中，使局部微小气候空气氟含量明显增高，并污染食品和蔬菜，成为当地居民主要的摄氟来源。我国制定的大气氟的卫生行业标准中，日平均最高容许浓度为 0.007 mg/L。

随着含氟牙科产品的广泛应用，人体从中可能摄取的氟受到关注。特别是对于 7 岁以前的儿童，因为在牙齿发育期过量摄入氟可导致氟牙症，6 岁以下儿童由于吞咽反射机能尚未完善，使用含氟口腔保健用品如含氟牙膏、漱口水、酸性磷酸氟胶，有可能误咽，需引起注意。

在评价氟摄入量时要特别注重日摄入的总氟量。人体对氟的"总体摄入量"即通过饮水、食物、空气和含氟牙科产品等途径摄入的总氟量。每天人体对氟的总体摄入量受地域、气温、营养状况和生活习惯等因素的影响而存在个体差异。每天对氟的"适宜摄入量"是指人体从各种途径摄入的、维持机体正常生理功能，而不会对健康产生不良影响的总的摄氟量。一般认为在 0.05 ～ 0.07 mg/（kg·d）范围，这样既能有效减少龋病又不至引起氟牙症增加。我国现行的人群总摄氟量的卫生行业标准中规定 8 ～ 15 岁：燃煤型氟病区每人每天少于 2.0 mg；饮水型氟病区每人每天少于 2.4 mg；15 周岁以上：燃煤型氟病区每人每天少于 3.0 mg；饮水型氟病区每人每天少于 3.5 mg。

（二）氟在体内的代谢过程

1．氟的吸收　口腔摄入的氟在胃和小肠中被吸收进入血液，并在 20 ～ 60 分钟内达到峰值，吸收入血液的氟一部分分布在机体软、硬组织中，其余部分主要从尿中排出。

被摄入人体中的氟大约 75% ～ 90% 被吸收，一部分摄入氟以 HF 的形式在胃中被吸收，其余部分在小肠中被吸收。氟在胃、肠中的吸收情况与氟化物的物理化学特性、溶解性、胃肠道的酸性及进食状态有关。易于溶解的氟化物如氟化钠片剂或溶液几乎全部被吸收，而不易溶解的氟化物如氟化钙、三氟化铝不被完全吸收。氟与食物同服会影响其吸收率，特别是含钙类食物会使氟的吸收率下降。氟的吸收是在胃肠道中被动扩散的过程，吸收机理和速率与胃肠道的酸性有关，在胃酸性条件下，氟离子转变成氟氢酸的形式而易于通过胃肠黏膜而被吸收。

2．血浆中的氟　氟在血浆中以离子氟和结合氟的形式存在，血浆离子氟具有更重要的生物学意义。血浆氟浓度值域较宽（0.7 ～ 2.4 μmol/L）。这种差异可能与受试者的空腹状态、测氟方法有关，也与骨的生长和吸收、肾脏排泄率有关。血浆氟峰值的高低和出现时间快慢与摄入剂量、吸收速率、摄入时间（餐前或餐后）以及身体的重量和体表面积有关。

3．氟的分布　氟被吸收后会迅速在机体软组织和硬组织分布。婴儿约 80% ～ 90% 的吸收氟存留于体内，成人约 60% 的吸收氟存留于体内，其余部分被排出体外。由于氟是亲骨元素，身体中 99% 存留的氟存在于矿化组织中。氟与矿化组织选择性亲和作用是由于氟可在骨晶体表面发生等离子或异离子交换，也可以在晶格中形成氟化羟基磷灰石。骨氟水平依部位、年龄和性别而不同，骨氟水平可以反应长期氟暴露（fluoride exposure）的情况。

在牙齿组织形成期，氟可结合到牙齿硬组织中，牙齿硬组织中的氟含量从釉质表面到釉牙本质界存在着从高到低的分布趋势。牙齿在萌出前的发育过程和萌出后的成熟过程中不断与周围液体环境进行物质交换，使得氟在釉质中的分布存在梯度，釉质表面氟含量高达 300 ～ 6000 mg/kg，一般氟含量为 3000 mg/kg，釉牙本质界只有 100 mg/kg，而且釉质表面氟含量受萌出前用氟、萌出后用氟、萌出后酸蚀和磨损的影响。在牙齿发育矿化期，摄入超过适宜量的氟时会发生氟牙症，影响美观。因此应控制牙齿发育期中氟的摄入量，控制氟牙症的发生。

胎盘对氟没有屏障作用，氟可被胎儿骨和牙齿矿化组织所吸收。因此孕期过量摄入氟有可能导致孩子在出生前发育的牙齿发生氟牙症。

4．氟的排泄　氟主要通过肾脏排泄，一部分氟可被重吸收进入血液循环，其余部分被排出体外。因此，氟排出量受肾脏功能的影响。这种重吸收主要依赖于肾小管管液的 pH 值。在酸性条件下，氟离子转变为氟氢酸，通过上皮扩散回血液。在碱性条件下，更多的氟以离子形式存在于尿液中，随尿液被排出体外。因此任何对尿液 pH 值产生影响的饮食、药物和疾病等，都会最终对氟的代谢产生影响。尿氟是反映人群氟暴露水平的最佳指标。WHO 1999 年提出 3 ～ 5 岁儿童摄入适量氟时，24 小时尿氟排泄标准为 0.36 ～ 0.48 mg，超过此界限，意味着摄氟过多。另外，从乳汁排泄的氟量有限，不到 10% 的摄入氟从粪便中排出，一般认为氟不会从粪便中重吸收，从汗液中排泄的氟可以忽略不计。

由此可见，人体氟的来源是多种途径的，其代谢和生物利用度受机体功能状态的影响，对这些知识的全面了解是我们合理实施用氟方法，为患者提供更好的用氟指导，掌握预防龋齿和避免慢性氟中毒的平衡点和安全、有效用氟的基础。

二、氟对牙齿矿化的影响

在牙齿组织形成期，氟离子可进入正在形成的牙齿磷灰石晶体中，形成含氟磷灰石，使磷灰石晶体的结晶性、稳定性和硬度都得到增强。

牙齿发育过程中，若长期摄入过量氟，可能造成氟中毒，其最早和显著的表现为氟牙症。轻者表现为牙面斑块着色，重者造成釉质缺损。氟牙症的形成机制尚未完全明了，一般认为氟对牙齿的影响是发生于生物矿化的早期阶段。现有研究证据大多表明是对发育中的成釉细胞的直接作用或对细胞外基质的间接作用。氟影响牙齿形成可能的机制包括：影响体内钙的平衡、基质生物合成的改变、对基质蛋白酶直接或间接的影响从而影响蛋白质的清除以及对细胞代谢和功能的特异性影响。

分泌期成釉细胞对氟非常敏感，很多研究都集中于氟对基质分泌和组成的影响上。有研究发现，在高浓度氟作用下，氨基酸的转运受到影响，蛋白质合成受到抑制，基质蛋白的分泌量会下降。但蛋白质组成未发生改变。

研究表明，长期过量摄入氟后，氟可与釉质基质蛋白结合，可能通过干扰最初基质的成核部位而影响矿化过程。

蛋白质清除对于最终的釉质矿化是关键的步骤，因为体外实验证明，釉原蛋白和非釉原蛋白都会抑制晶体的生长。氟可以特异地改变在釉质成熟期间降解釉质蛋白的蛋白酶的质和量，影响釉质成熟过程中蛋白质清除及随后矿物的获得。因此釉原蛋白的清除受阻延迟了晶体的生长可能是氟牙症形成的关键。釉蛋白清除受阻是由于基质蛋白酶功能或分泌受到影响所致，包括金属蛋白酶和丝氨酸蛋白酶。

氟影响釉质成熟过程从而导致釉质矿化不全的机制已被动物实验所证实。但尚不明确氟是否也在成熟前的分泌期发挥作用而最终导致釉质的矿化不全，因为分泌期也发生基质清除和矿物的沉积。此期因骨骼对氟的积聚作用使血浆氟持续增加，又因为氟的药物动力学半衰期较长，很难将氟的作用完全限定于分泌期。因而，早期氟暴露形成的携带效应比晚期氟暴露会导致更严重的氟牙症。

三、过量摄入氟对人类健康的影响

人类开始关注氟与人体健康的问题是从发现和研究慢性氟中毒的症状开始的，如对氟牙症的研究。长期以来，人们对氟与人体健康进行了流行病学调查、实验室及动物试验，包括轻度慢性氟中毒所形成的氟牙症（斑釉症）和严重慢性氟中毒所表现的氟骨症，并研究了氟对人体其他组织器官可能产生的影响，另外，还研究了急性氟中毒的病例，提出了相应的防治措施。

（一）氟对牙齿的影响

1. 氟牙症的发现与氟防龋的提出　氟牙症的发生是由于在牙齿釉质形成期间长期摄入高于适量的氟化物后，成釉细胞功能受到影响，造成的釉质矿化不良，表现为釉质白斑或棕色斑，甚至出现不同程度的釉质凹坑状缺损，最初人们将这种状况称为"斑釉牙"。氟化物对牙齿的这种作用最初是在 1916 年由美国的年轻牙医 Frederick McKay 报告的。他在 Colorado Springs 地区行医时，发现很多当地居民的牙釉质表面存在棕色斑点，好奇心驱使他对这一人们不以为然的现象进行了调查，结果发现这种斑块不仅发生率高，而且只发生于那些当地出生和幼小时迁入当地的人们。由于这种染色是外源性的，McKay 推断是环境中的一种物质在牙齿发育期间发挥的作用。由于他找不到任何关于此表现的记载，就寻求与当时就任美国芝加哥西北大学牙学院主任的 GV Black 合作，第一次对这种表现进行了描述，即"斑釉"。通过研究，他们推断是社区供水中的一种成分在起作用。当他建议更换水源后，当地新出生的孩子不再出现斑釉。

到 1931 年，由于微量测定技术的发展，人们对饮水矿物含量和其他化学成分进行了分析，发现只有氟与釉质斑点有关系。美国化学家 Churchill 等人在三个不同地区几乎同时发现了氟牙症流行区水中的氟化物问题，这立刻引起了人们的关注。美国公共卫生署指派牙科官员 Dean 来调查这一问题。Dean 同他的合作者们进行了流行病学调查，发现了饮水氟浓度与氟牙症发生率和程度呈正相关关系，与此同时，他们也发现了饮水氟浓度与龋患率呈负相关关系。他发现水氟浓度为 1.8 mg/L 地区的 12 ~ 14 岁儿童的龋患率还不到水氟浓度为 0.2 mg/L 地区儿童的一半，低龋患率伴有很高的氟牙症发生率，这使得他开始寻找在低龋患率与可能接受的氟牙症之间的适宜水氟浓度，即后来进行的"21 城市"系列研究。Hodge 第一次根据这些研究结果分析了随着水氟浓度的升高氟牙症指数和龋患率不同的变化趋势（图 16-1），确立了 1.0 ~ 1.2 mg/L 饮水氟浓度为同时具有最大的抗龋效果和最小发生氟牙症的"适宜饮水氟浓度"，为美国温带气候地区最佳饮水氟浓度，后来并将其作为计算其他系统用氟方法如片剂和滴剂给药剂量的依据。Gerald 通过对流行病学数据的分析，第一次发表了在饮水中加氟以预防龋齿的提议。1945 年 1 月，饮水加氟首次在美国密西根州开始实施。

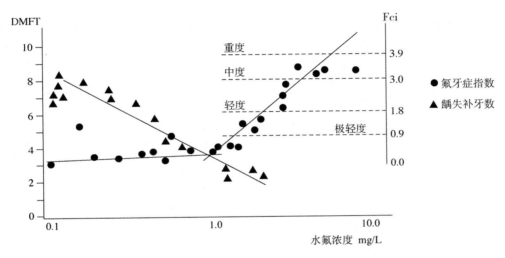

图 16-1 饮水氟浓度与氟牙症指数和龋患率的关系

图中 DMFT 为龋失补牙数，Fci 为氟牙症指数

（引自 Ole Fejerskov 等编著的 Fluoride in dentistry，2nd edition，Chapter 9，Figure 9-2）

水氟浓度与龋之间关系的建立，使人们推测水氟通过系统摄入后影响了牙齿的发育过程，氟结合入牙齿矿物晶体中使牙齿溶解性降低。因此，开始开展各种以增加牙齿内结合氟为目的的用氟方法，如采用口服氟片。同时人们也探寻了局部用氟方法，如使用高浓度氟溶液或酸性氟溶液增加釉质中氟的水平。20 世纪 50 年代和 60 年代，氟被广泛添加到牙膏中。几十年大量临床研究证实了这些系统和局部用氟方法的降龋效果，特别是含氟牙膏的使用被认为是欧洲等西方国家龋患率下降的主要原因。但抗龋机制的研究却越来越不支持系统用氟抗龋的替代理论。随着龋病形成机制的不断深入，各种局部防龋方法机制的研究，人们逐渐认识和证明了氟在牙齿表面发挥局部防龋的重要性和主要防龋机制。

2. 氟牙症的分类和诊断标准　Dean 于 1934 年提出了氟牙症的概念和分类标准，并于 1942 年进行了修订，见表 16-1。这个分类法及指数已被沿用半个多世纪，被证明是简单、易行的。其中极轻度以下的情况一般不会为普通人注意，不产生美观问题。

表16-1　氟牙症分类及诊断标准（Dean 1942）

分类	诊断标准
正常	釉质呈类似透明玻璃状结构，表面光滑，有光泽，通常呈浅乳白色
可疑	釉质透明度与正常釉质比有轻度改变，可从少数白纹到白色斑点
极轻度	小的似纸样的白色不透明区不规则分布在牙面上，且不超过牙面的25%，双尖牙或第二磨牙的牙尖顶部常可见直径不超过1～2毫米的白色不透明区
轻度	釉质白色不透明区更广泛，但不超过牙面的50%
中度	所有釉质表面均受累，有明显磨损，常可见棕色斑，影响美观
重度	釉质表面严重受累，明显发育不全，甚至可影响牙齿的整体外形。诊断要点为不连续或融合的凹陷，棕染广泛，牙齿常有侵蚀样表现

　　3. 氟牙症与摄氟量的关系　　不同牙齿的发育矿化时期不同，恒牙列前牙和第一恒磨牙在出生后约4岁以前完成，其他后牙大约在7岁以前完成。如在牙齿釉质发育的易感期内过量用氟，氟牙症的发生就难以避免，氟牙症的发生与个体摄氟量有直接关系。在推广氟化物防龋的同时，人们也在密切观察氟牙症的流行情况。希望不会因为防龋的目的而增加氟牙症的发生，尽管单纯的轻度氟牙症不会影响美观，更不会影响全身健康。

　　对摄氟适宜量的关注是最重要的事情。Dean，Richards和Butler等研究者都先后于20世纪40年代、60年代和80年代，在美国对饮水氟浓度与氟牙症的发生率和严重程度之间的关系进行了大规模的流行病学调查，通过对他们的研究结果进行分析，发现在摄入很低氟时，虽然也可见氟牙症，但在"适宜水氟浓度"以下时，氟牙症多为极轻度或轻度，对牙齿结构没有明显影响，并不被一般人注意，也不造成通常意义的临床美观问题。这个适宜饮水氟浓度当时定为1 mg/L。很多研究表明，在牙齿发育阶段摄入的氟越多，发生氟牙症的危险性越高，说明任何系统性氟摄入的增加，都会导致氟牙症发生的增加。

　　通过对分别在美国和瑞典进行的口服氟片的研究表明，给氟片时间越早，日摄氟量越大，氟牙症的发生率越高，受累牙越多。许多关于饮水氟化和氟片的研究都表明，每天摄入超过0.02 mg/kg体重的氟可能引起恒牙列的氟牙症。而且，每增加0.01 mg/kg体重的氟的摄入，氟牙症指数会增加0.2。任何其他来源氟的摄入也会提高增加氟牙症发生和严重程度的危险度。

　　使用含氟牙膏刷牙可以增加人体氟的摄入总量，但在水氟浓度低于0.3 ppm的低氟区仅仅使用含氟牙膏而且没有吞咽时，不可能引起严重的氟牙症。也有研究发现，用含氟牙膏刷牙后用清水漱口，不会增加氟牙症的患病率。不少研究认为婴儿期的氟摄入可能是恒牙发生氟牙症的危险因素之一，研究表明，人和其他哺乳动物乳汁的氟含量很低，所以哺乳期间氟的摄入较低，而使用氟化水冲调奶制品，是婴儿摄氟的来源。因此，喂养方式影响氟的摄入。1～6岁儿童饮用氟化水制作的饮品是摄氟的潜在来源。

　　研究报道，在适宜水氟浓度的地区，氟牙症多为极轻度和轻度，一般不为人所注意，不产生美观问题。尽管如此，为了减少氟牙症的发生，应尽量避免除氟化牙膏之外，自用含氟制品。公共饮水加氟，使用高浓度氟制品，系统用氟必须在专业人士指导和监督下进行。

　　4. 氟牙症的控制　　随着社会的发展，人们对牙齿美观的要求越来越高，对氟牙症造成的美观问题的心理承受能力越来越弱，而且，由于氟牙症是在发育过程中形成的，对于严重的病例达到美学上的满意治疗修复较为困难，因此，预防氟牙症仍然是在氟防龋的同时必须考虑的问题。由于人体摄氟是多源性的，任何一种用氟方法的实施都应因地制宜，综合考虑这一地区氟的总体摄入情况，平衡人体摄氟量与龋病和氟牙症的关系。特别是应控制6岁以前儿童的摄氟量，因恒切牙和尖牙在此期发育，是影响美观的主要牙齿。在地方性氟病流行的高氟区，应高度重视控制6岁以前孩子的氟摄入量，在非高氟区，调查分析表明，饮水氟化引起的氟牙症占很小的比例，而不恰当使用含氟产品是氟牙症发生的主要危险因素。因此，完全可以通过密切监督儿童正确合理使用含氟产品减少氟牙症的发生危险。措施包括：6岁以下儿童使用豌豆大小量的牙膏刷牙；应在家长监督下使用，以防刷牙时吞咽牙膏；两岁以前使用含氟牙膏应咨询牙医；氟补品仅用于龋高危儿童，而且没有其他日常用氟措施，并且严格监控；美国牙科协会组织建议6岁以下儿童不使用含氟漱口水；在水氟浓度高于2 mg/L的地区，应考虑减少儿童氟牙症的措施。越来越多的科学证据表明，合理使用氟可以有效控制龋病并使氟牙症发生的危险性控制在最低水平。

（二）氟骨症

是指长期摄入过量氟导致严重的慢性氟中毒症状——骨畸形，常见于地方性氟中毒和工业性氟中毒。表现为全身性骨硬化，筋腱韧带骨化、骨脆性增加、骨皮质增厚及骨松质矿化不良。关于氟在骨内的沉积机制和病理过程尚未十分明了，一般认为，氟主要与骨磷灰石的羟基发生离子置换，并影响骨的代谢，如氟可抑制骨吸收，长期摄氟可使骨形成增多，改变骨结构和引起矿化缺陷等。在我国造成氟骨症的氟摄入包括饮水、燃煤、茶氟和工业氟接触等。虽然关于摄氟量与氟骨症发生的剂量-反应关系未完全确定，但国际化学品安全署（IPCS）分析认为成人每天氟摄入在6 mg以上并持续数年，会增加氟骨症的危险性，每天氟摄入在14 mg以上则会对骨骼产生明显的副作用。

（三）氟与癌症及可能的其他健康影响

美国和其他国家的研究者对饮水氟化防龋的安全性做了大量研究。自1959年，美国牙科协会就开始对饮水氟化有效性和安全性的疑问进行周期性地科学总结，认为到目前为止，大量科学的、得到国际同行公认的研究结果表明，饮用适量氟浓度的水与癌症和肾脏、骨骼、心血管、神经、免疫等多种系统疾病的发生率之间没有联系。

（四）急性氟中毒

短时内大量摄入氟会造成急性氟中毒，这种情况多发于误服事件。偶有病例发生于幼儿大量误吞牙科用含氟产品，如氟片、含氟牙膏和含氟漱口水。急性氟中毒的症状通常为恶心、呕吐、腹痛，严重的会出现生命体征衰竭。通过对急性氟中毒死亡病案的分析，基本确定了氟的致死剂量、安全耐受剂量和可能中毒剂量。"致死剂量"是指短时内摄入的可导致人死亡的剂量。一般认为成人的致死剂量为$2.24 \sim 4.48$ g氟，儿童为$0.64 \sim 1.28$ g氟。"安全耐受剂量"是指不会导致死亡的最大剂量。成人的安全耐受剂量为$0.15 \sim 0.35$ g氟，儿童为$0.06 \sim 0.10$ g氟。"可能中毒剂量"是指短时内摄入的可能引起严重的、危及生命的中毒症状和体征，需要急诊或住院治疗的一次服用的最低剂量。一般认为氟可能的中毒剂量为5 mgF/kg体重。成人的可能中毒剂量为0.35 g氟，儿童为0.1 g氟。

饮用适宜浓度的氟化水和食用正常含量的氟化食盐不会造成急性中毒，因为氟浓度低、摄入量有限。了解牙科防龋产品中的氟浓度、每个产品包装总的氟含量以及产品的日常使用量与"可能中毒剂量"的关系对于安全用氟非常重要。我国含氟牙膏的国家标准中规定总氟含量为$0.05\% \sim 0.15\%$的氟，儿童牙膏总氟含量为$0.05\% \sim 0.11\%$的氟，市场出售的家庭用含氟漱口水的氟含量多为含0.05%的氟化钠溶液。产品包装和剂型均考虑到了可能出现的安全性问题。专业人员使用的含氟产品较少，酸性磷酸氟（APF）胶的氟含量为1.23%。表16-2列出了几种主要牙科含氟产品氟含量、日常用量及其中的含氟量与"可能中毒剂量"之间的关系。从表中可看出，无论是专业用氟还是家庭个人使用氟产品，都应严格遵循正确的使用方法，或按公认的推荐量使用，以避免急性或慢性氟中毒的发生。对于1.23% APF胶、高浓度氟化亚锡溶液及其他高氟产品，只供专业人员使用，应尽量减少使用量和口内残留量。对于含氟牙膏，年幼儿童必须在家长监督下使用。所有含氟产品应放于年幼儿童不易触及的地方。

表16-2 各种含氟牙科产品氟含量、日常使用量与"可能中毒剂量"的关系

产品种类	氟化物及其含量		氟浓度 (%)	日常用量及其含氟量		达到"可能中毒剂量"的使用量	
	氟化物	含量 (%)		日常用量	含氟量	10 kg儿童	20 kg儿童
牙膏	氟化钠	0.22	0.10	1 g	1.0 mg	50 g	100 g
	单氟磷酸钠	0.76	0.10	1 g	1.0 mg	50 g	100 g
	单氟磷酸钠	1.14	0.15	1 g	1.5 mg	33 g	66 g
漱口水	氟化钠	0.05	0.023	10 ml	2.3 mg	215 ml	430 ml
	氟化钠	0.20	0.091	10 ml	9.1 mg	55 ml	110 ml
	氟化亚锡	0.40	0.097	10 ml	9.7 mg	50 ml	100 ml
专业人员用胶体或溶液	氟化钠（APF）	2.72	1.23	5 ml	61.5 mg	4 ml	8 ml
	氟化亚锡	8.0	1.94	1 ml	19.4 mg	2.5 ml	5 ml
氟片	0.25 mg F			1片/天	0.25 mg	200片	400片
	0.50 mg F			1片/天	0.50 mg	100片	200片
	1.00 mg F			1片/天	1.00 mg	50片	100片

（引自 Ole Fejerskov等编著的Fluoride in dentistry，2nd edition）

急性氟中毒的发生与所使用的氟化物的种类、溶解性、给药方式以及机体对氟的吸收分布和排泄等代谢状态密切相关，氟化物的溶解性高，胃酸分泌旺盛，机体处于骨骼生长期都利于机体对氟的吸收。由于氟在血浆、细胞间液和细胞内液之间的扩散主要形式为HF，因此，组织液的酸碱度会影响氟的分布，肾脏的功能状态和尿液的酸碱度会影响氟的排泄，从而影响血浆氟浓度。因此，一般认为摄入氟后的血浆氟峰值浓度的高低是影响急性中毒的决定因素。

发生急性氟中毒后，应立即采取措施减少氟在胃肠道中的进一步吸收，如采用催吐剂催吐，口服1%氯化钙或葡萄糖酸钙。也可让患者尽量多饮牛奶。对不能张口或昏迷、抽搐者，催吐有误吸危险时，应行气管插管，然后用含钙或活性炭溶液洗胃。并尽快将患者送往医院进行住院监护治疗。

第二节 氟抗龋的机制
Anticaries mechanism of fluoride

自20世纪初期氟化物的防龋作用被发现以来，为了弄清氟化物确切的防龋机制，人们在过去的几十年里进行了大量的体外实验、动物实验和临床试验研究，探讨了氟与牙齿硬组织之间的生化反应，如氟对发育中和发育完成后釉质的影响，氟对牙齿组织溶解性的影响与防龋的意义；氟在口腔液体如唾液、菌斑液中的药物动力学；氟对龋病过程，即对脱矿和再矿化过程的影响；氟在菌斑中的动态分布以及氟对口腔致龋菌的代谢和对菌斑生态的影响。

一、釉质结合氟与龋患的关系

龋病表现为牙齿矿物盐的溶解脱矿，因此当人们最初发现氟的防龋作用时，自然推断氟是通过影响釉质的溶解性而发挥作用，认为氟防龋机制是由于牙齿发育期间摄入适量的氟时，氟替代了羟基磷灰石的羟基形成氟化磷灰石而使釉质不易溶解脱矿。在此后的很长时间内人们通过体内、外研究来验证这一机制假说。人们研究了合成的含氟羟基磷灰石在不同程度氟替代时溶解性

的改变。在晶体形态学上，氟替代羟基使晶体结构变得稳定，存在替代量增加，溶解性降低的趋势。人们又研究了氟化区和非氟化区釉质结合氟含量的差异，却发现由系统摄氟造成的釉质氟含量差异较小，对釉质溶解性影响不大，不足以影响龋的发生。甚至有研究表明，即使是完全由氟化磷灰石组成的鲨鱼的牙齿组织在类似菌斑的环境中也可发生脱矿。同时，另一方面的研究表明，牙体矿物不是纯的羟基磷灰石，碳酸盐含量很高，碳酸盐是影响牙体矿物溶解性的主要成分，使釉质溶解性增加。流行病学调查的结果也不完全支持上述假说，如牙齿发育完成萌出后用氟仍可获得防龋效果；个体釉质氟含量与龋患情况之间无关，乳牙列和恒牙列牙齿的易患龋部位的氟水平与不易患龋部位的氟水平无差别；在水氟含量为 1.0 mg/L 地区生长的人在牙齿萌出后迁入低氟区，其患龋程度与生长在低氟区的人一样；高水氟区和低水氟区釉质表层或表层下氟含量的差别不足以解释这两组人群之间龋患率的差异；局部用氟导致的龋患率下降与釉质中结合氟量无关。总之，在釉质结合氟含量与临床龋患率之间没有找到确切的联系。

二、氟对龋病形成动力学过程的影响

随着人们对龋病形成动力学过程不断深入的认识，对氟的防龋机制也逐渐明确了。自 20 世纪 70 年代 Moreno 等人提出龋病形成的模型后，人们不断完善了这一理论。龋病是由菌斑介导的，菌斑液是牙齿最表面矿物的液体环境，牙齿的脱矿溶解决定于菌斑液的化学条件，受口腔内不断变化的进食状态的影响，菌斑液的 pH 和饱和度等化学条件也在不断变化，进食产酸常常造成脱矿，而后受到唾液的缓冲在静止菌斑形成再矿化的条件，龋病就是由于这两种作用不断交替发生，最终脱矿占据优势而使牙齿表现为溶解破坏。氟正是通过发挥抑制脱矿和促进再矿化作用而影响龋的发展进程。

在非进食状态时，静止菌斑的菌斑液为中性，由于菌斑中含有较高的矿物离子，菌斑液相对于牙齿矿物为过饱和状态。当菌斑接触较低浓度的氟制剂时，如含氟牙膏或含氟漱口水，氟可扩散进入菌斑液，短时提高菌斑液对氟化羟基磷灰石的饱和度。体外实验证实，在这种条件下，磷灰石晶体的生长率大大增加，0.1 ~ 2 mg/L 浓度的氟就可增加氟化羟基磷灰石的沉积速率。因此，在静止菌斑液中提升氟离子活度，可增加含氟矿物盐在菌斑内和菌斑下脱矿牙齿表面的沉积，即促进了再矿化过程的发生。

另外，ten Cate 和 Arends 等人的研究以及许多体外实验发现，在酸性不饱和溶液中加入低浓度的氟即可大大减慢釉质脱矿的速率。Margolis 的研究发现随着酸性不饱和溶液中氟浓度的增加，釉质脱矿的速率减低，在形态学上，脱矿程度逐渐减轻。这是因为在酸性不饱和溶液中加入氟后，溶液对含氟磷灰石变得过饱和，此时在溶液中存在着羟基磷灰石溶解和含氟磷灰石沉积两个同时存在又相互竞争的反应，随着氟浓度的增加，含氟磷灰石在牙面的沉积速率加快，当这一沉积速率超过羟基磷灰石溶解的速率时，脱矿就会受到有效抑制。因此在进食产酸条件下，菌斑液呈酸性不饱和状态时有氟存在，可通过加速含氟矿物在牙齿表面的沉积，有效抵抗脱矿的进展过程。

Nelson 和 Wong 等研究者都在体外证明了牙齿周围酸性溶液中有很低浓度游离氟存在时，比牙齿中很高含量的固态结合氟能更有效地抑制脱矿。目前认为液态环境中氟离子抑制脱矿和促进再矿化过程减慢了龋病的进展，是氟防龋主要的机制，因此，牙齿周围液态环境中氟的存在和浓度对于防龋具有重要意义。

三、口腔液中氟的来源

牙齿矿物的稳定性依赖于其周围口腔液如唾液、菌斑液以及晶体周围间隙液体的生化特性，特别是菌斑液的饱和度对牙齿脱矿的发生至关重要，因为龋病是菌斑介导的。唾液、菌斑液和晶体周围间隙液体之间可通过扩散作用进行物质交换。使用含氟制剂时，口腔液中氟浓度的变化可对龋病脱矿和再矿化动力学过程产生影响，发挥抗龋的作用。

（一）使用含氟制剂对口腔液中氟的直接影响

用氟措施有很多，如氟化水源，家庭使用的含氟牙膏、含氟漱口水，以及专业人员使用的含氟制剂如凝胶、液体、糊剂和涂漆等。口腔接触氟化物时，氟离子可直接进入唾液，并扩散进入菌斑液等口腔液中，短时提高氟的浓度。一般唾液氟浓度在 0.01 ~ 0.05 mg/L 范围，有些研究表明唾液中含 0.1 mg/L 的氟就足以影响釉质晶体的生长，因此提高唾液中的氟浓度可影响脱矿—再矿化的平衡。当使用含氟牙膏或含氟漱口水等含氟产品后，唾液氟浓度会迅速升高 100 至 1000 倍，随后在大约 1 小时之内又迅速下降，3 ~ 6 小时后回到基线水平。氟的清除具有个体差异，可因唾液流速、解剖结构和牙齿数目的不同而异。

唾液氟可通过扩散进入菌斑液起作用。通常唾液中的氟浓度很低，可能不是菌斑或菌斑液中氟的主要来源，使用含氟产品时，氟可从唾液向菌斑或菌斑液中转运。菌斑液中的氟浓度一般比较低，大约 0.04 ~ 0.1 mg/L，有研究表明，当使用含氟牙膏或含氟漱口水时，菌斑液中的氟会升高。菌斑氟含量高时，龋齿活动性低。

虽然釉质主要由钙、磷矿物质组成，但有机物和水的存在使其具有渗透特性，这些有机物和水存在于晶体间隙和釉柱间隙内，形成了未解离酸和其他离子扩散的通道。当菌斑内 pH 下降时，氟可以 HF 的形式向牙齿内扩散，使晶体周围间隙液体中的氟升高，但速度很慢。另外，晶体、釉柱间隙液体中的氟还可以来源于牙齿晶体的溶解，因为有研究表明，晶体间隙溶液中有游离氟存在，认为它对晶体表面的溶解和沉积产生直接影响，在脱矿或再矿化过程中发挥作用。酸通过晶体间隙渗透进入釉质，当氟存在于晶体间液时，可以减慢或抑制酸的侵蚀，而且当 pH 回升时，晶体间液中低浓度氟的存在还可以促进含氟钙磷酸盐的形成，和已溶解脱矿的晶体的生长，使得晶体表面更加抗酸。低浓度氟的应用有利于氟离子向晶体间液中的扩散和渗透。

（二）氟化钙类物质（calcium-fluoride-like material）的形成——氟储库

口腔接触氟化物时，氟还可以在牙齿表面和菌斑内以含氟矿物盐或氟化钙的形式沉积下来，形成氟的储库，作为口腔液中氟的来源。

1. 氟与牙齿组织的反应　当离子氟与牙齿接触时，可与牙齿釉质反应，形成氟化磷灰石、氟化羟基磷灰石或氟化钙。一般认为在氟浓度较低、酸性条件下长期接触时形成氟化磷灰石和氟化羟基磷灰石，而在较高氟浓度时，形成氟化钙，并可被之后形成的菌斑所覆盖。氟化钙的形成被认为是高浓度氟制剂与釉质反应的主要产物。自 1945 年以来，许多研究证实，局部应用高浓度氟化物可在牙齿表面形成氟化钙。Saxegaard（1988 年）和 Matthias（2001 年）的研究都表明，氟化钙的形成依赖于制剂的氟浓度、pH 值、作用时间以及牙齿的溶解性。使用中性氟溶液时，氟化钙的形成需要氟浓度较高，时间较长，而在使用低 pH 制剂时，由于牙齿表面的溶解，钙离子的释放，以及反应表面的增加，氟化钙可在短时内大量形成。在早期龋坏的牙齿组织内，由于反应表面积增加，氟的沉积更加容易，是早期龋组织比周围正常组织含氟量高的原因。一般认为，由于咀嚼或唾液的冲刷，在牙齿表面形成的氟化钙会很快丢失，不如菌斑中氟化钙的作用重要。

2. 菌斑中的氟　菌斑作为龋病形成的环境，其化学成分对龋病形成的影响多年来受到人们的关注。很多学者对菌斑中氟的存在形式、菌斑产酸作用下氟的动态变化，能否存在足够对抗脱矿和促进再矿化作用浓度的氟离子，以及局部用氟措施对菌斑氟含量的影响、菌斑氟与龋患的关系等问题进行了研究。

研究认为，菌斑可以聚集和存留氟，对于防龋起着很重要的作用。菌斑中只有少量的氟以离子氟形式存在，而大部分以结合氟的形式存在。这是因为菌斑中含有较高浓度的钙、磷矿物盐离子。使用氟化物时，氟化钙或含有磷酸根的氟化钙类物质可在菌斑中形成。氟还可通过钙与菌斑细菌胞膜结合。当细菌分解糖产酸使菌斑 pH 降低时，结合氟可被分解，释放氟离子。一些研究证明，使用含氟牙膏刷牙和使用含氟漱口水漱口以及使用含有钙、磷和氟的制剂可提高菌斑和菌斑液中的氟含量。有研究发现，菌斑接触糖以后，菌斑液 pH 与氟浓度呈负相关关系，但缺乏糖酵解过程中菌斑液氟的变化，以及在口内菌斑 pH 动态变化情况下氟的变化。

3．氟化钙类物质的作用 使用氟制剂后，氟化钙类物质在口腔中的形成对于防龋具有重要意义。人们以前认为口腔内形成的氟化钙因含有磷酸根的成分其溶解性很高，会很快溶解。但后来的研究表明，氟化钙在水中的溶解情况与在口腔液中的不同。氟化钙可在口腔内存留数天或数周甚至更长时间。原因是氟化钙在唾液中被磷酸根和蛋白质层所覆盖，形成氟化钙类物质，减低了其溶解性，而在酸性条件下，磷酸根和蛋白质可与氢离子结合，氟离子会被释放出来。因此，氟化钙的沉积在口内形成了氟的储库，当菌斑内产酸 pH 降低时，提供氟离子，发挥抗脱矿和促进再矿化的作用，抑制龋病的进展。经常使用低浓度氟产品可以提高口腔液中的氟水平，在口腔内每一次 pH 循环中发挥抑制脱矿和促进再矿化的作用。使用高浓度氟产品可形成氟化钙氟储库，长时间提供氟，而发挥作用。

有人认为使用的氟制剂的 pH 和作用时间等条件不同时，形成的氟化钙溶解性不同，可能决定了其发挥抗龋作用的时效，以此解释专业局部用氟方法低频率、短时应用的抗龋效果。以前氟化物的应用是以在釉质中形成更多的紧密结合氟为目的，而避免氟化钙的形成。而研究表明，用氟不能明显增加正常釉质结合氟的含量。氟化钙不仅可在牙齿表面形成，也可在菌斑中、釉质孔隙中形成，对于发挥抗龋作用很重要。

由此可见，氟化物防龋作用的发挥有赖于口腔液中一定氟浓度的维持，这种浓度的维持又有赖于氟离子从氟库中的释放和供应。如上所述，牙齿、黏膜，特别是菌斑中的氟以氟化钙或类氟化钙沉积物形式存在，或通过菌斑钙与细菌结合。两种结合都是由钙介导的，由于口腔液中的钙含量的限制，使氟的存留受到限制。近年，人们对增加氟存留的措施进行了研究，发现用氟前或用氟后给钙制剂，能够大大提高氟的存留，从而达到在不增加甚至降低氟制剂中氟浓度的前提下，增加氟存留，提高抗龋效果，同时也降低了用氟的副作用。

菌斑液中的氟可来源于唾液、龈沟液，也可来源于牙齿表面和菌斑中沉积的氟化钙的解离。另外，牙齿本身溶解时其中的结合氟也可释放扩散进入菌斑液中。还有研究认为用氟过程中被口腔黏膜软组织吸收的氟也可进入菌斑液中，但不是菌斑液氟的主要来源（图 16-2）。

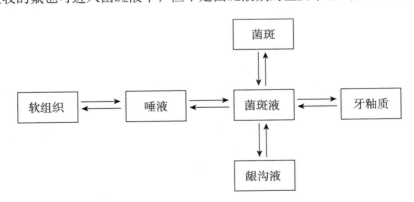

图 16-2 菌斑液中氟的来源示意图

多年来人们从各个方面研究了氟抗龋的机制，目前认为氟发挥作用的最主要的方面为对脱矿过程的抑制和再矿化作用的促进作用。菌斑中细菌酵解糖产生酸，如乳酸、乙酸和丁酸等，并向牙面扩散渗透，使易感部位的矿物质从牙齿中溶解出来进入口腔环境中，即发生脱矿过程。如果这个过程可以逆转，矿物质在牙齿内沉积，使晶体得以修复，即再矿化过程发生。氟即通过抑制矿物质丧失和促进更加抗酸的钙磷酸盐的形成而发挥作用。多年来人们一直认为牙齿发育过程中结合入晶体中的氟使牙齿在萌出后更加抗酸，而现在认为这种作用不如上述两种作用更重要。

四、氟化物对细菌的作用

由于致龋菌作为龋病病原的地位，人们在研究氟与牙齿釉质之间生化反应的同时，也对氟的抗菌作用进行了深入研究。20世纪40年代就有研究报告氟可抑制纯培养的变形链球菌和乳杆菌对多糖的代谢，随后又有很多有关氟对口腔细菌和牙菌斑生态影响的报道。Hamilton（1990年）将氟化物对细菌的直接和间接影响做了详细的综述，包括糖代谢途径中氟对烯醇化酶的抑制作用、氟对质子泵出ATP酶的抑制作用、氟对菌斑细菌组成、氟对细菌在牙齿表面的吸附以及氟对菌斑产酸性的影响。

在细菌糖酵解的己糖二磷酸途径（EMP途径）中，烯醇化酶可催化3-磷酸甘油酸转化为磷酸烯醇式丙酮酸。烯醇化酶需要镁离子活化，而氟化物可与镁离子结合，并结合磷酸盐，从催化位点上去除镁离子，从而抑制了酶活性。使反应底物堆积，产物减少，为口腔产酸菌的酶对氟的敏感性提供了明确的依据。另外，氟对质子泵出ATP酶产生抑制作用，口腔产酸菌一个重要的生理特性是，在产生胞外酸的过程中保持胞内pH不变。膜结合型质子泵出ATP酶可催化ATP的水解作用放出酸性终末产物提供能量。氟化物的抑制作用使得通过质子泵出ATP酶途径排出氢离子的能力下降，而使胞浆酸化，使菌体内pH平衡受到破坏。然而氟对烯醇化酶和质子泵出ATP酶的抑制作用的研究大都是在体外利用纯化的细菌酶和裂解细胞的结果，有人怀疑氟在体内对于完整细胞是否还具有同样的抑制作用。与其他弱酸一样，氟还可通过胞浆酸化作用影响细菌的糖代谢过程，因为低pH条件下氟以HF的形式渗透进入胞内，影响烯醇化酶和糖转运系统酶的活性。

尽管一些体外实验表明氟有减少变形链球菌数量的作用，但在体内，仅在使用高浓度氟制剂如含1.23%的氟胶和使用含0.25%氟的漱口水漱口时发现变链的数目减少，而应用低浓度的氟制剂、在高氟区和服用氟片时，特别是使用具有确切防龋效果的含氟牙膏刷牙时，没有发现减少变形链球菌的作用。

有体外和体内研究证明使用某些氟化物可减少细菌的黏附，但是其效果应通过是否抑制细菌的生长和是否减少细菌的产酸性来评价。然而，氟影响菌斑产酸性的研究比较少，有研究观察到短时间使用高浓度氟制剂如2%氟化钠溶液和1%的氟化钠胶时，可减少菌斑酸的产生，而应用0.5%氟化钠漱口水漱口时未观察到对菌斑产酸性的影响。近年来的体内研究发现，应用氟与铵、锡、铜和锌等金属阳离子的复合物，可降低菌斑的产酸性，而这一影响被认为主要是金属离子的抑菌作用所致，而且尚缺乏临床防龋的证据。

虽然体外实验已经证实了氟对口腔细菌糖代谢的抑制作用，但牙菌斑中结合的胞内和胞外氟化物是否能释放出来，并且达到足够高的浓度而发挥这一作用，目前还不是很清楚。如果菌斑中的结合氟在pH低于5.5时能够充分释放，细菌的代谢会受到抑制，然而菌斑中结合氟的动态过程也不太清楚。氟减少产酸的作用很弱，是否具有防龋意义，微生物产酸速率以及菌斑中较小的pH变化对于龋病形成的作用都是未知的问题。因此，应对氟影响菌斑生长、对细菌酶的作用和产酸方面仍应进行更多的体内研究，建立更完善的细菌脱矿和再矿化模型，以减少体内、外研究结果的差异。

基于上述种种问题，目前氟化物在龋病过程中影响细菌代谢的作用已经淡化，认为氟主要在影响脱矿和再矿化方面发挥抗龋作用，因为发挥抗脱矿和促进再矿化作用所需的氟浓度远远低于发挥抗菌作用需要的氟浓度。

第三节　氟防龋的合理应用
Rational use of fluorides in caries control

对氟化物防龋机制的理解是确立氟化物防龋方法的理论基础，因此无论是系统用氟还是局部用氟，都随着氟防龋机制的研究经历了一个历史的发展过程，由原来追求增加氟在釉质矿物中的结合量，到如何提高牙齿周围溶液中游离氟或氟存留方法的改进。目前，由于氟防龋的机制主要为口腔液中游离氟干扰龋病脱矿和再矿化动态过程，因此，认为氟防龋最合理的方式为低浓度、局部反复应用氟化物，如：使用含氟牙膏刷牙，使用低浓度含氟漱口水漱口，以增加口腔液中游离氟离子的浓度，增加牙齿表面和菌斑中含氟矿物的沉积，作为氟的储库。

一、系统用氟

饮水氟化是首先被采用的系统用氟方法（systemic fluoride），20 世纪 30 年代人们发现饮水氟含量与龋患之间的负相关关系时，自然引发了饮水氟化防龋的想法，并认为这种防龋作用是由于在牙齿发育时期摄入氟化饮水，增加了牙齿组织中的氟含量。基于当时这一防龋机制，在不具备饮水氟化条件的区域，人们还为婴幼儿寻求采取了其他摄氟途径，包括：口服氟片、食盐氟化和牛奶氟化。虽然当时人们并不清楚系统用氟的防龋机制主要是通过氟的局部接触而发挥作用的，但多年的研究表明这些系统用氟方法都具有确切的防龋效果。特别是饮水氟化，自 1945 年第一次开始实施以来，至今在 60 多个国家得到了开展，已有一百多个研究证明了饮水氟化的降龋作用。在龋患率较高的人群，氟化水源可降低乳牙龋 40% ~ 49%，降低恒牙龋 50% ~ 59%。1999年，美国疾病预防和控制中心将饮水氟化称为 20 世纪 10 个最伟大的公共卫生成就之一。2005 年在氟化水源开展 60 周年之际，美国牙科协会组织在总结大量关于饮水氟化安全性和有效性研究结果的基础上，充分肯定了多年来饮水氟化的防龋效果，是安全有效的防龋措施。

从 20 世纪 60 年代到 80 年代的不少研究都支持食盐氟化的防龋作用，与饮水氟化相比，食盐氟化利于消费者选择用氟的自由。牛奶氟化曾在苏格兰、智利、中国等国家进行了研究，有肯定的降龋效果，其成本效益有待评估。

口服氟片是儿童用氟方法之一，研究表明口服氟片对乳牙和恒牙龋的预防都是有效的，而且服用的年龄越早，效果越显著。但从科学的角度考虑，在牙齿萌出前使用氟补品，是氟牙症的一个危险因素。与最初用氟补品时期相比，由于现在龋病发生的程度不再严重，而且人们对氟牙症的心理承受能力降低了，因此在摄氟来源很多的今天，日常使用氟补品对大多数儿童是不适合的，不用于公共卫生措施，只限用于 7 岁以后患严重龋齿的病人。

有研究发现牙齿发育期系统用氟有利于改善牙齿外形，使窝沟变浅，牙尖低矮，从而不利于龋病的形成，而且晶体结合氟具有增强牙齿磷灰石稳定性的作用，但系统用氟主要的防龋机制在于氟化物与口腔液、牙齿和菌斑的直接接触的局部作用。

二、局部用氟

局部用氟（topical fluoride）产品是应用最广泛的防龋产品，而且许多产品的防龋效果都得到了科学的验证。局部用氟产品中的氟浓度从 225 ~ 20 000 mg/L。局部用氟产品使用的一般原则是高氟浓度产品须由专业人员来使用，低氟浓度产品可以个人使用。

由于受早期氟防龋机制的影响，特别是专业局部用氟方法，如使用 2% 中性氟化钠、8% 氟化亚锡溶液、酸性磷酸氟溶液、氟胺溶液、氟泡沫和氟涂漆等，并在氟化物种类、浓度、pH 值、应用剂型以及使用频率和方式上不断改进，目的都在于如何更多增加氟在釉质中的结合量。后来研究表明局部用氟后并不能明显提高釉质中结合氟的含量。而且专业局部用氟的使用频率较低，一般仅每年或每半年一次，它的防龋机制一般认为只是由于氟化物与牙齿硬组织反应形成大量的氟化钙沉积，从而发挥抗龋作用。实验室的研究表明，提高氟浓度、降低制剂的 pH、延长作用时间，可以增加氟化钙的形成。有些制剂在正常和龋坏的釉质上的氟沉积量存在差别，如使用酸性磷酸氟和氟胺溶液后釉质氟的吸收量大致相同；都高于使用氟化亚锡和氟化钠溶液后大致相同的釉质氟吸收量。但动物实验的结果表明，不同氟化物的专业局部用氟产品具有相同的防龋效果。Ripa（1990 年）对人群的抗龋结果进行了评价，也没有得出哪一种氟化物具有更优越的抗龋效果。因此，釉质氟含量与临床抗龋效果之间并不能简单的进行联系，因为存在很多影响因素。

常用的个人局部用氟方法是使用含氟牙膏刷牙和使用含氟漱口水漱口。使用含氟牙膏刷牙被证明是最简便易行而有效的防龋方法，在过去的几十年中，一百多个临床试验证明了含氟牙膏确切的防龋效果，含氟牙膏广泛而经常地使用被认为是许多国家各个年龄组龋病显著降低的原因，防龋效果在 25% 左右。含氟牙膏防龋作用的研究始于 20 世纪 40 年代，在过去的 60 多年里，人们对体内含氟牙膏防龋效果及影响因素曾进行了大量的研究，如氟化物与摩擦剂的配伍、含不同氟化物牙膏的防龋作用、不同氟化物浓度与防龋作用、含氟牙膏使用习惯对防龋效果的影响等。目前，含氟牙膏使用的氟化物主要为氟化钠和单氟磷酸钠，大量的临床研究证明了两种氟化物的防龋有效性。氟化钠可在口腔液中释放出游离氟离子，单氟磷酸钠可在溶液中释放单氟磷酸根离子，在唾液和菌斑细菌磷酸酶的作用下释放氟离子发挥作用。研究表明，使用含氟牙膏刷牙能提高菌斑和唾液中的氟浓度，这是使用含氟牙膏刷牙防龋的基础。含氟牙膏的总氟浓度大多为 0.1%、0.11% 或 0.15%，也有研究观察了含氟浓度为 0.2% ~ 0.28% 的效果，发现牙膏氟浓度与防龋效果之间存在剂量—效应关系，即随着氟浓度的增加，防龋效果提高。对于低于含氟 0.6% 牙膏的防龋效果研究结果不太一致，欧洲和我国儿童含氟牙膏的氟含量都在 0.5% 左右，是为了避免氟牙症发生的可能性。体外研究表明，使用频率、氟浓度和漱口都会影响口腔环境中的氟浓度。如果使用含氟牙膏的频率高，同时刷牙后用尽量少的清水漱口，口腔中氟离子浓度就可以保持相对较高的水平，其防龋效果也相应增加。

通过对菌斑和唾液中氟的研究，认为经常使用含氟牙膏刷牙和使用含氟漱口水漱口可使口腔液中的氟保持在一个提升状态。口腔液中长期保持较低的氟浓度时，与牙齿短时接触高浓度氟具有同等的抗龋意义。

三、应用氟化物应注意的问题

无论从专业、个人还是公共卫生的角度，合理、有效地利用氟化物防龋，都依赖于对龋病形成的动力学过程、氟化物的作用机制、氟的药物动力学，特别是氟在较低浓度时与氟牙症的关系，以及氟对骨组织的影响等基础理论的深入了解，提出科学的用氟方法。通过正确理解氟发挥作用的方式和机制，我们就会正确选择氟的使用量和应用时间，获得最好的效价比，最大程度地发挥其有利的作用，并将其不良反应降低到最低程度。

根据氟化物防龋的机制，用氟的原则是在病变发生、发展的部位提供有效浓度的氟离子，需低浓度，多次反复应用以维持口内适宜的氟水平。要达到这个目的，局部用氟是最适宜的方法，用含氟牙膏刷牙是最简便易行和有效的，饮水氟化和氟化食盐是向广大人群供氟的最经济有效和可行的手段。因此用氟方式的选择及其临床效果依赖于能否使更多的氟沉积于牙齿表面或进入菌斑中，而不是结合入釉质中。

不存在哪种用氟方法是最好和惟一，在决定采用一种最适合的公共卫生用氟措施时，应同时考虑社区的经济发展状况，教育水平、龋患和龋发状况、牙科资源、特殊生活条件或饮食习惯，而且任何一种用氟方法实施前都应综合考虑氟的总体摄入情况，因为人体摄氟是多源性的。

另外，我们还应该认识到氟防龋具有一定的局限性。由于氟发挥抗龋作用的主要机制是液态环境中的氟增加了对含氟矿物的饱和度，提高了含氟矿物盐沉积的动力，从而阻止了病变的进展，因而，当液体 pH 很低的情况下，溶液对含氟矿物也变得不饱和，没有沉积发生时，氟就失去了抗龋的作用。Ogaard（1988 年）的体内研究显示，当菌斑 pH 下降到很低时，氟不再能阻止龋病的进展。应改进口腔卫生，在含氟产品中应加入其他抗菌剂或其他有助于阻止酸产生的成分，以避免 pH 降到很低的水平，避免氟化磷灰石也发生溶解，而达到防龋的目的。

通过氟化物的应用预防龋齿是在人群中减少这种疾病负担的惟一现实方法。人们还在对龋高危人群合理用氟的措施以及如何增加体内氟的存留进行研究。然而，人们也同时发现，自20世纪90年代开始，在欧美一些发达国家龋患模式已经发生改变，已从人群的高发病率集中在少部分易感个体、早期儿童龋、青少年饮食习惯改变造成的酸蚀症、唾液疾病造成的老年龋的发生，为氟防龋的研究提出了新的挑战。

小　结

氟广泛分布于自然界中，人体对氟的摄入是多元性的，主要的摄入来源是水和食物。含氟牙科产品也是一个不可忽视的潜在的摄氟来源。氟主要从胃肠道吸收，主要分布于矿化组织中，主要从肾脏排出。用氟具有防龋的作用同时也有发生氟牙症的危险，但按推荐的使用方式和使用量用氟不会发生急性中毒反应。氟防龋主要的机理是，口腔液体中低浓度氟的存在可以抑制脱矿减慢病变的进展和促进再矿化修复。口腔液体中有效氟浓度的维持主要依赖于菌斑中氟库的存在和氟离子的释放。因此，临床医生应该向患者推荐氟化物防龋的合理应用方式是低浓度高频率的用氟方式，以维持口腔中的有效氟浓度，从而达到将其副作用降低至最低程度的前提下，最大程度发挥其抗龋效应。

（王晓灵）

第十七章 龋病的治疗原则
Treatment principles of dental caries

第一节 控制龋的发展
Control of carious progress

一、口腔护理措施

龋齿或许是患者就诊口腔科最早的原因。此时，相当一部分患者可能尚未建立良好有效的口腔保健习惯，医者的首要任务是对患者进行具体的检查和分析。要指出患者口腔保健不足并给以具体的指导，并在以后的就诊中检查患者执行的效果。这样做，既是龋病治疗的第一步，也是保证后续牙体修复效果得以维持的必要基础。同时，对于预防和控制进一步的龋损具有实际而有效的作用。

刷牙：尽管多数人已建立刷牙的习惯，但口腔清洁的效果，差异显著。要简明扼要地向患者讲明并示范正确的刷牙方式以及应达到的牙齿清洁效果。刷牙是主要的清除菌斑的方法。教育患者根据自身情况选择合适的牙刷。牙刷的刷毛和刷头应该自由地到达全部牙齿的各个牙面，刷毛的硬度要适度。建议患者使用合格的保健牙刷。正畸治疗患者需要使用专门的牙刷。牙周病患者可以使用间隙刷。向患者解释：刷牙的主要目的是清洁暴露在口腔中的各个牙面。要让患者对自己牙齿的排列和各个牙齿的牙面数有基本的了解。要求刷牙时，"面面俱到"。强调清洁的效果，不要笼统地讲刷牙应持续的时间，也不要将刷牙的方法复杂化。患者只要理解了刷牙的目的，并且对自己的牙齿情况有所了解，方法本身实际并不是最主要的。对于市场上推广的各种牙刷，首先应是经过临床验证的合格产品，同时还必须使用得当，才能起到有效清除牙菌斑的效果。应该尽可能做到餐后刷牙漱口，最起码也应该做到早晚各一次。晚上睡前的刷牙最重要。

使用洁牙剂：作为常规的龋病控制措施要指导患者选择和使用含氟牙膏。使用氟化物氟的抗龋作用已为临床实践所证明，要教育每一个患者尤其是龋高危者，有规律地使用含氟牙膏。对儿童患者和高危患者，还应在每次就诊时，为牙面局部涂布氟化物，加强抗龋效果。

牙膏中最主要的成分是摩擦剂和表面活性剂（洁净剂）。刷牙时，洁牙剂中的表面活性成分有利于溶解菌斑中的有机成分，然后在刷毛和摩擦剂的共同作用下，去除附着在牙面上的大部菌斑。市场上现有的多数牙膏从预防龋齿的目的出发，一般加有适量的氟化物。从预防牙周病的角度考虑，还有些牙膏加有抗结石和抗菌斑的成分。也有的牙膏加有抗炎或其他有利于口腔清洁的成分。但是，不应提倡长期应用抗炎的药物牙膏。研究表明，长期使用抗生素牙膏有可能造成口腔菌群平衡的失调。牙膏的安全性是第一位的，因此任何添加成分都需要科学的验证，确认对人体无害方可使用。同时，市售牙膏必须经过有关卫生管理部门的审批。在我国，审批权属卫生部及其下属机构。在一些西方国家如美国，审批权则归专业的学会组织如美国牙科学会（ADA）。

使用牙线：即使十分认真的刷牙也难以完全清除位于两牙邻面的菌斑。为此建议患者养成使用牙线的习惯。使用牙线能够有效清除邻面牙菌斑和嵌塞的食物碎屑。牙线有市售的商品，也可以用普通的丝线和尼龙线代替。用牙线清洁牙齿最好是刷牙后或在睡前。用时将一尺左右的牙线压入两牙之间的间隙，然而分别在相邻的两个牙面上做颊舌和上下的提拉，将菌斑或食物碎屑带出。使用牙线可先易后难，先学会清洁前牙，再逐渐向后移，逐个清洁后牙的间隙。要有耐心。只要肯实践，所有的后牙邻面都可以达到清洁的效果。

漱口：餐饮后用清水或漱口液漱口，口含 10 ml 左右的漱口液，用力鼓动口腔，30 秒后将漱口液用力吐出，可以清除碎屑并有冲淡食物产酸的作用。

洁牙建议患者定期到合格的口腔医疗机构清洁牙齿。只有受过专门训练的医护人员才可能有效清洁患者牙面的各个部位，并且避免对机体的任何伤害。对于已形成的牙石更要靠医护人员帮助去除。

化学方法去菌斑：尽管可能通过化学的方法控制菌斑，并且临床也确实有这样的制剂，如抗生素、酶、消毒剂等，但这些制剂在去除菌斑的同时可能产生的不良反应不可忽略。一般不提倡长期应用化学制剂控制菌斑。

定期检查与维护：要向患者说明，定期检查和口腔护理是控制龋病的必要行为，以便发现和处理早期的龋齿。一般患者每年检查一次。对于高危患者要加大频率，最少每年 2 次，必要时每 3 个月一次。对于猛性龋的患者除了严密观察，更应该积极预防和治疗。

二、诊断与病因分析

1．正确的诊断　龋齿的临床诊断并不复杂，重要的是判断患牙的牙髓状态和治疗过程可能导致的牙髓变化。临床上诊断为浅龋、中龋或深龋是指没有牙髓病变，可以直接修复的状况。对于患者有不适主诉症状的情况，必须先针对主诉症状作出初步判断，然后才可以开始进行干预性、手术性治疗。对于以龋为主要问题的患者，下列考虑和安排也是必要的。

2．个案主要病因综合分析　个案的龋危险性评估：龋病的发病因素很多，但对于每个就诊的患者来说，应该有其特殊或主要的原因。要全面询问患者的饮食习惯、口腔卫生保健方法、用氟情况和全身健康状况，同时要仔细检查患者每个牙齿的发育和矿化、牙面菌斑聚集、牙的排列、有无修复体和唾液分泌情况，要对患者当前的龋患情况有完整的了解，结合所收集的资料和已有的知识对其给出综合的龋危险性评估，有针对性地给患者以具体的指导和制订治疗方案。龋危险性评估要根据患者年龄、目前患龋程度、以往龋病史、牙齿发育排列状态、唾液分泌情况等综合考虑。多个龋齿同时存在、唾液分泌量少、牙齿矿化程度差，都应该判断为高危患者。一般情况下，根据临床发现，医生可以给出一个大致的个案龋危险性评估意见。更准确的龋危险性评估则是一项长期而复杂的研究工作，需依靠多个数据的综合分析，得出具体的具有指导意义的龋危险指数。

3．具体而有针对性的饮食分析　尽管糖的消耗尤其是糖的进食频率是与龋齿最为密切的因素，但糖又是人类快速获取能量的最佳来源。因此，笼统地对患者讲不吃糖或少吃糖是起不到防止或减少龋齿的作用的。只有让患者真正了解了糖在龋齿发病中的作用，同时具体地与患者共同分析自己在饮食方面存在的问题以及应该了解和注意的事项，才可能有助于预防和减少龋。要告诉患者什么时候不宜吃糖，如睡前或患口干症；吃糖后应该做些什么，如漱口和刷牙；以及应该怎样合理安排吃糖，如减少零食的次数；哪些食物更容易产酸致龋，如蔗糖、果糖等；哪些食物不致龋，如蔬菜、肉类等。

龋病的治疗并不复杂，但治疗方案确定前的综合考虑则是一件需认真对待和努力做到的事情。这样做也是对医者综合素质的检验，口腔医师不仅是医者，还应成为口腔医学知识的教育者和传播者。

三、制订并实施防—控—龋损修复一体化的治疗计划

1．防 - 控 - 修复一体化的龋病治疗　龋病的临床特点决定了确定其治疗方案时的特殊性。首先，由于龋的早期主要表现为矿物盐溶解，临床无症状，因此不易发现。其次，龋又是进行性发展的疾病，不能通过组织再生自行修复，形成龋洞必须由受过专门训练的牙科医师修复。但是要特别明确：补了洞不等于治疗了龋病。因龋就诊的患者常常存在其他的口腔卫生或口腔保健方面的问题，医生应该在修复局部龋洞的同时，指出患者口腔保健中的问题，指导患者养成好的口腔卫生习惯，使其具备正确的牙科就诊态度和主动防治早期龋齿的主观愿望，防止、减少和控制龋的进一步发生。

临床上，首先要考虑患者目前的主要问题，及时终止病变发展、防止对牙髓的损害、恢复外观和功能；还必须考虑患者整体的口腔情况，为患者制订个性化的整体预防和治疗计划。同时，要教育指导患者，调动其自身防治疾病的主观能动性。患者自身对疾病的认知程度对于控制龋齿是十分关键的。治疗一个龋齿，教育一个患者，使其形成良好的口腔保健习惯或者牙科就诊态度，是医者的责任。

2．告知义务　医务人员要对患者尽到告知义务，使患者充分了解自己口腔患龋的实际情况，了解医师计划采取的措施，知道自己应做的事情和应付的费用。制定治疗计划需要患者或其家属和监护人的参与。

3．处理与主诉症状有关的患牙　患者寻医就诊，一般都有主诉症状。医者首先应该针对患者的主诉症状进行诊断并制订治疗计划、采取措施。即使对于多发的问题，也必须遵循上述原则。对患龋的牙，如果确定没有牙髓病变的临床表现和 X 线影像表现，可以直接充填修复。如果存在牙髓充血或可疑炎症表现，则最好采取二步法充填，即先将龋坏的组织清理干净，用对牙髓无刺激或有安抚作用的暂时充填材料充填，一至数周后无反应，则可进行永久性充填修复或嵌体修复。对于龋坏范围尚未波及到牙髓的病例应尽可能地保存牙髓活力。

停止龋的发展在对主诉症状相关患牙进行了适当地处理后，要针对全口患龋的情况采取措施。对于口腔内同时发现多个牙齿患龋或者患龋呈急性发展的患者，应该采取措施，首先阻止龋的发展和蔓延。对于已有的龋洞，首诊时就应尽可能去净龋坏组织，以暂时封闭材料封闭窝洞，停止龋的发展。然后，再根据情况逐个修复龋损的牙齿。在处理龋坏牙的同时，应对易感牙齿采取措施如牙面局部涂氟和窝沟封闭。

4．修复龋损恢复功能　对于多个牙齿同时患龋的病例要在停止和控制了龋发展之后，逐个地修复缺损的部分。修复龋病缺损可根据情况选择充填修复或嵌体修复。要根据个案与患者讨论选择修复的方法和所用材料。

5．制定和落实预防与口腔保健措施　治疗期间和治疗后患者的口腔保健情况直接决定牙体修复体的效果和寿命。为此，必须针对患者的具体情况，制定个性化的口腔保健方法。复诊时应该检查患者执行的情况。

6．定期复查防止复发　龋齿的治疗仅靠门诊的工作或只是修复了龋坏的部分是不够的。一定要求患者定期复查。复查的频率依据患龋的程度和危险性而定。一般间隔应在 6 个月到 1 年的时间。对于个别高危个体，应 3 个月 1 次。复查时除了检查口腔卫生的情况和患龋情况之外，还应检查患者执行口腔保健计划的情况。

7．患者良好"牙科态度"的养成　医生要通过自己的工作，促进患者建立良好的牙科态度，包括口腔护理、及时治疗、定期看牙医等。

第二节 缺损牙体修复的原则
Principles of dental restoration of carious teeth

对于未成洞的早期龋，可以通过去除病原物质、改变局部环境和再矿化等非手术方法予以处理（详见《牙体牙髓病学》专门章节），并应定期复查。对于已形成洞的病损，只能人工修复，修复时应该遵循下述原则。

一、生物学考虑

去除龋损感染的组织，保护正常牙髓组织不受损害，尽可能保留健康的牙体组织，修复龋损，恢复功能，恢复美观，是治疗龋齿需要遵循的基本生物学原则。

去净感染的龋损牙组织：感染的牙组织含有大量细菌和细菌毒素，修复前如果不能将其彻底去除，势必会使感染扩散。不能阻止病变的进一步发展，也是造成龋复发的主要原因。另一方面，脱矿后的牙体组织渗透性增加，如果没有去净存在于洞缘的脱矿牙体组织，势必使洞缘的封闭性降低，增加微渗漏，增加外界刺激对窝洞深部组织的刺激，是治疗失败的重要原因。

保护牙髓：牙髓牙本质复合体是富含神经的生物组织。目前治疗龋齿时，主要依赖高速旋转的器械去除病变组织和制备窝洞。机械操作时的压力、器械摩擦产生的热、冷却过程造成的组织脱水以及治疗所用药物和材料等因素都可能对牙髓牙本质复合体尤其是牙髓组织造成不可逆的损伤。因此，治疗过程要特别注意对牙髓牙本质复合体的保护。对所用器械设备要经常检查，及时更换损坏的部件，如变形的齿轮，钝旧的钻，喷水不准确的手机等。临床操作要十分的轻柔和仔细，避免过度用力，避免牙齿脱水，避免长时间切削等。同时，要充分了解所使用的材料和药物特性，避免药物或材料对牙髓的刺激。备好的窝洞应该立即封闭，避免牙本质小管的二次感染。

保护健康牙体组织：为了获得良好的通路和固位，牙体修复治疗过程中有时不得不牺牲部分正常的牙体组织。但是，保留健康的组织始终应该是牙体治疗应该追求的目标。粘接修复技术比较以往的银汞合金充填术和嵌体修复术能够较多地保留健康组织，是一项十分有前途、需要广泛开展的技术。

预防性扩展：适当去除龋洞周边无法通过口腔保健措施控制菌斑而又极易患龋的牙体组织，称为预防性扩展。去除的范围需要根据修复材料的特征确定。如果修复材料具有释放氟的功能或抑制菌斑、抑制龋损的功能，或者可以实施有效的龋控制措施，则可减小或不进行预防性扩展。

二、美学和功能的考虑

龋损修复的根本目的是恢复功能和美观。功能的恢复除了外形的考虑之外，咬合的考虑不可忽略。修复完好的牙齿应有良好的咬合关系。对美观的考虑，一是外形，一是色泽。良好的外形和色泽是恢复自然美的两要素。目前的直接粘接修复术和间接嵌体修复术均可达到较理想的美观修复效果。

修复后的牙齿除了自身的外形和色泽之外，还应该与相邻牙齿和组织有良好的生物学关系，不应形成新的食物嵌塞和菌斑滞留区。

三、固位和抗力的考虑

修复龋损需用生物相容的材料，这种材料必须与牙齿紧密结合或牢固地存在于窝洞中才可以行使功能。寻求合适的固位方法一直是龋损修复的重点。这一部分的详细内容，在《牙体牙髓病学》一书中会有详细介绍。概括起来，目前获取固位的方法主要有两种，机械锁扣固位和化学粘接固位。

机械固位：是应用银汞合金充填术修复牙体组织缺损时的主要固位方法。充填前要求制作一定洞形，利用洞形的壁和形状通过摩擦和机械锁扣使充填材料获得固位。为了获得足够的抗力形，对抗咀嚼过程的各种力，充填体必须有一定厚度和强度。然而所有这些都不利于保留更多的健康牙体组织，因而不是理想的固位方法。而粘接修复技术是依赖材料与牙齿的化学粘接获取固位，是牙体修复所追求的目标。

粘接固位：理想的粘接修复技术只需要全部或部分去除病变的牙体组织，在不破坏健康牙体组织的情况下，既利用材料的化学粘接作用获得固位，又利用材料的优越物理性能获得抗力。近代，粘接修复技术有了很大的发展。一方面，粘接剂的发展，已经突破了单纯粘接牙釉质或牙本质的界限。一种新型粘接剂可以获得类似自然粘接釉质和牙本质自然结合的力量。另一方面，充填材料尤其是高分子的树脂类材料已经可以通过增加填料和改变填料特性的方法，获得基本能够满足咀嚼功能要求的复合树脂。然而，由于粘接修复材料中的基质材料为高分子的聚合材料，存在聚合收缩和材料老化的问题。尽管近年来的研究已经在克服这些问题方面有了巨大的发展，相关的材料也有了很大的改进，但是仍需要更多的长期临床观察和临床效果评估。

修复材料和剩余牙组织的抗力：要综合分析咬合力的情况，确定是否保留无牙本质支持的牙釉质，决定修复材料的厚度。

四、修复材料的选择

对于多发性龋的患者，应该首选可以控制龋进展的材料，如复合体、含氟树脂、玻璃离子水门汀。当龋的进展完全得到了控制，再考虑美学的修复。美学修复的材料可以是复合树脂，也可以是全瓷材料。前者主要靠椅旁直接粘接修复，后者则需依赖技工室间接修复或依赖椅旁 CAD/CAM 技术。

关于龋损的修复技术与原理，详见《牙体牙髓病学》《牙体修复学》等书籍。

第三节　口腔医疗机构临床工作中的龋病控制、预防与管理
Control, prevention and management of dental caries in dental institutes

疾病预防的概念不仅是防止疾病的发生，也包括对已发生的疾病通过适当的治疗，防止疾病的发展和进一步的损害。近代，更有学者针对慢性疾病的特征提出了三级预防的概念。一级预防为针对病因的预防，通过去除病原和增强健康预防疾病的发生；二级预防是在疾病早期，通过人为干预，促进自身愈合，即早发现，早治疗，防止功能障碍；三级预防则是在疾病的阶段，通过有效的治疗和修复措施，修复病损，恢复功能，防止疾病的发展和进一步的危害。对龋病的预防应该坚持三级预防的理念。对于口腔临床医生来讲，更应全面了解龋病预防和控制的知识，将预防的工作贯穿于临床工作实践中。口腔多学科的治疗技术需要干预口腔环境，有可能增加龋的易感性，影响各自学科的治疗效果。因此应该将龋病控制作为实施一切口腔科治疗技术的前提条件。

一、龋危险性评估

在开展任何一项涉及口腔和牙齿器官的治疗项目前，都应该进行患龋危险性评估。根据患者口腔的状况、有关的生活习惯、饮食习惯和口腔卫生习惯，结合已有的龋病学知识，对具体的病例进行未来患龋的危险性评估，并据此为患者作出具体的和个性化的防治方案，以预防和控制龋病。

二、控制牙菌斑

龋齿只有在菌斑存在的环境中才可能发生。因此有效地清除或控制牙菌斑是预防龋齿的主要环节。控制菌斑主要靠患者自己。让患者了解菌斑应该让患者了解自己牙面菌斑的积聚情况，知道牙菌斑的危害。临床上可以让患者拿一面镜子，医生通过镜子，向患者显示其牙面的菌斑。也可以使用菌斑显示剂染色后，向患者解释。同时，向患者介绍控制菌斑的方法。如刷牙、使用牙线、使用含氟牙膏等，见第一节。

三、常规就诊使用氟化物

氟化物是临床证明最有效的预防龋齿的制剂。其抑龋作用主要是通过局部加强牙齿结构、抑制脱矿过程和增强再矿化实现的。利用氟化物防龋有三个途径，一是通过社区、学校、幼儿园，氟化饮水或结合健康教育的有组织的漱口项目；二是通过家庭或个人，自用含氟化物的口腔保健用品，如含氟牙膏、含氟漱口水等；三是由口腔专业人员在医疗机构使用，如氟涂料，氟溶液，氟凝胶，含氟粘接和修复材料。后者由于含氟浓度高，必须由专业人员使用。临床上对于就诊的对龋高易感的患者，要在就诊时常规使用局部氟化物。

氟涂料（fluoride varnish）：含有较高浓度的氟化物，如 2.26% 氟化钠（商品名 Duraphat，中文译名"多乐氟"），涂在清洁后的牙面上，可以在牙面上停留 24 小时。渗透出的氟可以进入牙齿内部，也可以与菌斑中的钙结合，形成氟化钙储存。一般每年使用 1～2 次。适用于对高龋患者龋的控制，也用于正畸治疗时的辅助预防。

氟溶液：在口腔临床诊室可使用 2% 氟化钠溶液局部涂用。可常规在高龋患者的牙面使用，可在每次就诊时使用，也可每周 1 次。

氟凝胶：是一种方便的临床给氟方式，将氟溶液制成水性凝胶，用托盘或直接在牙面涂布。适用范围同氟溶液。每六个月 1 次。

含氟粘接剂和含氟修复材料：市售的一些粘接材料和修复材料含有少量的氟化物，可用于正畸治疗时的临时粘接，也可以用于处理高龋患者时，为控制龋齿蔓延和发展，作为阶段性的修复材料修复缺损。

四、对含糖食品的限制

糖是菌斑代谢产酸的底物，限制糖的摄入或改变糖的摄入方式，可以起到减少龋的效果。

了解致龋性食物最普遍应用的评估食物致龋性的实验，是让受试者经口腔进食某种饮料或食物，在实验前和实验后的 30～60 分钟内不同的时间点分别测定牙菌斑和唾液的 pH 变化。然后以此画出 pH 随时间变化的曲线，又称 Stephan 曲线，见本书发病机制一节。由此可以了解产酸和酸在口腔内的滞留情况。致龋性食物应是那些可以迅速将菌斑 pH 降低到临界 pH5.5 以下并能维持较长时间的食品。研究表明，致龋食物主要是含糖的食物，尤其那些含糖量高（蔗糖或果糖）黏性大又不易清除的食物。

合理进食含糖食物适当控制对糖的摄入量，不仅对防止龋齿，也对全身健康有益。在龋齿形成过程中，饮食中的糖在致龋时有双重作用，一是有助于形成牙菌斑，二是为致龋菌产酸提供底物。细菌产酸的总量除了与细菌总量有关外，也与底物多少有关。在龋齿的过程中还与酸在牙面上停留的时间有关。根据 Stephan 曲线，菌斑产酸自然清除一般需要 30 分钟以上。当菌斑 pH 恢复到漱糖前的水平时，对牙齿矿物质就可能恢复过饱和的状态，有助于再矿化即脱矿组织的恢复。然而，如果频繁进食糖，则菌斑中的 pH 难以有恢复的时间，脱矿的时间大大多于再矿化的时间，龋齿则容易发生。所以，在减少糖摄入总量的同时，强调减少进食糖的频率更为重要。黏性含糖食物不容易自然清除，要强调进食后刷牙或漱口的重要性。为了减少糖在牙面停留的时间，要特别强调不在睡前进食的重要性，强调睡前有效清洁牙齿的重要性。

鼓励进食含纤维的食物含纤维的食物，如蔬菜，除了本身不具有致龋性之外，有利于清除牙面的菌斑和存留的糖，应该鼓励进食。从预防龋齿的角度考虑，最好安排在餐饮的后期进食纤维类食品。

关于糖代用品糖的代用品指具有甜味作用、但所产能量很低，不会被细菌利用产酸的一类物质，如木糖醇、山梨醇等。这些物质取其甜味，满足于喜好甜食，又希望避免含糖饮食缺点的人类需求。有许多研究证明，木糖醇具有极低的产酸性，但并没有研究表明木糖醇具有确切的防龋功能。提倡食用木糖醇防龋，实在是一大误区。

在宣传和教育患者通过饮食方式控制龋的时候，医生要有一定的营养学知识，避免片面性。

五、增强宿主的抗龋力

发育健康的牙齿具有最强的抗龋力牙齿发育时间的跨度很大，从胚胎期一直延续到青少年期。此期间母体和自体的全身健康状况都可能影响到牙齿的发育。因此牙齿的发育是母婴和儿童期最应受到关注的事情。牙发育期的均衡饮食和全身健康无疑是最重要的，而适量摄入氟化物也有利于牙齿发育。合理摄入氟化物需要专业人员的具体指导，如氟化饮水和服用氟的补充剂，必须在专业人员指导、政府组织下进行。个人也可以通过均衡饮食，安全的从食品中获取氟。海产品、豆类产品都含有合理量的氟，正常食用绝对是安全的。茶中含较多的氟，适量饮茶有利于摄入氟。

唾液是重要的抗龋物质，唾液对于清除和缓冲菌斑产生的酸是必不可少的。唾液还含有多种蛋白质，其中的黏蛋白和溶菌酶是口腔中重要的抗菌物质，对维持口腔微生态平衡具有不可缺少的作用。除此之外，唾液中特有的蛋白，如分泌性 IgA，富脯蛋白，富组蛋白，富酪蛋白和富半胱蛋白与菌斑形成和抗龋过程有关。研究证实，唾液在龋齿中的作用主要是唾液流量对菌斑产酸的清除作用和缓冲作用。唾液量减少，势必增加酸在局部的滞留——是重要的致龋原因。人在睡眠时唾液分泌量极少，所以睡眠前不刷牙或者吃糖，必然增加局部细菌代谢产酸滞留的量，增加龋损的机会。患口干症，患唾液腺病变如放射线照射后的损害、舍格伦综合征，服用影响唾液分泌的药物等，都明显地降低唾液流量，增加患龋的机会。在唾液量减少的情况下，要加强其他防龋措施以减少龋的机会，如减少糖的消耗，增加清洁牙齿的次数，使用氟化物等。

使用窝沟封闭剂牙的窝沟发育非常独特，尤其是乳牙和第一恒磨牙发育和矿化过程经历出生这样巨大的环境改变，常存在结构和矿化上的薄弱环节。深的窝沟容易存留菌斑，且不容易清洁。预防窝沟龋最直接的方法是早期使用窝沟封闭剂将窝沟与外界隔绝，使致龋过程不能在窝沟内发生。

其他增强自身抵抗力的防龋方法免疫防龋旨在通过疫苗或增加抗体的方法抑制致龋菌或致龋的重要环节。目前的研究已经具备构建针对某一种致龋菌疫苗的技术，但困难是无法确定特异的致龋菌或致龋环节。只要特定的致龋菌或致龋环节没有得到有效地认定，任何疫苗进入临床实验阶段都是困难的。激光防龋旨在通过改变牙面的晶体结构增加抗龋力。这项工作虽经 30 多年的探索，目前尚无实质性的进展。

六、其他口腔治疗过程中的防龋措施

椅旁口腔保健指导按照本节开头所讲的三级预防概念，治疗过程本身也是预防疾病的一个环节，而且是不可缺少的重要部分。一方面，患者一般缺少对疾病早期预防的知识。一旦因病就诊时，思想上才开始较为重视。此时是进行口腔保健指导和教育的最好时机。医护人员要抓住时机，结合患者的实际情况，进行口腔卫生保健的指导。这时候医生不需用很多话，就可使患者受

益终生，起到事半功倍的良好效果。

常规在门诊工作中使用氟化物对于已经发生龋的患者，尤其对多发者，有条件时，应该在门诊就诊时常规使用氟化物，如局部涂氟等。

使用含氟的材料对于高发龋的个体或牙齿，为了控制龋齿，可选择性的使用含有氟化物的材料。如对一个老年人发生在邻面根面的龋，可考虑使用可释放氟的玻璃离子水门汀，正畸粘接部件时可选用含氟的粘接剂等。

减少由于治疗过程而引发的新龋口腔的一些治疗过程可能增加患龋的危险。如进行义齿修复时，义齿牙与基牙之间很难十分密合，从而增加了基牙患龋的几率。再如正畸治疗时，较多的粘接附件必然增加了菌斑聚集的场所，增加龋的可能。因此，任何口腔治疗都要考虑对口腔微生态的改变，治疗前要对患者患龋的危险程度进行评估，事先对患者尽到告知的义务，并采取有效的措施，预防龋齿的发生。另外要重视对修复体外形和光洁度的要求。符合解剖特点，表面光洁的修复体，菌斑形成少，有利于减少龋。

七、常规检查和评估

每年应常规进行口腔检查并进行口腔健康评估。对于高危患者则应根据情况，确定每3个月或6个月的检查频率。

八、口腔医疗机构中的龋病的临床管理

1. 建立以龋病管理为中心的口腔健康档案 建立个人口腔健康档案是疾病管理的基础：社会生活中，人可以人事档案，车可以有维修保养档案，全身健康应该有健康档案，而口腔健康则应该有口腔健康档案。患者进入口腔医疗机构的初始阶段，年龄较轻，多由于龋病和龋病相关的疾病。因此，建立以龋病为起始，逐步覆盖牙周病和其他多发口腔疾病的个人口腔健康档案，是疾病管理的最好归宿。

口腔健康档案的建立、保存与使用：理想的口腔健康档案应该随着口腔医疗保障体系的完善，从社区初级口腔医疗机构开始，每个人选择自己的初级口腔保健机构，实施口腔护理和疾病防控，在此机构建立和保存自己的口腔健康档案，由此机构负责转诊和收集治疗信息。

在没有完善建立口腔健康保障体系之前，应该在患者初诊或常规就诊的医疗机构建立口腔健康档案，并由医疗机构保存。口腔健康档案中应该包括患者就诊记录，就诊时口腔检查内容和结果，就诊时实施的治疗项目和疗效复查结果。转诊接诊医生应该可以调阅相关口腔档案资料。

口腔档案中关于龋病的记录应该包括牙齿状况、龋损状况、牙周状况、牙面菌斑状况、口腔保健状况等相关信息。同时应该包括初诊和复诊时对龋病控制的综合分析或评估资料。

2. 实施合格的牙体修复和龋病治疗质量控制标准 龋病的发病因素因人而异，因此，治疗方案应该是个性化的。医疗机构需要对每一个就诊患者制定"防—控—牙体修复一体化"治疗方案。同时要实施合格的牙体修复，执行统一的治疗质量控制标准。

3. 龋病风险控制措施要纳入口腔其他疾病治疗计划中 一些复杂和费时较长的的口腔治疗，如正畸、正颌、牙列缺损修复，可能改变口腔环境，增加龋的易感性。治疗前需要对患龋风险进行评估，治疗中要采取有针对性的防控措施，治疗后要进行评估。要把龋病控制作为一切复杂口腔治疗的基础措施，纳入相应学科的治疗管理项目中。

小 结

龋病是多因素相关的由牙菌斑介导的慢性病。治疗龋病需要系统的综合性措施，包括周密

可行的针对具体患者具体原因的治疗方案，实施具体可行的防龋措施，和对已有龋损的有效修复以及定期的临床检查与评估。在牙体修复的环节，去除感染源和感染物质并保护健康的牙髓和牙体组织是基本的生物学原则，同时要遵循机械或化学的基本原理获得良好的固位和抗力与美观效果。对于龋病的控制还涉及到众多其他口腔医疗，要将龋病防控的措施融入所有可以增加龋病风险的口腔治疗计划中。

（高学军）

第十八章 龋病研究的现状与思考
Caries research: current status and the prospects

第一节 龋病研究的概况
Introduction of current caries research

20 世纪 40 年代以来，由于对龋病病原的认识和氟化物防龋的成功，使人们对征服龋齿充满了信心。然而应该看到，截至目前，对致龋微生物的认识仍然是不完整的，对发病机制的解释仍然是不充分的，完全征服龋齿的路似乎还很长。

一、病原学的研究

自 19 世纪末 Miller 的研究证明了细菌发酵产酸并提出了著名的化学细菌致龋学说以来，关于病原学的研究一直聚焦在致龋细菌上。早期由于在龋坏部位发现了较多的乳酸杆菌，因而乳酸杆菌作为致龋菌受到较多关注。及至 20 世纪 50 年代，通过动物实验证明了只有在细菌存在的情况下才能够发生龋，单一的细菌也可以致龋。并确定了一些细菌的致龋性。从 20 世纪 60 年代开始，由于发现了变形链球菌族链球菌在利用蔗糖合成多聚糖中的作用，龋病病原学的研究更多地聚焦在变形链球菌 (S. mutans) 和远缘链球菌 (S. sobrinus) 上。这一阶段的成果，极大地增加了人们对菌斑形成过程的了解。相当一段时间，口腔变形链球菌作为主要的致龋菌受到了广泛的重视和深入研究。许多学者乐观地希望通过防龋疫苗消灭龋齿。然而经过多年的努力，防龋疫苗的工作进展缓慢。主要的不是技术方面的问题，而是病原学上的问题，即目前的病原学研究尽管有大量的证据表明变形链球菌是口腔中最主要的致龋菌，但还不能够确定地认为它就是龋病发病中的特异致病菌。既然龋尚不能肯定为是一种特异菌造成的疾病，这就无法估计针对某种特异细菌的疫苗所能产生的防龋效果的大小。由于防龋疫苗的使用是一项涉及面广，需要有相当投入的工作，如果事先对其预期效果没有科学的评估和预测，很难进入临床实验阶段。而没有临床实验的验证，防龋疫苗根本不可能进入临床应用。

近年的研究表明，除了前述的变形链球菌、乳杆菌和放线菌外，一组非变形链球菌族链球菌在龋病的进展过程中起作用。van Houte 等 1991 年提出非变形链球菌族链球菌的概念。他们的研究发现非变形链球菌族链球菌的终末 pH 值范围为 4.4 ~ 5.0。在较低 pH 值下产酸（终末 pH < 4.6）的微生物依然能够在上颌后牙的牙菌斑中显著增加，说明低 pH 值的非变形链球菌族链球菌与龋病发生相关。

1993 年 Sansone 等的研究发现：①变形链球菌水平与龋病正相关；②低 pH 值非变形链球菌族链球菌（终末 pH < 4.4）水平与龋病关系呈弱阳性；③在各种样本中，低 pH 值非变形链球菌族链球菌的数量总体上都远远超过变形链球菌。

1999 年 Takahashi 等发现非变形链球菌族链球菌在环境酸化条件下，耐酸和产酸能力增加。另外，非变形链球菌族链球菌是牙菌斑形成中的先锋菌和优势菌，在牙菌斑环境向酸性环境转换过程中起重要作用，继发地促进更具耐性酸和产酸性的细菌如变形链球菌和乳杆菌的定居。

van Ruvyen 等（2000 年）调查发现白垩斑表面的牙菌斑仅含有低比例的（< 0.1%）变形链

球菌。同时，白垩斑的数目增加，低 pH 非变形链球菌族链球菌的数目也随之增加。提示非变形链球菌族链球菌可能在龋病的初始期起作用。变形链球菌在牙菌斑中的大量出现可能是以其他类型的低 pH 细菌，包括非变形链球菌族链球菌，为先导的。

综上所述，可以认为非变形链球菌族链球菌有致龋能力，并可能在龋病的初始期起作用。

二、发病机制的研究

龋的三联或四联因素论比较形象地解释了与龋相关的各种主要因素间的关系，对于理解龋病的发病机制，预防龋齿起了很大的作用。发病机制的研究集中在菌斑形成的过程，菌斑代谢糖产酸的过程，酸如何使牙齿脱矿，脱矿与再矿化的动力学等多个方面。

牙釉质是一种特殊的生物矿化组织。近些年，由北京大学口腔医学院龋病研究者主持的研究项目重点观察了牙釉质在龋变过程中脱矿与再矿化的动力学变化过程，目的是了解造成牙釉质脱矿或再矿化的原动力（driving force）。研究中分别采用扫描显微放射照相技术和等组分晶体生长技术，对脱矿或再矿化过程进行实时定位定量观察，同时通过改变环境溶液中的化学组成，观察对这些过程的影响。通过对牙齿的实时定位定量观察，证明了脱矿与再矿化的动力来自于环境溶液中矿物成分对釉质的饱和程度。进一步利用 X 线衍射技术发现在釉质脱矿过程中，病损表层组织可以有新的磷灰石结构形成，从而证明脱矿过程中可以有矿物相的转变。同时，利用等组分晶体生长技术观察了整个矿物相的转变过程，进一步证实脱矿过程也包含不同矿物相的转变过程。另外，从临床的角度证明了，活动性龋患者牙菌斑液在糖代谢之后，矿物的不饱和程度明显地低于龋不活动者。提示菌斑液对矿物的饱和度可能是一个指示个体对龋敏感性的指标。这一理论的证实与丰富不仅对于指导龋齿预防，而且对于阐明生物矿化机理和龋的机理都有重要的实际意义。

三、预防和治疗技术的研究

抗病原　有效的疾病预防方法应该是密切与发病原因相关的。因此当最早确定了细菌作为龋齿病原之后，抗生素、杀菌剂就被用于预防龋齿，也确实可以在短期内获得抗龋的效果。但是由于所用制剂不具有特异性的杀菌功能，长期使用可导致口腔菌群的平衡失调，目前已较少有人应用。针对病原的免疫防龋研究在 20 世纪 60 年代受到很大的重视，但是同样由于龋病病原的多样性、非特异性，近代的发展非常缓慢。

氟化物　过去 50 多年中最成功的防龋研究是氟化物防龋。利用氟化物防龋成功纯属偶然的发现。60 多年前，最早是在对斑釉牙（mottled enamel）的流行病研究中发现了牙齿发育期过量摄入氟是斑釉牙的原因（现已将其称为氟牙症，即 dental fluorosis），同时又发现适量氟摄入有降低群体龋患率的作用。从 20 世纪 50 年代开始，已经确定了氟的抗龋作用。目前，氟的应用已经成为防龋的第一选择。但是直至今日，人们对于氟的确切抗龋机制仍没有完全搞清。比较一致的看法认为，氟的防龋作用是在牙齿脱矿和再矿化的物理化学过程中而且所需浓度范围很低（局部 0.5ppm 即可）。因此，低浓度高频率用氟成为当前防龋的主要建议。

窝沟封闭剂　目前另一项有效的防龋方法是针对窝沟龋的窝沟封闭剂。早期将易感窝沟用树脂类材料封闭起来，隔绝微生物的刺激，可以说是最直接的防龋方法。临床上窝沟封闭剂防龋作用已经得到肯定，并得到广泛应用。

切割器械的发展　对于已经龋坏的牙体组织目前仍然是以清创后充填为主要的治疗方法。过去几十年，牙科切割工具从电机到涡轮机，发生了巨大的变化。近些年有研究用激光和气动喷砂的方式去腐备洞，切割效率有很大的发展，但使用时医生缺少精细的感觉反馈，目前应用范围很窄。

充填材料　理想的充填材料应该与牙齿有直接粘接作用，在口腔中不变形、不变色，能够承受咀嚼力。近代的最大变化是粘接修复材料的发展，今后几十年的发展重点也在这方面。

四、致龋菌和免疫防龋研究

详见本章第二、三节。

第二节　致龋微生物的研究
Research of cariogenic microorganisms

20 世纪 70 年代以前，龋病研究工作者一致认为产酸乳杆菌是龋病的主要致病菌，但由于此菌并非在所有的龋病患者和所有的龋病病损中被查出，并且作为免疫原时不能得到任何免疫应答反应的原因，70 年代以后，人们把注意力转向变异链球菌。经过 40 余年广泛而深入的研究，变异链球菌已成为龋病病原菌研究的重点和中心课题。虽然已有很多证据表明它并不是惟一的致龋菌，但与人类龋病的发生与发展关系密切，因此可以作为致龋微生物研究的一个入口和示例。

一、变异链球菌的基因分型方法

1．质粒图谱分析（plasmid profile pattern analysis，PPA）　细菌质粒是独立于染色体之外的能自我复制的遗传物质，有些质粒不具有任何表型效应，多数质粒含有染色体所没有的基因，负责编码某些功能。

该方法是最早的变异链球菌基因分型技术，主要应用于流行病学调查。方法包括提取细菌中的质粒，并经琼脂糖电泳比较质粒的数量和大小；还可进一步用限制性核酸内切酶消化质粒，然后比较酶切片段的大小与数量。

质粒图谱分析适用范围窄，只适于存在质粒的细菌，无法用于不含质粒的细菌，对含有大小相似质粒的菌株不易区分；有些质粒不稳定，可以从宿主菌株中丢失或得到，或是从一个菌株转移到另一个菌株中。

2．限制性核酸内切酶分析（restriction endonuclease analysis，REA）　这是根据染色体 DNA 进行分型的方法。用合适的限制性内切酶消化菌株中的染色体 DNA，产生上百条大小位于 0.5～50 kb 之间的片段，这些片段可因大小不同而经凝胶电泳分离，产生不同的条带。

变异链球菌不同菌株的限制酶切位点数量和位置不同，从而使两酶切位点间的 DNA 片段长度发生变化，产生不同的条带。因此可以根据染色体酶切的相似程度对变异链球菌的菌株进行分类鉴定。该法对分辨菌株间的遗传变异敏感、稳定。但由于图谱较复杂，结果分析较困难。

从限制性核酸内切酶分析中衍生出另一种基因分型的方法，叫限制性片段长度多态性（restriction fragment length polymorphisms，RFLP），该法不是对菌株整个基因组 DNA 进行酶切分析，而是选择基因组中的特定基因进行酶切，将产生的片段进行电泳。因此 RFLP 产生的图谱较 REA 的图谱简单，易于分析。

3．扩增片段长度多态性（amplified fragment length polymorphism，AFLP）　AFLP 是一种选择性限制片段扩增技术。首先用一中等切割频率和一较高切割频率的限制性内切酶消化基因组 DNA，再将接头与基因组限制片段两端连接，严格条件下使用接头特异引物进行 PCR 扩增，电泳后可获得高信息图谱。该法避免了 DNA 部分消化导致电泳条带不清晰的缺点，重复性和分辨率较高。

4．AP-PCR（arbitrarily primed polymerase chain reaction）或随机扩增多态性 DNA（random amplification of polymorphic DNA，RAPD） 该法采用随机引物进行 PCR 扩增。采用的引物一般很短（8～12mers），为任意序列，在较低温度下，极易在庞大的基因组 DNA 中找到基本互补的区段，并与之结合，通过扩增产生一系列片段。根据这些片段的数量或大小对不同的菌株进行分类鉴定。

这种方法具有样品用量少、快速、灵敏度高、检测容易等优点，适用于变异链球菌流行病学的研究。但重复性差，不易标准化。

5．核糖分型（ribotyping） 该法的原理是具有同源序列的两条 DNA 单链或 DNA 与 RNA 单链在适当的条件下互补形成稳定的 DNA 双链或 DNARNA 链。采用 16S rRNA 或 rDNA 为探针，可以检测携带了同源序列的变异链球菌菌株，具有很高的重复性。

该法产生的杂交条带较少，结果判别容易，但在基因组差异小的菌株间其分辨力尚不足。

6．脉冲场凝胶电泳分析（pulsed field gel electrophoresis，PFGE） 该法以重复性好、分辨力强而被誉为细菌分子生物学分型技术的金标准。首先将细菌与可溶性凝胶结合，制备成细菌栓，然后用蛋白裂解酶进行原位裂解以暴露基因组 DNA，再用 DNA 稀有位点内切酶消化，最终将消化的细菌栓放置入凝胶中脉冲电泳采用定时改变电场方向的交变电源，每次电场方向改变后持续 1～55 s，然后再改变电场方向，如此循环，由于脉冲场电泳有两个或两个以上的电泳方向，DNA 分子在电场中随着电泳方向的改变不断改变其分子构像，挤过凝胶，从而使 10～800 kb 的大片段 DNA 得以有效分离。

7．多位点酶电泳（multilocus enzyme electrophoresis，MLEE） 该法是将菌株细胞内的不同蛋白酶进行电泳分离，以商品化酶作为标准同时电泳，然后将分子量对应的条带与不同底物反应，检测菌株具有的酶种类以及酶活性，从而进行菌株的基因分型。该法重复性好，与 AP-PCR 分析的结果有一致性。

8．多位点序列分型（multilocus sequence typing，MLSI） 通过直接测定菌株的多个看家基因序列，与标准菌株的等位基因序列比较，从而确定各分离株间的遗传相关性。

9．测序 理论上 DNA 序列测定是最好的分型手段，但因成本较高，需特殊设备，故不易在临床应用。

二、变异链球菌的基因组学研究

变异链球菌菌株 UA159 的全基因组测序工作由 Okalahoma 大学的 Ajdic 等人于 2002 年 10 月完成。该菌只有 1 个环状染色体，基因组由 2.03 Mb 组成，共编码 1963 个 ORF，其中 63% 具有可推测功能，21% 与其他细菌的基因有同源性，但功能未知，16% 为变异链球菌所特有，基因平均长 885 bp，G+C 含量为 36.82%，基因编码区的 G+C 含量为 37.54%，共有 65 个 tRNA 操纵子，5 个 rRNA 操纵子。测序结果揭示变异链球菌可代谢多种糖，合成所需的各种氨基酸，合成蛋白酶、肽酶等，同时基因中的 15% 用于编码各种转运系统，说明变异链球菌可由宿主获取营养物质。变异链球菌 UA 159 基因组全序列的测定对防龋药物的筛选、预防和治疗性疫苗的设计将产生重要的影响，同时也将推动变异链球菌功能基因研究的进程。

三、变异链球菌基因的筛选和功能研究

变异链球菌功能基因的研究，主要是对基因的生理功能进行探讨，发现基因相应的表型。目前，对于变异链球菌功能基因研究的手段大致可以分为"正向遗传学"（forward genetics）和"反向遗传学"（reverse genetics）两类。正向遗传学是通过自发突变或人工诱变（用化学诱变剂处理、紫外线照射、转座子插入），寻找相关的表型或性状改变的菌株，然后从这些突变株中找到对应的突变基因，从而揭示其功能。例如，应用转座子技术构成随机突变，从中筛选目的表型变化的

突变株，再从中找到突变的基因，从而得到基因与表型的关系。这种方法存在三点不足：

（1）工作量大，而且表型筛选方法有限，有些表型还不具备可操作性的筛选方法，限制了功能基因的发现及研究；

（2）从各个表型着手，难以从整体水平阐释变异链球菌的致龋本质；

（3）所研究的表型可能是由多个基因编码的，通过突变株分析的方法所发现的基因是多个基因中的一个，参与了表型形成的一个环节，将发现的单个基因与某种表型相联系是不全面的。反向遗传学的原理正好相反，首先是用同源重组的方法获得某个特定基因功能丧失的突变株，然后再去寻找该基因功能丧失后导致的表型变化。例如，应用自杀质粒导致基因功能丧失，获得目的基因功能丧失的突变株，比较突变株和野生株在表型上的变化，就能够获得基因与表型性状间最直接的证据。目前，多数研究者都应用这种方法进行基因的功能研究。总之，正向遗传学是从表型研究相关的基因，反向遗传学则是从基因研究其相关的表型。

由于变异链球菌基因组测序工作已经完成，对于一段 DNA 序列的功能分析可以简单地利用软件（如 BLAST）与 GenBank 中公布的基因序列进行同源性比较。比较的结果可能有以下几种情况：

1．与生理和生化功能已知的基因具同源性；

2．与生化功能已知的基因具同源性，但该基因的生理功能未知；

3．与其他物种中的生化和生理均未知的基因具同源性；

4．虽与生化和生理功能均已知的基因具同源性，但对该基因的功能了解尚不深入。

功能丧失和互补是研究基因功能的最佳方法，是研究基因功能的两个最主要内容。对筛选出的差异基因进行同源性比较，只能获取基因功能的可能信息，只有通过功能丧失和互补研究才可获得基因与表型性状间关系的最直接证据，这对于确定未知基因所编码表型的意义是最根本的。

目前进行链球菌染色体上目的基因功能丧失和互补采用的遗传工具主要有 3 种，非自杀性链球菌质粒、转座子及自杀质粒。

1．非自杀性链球菌质粒用于基因功能丧失和互补研究，操作步骤多，采用的是双链交换方式的同源重组，所以转化效率不高（$< 10^4$ 转化子 /μg DNA）。

2．转座子用于基因功能丧失和互补研究，转座子脱落可造成目的基因的缺失，但缺失片段的长短无法控制；并且转座子插入可造成极性效应，影响插入位置附近基因的表达。

3．自杀质粒用于基因功能丧失和互补研究的方法及优点。将目的基因插入自杀质粒中，转化受体菌，由于这种质粒只能在大肠杆菌中复制，不能在其他非允许受体菌中复制，因此当自杀质粒被转化入受体菌后，不能以染色体外自主复制形式存在，只能通过该质粒所携带序列与受体菌染色体对应区域的同源性，经单链交换方式同源重组，整合入受体菌染色体中。该方法操作步骤相对较少，整合稳定性高，自发分离缺失率仅为每代转化子出现 10^{-7} 的整合缺失，采用的是单链交换方式的同源重组，转化效率较高（$> 10^5$ 转化子 /μg DNA），并且可非极性、精确地进行基因功能丧失和互补。

四、变异链球菌的蛋白质组学研究

蛋白质组学可以帮助人们从整体水平上了解疾病的蛋白质变化，确定分子标志以供诊断、预防及治疗。2-D 电泳是目前最好的蛋白质分离方法，它利用了蛋白质彼此不相关的两个重要性质——等电点和分子量，分辨率非常高，一般能分离到 1000 ~ 3000 个蛋白质样点；银染的检测限在 1 ~ 10ng 范围，考马斯亮蓝 R 的检测限在 0.1μg 左右，灵敏度均非常高。它最大优势在于可以对细胞内复杂的蛋白质组分进行整体性的定量分析，分析条件变化时的一系列蛋白质，而不仅仅是某一蛋白质的表达变化。

变异链球菌的蛋白质组研究已经取得了一些成果。目前国外变异链球菌蛋白质组学研究主要是集中在两个方面，一是生物膜状态与浮游状态变异链球菌蛋白质组的比较，二是中性与酸性培养条件下变异链球菌蛋白质组的比较。通过分析蛋白质组的差异，找到与致龋毒力相关的差异蛋白质，结合生物质谱技术——目前测定生物大分子分子量的最准确、最灵敏的方法，得到差异蛋白质的肽质量指纹，在相应数据库中通过分子量搜索，鉴定蛋白质，推测其功能。研究发现在生物膜状态细胞中，参与产酸的糖酵解酶、蛋白合成酶以及参与蛋白折叠、复制过程的蛋白均上调表达。当变异链球菌处于酸性环境中时，EMP糖酵解途径、强酸转化为弱酸途径以及支链氨基酸合成途径中的酶均上调表达。

五、替代疗法的探索

龋病替代疗法（replacement therapy）是指采用一定技术手段，改造致龋菌，获得无毒的效应菌，将这种效应菌接种于口腔内的龋病好发部位，以占据有毒的野生型致龋菌聚集的生态空间，达到生态防治龋病的目的，增强宿主对致龋菌的定植抵抗力。研究发现，变链素产生能力是效应菌定植的关键，在牙菌斑微生态环境中，产变链素的变异链球菌较不产生者具有更强的定植优势。应选择具有变链素产生能力的变异链球菌，从基因水平进行改造，保留变链素产生能力，去除致龋毒力基因，构建效应菌。菌株JH 1001具有较强的变链素产生能力，而且其变链素抑制范围很广，可抑制变异链球菌其他菌株的生长，具有定植优势。该菌株的突变株JH 1140，具有高变链素产生能力，是JH 1001的2至3倍，定植能力更强。因而这两株菌常被用于构建效应菌。Hillman通过去除变异链球菌JH 1140染色体中编码乳酸脱氢酶的基因，构建了产酸能力显著下降的突变菌，用于替代疗法。实验证实该突变菌具有低致龋毒力、强定植优势且遗传稳定的特点。

除了构建产酸能力减弱的效应菌用于替代疗法外，还可采用产碱的效应菌用于替代疗法。变异链球菌基因组内不具有尿素酶基因，Clancy等将唾液链球菌57.1的尿素酶基因簇ure插入变异链球菌的基因组中，构建了具有尿素分解活性的变异链球菌。这种具有产碱能力的变异链球菌能够分解尿素产氨，中和糖分解代谢产生的酸，使菌斑内的pH值升高，同时还可影响整个菌斑的细菌组成，有利于一些不耐酸的细菌在菌斑中生长。将构建的产碱变异链球菌接种到大鼠口腔后，发现即使饲以致龋食物也不易发生平滑面龋和窝沟龋。

虽然在龋病替代疗法方面已经取得一些结果，构建了若干个效应菌，但离临床应用还有很长一段距离。在此期间需要解决菌株的安全性、回复突变等问题，另外也需要对效应菌与菌斑内其他细菌的相互作用进行深入研究。

六、细菌生物膜的研究

激光共聚焦扫描显微镜（confocal laser scanning microscope，CLSM）利用激光点作为荧光的激发光并通过扫描装置对标本进行连续扫描，从而得到细胞或组织内部微细结构的荧光图像。不仅可观察固定的细胞、组织切片，还可对活细胞的结构、分子、离子进行实时无损伤的动态的观察、检测及三维重建。此技术的发展为人类更好地认识和研究菌斑生物膜的结构、形成机制及其与龋病的关系提供了很好的研究手段。CLSM可以直接、完整、实时地研究牙菌斑生物膜的内部结构，从水平、垂直向连续清晰地断层扫描生物膜，从而得到生物膜不同层面的精细图像，经三维重建后获得完整的生物膜立体结构图像。应用CLSM连续断层扫描还发现生物膜内细菌之间存在着互利共生的关系，包括凝集、营养、竞争拮抗以及由此产生的新陈代谢交流等，对于生物膜的形成具有重要作用。

近年来有关信号传导通路相关基因对于变异链球菌生物膜形成的影响研究较多，特别是密度感应系统。密度感应（quorum sensing）是细菌彼此之间传递信号的一种特殊机制。细菌能产生一种自体诱导物（autoinducer，AI）作为信号分子，并通过其浓度感应外周细菌的数量。当外周环境细菌密度增加，AI 浓度累积到一定阈值后，菌体将启动一系列相关基因或改变某些基因特性，以适应外环境的变化，这一现象被称为密度感应。变异链球菌的种内密度感应系统由 com 基因家族——comABcomCDE 编码控制。comCDE 基因位于同一个操纵子中，编码产物分别为感受态刺激多肽（competence stimulating peptide，CSP）前体、组氨酸激酶（histidine kinase，HK）及反应调控蛋白（response regulator，RR）。组氨酸激酶和反应调控蛋白分别是双组分感应元件中的感应子和调节子。comAB 位于同一染色体的不同区域，编码 ATP 酶依赖性 AB 转运子，与 CSP 的转运有关。comC 编码的 CSP 前体由 ComAB 转运子转运到细胞外，在转运过程中，CSP 前体在双甘氨酸处被切断，成为成熟的 CSP 信号分子，其氨基酸顺序是：SGSLSTFFRLFNRSFTQALGK；随着胞外 CSP 浓度的增加，达到一定阈值，与细胞膜上组氨酸激酶 ComD 的胞外区结合，从而激活激酶，水解 ATP 为 ADP，并将 ATP 的磷酸基团转移给激酶上的组氨酸，使其发生自身磷酸化；随后，磷酸基团被转移给胞内反应调控蛋白 ComE 的天冬氨酸；磷酸化的反应调控蛋白 ComE 构象发生改变，位于其中的 DNA 结合位点暴露，能够与特定的目标启动子结合，直接或间接地调控目的基因的表达。

种间密度感应信号系统是由 luxS 基因编码的 AI-2 信号分子介导完成的。细菌可以利用这类信号分子感知其他菌种细菌的数量来调控自身的行为。

初期对于密度感应信号系统的研究大多集中于对于细菌感受态的形成及基因转化能力的影响等方面。直到 2000 年，对戈氏链球菌 comD 基因突变株生物膜形成缺陷的发现，使人们逐渐将注意力转移到密度感应系统相关基因对于生物膜形成的影响方面。研究发现失活变异链球菌 comDE 基因，突变株不能感受及应答 CSP，形成的生物膜中的生物量减少近 70%。变异链球菌 GS-5 的 luxS 突变株生物膜形成量较野生株明显减少。

除了参与蔗糖非依赖性和蔗糖依赖性黏附的基因以外，研究发现其他信号传导通路相关基因，如 hk11、rr11、vicRK（曾被称为 covRS）、tarC（曾被称为 gcrR）以及信号传导通路以外的基因，如 brpA（biofilm regulatory protein A）、ccpA（carbon catabolite control protein A）、clpP、srtA（sortase）等也可能与生物膜的形成相关。

第三节　免疫防龋研究
Immunization of caries

自从人们认识到龋病是一种细菌感染性疾病以来，国内外学者就探索采用针对致病菌的各种方法进行防龋研究。如利用化学合成药物（氯化物和氟化物、重金属和羟磷灰石等）和植物提取物（蜂胶、五倍子、茶多酚和厚朴等），通过抑制变异链球菌的生长和抑制细菌黏附、产酸、合成胞内外多糖的作用来达到防治龋病的目的。而在免疫学防龋方面，由初期的利用全菌细胞到现在的基因疫苗的研究，经历了近半个世纪时间，取得了显著成绩，但到现在还未实现临床应用和普遍推广，因还有许多问题有待解决。

龋病的免疫预防是机体的免疫系统在免疫原的刺激下产生特异性抗体，经由唾液发挥其干扰细菌定植或促进细菌凝聚而后被排斥。病原菌的各种成分中，只有那些既有致病作用，又有良好的抗原性的成分才能使机体产生抗感染免疫。研究表明，细胞表面物质在微生物及其宿主的相互反应中扮演着重要角色。变异链球菌的表面抗原包括葡糖基转移酶、葡聚糖结合蛋白、血清特异性多糖抗原、脂壁酸，以及表面蛋白的一种相对分子质量为 1.90×10^5 的蛋白质（AgⅠ/Ⅱ）、一种相对分子质量为 0.39×10^5 的蛋白质（AgⅢ）、一种相对分子质量为 0.29×10^5 的蛋白质（抗原 A）、一种相对分子质量为 0.7×10^5 的蛋白质（抗原 C）和一种相对分子质量为 0.13×10^5 的蛋白质（抗原 D）。它们经过基因改建，均会产生不同的防龋效应，是防龋疫苗的可能来源。

由于变异链球菌并非惟一的致龋菌，有关龋病预防治疗等方面的研究仅仅停留在这一种细菌的层面上是远远不够的。如研究表明，远缘链球菌在人群中的检出率随着检测手段的改进和检测灵敏度的提高而明显增加。与变异链球菌相比，远缘链球菌的产酸性和耐酸性更强，对龋病的发生和活跃性可能更为重要。鉴于此，学者们已经开始研究制备可同时有效抑制变异链球菌和远缘链球菌的靶向融合防龋 DNA 复合疫苗。

一、主动免疫

1. 主动免疫的疫苗　主动免疫防龋的重点是选择免疫原，迄今为止，已经作过的研究包括经过适当处理的全菌细胞、菌细胞的毒力因子、毒力因子的有效组分和毒力因子基因等。主动免疫防龋所使用的疫苗有以下七种：灭活死疫苗、减毒活疫苗、亚单位疫苗、多肽疫苗、基因重组疫苗、基因疫苗和转基因植物疫苗。

（1）灭活死疫苗：采用物理或化学方法将变异链球菌、远缘链球菌灭活后进行的免疫。优点是灭活的全菌具有较好免疫原性和免疫反应性，可诱发产生较高效价的特异性抗体，诱生与自然感染相似的免疫反应。缺点是免疫用量大，免疫次数多，效果不持久，且接种后可出现发热、疼痛等全身或局部症状；产生的特异性抗体与心肌、肾脏有交叉反应。

（2）减毒活疫苗：采用人工定向变异的方法，从自然界筛选出毒力高度减弱或基本无毒的活的微生物进行免疫。减毒活疫苗的优点是免疫原性较好，缺点是安全性差，当减毒不充分或毒力回复时可造成机体损伤。

灭活死疫苗和减毒活疫苗都是早期使用的疫苗，虽然有较好的免疫原性，但由于安全性受到质疑，近 20 年已经很少有这方面的研究。

（3）亚单位疫苗：指去除病原体中对诱发保护性免疫无益、甚至有害的成分，保留有效的免疫原成分进行免疫。亚单位疫苗从 20 世纪 80 年代开始出现，具有较灭活全菌疫苗和减毒活疫苗安全、避免交叉反应的优点。但免疫效果不佳，常需要与佐剂同时使用，以增加免疫原性和消除免疫系统的隔室化。免疫佐剂的使用也会带来一定的不良反应。

（4）多肽疫苗：指用化学合成技术制备的多肽抗原，是 20 世纪 90 年代免疫防龋研究的热点。由于编码变异链球菌、远缘链球菌表面蛋白、葡糖基转移酶和葡聚糖结合蛋白的基因已被成功克隆，其核酸和氨基酸序列已经清楚，这为设计多肽疫苗提供了理论依据。作为疫苗的多肽可以是蛋白分子功能区中的短肽，也可以是功能区以外的抗原表位。这些短肽一般由十几个到数十个氨基酸残基组成。

多肽疫苗的优点在于去除了与免疫原性无关及有害的成分。缺点是多肽的免疫原性较差，在体内存在时间短，一般需要与免疫佐剂同时使用，或是改变多肽结构，将位于不同功能区的多肽或是不同的抗原表位融合在一起增强其免疫原性。多肽疫苗需要反复多次免疫，有时甚至会引起免疫耐受。多肽疫苗的另一缺点是价格昂贵，对于疫苗的应用十分不利。

（5）基因重组疫苗：将编码抗原的基因克隆到表达质粒中，转化细菌、酵母或有连续转化能力的哺乳动物细胞，使其携带重组质粒，从而大量表达抗原。基因重组疫苗出现于 20 世纪 90 年代，是具有应用潜力的免疫防龋手段之一。

基因重组疫苗的制备复杂，免疫效果受免疫途径限制，且每次免疫剂量大，并带有非免疫成分的干扰。转化入载体菌中的重组质粒有时不太稳定，当疫苗进入机体后，携带的质粒会发生丢失；另外细菌的减毒株在体内时毒力可能回复，导致使用的不安全性。

（6）基因疫苗：又称 DNA 疫苗，是由病原体抗原的编码基因和作为真核细胞表达载体的质粒所组成，其中的编码基因可以是一组基因或单个基因，也可以是抗原表位的编码序列。免疫时将此重组质粒直接导入机体，以诱导免疫系统对编码基因所表达的抗原产生免疫应答，这种免疫方法叫做基因免疫。由于基因免疫是直接在宿主体内表达目的抗原，从而省略了传统疫苗复杂的体外表达、纯化和加工过程，又特别适合于某一抗原纯化困难、制备复杂和已知微生物的免疫，可同时诱发持久的特异性细胞和体液免疫应答，并且表达抗原的空间构象与天然抗原更接近，免疫原性更强。

关于基因疫苗的安全性问题一直是关注的焦点。到目前为止尚无质粒 DNA 与宿主发生基因整合的依据，对动物的长期观察也没有检查到任何毒理反应。但在临床使用之前还需要更多的实验来证明其安全性。

（7）转基因植物疫苗：将外源基因转入植物基因组中，在作为人类膳食的植物材料中表达异源蛋白质，通过这种方法可直接通过食用摄取抗原蛋白而不需纯化。利用转基因植物生产基因工程疫苗，较其他疫苗生产系统具有更大的优势，主要是由于植物细胞培养条件相对简单且易于成活，有利于遗传操作；植物细胞具有全能性，可再生为植株，可通过有性杂交的方法进行基因重组，进而在植物体内累积多基因，另一方面也可通过无性繁殖获得大量的种子苗，使疫苗的生产农业化，形成高技术含量的分子农业；植物组织中的外源蛋白更易于储存与运输，省略了传统疫苗复杂的体外表达、纯化、加工过程。

我国学者主动免疫防龋的研究主要集中于多肽疫苗、基因重组疫苗、基因疫苗和转基因植物疫苗的研究，包括疫苗的构建、免疫效果和安全性的检测等方面。

2．主动免疫的途径　主动免疫包括全身免疫和黏膜免疫两种。全身免疫产生的抗体主要是血清 IgG，而黏膜免疫产生的抗体主要存在于机体的外分泌液中，以 SIgA 为主。唾液中的免疫球蛋白有两个来源：唾液腺和血清。SIgA 是唾液中主要的免疫球蛋白，由唾液腺浆细胞分泌，构成了唾液主要特异性免疫防御系统。IgM 和 IgG 主要来源于血清，通过龈沟液到达口腔。

抗体的生物学功能广泛，可有效地中和毒素和酶，溶解细菌，阻止细菌的黏附，使细菌发生凝聚，便于清除，此外还可与外分泌液中的乳铁蛋白、溶菌酶协同作用。

主动免疫防龋所采用的免疫途径有以下四种：皮下免疫、口服免疫、鼻内免疫和局部免疫。

二、被动免疫

1．单克隆抗体（McAb）的被动免疫　变异链球菌、远缘链球菌表面蛋白的 McAb 可以阻止这两种细菌对牙面的黏附。但是尚未确定 McAb 的最低有效免疫剂量。McAb 制备复杂，并且作用持续时间不长，难以推广。目前所研制的抗变异链球菌的 McAb 都是鼠源性的，对人来说是异种蛋白，鼠单抗应用于人体将引起人抗鼠抗体（HAMA）反应，使鼠单抗体内半衰期明显缩短，疗效下降，甚至产生毒副作用。

2．多克隆抗体的被动免疫　多克隆抗体能识别细菌表面更多的抗原表位，使得细菌较难通过变异来逃避抗体的中和作用，而且制备也比单克隆抗体简单。包括血清抗体、鸡卵黄抗体（IgY）、牛奶抗体和植物抗体。

通过基因工程技术在植物中表达或生产的抗体称为植物抗体（plantibody）。1995 年，在烟草中表达了针对变异链球菌表面蛋白的 SIgAG 抗体。这种 SIgAG 为人源性抗体，用于志愿者后发现能抑制变异链球菌的定植。这种抗体具有成本低、安全性高、可规模化生产等特点。

三、加强黏膜免疫反应的方法

1．使用免疫佐剂　常用的黏膜免疫佐剂为霍乱毒素、大肠杆菌热不稳定肠毒素及其亚单位。霍乱毒素（cholera toxin，CT）作为黏膜免疫佐剂已经得到了广泛的肯定和证实。霍乱毒素中的 B 亚单位能够与小肠黏膜细胞的 GM1 神经节苷酯的寡糖成分结合，使与之偶联的抗原迅速定位于黏膜免疫组织，从而减少黏膜酸性环境和蛋白水解酶对抗原的降解作用，增强了抗原的免疫原性。另一方面，霍乱毒素还能增强抗原提呈细胞的功能，促进细胞因子的产生。

大肠杆菌热不稳定肠毒素（heat-labile enterotoxin，LT）是霍乱毒素的同源家族，具有良好的免疫原性和强效佐剂效应，也被用于加强黏膜免疫中。将大肠杆菌热不稳定肠毒素作为免疫佐剂与 GTF 多肽疫苗鼻腔免疫 SD 大鼠，可增强唾液和血清特异抗体滴度，该抗体经 ELASA 分析能结合 GTF 并抑制 GTF 的酶活性。

2．采用抗原递送系统　将抗原包裹于微粒或微囊中也可以起到加强免疫的作用。这主要是由于应用微粒或微囊投递抗原时，可以保护抗原、减缓抗原释放速度、提高抗原靶向性，并可减少多次接种抗原所需剂量，从而降低抗原对生物体毒副作用。目前常用的微粒、微囊包括聚酯微球、聚乳酸聚羟乙酸（PLGA）、脂质体等。将变异链球菌葡糖基转移酶用脂质体包裹后进行鼻内免疫，发现包裹组较未包裹组可以产生更高滴度的 IgA1。

3．采用疫苗载体　采用沙门氏菌作为重组疫苗的载体，其免疫方式类似自然感染途径。沙门氏菌对肠道相关淋巴组织的 Peyer's patch 具有亲和性，从而将表达的抗原靶向至肠道相关淋巴组织，延长了抗原与 M 细胞的接触时间，有利于激发黏膜免疫应答。

第四节　临床实践中对龋病研究的思考
Practical considerations of caries research

一、关于龋病病因

20 世纪 50 年代开始，龋病正式被认可是一种细菌感染性疾病（an infectious disease）。与此同时，人们通过动物实验还发现龋齿可在同笼饲养的动物之间传播，从而认为龋齿是"可传播的"（transmissible）。沿着这样的思路，多年来，学者们致力于认定致龋菌。在这个过程中，大量的动物实验表明变形链球菌族（mutans streptococci）链球菌具有极强的致龋性。于是，研究者对征服变变形链球菌所可能产生的防龋效果寄予了很大的希望。尤其 20 世纪 60 年代在发现变形链球菌具有合成葡聚糖的功能后，对变形链球菌的研究更加深入。世界范围内，目前对变形链球菌结构和功能的研究相当广泛并达到了相当深入的水平。然而，必须正视的事实是，龋齿也可以在没有变形链球菌存在的情况下发生。起码还有其他 3 ～ 5 种细菌可以定义为致龋菌，更不要说还有一大批口腔细菌与龋的过程密切相关。这一状况在微生物致龋研究的早期已经发现，只是最近一些年当用单一变形链球菌解释整个龋病现象遇到困难时，才重新得到重视。

尽管对致龋微生物的研究尚未得出结论，但是这些研究让人们对龋齿的认识有了重大的飞跃。人们认识到：没有菌斑就没有龋，龋病只有在菌斑存在的情况下才能发生。临床上，只要有效地控制菌斑就可以有效地控制龋。菌斑的形成和代谢过程，是龋病学领域的重大课题，已经和正在受到重视。

在特异性致龋菌研究的同时，人们也在对龋病过程进行深入的思索。有学者提出了生态菌斑（Microbial ecology of dental plaque）学说。这个学说的重要基点是：所有已发现的致龋菌都是口腔正常情况下存在的常驻菌，不具备特异致病菌的条件，只有在菌斑生态环境发生变化时才成为致龋菌。这一学说有利于全面理解微生物在龋病中的作用。然而，菌斑的微生态环境实在是一个十分复杂的环境，或许像宇宙一样浩瀚。要从实验科学的角度证实生态菌斑学说，可能是人的能力永远无法企及的。尽管如此，菌斑生态学仍应该成为今后龋病病因学研究的重点。

二、关于龋病发病机制

龋作为一种与微生物有关的疾病，其发病过程并不完全遵循一般的微生物致病规律。糖在龋的发病过程中具有独特的作用。它除了在细菌产酸的过程中作为反应的底物，还为细菌分泌多聚糖形成菌斑基质提供原料。在第 50 届 ORCA 年会上，有学者进一步提出，龋是一个与饮食有关的细菌感染性疾病（a diet related infectious disease）。然而，糖尤其是蔗糖又是人类快速获取能量的最好食品，在营养学上具有不可替代的作用。因此，正确的解读糖在龋病过程中的不利作用，仍然是龋病工作者应该面对的实际问题。

龋病工作者普遍将乳酸定义为重要的致龋毒力因子，但是乳酸在生物界的作用十分广泛，口腔微生态环境中存在的乳酸或许是维持生态平衡的重要物质。起码它可以抑制不耐酸的部分致病菌的过度生长。而且在口腔微生物的糖代谢过程中，多数生成的乳酸可以通过唾液的冲刷，唾液或菌斑内部缓冲体系的缓冲得以清除。只是当这种清除作用不足时，过多的乳酸才可能在局部滞留，使局部的物理化学环境发生改变，导致牙齿矿物溶解（脱矿）。脱矿是龋最早期的生物学变化，也是龋不同于任何其他细菌感染性疾病的独特致病方式。脱矿发生在牙齿的表面下方，又称表面下脱矿（subsurface demineralization）。但是表面下脱矿即使发展到形成龋洞，也不足以惊动体内的免疫系统，免疫系统更不会对此作出及时的应答反应。从这个意义上说，将龋定义为细菌感染性疾病，是不是多少有些牵强呢？

三、关于疫苗防龋

疫苗的研究与病因学研究密切相关。从认识到龋病是细菌感染性疾病，尤其是在了解了变形链球菌族链球细菌的致龋作用之后，防龋疫苗的研究就没有停止过。已有的研究从主动免疫（active immunization）和被动免疫（passive immunization）两方面进行。

啮齿动物抗龋的免疫研究获得了许多有益的成果，包括已经能够使动物机体获得对抗致龋变形链球菌或其主要成分的抗体。主动免疫除了安全性的考虑之外，特别重要的问题是：免疫后如何长时间保持机体的免疫记忆和以后的免疫应答能力。在 2003 年的 ORCA 会议上，美国著名的疫苗研究者 Russell 连同美国其他两个从事龋病疫苗研究小组的专家共同表示，现在的疫苗技术已经能够有办法诱导机体产生分泌型免疫抗体，也可以形成免疫记忆，但是需要人类的试验，证明其安全性和有效性。

诚然，安全性是疫苗防龋应该首要考虑的问题，但目前免疫防龋所面对的最大困难不是技术，而是存在于实际运作的层面。人们的期望是免疫疫苗能完全或大部分阻断疾病的发生。而实际运作中，有效性（或效益）则是最需要考虑的问题。有效性的指标不仅是对单一菌种的抑制，重要是是对龋病的整体抑制。不仅是对总体患病率的抑制，重要的是使接受疫苗治疗的个人得到保护。目前国内外免疫疫苗研究领域存在的共同问题是，研究全部指向变形链球菌或与其相关的成分。随之而来的问题是，现代病因学的研究表明变形链球菌并不是龋病惟一的致病菌，而单纯应用针对变形链球菌的疫苗，能够在多大程度、多长时间内控制龋的发生？目前，没有人从科学的角度提供一个令人信服的预期值。当这个与效益有关的预期值指标不明确的时候，很难有企业会介入疫苗的生产，也很难有机构会协助推广应用。如果缺少这两个方面的支持，防龋免疫疫苗的成果只能是束之高阁。尽管如此，只要人们认定龋病仍然是一个细菌感染性疾病，对免疫防龋的研究就不应停止。

四、关于氟化物防龋

西欧龋病患病率曾经很高，但是到了 20 世纪 90 年代，这个地区的整体龋病患病率降到了很低的水平。以荷兰为例，1965—1993 年间，12 岁儿童的 DMFT 从 8 降到了 1，这其中主要的功劳应归于多种渠道氟化物的应用。

氟在降低龋病患病率中的作用似乎已经为从事口腔流行病学工作的专家所公认，但是对于氟抗龋的作用机制，则至今仍没有明确的答案。自20世纪80年代以来，研究者越来越倾向于认为，氟抗龋的作用主要发生在局部，基本摈弃了系统用氟防龋的概念。龋最早期的变化是牙齿矿物的溶解，而矿物的溶解过程是一个脱矿与再矿化的动力学平衡过程。氟可以在牙齿矿物开始溶解的早期，促进再矿化过程。如此沉积的新矿物比原有矿物具备更好的结晶性，更有利于对抗进一步的脱矿过程。因此，使菌斑与牙齿界面始终保持低浓度的氟，是最有效的抗龋措施。使用含氟化物的牙膏，在牙表面涂氟，可以促进氟以氟化钙的形式在局部的菌斑或牙组织中储存。储存的氟化钙在遇到脱矿的环境时，溶解释放氟，起抗龋的作用。实际上，只要有极微量的氟（低于0.5 ppm）在脱矿界面存在就可以获得足够的抗龋作用。没有证据表明牙面或菌斑界面的氟越多，抗龋的效果会更强。由于抗龋所需氟化物的量极微，并且位于对人体健康的安全范围，正确使用不会造成公共健康问题。

但是，氟的抗龋作用是有限的。多国家多中心的流行病学调查资料表明，在群体的层面，这种作用不会超过50%的降低率。Marthaler举例分析，如果一个地区原始的DMFT是6.0，通过广泛用氟可以将这个数字降到3.0。再从3.0进一步降到1.0，则必须采用更多其他的措施，如更有效的口腔保健、糖的限制、使用窝沟封闭剂等。将氟作为一项预防龋齿的公共卫生措施，有必要对目标人群深入分析。如果目标人群现有的DMFT在1.0左右，单纯用氟后可能降低的幅度会很有限。但对于龋的高危人群，特别是当群体的DMFT在3.0以上时，氟的作用可能是惟一应该肯定的。

五、将现代的龋病知识用于龋的预防、控制与治疗

十几年前，当看到龋病发病率在一些发达国家大幅度降低时，人们十分兴奋，甚至感到人类征服龋病的日子即将到来，更有人预言"二十一世纪将产生无龋的一代"。但是在经过了过去十几年的努力之后，人们发现，消灭龋齿似乎并不像开始预料的那么容易。这些年，西方的患龋率没有进一步降低，一些高危群体还有上升的迹象。于是有学者认为，龋作为一个古老的疾病将与人类永远相伴。

但是，近代的科学研究和临床实践让我们可以确信的是，龋病是可以得到控制的。要把群体防治的重点放在高危人群。特别需要认真分析我国各地的实际情况，参照国外成功的经验，制定符合我国不同地区的个性化方案。

当前尤其不能忽略临床龋齿治疗中忽略整体防治的问题。龋病的发病是多因素的，单纯的修复龋洞并不能完全达到治疗和控制龋的目标，而不恰当的牙科治疗反而增加龋的危险。龋的治疗计划应该是全面的，要考虑与患者本身相关的各种易感因素。龋的治疗方案应该是针对个案的，符合个体患者的实际可行而有效。着眼于整体的个性化方案才是经济、有效的方案。在对龋病认识加深，修复材料不断发展的今天，我们有必要检讨传统龋齿治疗的教学理论，更新和丰富临床龋病学教学的内容，使之准确地反映当今龋病学和牙体修复学的新理论、新方法和新材料，满足飞速发展的临床实际需要，造福患者。

六、龋病临床管理在控制龋中的意义

龋病作为一个多因素的疾病，需要多渠道的防控措施。西方国家控制龋病的成功经验值得我们借鉴。但是国体不同，经济发展水平不同，文化差异，使得不可能简单地移植成功国家的经验。

我国改革开放以来在全民层面的口腔健康促进方面取得了许多有益的经验，促进了口腔保健

知识的普及，使我国的龋病发病率没有随着经济腾飞而升高。但是，应该看到，从口腔专业的层面看，我国龋病的控制还局限于牙体缺损的修复，缺少综合的防控治一体化制度，使有限的医疗资源没有得到充分合理的运用，患者的牙科治疗投入也没有得到完全合理的回报。因此有必要深入研究和普及龋病综合防治的理念，探寻符合我国现实情况的龋病控制模式。

小　结

龋病学的研究包括病原学的研究、发病机制的研究、预防和治疗技术的研究、致龋微生物的研究和免疫防龋研究等方面。大量的研究已经取得了相当的成果，丰富了龋病学的知识，使人们对龋病的理解有了重大的飞跃。但同时也应认识到，目前仍有许多问题迄待进一步解决，如致龋微生物在复杂的菌斑微生态环境中引发疾病的过程，对于龋病这种细菌感染性疾病进行免疫防治的前景，如何推行着眼于整体的个性化治疗方案等。龋病的防和治仍然任重而道远。但近代的科学研究和临床实践让我们确信，控制这种古老的疾病是可以实现的。

（高学军　郭丽宏　庄　姮）

参考书目

1．Edgar WM．Saliva and Oral Health．2nd ed．Thanet Press Limited，1996.

2．樊明文．牙体牙髓病学．4版．北京：人民卫生出版社，2012.

3．葛立宏．儿童口腔医学．4版．北京：人民卫生出版社，2012.

4．刘天佳．口腔疾病的微生物学基础．北京：人民卫生出版社，1999.

5．齐小秋．第三次全国口腔健康流行病学调查报告．北京：人民卫生出版社，2008.

6．全国牙病防治指导组．第二次全国口腔健康流行病学抽样调查．北京：人民卫生出版社，1998.

7．岳松龄．现代龋病学．北京：科学技术文献出版社，2009.

8．郑麟蕃，吴少鹏，李辉奉．中国口腔医学发展史．北京：北京医科大学中国协和医科大学联合出版社，1998.

9．周学东．口腔生物化学．四川：四川大学出版社，2002.

10．中华人们共和国卫生部．全国学生龋病牙周疾病流行病学抽样调查．北京：人民卫生出版社，1987.

11．Avery JK．Oral development and histology．3th ed．New York．Theme 2001.

12．Berg JH and Slayton RL．Early childhood oral health．1st ed．Wiley-blackwell：A John Wiley & Son，Ltd，Publication，2009.

13．Berkovitz BKB，Holland GR，Moxham BJ．Oral Anantomy，Histology and Embryology．Fourth Edition，Mosby Edinburgh，London，New York，Oxford，Philadelphia，St Louis，Sydney，Toronto 2009.

14．Burt BA，Eklund AS．Dentistry，Dental Practice，and the Community．6th Ed．Missouri：Elsevier Saunders；2005．Cawson RA，Odell EW．

15．Cameron AC，Widmer RP．Handbook of pediatric dentistry．3rd ed．Elsevier Limited，2008.

16．Pine C，Harris R．Community Oral Health．2nd edition．Quintessence Publishing Corporation，Berlin，2007.

17．Fejerskov O，Ekstrand J，Burt BA．Fluoride in Dentistry．2nd ed．Copenhagen：Munksgaad，1996.

18．Fejerskov O，Kidd E．Dental caries：the disease and its clinical management．2nd ed．Oxford：Blackwell Munksgaard，2008.

19．Garant P.R．Oral cells and tissues．Quintessence Publishing Co，Inc．Chicago，2003.

20．Green LW，Johnson KW．Health education and health promotion．In：Mechanic D ed．Handbook of health，healthcare，and the health professions．New York，NY：Wiley，1983.

21．Kidd EAM．Essentials of dental caries：the disease and its management．3rd ed．Oxford：Oxford University Press，2005.

22．Marsh PD，Martin M．Oral microbiology．4th ed．Oxford：Wright，1999.

23．Marsh PD，Martin MV，Lewis MAO，Williams DW．Oral microbiology（5th Ed.）Churchill Livingstone，Edinburgh，2009.

24. Marya CM. Epidemilogy of Dental Caries in A Textbook of Public Health Dentistry. New Delhi: Jaypee Brothers Medical Publishers Ltd., 2011.

25. McDonald R, Avery D, Mosby DJ. Dentistry for the child and Adolescent. 8th Edition, St. Louis, Missouri, February 2004.

26. Murray JJ, Rugg-Gann AJ, Jenkins GN. Fluoride and Caries Prevention. 3rd edition. Oxford, Wright, 1991.

27. Nanci A. Ten Cate's Oral histology, Development, structure, and function. 7th edition, Mosby. St. Louis, Missouri, 2008.

28. Harris NO, Garcia-Godoy F, Nathe CN. Primary Preventive Dentistry. 7th edition. Julie Levin Alexander, New Jersey, 2009.

29. Rajendran R, Sivapathasundharam B. Shafer's textbook of oral pathology. 6th ed. India: Elsevier, 2009.

30. Fejerskov O, Ekstrand J, Burt BA. Fluoride in Dentistry. 2nd ed. Munksgaard, 1996.

31. Roberson TM, Heymann HO, Swift EJ. Sturdevant's art & science of operative dentistry. 4th ed. St Louis (MO): Mosby, 2002.

32. Samaranayake LP. Essential microbiology for dentistry. 3rd ed. Elsevier Health Sciences, 2006.

33. Thylstrup A, Fejerskov O. Clinical cariology. 2nd ed. Copenhagen: Munksgaard, 1994.

34. World Health Organization. Oral health surveys: basic methods. 4th ed. Geneva: ORH/EPID, 1997.

名词解释
Definition and terminology

牙列的模式发育（patterning of the dentition）：在正确的位置上形成特定的牙型（如切牙、尖牙、磨牙）称为牙列的模式发育。

原发性上皮板（primary epithelialband）：胚胎约第六周时，在相当于未来牙槽嵴部位的原始口腔上皮开始增生、变厚，形成马蹄形的上皮带，称为原发性上皮板。

牙板（dental lamina）：胚胎第七周时原发性上皮板分为 2 部分：位于唇、颊侧的称为前庭板，将形成口腔前庭；位于舌侧的上皮板称牙板，与牙发育相关。

牙蕾（dental bud）：胚胎第八周时，呈马蹄形牙板的深部继续增生，形成膨大的上皮团，称牙蕾，上下颌各 10 个，共 20 个。牙蕾及周围聚集的间充质组织是牙的始基。

颈环（cervical loop）：牙胚发育至钟状期时，外釉上皮与内釉上皮在成釉器的游离端相连的交界处称颈环，相当于未来的牙颈部，也是牙根开始发育的起始部位。

绞釉（gnarled enamel）：釉柱自釉牙本质界至牙表面的走向，近表面1/3 较直，而内 2/3 弯曲，在牙切缘及牙尖处的釉柱绞绕弯曲更为明显，称为绞釉，可以增强釉质对咬合力的抵抗。

施雷格板（Schreger bands）：是落射光观察牙纵向磨片时，分布在釉质厚度的内 4/5 处宽度不等的明暗相间的带状表现，这些明暗带称为施雷格线，是由于规则性的釉柱排列方向改变而产生的折光现象，釉柱的横断区称暗带，纵断区称明带（parazone）。每个区约有 10 ~ 13 层釉柱厚，50μm 宽。

原发牙本质（primary dentin）：在牙根尖孔发育完成前形成的牙本质称原发性牙本质。

继发牙本质（secondary dentin）：根尖孔发育完成后形成的牙本质称为继发性牙本质，与增龄有关。

第三期牙本质（tertiary dentin）：是多种因素如磨耗、龋以及牙体修复过程刺激牙髓所形成的牙本质，也称为反应性牙本质或修复性牙本质。属于牙本质的修复过程。与原发性牙本质和继发性牙本质不同的是，第三期牙本质只形成在牙髓中与成牙本质细胞受刺激的相应部位。

Raschkow 丛（plexus of Raschkow）：牙髓神经进入根管后，沿根管中央伴血管走行，有的在根髓内发出分支，多数在冠髓及髓角处分支，终止于成牙本质细胞及成牙本质细胞下区，在成牙本质细胞下形成显著的神经丛，称为神经壁丛（parietal plexus of nerves）或 Raschkow 丛。

唾液流率（salivary flow rate）：以每分钟唾液分泌量（ml）表示，是影响龋易感性的最重要参数。

牙菌斑（dental plaque）：亦可称牙面生物膜，是附着于牙表面的致密的薄膜状物，由细菌、细菌产生的细胞外多糖和唾液糖蛋白等基质构成。菌斑是细菌的生态环境，为细菌的致龋作用提供了条件，在龋病的发生中非常重要。

菌斑液（dental plaque fluid）：指菌斑的细胞外液，是直接与牙齿表面接触的牙菌斑的液体成分。牙菌斑液是菌斑微生态体系中物质转运和生化反应的场所。

生物膜（biofilm）：微生物及其生成的胞外产物附着在某个表面而形成的膜状微生物群落。

滞留区（stagnant site）：牙齿的窝沟、邻面以及牙龈沟处等不易清洁的部位。

获得性膜（acquired pellicle）：在刚刚清洁过的牙面上附着的唾液蛋白膜。

耐酸菌（aciduric bacteria）：能够耐受低 pH 值生长环境的细菌。

口腔常驻微生物（resident oral microflora）：定植在人体正常状态口腔中的微生物。

定植阻力（colonization resistance）：定植在口腔表面的常驻微生物阻止其他外来微生物在口腔内定植的能力。

共集聚作用（co-aggregation）：附着在牙面上的细菌细胞通过"黏附素 - 受体对"的方式与后继的其他不同种细菌细胞结合的现象。

自集聚作用（auto-aggregation）：附着在牙面上的细菌细胞与后继的同种细菌细胞结合的现象。

化学细菌学说（chemico-bacterial theory）：由 W.D. Miller 于 19 世纪末基于实验研究结果而创立的龋病病因学说，是现代龋病病因学的基础。其主要论点为：口腔微生物产生的酸导致牙脱矿和龋的发生。该学说首次指出了龋病过程的 3 项重要因素，即口腔微生物在产生酸和溶解蛋白质方面的作用、碳水化合物是微生物发酵产酸的底物、酸导致牙矿物质的溶解。

龋病三联（四联）因素学说（three or four prerequisites for dental caries）：龋的现代病因学理论，认为龋发生的前提包括三个关键因素，即致龋性牙面菌群、易感的牙面、适宜的微生物代谢底物，此为三联学说。同时强调三者必须以适当的形式共同存在足够长的时间才可以致龋，则为四联学说。

细菌的致龋性（cariogenicity of bacteria）：特定类型的细菌导致龋发生的能力是由其自身特性决定的，主要包括：(1) 能代谢产酸，造成局部低 pH 环境，引发牙脱矿；(2) 能在低 pH 环境中生存，并持续产酸；(3) 能牢固附着于牙光滑面；(4) 能产生具黏附力的不溶性多糖，构成菌斑基质。

细胞外多糖（extracellular polysaccharides）：某些致龋性细菌能利用蔗糖合成高分子量的细胞外多糖，如葡聚糖，构成重要的菌斑基质，有利于细菌附着于牙面，并限制菌斑内外物质的扩散，使唾液不易发挥其溶解、缓冲、冲刷等作用，在龋的形成中有重要作用。

釉质龋孔隙度（porosity of carious enamel）：龋对釉质的破坏主要是牙面菌斑产生的酸向釉质深层扩散并造成硬组织脱矿的过程，脱矿导致釉质晶体间孔隙增大。晶体间孔隙的体积在龋损区釉质总体积中所占的比例即釉质龋的孔隙度，是衡量釉质龋严重程度的重要指标，孔隙度的增加导致釉质折光性的改变，最终形成临床上所见的白色龋斑。

早期釉质龋（early or initial enamel caries）：早期釉质龋即龋损局限于釉质内，并且牙面外形相对完整，无临床可见的龋洞，但表层下发生脱矿及孔隙度的增加。在光学显微镜下观察，早期釉质龋表现为一系列透光性不同的区带，由病变前沿至表面可分为透明层、暗层、病损体部和表层。

透明层（translucent zone）：透明层位于早期釉质龋病损的前沿，和正常釉质相连，是最早可辨的组织学改变，以加拿大树胶浸封磨片时呈均匀透明。由于该处釉质晶体开始脱矿，晶体间隙增大，尤其是釉质生长线、釉柱横纹、釉柱和柱间釉质交界处等晶体排列相对疏松、有机物较多的区域，是氢离子扩散的主要通道，孔隙的增加更加明显。树胶大分子足以进入这些孔隙，由于树胶的折光率为1.52，与釉质羟磷灰石晶体的折光率（1.62）接近，故在光镜下原有的组织学纹理变得不明显，呈均质透明状。

暗层（dark zone）：以光学显微镜观察早期釉质龋磨片时，可见暗层位于透明层和病损体部之间，其透光度差，呈暗褐色，结构混浊、模糊不清。该区域由于脱矿造成孔隙增加，由于一些小的孔隙不能使树胶大分子进入，而为空气占据，又因空气的折光率为1.0，与羟磷灰石晶体的折光率（1.62）相差较大，当光线入射至此层后，产生了更多的散射，很多光线不能穿透，故使暗层表现为昏暗一片、结构混浊而模糊。研究表明，这些较小的微孔大多数是因为再矿化而形成的。

病损体部（body of the lesion）：病损体部是早期釉质龋病变区范围最广、脱矿程度最严重的一层，从表层下一直延伸到靠近暗层。在透射光显微镜下，其颜色较正常釉质透明，釉柱、釉质生长线和釉柱横纹等纹理也更为清晰。

表层（surface zone）：釉质龋早期时，牙的表面相对完整，表层组织的孔隙度小于深层的病损体部，并呈放射线阻射像，但仍有脱矿。表层可能是通过再矿化形成的，起着阻挡细菌及其代谢产物侵入深层的屏障作用，在龋病的治疗和预防中有着重要意义。

葡糖基转移酶（glucosyltransferase，GTF）：变异链球菌用于合成葡聚糖的固有酶，只能利用蔗糖作为底物，有较强的pH适应性。该酶具有蔗糖酶活性，可将蔗糖裂解成葡萄糖和果糖，葡萄糖分子随后被该酶转移到另一个葡萄糖分子上，多糖链不断延长，最终合成葡聚糖。

葡聚糖结合蛋白（glucan-binding proteins，Gbps）：葡聚糖结合蛋白是指那些具有葡聚糖结合活性而无葡糖基转移酶活性的蛋白质。葡聚糖结合蛋白的羧基末端具有重复氨基酸序列，该重复序列是葡聚糖的结合区，通过与葡聚糖结合，使细菌黏附到牙面。

乳酸脱氢酶（lactate dehydrogenase，LDH）：乳酸脱氢酶是能催化乳酸和丙酮酸相互转换的糖酵解酶。在无氧酵解时，催化丙酮酸接受由 3- 磷酸甘油醛脱氢酶形成的 NADH 的氢，形成乳酸。

质子移位酶（proton-translocating membrane ATPase，H^+-ATPase 或 F-ATPase 或 F_1F_0-ATPase）：质子移位酶 H^+-ATPase 的表达不受外界环境调节，作为跨膜蛋白，可通过消耗 ATP 将 H^+ 泵回细胞外，以维持胞内外的 pH 梯度，使细菌具有耐酸性。

龋斑（caries spot）：又称白垩斑（white spot）。龋的早期，牙釉质的病变区发生的颜色改变。牙平滑面初期呈现白垩色，表面结构疏松，探查感粗糙，但牙表面连续性尚正常，由于吸纳色素，龋斑也可呈现黄褐色或黑褐色。龋斑是早期釉质龋的典型表现。

慢性龋（Chronic caries）：龋损呈慢性进展过程，龋洞内软化牙本质较少，病变组织着色深，呈黑褐色，病变部位腐质相对干硬，洞底可见黄褐色硬化牙本质，坚硬而光滑，又称干性龋。在髓腔一侧，牙髓牙本质复合体形成较多的第三期牙本质，以保护牙髓。多数成年人发生的龋均属此类。

急性龋（acute caries）：龋损快速发展，从发现龋到出现牙髓病变的时间可以短至数周。急性龋洞内软化牙本质较多，病变组织着色浅。病变范围较广，质地湿软，又称湿性龋。洞底脱矿层较厚，缺乏硬化牙本质，在髓腔内侧较少形成第三期牙本质，牙髓易于受到感染。急性龋多发生在儿童和易感个体。

猛性龋（rampant caries）：旧称猖獗龋。在短期内（6 ~ 12 个月）全口牙齿或多个牙齿、多个牙面同时患龋，尤其在一般不易发生龋的下颌前牙、甚至是切端的部位发生龋；病变呈现急性龋的特征，在未成洞患牙的牙面和成洞患牙洞缘周围的牙面呈现大范围的脱矿表现；多数发生在有特殊的致病因素或全身背景的易感人群。可见于儿童、青少年，以及成人患有全身系统性疾病而累及口腔局部环境改变的情况，如 Sjögren 综合征患者和头颈部放疗患者发生的猛性龋，分别称为口干性龋（xerostomiacarise）和放射性龋（radiation caries）。

静止龋（arrested caries）：在龋进展过程中，由于局部环境发生变化，隐蔽部位变为开放状态，致龋因素消失，病变停止进展并再矿化，但已造成的牙体实质性缺损仍保持原状。龋变区牙本质暴露呈浅碟状，有程度不同褐色着色，质地坚硬，表面光亮。

继发龋（secondary caries，recurrent caries）：做过牙体治疗或牙体修复的患牙，在其充填体或修复体边缘的牙体组织上或与材料接触的洞壁、洞底发生的龋。临床可见患牙修复体边缘的牙体组织着色变软，拍 X 线相片显示修复体周围的牙体组织病变区域密度降低。

特纳牙（Turner tooth）：由于乳牙慢性根尖周感染导致的继承恒牙釉质发育不全称为特纳牙，其严重程度取决于乳牙根尖周感染程度以及感染发生时恒牙的形成阶段。多见于前磨牙，因前磨牙的牙胚处在乳磨牙根分叉下方，易受乳磨牙根尖周炎症影响。该种现象由 Turner 首先报道，故得名。

低龄儿童龋（Early Childhood Caries，ECC）：小于 6 岁的儿童，只要在任何一颗乳牙上出现一个或者一个以上的龋（无论是否成为龋洞）、失（因龋所致）、补牙面，即为低龄儿童龋。延长奶瓶喂养时间，可导致较早的、猖獗的龋患，也叫喂养龋（Nursing caries）或奶瓶龋（Baby Bottle Tooth Decay，BBTD）。

重度低龄儿童龋（Severe Early Childhood Caries，S-ECC）：指小于 6 岁的儿童所患的严重龋齿，应满足以下条件：3 周岁或者更小年龄的儿童出现光滑面龋即为重度低龄儿童龋；或患儿口内龋失补牙面（dmfs）≥ 4（3 岁），dmfs ≥ 6（5 岁）。

预防性树脂充填（preventive resin restoration）：在处理发生于牙窝沟个别部位的初期龋时，只将龋损部位的病变组织去除，在酸蚀的基础上，用树脂材料修复窝洞，并对附近尚未龋坏的点隙裂沟涂布树脂封闭剂，达到修复缺损并预防周边组织龋损的目的。

龋病一级预防（primary prevention）：龋病的一级预防是在龋病发生前进行的预防工作，以防止龋病的发生。一级预防更多的是考虑口腔卫生的维护，例如通过口腔健康教育来控制和消除龋病危险因素，也要考虑全身或口腔环境改变可能导致的龋危险性增加。

龋病二级预防（secondary prevention）：龋病的二级预防主要是在龋病发生的早期，早期发现、早期诊断、及时采取适当的治疗措施，逆转病理过程或终止龋病的发展，达到完全康复。二级预防包括再矿化和充填治疗。

龋病三级预防（tertiary prevention）：龋病的三级预防包括修复已形成的龋损并尽可能恢复原来的牙体形态和功能，防止进一步的并发症。三级预防包括修复牙体组织的缺损和修复牙的缺失，以修复牙颌系统的生理功能，保持机体健康。

口腔健康教育（oral health education）：口腔健康教育的目的是帮助并鼓励人们产生保持口腔健康的愿望，并知道怎样做才能达到这样的目的；促进个人或集体做好本身应做的一切，且知道在必要时如何寻求适当的帮助。通过口腔健康教育使人们主动采取利于口腔健康的行为，放弃不利于口腔健康的生活习惯，以达到建立口腔健康行为为目的。口腔健康教育是通过提供改变行为所必须的知识、技能和服务，让人们理解和接受各种预防措施。

口腔健康促进（oral health promotion）：口腔健康促进是整体健康促进的一部分。要促进制定公共健康政策、创造支持的环境、加强社区的行动，包括保证各种措施实施所必须的条例、制度与法规等，也包括对资源合理分配的研究与建议。还要促进发挥个人的技能，调整卫生服务的方向，保证群体和个人得到适宜的预防措施。

窝沟封闭（pit and fissure sealant，PFS）：一种预防窝沟龋的有效办法。用一种高分子粘接材料涂布牙齿咬合面、颊舌面点隙裂沟，当它流入并渗透窝沟后固化变硬，形成一层保护性屏障，覆盖在窝沟上，不会被刷牙去除，阻止致龋菌、产酸菌及酸性产物对牙体的侵蚀，从而达到早期有效预防窝沟龋。

氟的总摄入量（total fluoride intake）：人体对氟的"总体摄入量"，即通过饮水、食物、空气和含氟牙科产品等途径摄入的总氟量。

适宜摄氟量（optimal fluoride intake）：是指人体从各种途径摄入的、维持机体正常生理功能，而不会对健康产生不良影响的总的摄氟量。一般认为在 0.05 ～ 0.07 mg/(kg·d) 范围，既能有效减少龋病又不至引起氟牙症。

可能中毒剂量（probably toxic dose PTD）：是指短时内摄入的可能引起严重的、危及生命的中毒症状和体征，需要急诊或住院治疗的一次服用的最低剂量。

中英文专业词汇索引

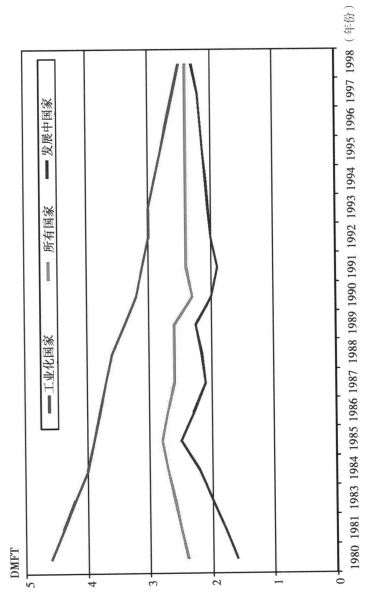

图 6-1 全球 12 岁儿童龋均（DMFT）的变化（来源：Dr. Poul Erik Petersen, WHO）